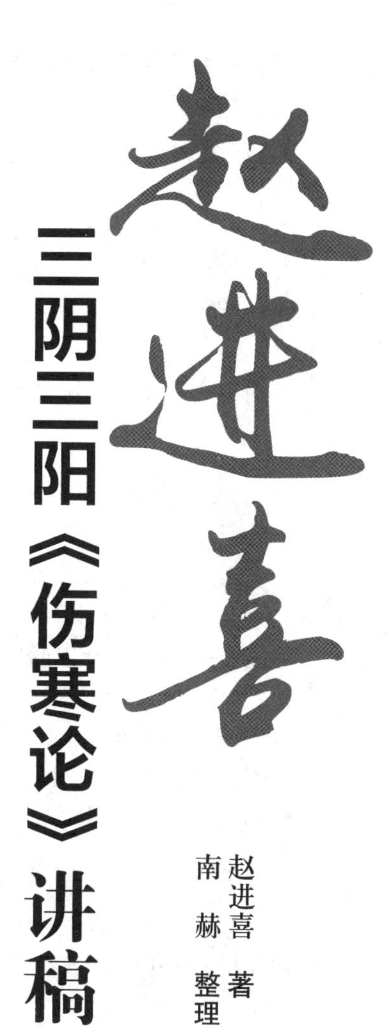

赵进喜三阴三阳《伤寒论》讲稿

赵进喜 著
南 赫 整理

全国百佳图书出版单位
中国中医药出版社
·北 京·

图书在版编目（CIP）数据

赵进喜三阴三阳《伤寒论》讲稿 / 赵进喜著；南赫整理 .—北京：中国中医药出版社，2021.5

ISBN 978－7－5132－6610－9

Ⅰ．①赵…　Ⅱ．①赵…　②南…　Ⅲ．①《伤寒论》—研究

Ⅳ．R222.29

中国版本图书馆 CIP 数据核字（2021）第 267038 号

中国中医药出版社出版

北京经济技术开发区科创十三街 31 号院二区 8 号楼

邮政编码　100176

传真　010－64405721

廊坊市晶艺印务有限公司印刷

各地新华书店经销

开本 710×1000　1/16　印张 25.75　字数 394 千字

2021 年 5 月第 1 版　2021 年 5 月第 1 次印刷

书号　ISBN 978－7－5132－6610－9

定价　98.00 元

网址　www.cptcm.com

社 长 热 线　010-64405720

购 书 热 线　010-89535836

维 权 打 假　010-64405753

微信服务号　zgzyycbs

微商城网址　https://kdt.im/LIdUGr

官 方 微 博　http://e.weibo.com/cptcm

天猫旗舰店网址　https://zgzyycbs.tmall.com

如有印装质量问题请与本社出版部联系（010-64405510）

作者简介

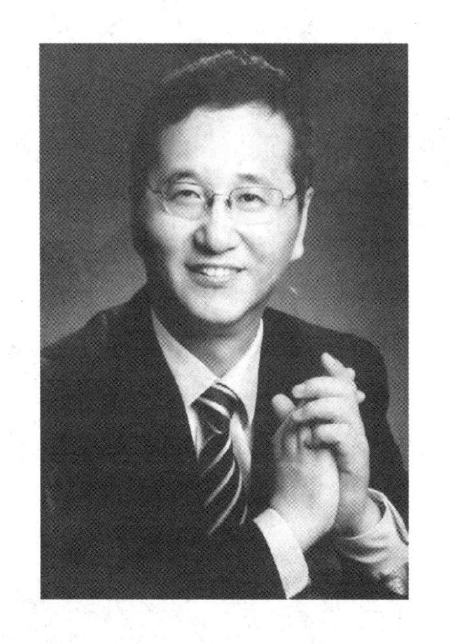

赵进喜博士，主任医师、教授、博士生导师、“三明工程”首席专家，北京中医药大学东直门医院大内科副主任，内科教研室主任，国家中医药管理局内分泌重点学科带头人，国家中医药管理局糖尿病肾病重点研究室主任，首届全国优秀中医临床人才，中华中医药学会“全国首届中医药传承高徒奖”获得者，全国百名杰出青年中医，全国优秀科技工作者，教育部霍英东高校青年教师奖获得者。2015 年获评“北京市高校教学名师”，2016 年荣获“人民好医生”称号，2021 年获评“首都名医”。兼任世界中医药学会联合会糖尿病专业委员会会长、内分泌专业委员会副会长，中华中医药学会糖尿病学会名誉副主委，北京中医药学会糖尿病专业委员会副主委，《世界中医药》《北京中医药大学学报》《环球中医药》《北京中医药》等期刊编委，《中华糖友》主编。学崇仲景而师百氏，倡导三阴三阳辨证方法，提出辨体质、辨病、辨证“三位一体”诊疗模式，强调辨体质、守病机、识腹证、辨方证、选效药。临床长于治疗糖尿病及其并发症，肾病，妇女更年期综合征、盆腔瘀血综合征，青少年多动症、抽动症、遗尿等疑难杂病。曾主持国家“十五”“十一五”科技攻关与支撑重大疾病项目、国家自然科学基金项目等 10 余项课题。成果获国家科技进步二等奖 1 项，中国高校科学技术二等奖 1 项，中华中医药学会科技进步一等奖 1 项、二等奖 2 项等。发表论文 180 余篇，著有《古方妙用》、《四大经典与中医现代临床》(丛书)、《糖尿病及其并发症中西医诊治学》等书。主编全国中医药行业高等教育“十三五”创新教材《中医内科学实用新教程》与住院医师规培规划教材《中医经典临床概要》等。

序

赵教授进喜博士，号医灯，又号慈航。1965年3月出生于河北肥乡一耕读人家。父赵金镜公，字玉台，幼家贫，一生克勤克俭，唯念自强，有“耕田立家养五口，读书理明悦我心，两脚走过不平路，双手造就幸福村”句。母冯保莲，讷于言而敏于行，勤劳良善，不幸为系统性硬皮病折磨30余载。赵教授幼时逢十年动乱，6岁入学读书，独遵家训，刻苦努力。后受报告文学《哥德巴赫猜想》激励，读书更勤。1979年以全县第一名成绩升入高中。因感于母亲病痛之苦，1982年又考进河北医学院中医系，自此得以遂平生之愿。大学期间，得到张贵印等前辈指点，私淑李克绍、刘渡舟等名家，用心甚苦。毕业后先在河北省邯郸市中心医院随名医杜庆云、韩志和等临证，获益匪浅。后考入天津中医学院第一附院攻读硕士学位，师从名医黄文政教授，从事中医内科肾脏病的临床和科研工作，其间遍访津门名宿，受益良多。后又考入北京中医药大学攻读博士学位，师从著名中医内科学专家王永炎院士、糖尿病肾病专家吕仁和教授和肾脏病理学专家魏民教授，主要从事中医药治疗糖尿病及其并发症与内科肾病研究。作为国医大师吕仁和教授学术继承人，在北京中医药大学东直门医院长期从事中医内科临床、教学、科研工作，兢兢业业，任劳任怨，取得了一系列成果。昼临床，夜读书，业务精进，经验日丰，所以其声名日隆。

赵教授之为人也，取法《易经》“天行健，君子以自强不息”“地势坤，君子以厚德载物”之旨，崇尚辩证唯物主义哲学观，兼取儒、道、释、耶之精华，读书尤喜经、史、哲学、人物传记，对中国画、诗词、气功等传统文化和技艺也多所热爱。其画鹰、画竹、画荷、画山水，有古君子之风。治学崇尚《伤寒论》原序所谓“勤求古训，博采众方，并平脉辨证……”强调“继承、学习、实践、创新”。学术崇仲景而师古今百家之学，认为三阴三阳可以钤百病，重视辨体质，守病机，识腹证，强调辨方证、选效药。曾提出糖尿病“热伤气阴”病机学说和清热解毒治法；治疗慢性肾脏病，主张“三维护肾”。临证问病，屡起沉疴，颇受称颂。患者有以“济世慈航”“医道千秋”誉之者。念及 1992 年其投考北京中医药大学中医内科学博士学位时，与我同游颐和园，曾有“今日观鱼昆明湖，论剑谈学万寿山，问我此去期何日，万里云天万里帆”之句，以此观之，则其志不在小。而今我等自 1982 年初入医门已经 30 余年，赵进喜教授已是世界中医药学会联合会糖尿病专业委员会会长，国家中医药管理局内分泌重点学科带头人，著述等身，俨然大家矣。唯此献身岐黄之初心未改，酷爱经典，焚膏继晷，醉心仲景，如甘如饴。近期又出新著《赵进喜三阴三阳〈伤寒论〉讲稿》示余。观其书稿，较之既往所著《古方妙用》《〈伤寒论〉与中医现代临床》等，则更成体系，见解独到，特色鲜明，切合实用。故欣然为之序。愿中医学子，皆能以振兴中医为己任，继承创新，以求无愧于先人，无愧于时代，无愧于后辈。

国家药品食品监督管理总局新药评审中心

刘炳林

2021 年 3 月 16 日

前言

《伤寒论》论“伤寒”，时人多认为是论狭义伤寒；张仲景论“三阴三阳”，时人多称之为“六经”。如此陈陈相因，遂使后学者难窥三阴三阳辨证之真谛。时人唯知经方甚效，遂称《伤寒论》为“方书”。竟使光辉灿烂之《伤寒论》晦而难明。所谓“六经钤百病”，更成空话。或有注家，妄言气化，掺杂玄学，竟使平易朴实之《伤寒论》神秘莫测，终使有志之士望书兴叹，后学者难入其门。所以，还《伤寒论》以本来面目，揭示《伤寒论》三阴三阳之实质，乃研究《伤寒论》之首要，更是理解仲景理法与临床应用经方之基础。

余自 1982 年入医门，忽忽 30 余年，扎根临床一线，潜心《伤寒论》研究。大学读书期间，曾阅读大量《伤寒论》注释书，无一日稍惰。私淑李克绍、刘渡舟诸名家，并读过日本汉方医家矢数道明著作及广州中医学院郑元让博士有关三阴三阳体质观论文。临证之初，常用经方，省疾问病，屡起沉疴，其后对三阴三阳辨证渐有所悟。在天津攻读内科肾病硕士学位期间，某日参观“泥人张”之“十八罗汉斗大鹏”，遂顿悟三阴三阳系统论、三阴三阳体质论之实质。至此再读《伤寒论》，则许多疑难问题迎刃而解，临床应用三阴三阳辨证方法，更是事半功倍。辨三阴三阳六系统病变为纲，辨方证为目，选方用药，确实切合实用。遂常有以三阴三阳辨证方法示人，以传承仲景学术，弘扬经方临床思维之愿。

但念及《伤寒论》意理深邃，余资历尚浅，故不敢轻易成书。当初与刘渡舟先生高足陈宝明教授共著《古方妙用》，用心良苦。谁料此书一出，连印 3 次，竟填补研究经方应用技巧之空白。后又著《〈伤寒论〉与中医现代临床》，因提出三阴三阳系统论、三阴三阳体质论，观点鲜明，切合实用，受到行业领导与国医大师朱良春教授高度评价，并荣获中华中医药学会学术著作二等奖。而观今日之中国，经济繁荣，传统文化备受重视。医界对经典传承与经方应用之重视，已今非昔比。常见经方派人士奔走南北，更有玄学热心人标新立异，内心难免波澜微起，实在不忍私密，遂通过“中医在线”对《伤寒论》原文进行逐条讲解，并创建北京中医药大学东直门医院中医经典系列课程，为研究生系统讲解《伤寒论》三阴三阳辨证方法。曾应邀到澳洲巡回讲解经方应用，并为华医世界经方培训班学员授课，颇受欢迎。听课者，反应热烈，皆以为从此即入仲景之门。近年在《中华中医药杂志》《世界中医药》《中医杂志》《环球中医药》《中医药学刊》等期刊发表相关文章，更引起广泛关注。因此，遂有系统整理《伤寒论》讲稿，逐条辨析经典原文，以还原三阴三阳辨证方法，弘扬经方应用临床思维方法之意。中国中医药出版社王利广主任再三催促，博士生南赫率领同门师兄弟共同努力，春秋两度，而今终于完稿。其中甘苦，真是一言难尽。相信该书的出版，当可为后学者建立中医学正念，并能为中医临床工作者与仲景学说研究者应用经方提供指引。为维持《伤寒论》经方原貌，本书所涉及的方药剂量保留钱两制，未采用克制，特此提示。若书中所论存在不足，或有争议之处，欢迎批评，欢迎讨论。

赵进喜

2021 年 3 月 28 日于北京尊仁居

目　录

上篇　《伤寒论》三阴三阳与经方总论

中篇　《伤寒论》原文辨析

下篇 《伤寒论》相关疑难问题

上篇

《伤寒论》三阴三阳与经方总论

一、《伤寒论》对中医临床具有普遍的指导意义

长期以来，东汉张仲景的《伤寒杂病论》被分为《伤寒论》和《金匮要略》两书，医家多认为《伤寒论》是论外感病，《金匮要略》是论内伤杂病。其中，《伤寒论》所论外感病，许多人认为主要是风寒外感，或者说“详于寒而略于温”。其实，这些认识都是不全面的。那么，古人所谓“伤寒”究竟何意？一般认为，伤寒有广义伤寒和狭义伤寒之分。《难经·五十八难》所谓“伤寒有五，有中风，有伤寒，有湿温，有热病，有温病”，说明广义伤寒是外感病的总称。而狭义伤寒则是伤于寒邪、感而即发的疾病。《素问·热论》所谓“今夫热病者，皆伤寒之类也……今之伤于寒者，则为病热”，实际上是狭义伤寒。那么，《伤寒论》所论“伤寒”，究竟是广义伤寒还是狭义伤寒呢？一般认为《伤寒论》主要是讨论伤于风寒之邪的疾病。而后世温病学家则更强调《伤寒论》仅论风寒，温病学才是论温热。事实果真是这样吗？当然不是。因为如果确实是这样，《伤寒论》对临床的指导作用就会大打折扣，所谓“六经钤百病”，即可能成为一句空话。

我们认为：《伤寒论》所论“伤寒”本来就是广义伤寒，即一切外感病的总称。“伤寒”外感病，不仅包括外感热病，而且还包括外感所致但不发热的疾病。用现代的话说，实际上包括了多种感染性疾病和传染性疾病。因为从《伤寒论》成书的时代背景来看，建安纪年当时正是诸侯割据、军阀纷争的动乱时期，所谓“白骨露于野，千里无鸡鸣”，就是其形象写照。“大兵之后，必有大疫”，所以当时瘟疫流行的情况十分惨烈。曹植的《说疫气》说：“建安二十二年，疠气流行，家家有僵尸之痛，室室有号泣之哀。”就是例证。张仲景在《伤寒论》原序中也指出：“余宗族素多，向余二百，建安纪年以来，犹未十稔，其死亡者三分有二，伤寒十居其七。”提示“伤寒”确实包括可以广泛流行的传染性疾病在内。《小品方》就曾指出当时有一种现象，说“伤寒，雅士

之词，云天行、瘟疫乃田舍间号耳”。足见《伤寒论》所论“伤寒”，应该是包括了瘟疫等在内的所有外感病。我们认为:《伤寒论》原文中凡径称“伤寒”者，即为广义伤寒，如“伤寒，脉浮滑……白虎汤主之”，此“伤寒”就包括了肺炎等感染性疾病和乙型脑炎等传染病。而只有太阳病伤寒麻黄汤证等，才是伤于寒邪、感而即发的狭义伤寒。

那么，是不是《伤寒论》仅论外感病，对内伤病，包括临床各科多种杂病没有指导意义呢？当然不是。《伤寒论》奠定了中医临证治病辨证论治也就是“个体化”治疗的基础。所以，有人认为《伤寒论》是辨证论治之书，言之成理。而《伤寒论》理法与方药不仅适合于外感病，也适合于内伤杂病，包括临床各科杂病。如汗、吐、下、和、温、清、消、补八法的应用，“护胃气、存津液”的治疗思想，绝不是仅适合于外感病。经方的实际应用范围，更不仅仅限于外感病。另外，三阴三阳辨证方法，即所谓“六经辨证”方法，也不是专为外感病而设。柯韵伯论所谓“六经提纲证”指出“是六经之为病，不是六经之伤寒，乃是六经分司诸病之提纲，非专为伤寒一证立法也”。强调的就是“六经辨证”方法，即三阴三阳辨证方法，普遍适用于各种疾病。况且，《伤寒论》原文在论述外感病的同时，还直接论述了大量内伤杂病，兼夹证及外感病误治变证、坏证，内容远远超出了外感病范围。因此，如果认为学习《伤寒论》就是学习外感病尤其是外感风寒表虚、表实和经证、腑证的治法，那就大错特错了。学习《伤寒论》关键是要掌握中医学“个体化”治疗思想的精髓，要掌握其理法，掌握其三阴三阳辨证方法，掌握其方剂应用技巧，从而指导现代中医临床。是否把《伤寒论》学好了，关键要看临床上能不能用《伤寒论》的理法方药来解决实际临床问题，并取得良好的临床疗效。

二、研究《伤寒论》的境界和方法

《伤寒论》是中医四大经典之一，医家有《伤寒论》如儒者之有《论语》。古人说:“半部《论语》可以治天下。”也有人说:“半部《伤寒论》可以治百病。”这是在强调学习《伤寒论》的重要性，但是想要学好《伤寒论》并非易事，有不少学者“青春作赋，皓首穷经”，仍难得其门径，终无所成。所以要想学好《伤寒论》，确实非下苦功夫不可。

我们认为，学习研究《伤寒论》有四个境界：第一个境界，要学会使用《伤寒论》之方，从而做到能够熟练应用经方治疗外感病和各种内伤杂病。这是学习《伤寒论》最基本的要求。第二个层次，学会《伤寒论》中涉及的“理法”，包括护胃气，扶阳气，存津液，表里先后的关系，和解之法，寒温并用，辛开苦降，调和阴阳，汗、吐、下、和法何时应用及三阴三阳辨证方法等内容。第三个层次，是掌握仲景的治学方法。即张仲景《伤寒论》原序所谓：“勤求古训，博采众方，撰用《素问》《九卷》《八十一难》《阴阳大论》《胎胪药录》，并平脉辨证，为《伤寒杂病论集》合一十六卷。”张仲景在这里为我们提供了一套非常好的治学方法。如果结合今天的具体情况，我们必须全面继承传统医学的精粹，充分学习一切有益于人类健康的知识、技术、成果，包括当代医家的临床经验和西医学研究成果与方法，扎根临床，重视临床实践，理论密切联系实际，深入开展临床及科研工作，并应该在此基础上，大胆地提出新观点，建立新理论，以提高临床疗效，推动中医药学术发展。这种治学方法可归纳为“继承、学习、实践、创新”八个字。第四个层次，也是学习《伤寒论》的最高境界，即学习张仲景之为人。学习张仲景悲天悯人、献身医学事业和不慕虚荣、不求名利、唯求博济的伟大人格。张仲景的高尚人格，值得我们终身学习。

另一方面，学习和研究《伤寒论》又必须要有正确的方法。首先，必须强调读原文，即所谓“白文”。因为《伤寒论》流传至今，注家不下几百家，初学者难免会有“多歧亡羊”之叹。而只有《伤寒论》原文才是原著所要表达的内容，才是我们要研究的对象。其次，应注意参考与其同时代的著作。例如《金匮要略》与《伤寒论》原本为一本书的两部分，因此可以互相参考。而《黄帝内经》和《难经》，张仲景在原序中明确指出曾“撰用《素问》《九卷》《八十一难》”，当然也可以作为重要参考。而当时的药物学著作，《胎胪药录》已经失传。所以，《神农本草经》就显得十分重要。我们今天研究《伤寒论》的遣方用药规律，应该参考《神农本草经》，而不是拿后世的《本草纲目》《中药大辞典》来研究。第三，《伤寒论》是一部临床著作，有人甚至认为其是临床医案的汇总，是活泼、朴实无华的，非常实用的书，所以要学习研究《伤寒论》，还必须结合临床实际，绝不能以文理害医理。在《伤寒论》这部临床学著作中，加入过多玄学的东西，只会掩盖《伤寒论》固有的光辉。最后一点，才是看注家，看教材。《伤寒论》之所以不被一些学者所重视，其重要原因之一就是许多注家曲解了《伤寒论》的原意，使本来活泼、朴实无华的临床实用之书，变得脱离实际，变得局限狭小。但是，历代医家毕竟在《伤寒论》研究方面倾注了大量的心血，注释书中也确实有不少真知灼见。有些内容对我们今天认识《伤寒论》仍有启发思路的作用。古人云："尽信书不如无书。"对《伤寒论》注释书，更应该注意这一点。只有在熟读原文的基础上，参考《金匮要略》及《黄帝内经》《难经》《神农本草经》等同时代经典著作，结合临床实际去阅读注释书，我们才可能不为注释书的观点所迷惑，从《伤寒论》中学到真正对临床有用的东西。

三、《伤寒论》三阴三阳的实质与三阴三阳辨证方法

三阴三阳包括太阳、阳明、少阳、太阴、少阴、厥阴，即所谓"六经"，《伤寒论》以之分病，《伤寒论》以之谋篇，所以关于《伤寒论》三阴三阳的实质问题，即所谓"六经"的实质的问题，是古今研究《伤寒论》者根本不能回避的问题，也是古今医家争议最大的问题，也是关系到《伤寒论》临床应用价值的重大问题。综合古今医家之论，针对所谓"六经"的实质问题，有经络说、脏腑说、六经形层说、六区地面说、阶段说、八纲说、气化说、证候群说、系统说、综合说等。时人多倾向于综合说，认为三阴三阳，即六经，是三阴三阳相应的经络、脏腑及其气化功能的综合体，是伤寒疾病不同发展阶段，认为三阴三阳辨证方法主要适用于风寒外感病。但也有不少医家认为，三阴三阳辨证方法的适用范围应该包括各种外感热病，并不限于风寒外感，甚至有医家主张"六经钤百病"，认为三阴三阳辨证方法可以统治内伤、外感各种疾病。我潜心研究《伤寒论》多年，长期扎根中医临床一线，尤其致力于内科糖尿病及其并发症、肾病的临床和科研工作，对《伤寒论》三阴三阳的实质问题多有感悟，并对应用三阴三阳辨证方法诊治临床各科疾

病，也积累了不少经验。谨提出三阴三阳系统论、三阴三阳体质论、三阴三阳辨证方证论，不揣简陋，愿介绍给各位好学之士。

（一）三阴三阳系统论

大家都知道，春秋战国到秦汉三国时期是中医学的基本理论体系形成时期。受限于当时的生产力条件，中医学只能基于“有诸内，必形诸外”的思路，通过观察人体外在的症状认识其内在的本质。同时，中医理论体系的形成又受到了当时的阴阳五行学说的巨大影响。古人以五行学说为指导，将人体的生理功能归纳为五脏五大系统，即藏象学说。在这一基础上，又派生出脏腑辨证方法。而以阴阳学说为指导，阴阳又可进一步分为三阴三阳，古人就可以将人体生理功能归纳为三阴三阳六个系统，由此产生了三阴三阳辨证方法。三阴三阳是根据阴阳气血多少而划分的。古人所谓“道生一,一生二,二生三,三生万物”，是将阴阳再分为三阴三阳的哲学基础。应该指出的是：三阴三阳六系统与五脏五系统既有关系，又有区别。近现代医家认识到了五脏六腑的生理功能，而常常忽视三阴三阳六系统生理功能的客观存在，可以说已严重影响了经方应用的临床思维，因此必须给予足够重视。

太阳系统是人体肌表抵御外邪、营卫调和功能的概括。以肺主气，外合皮毛，开窍于鼻，督脉主持诸阳，足太阳膀胱之脉“连于风府，故为诸阳主气”，所以，太阳系统功能的维持，实有关于肺与督脉、足太阳膀胱经脉功能的正常发挥。生理情况下，肌表无外邪侵袭，营卫调和，肺气宣降有序，汗出有度，体温正常。病理情况下，正邪交争于表，营卫不和，肺失宣降，汗出异常，则可表现为恶寒、发热、汗出异常、头项强痛、鼻塞、咳喘等，即为太阳系统病变典型表现。

阳明系统是人体胃肠通降、传导化物功能的概括。以胃主受纳，主腐熟水谷，与脾相表里，共为气血生化之源，“小肠为受盛之官，化物出焉”“大肠为传导之官，变化出焉”，所以，阳明系统功能的维持，实有关于脾胃和大小肠功能的正常发挥。生理情况下，胃肠通降有常，“胃实则肠虚，肠实则胃虚，更虚更实”，大便通畅。病理情况下，胃肠通降功能失调，肠道传导失职，胃肠不能更虚更实，则可表现为大便不通的“胃家实”证，为阳明系统病变的特点。

少阳系统是人体调节情志、升发阳气、疏利气机功能的概括。以肝主情志，主疏泄，主气机；胆主决断，主人体春升之气；三焦为元气之别使，主气化。所以，少阳系统功能的维持，实有关于肝胆和三焦功能的正常发挥。生理情况下，情志调畅，阳气升降出入有序，气机条达。病理情况下，情志抑郁，阳气不伸，气郁化热，则可表现为胸胁苦满、心烦郁闷、口苦咽干、头晕耳鸣等，即为少阳系统病变典型表现。

太阴系统是人体脾胃运化、化生、输布水谷精微功能的概括。以脾主运化，与胃相表里，生化气血，输布津液，小肠为受盛之官，分清泌浊，大肠主传导，所以，太阴系统功能的维持，实有关于脾胃和大小肠功能的正常发挥。生理情况下，脾胃健运，脾胃升降相因，气血生化有源，津液输布有常。病理情况下，脾胃运化功能失职，脾胃升降失司，则可表现为腹满时痛、呕吐下利等症，即为太阴系统病变典型表现。

少阴系统是人体内部阴阳固秘、水火交济功能的概括。以心肾同属少阴，心主火而主神明，肾主水而内寓元阴元阳，所以，少阴系统功能的维持，实有关于心肾功能的正常发挥。生理情况下，体内阴阳调和，阴平阳秘，精神内守。病理情况下，心肾水火不交，或阴虚火旺，或阳虚阴盛，甚至可见阴阳亡脱，神失舍守，则可表现为心中烦，不得眠，或神疲肢冷，脉微细，甚或出现四肢厥冷、汗出淋漓、脉微欲绝，即为少阴系统病变典型表现。

厥阴系统是人体控制情绪、潜藏阳气、平调气机功能的概括。以肝主气机，主情志，体阴而用阳，与脾胃密切相关，与心母子相应，与肾精血同源，所以，厥阴系统功能的维持，实有关于肝与脾胃、心肾功能的正常发挥。生理情况下，情绪稳定，阴精闭藏，阳气有制，气机平调。病理情况下，人的情绪控制无力、阳气不能潜藏，肝气横逆犯胃，则可表现为性急易怒、头晕头痛、咽干口渴、自觉气上撞心、心中疼热等厥阴系统病变典型表现。

可见，三阴三阳六系统与五脏六腑的关系是十分复杂的。绝对不能把三阴三阳理解为相应的脏腑、经络及其气化功能的综合体。如太阳系统与肺关系密切，而与手太阳小肠及其经络无涉；太阴系统与脾胃、大肠、小肠关系密切，而与手太阴肺及其经络无涉，皆应予明确。三阴三阳六系统病变的表现，相应的也各有特点。但因为三阴三阳不同系统之间，与五脏五系统一样，存在着有机联系，临床上也常有两个或多个系统同时受病的情况，而表现为多系统症状并见，《伤寒论》称之为“并病”，如太阳少阳并病刺期门、大椎的条文即是。更有一个系统病变为主，累及其他系统功能，表现为一个系统症状为主，多系统症状同见者，《伤寒论》称之为“合病”。如太阳阳明合病麻黄汤证、三阳合病白虎汤证即是。而且，三阴三阳各系统病变之间，与五脏五系统病变一样，一定条件下还可以互相转化。如太阳体质之人患太阳系统病变，失治误治，热结胃肠，可表现为调胃承气汤证；太阳病误下，中阳受伤，转属太阴，更可表现为腹满时痛桂枝加芍药汤证，皆是其例。

（二）三阴三阳体质论

三阴三阳作为人体六个生理系统，与五脏五系统一样，在人体是客观存在的。由于人群每个个体体内三阴三阳与五脏各系统生理功能的不平衡是存在的，气血阴阳多少不同，所以就形成了人群客观存在的不同的体质类型。五脏各系统功能不平衡，决定了人群体质可划分为木、火、土、金、水五个类型。《灵枢·阴阳二十五人》就是以五行学说为指导来划分体质类型。三阴三阳各系统功能不平衡，决定了人群体质可划分为三阴三阳六个类型，即太阳体质、阳明体质、少阳体质、太阴体质、少阴体质、厥阴体质。这是源于《伤寒论》的人群体质分类方法。其实，《灵枢·通天》也是以阴阳学说为指导，主张把人群体质类型划分为太阳、少阳、太阴、少阴之人及阴阳和平之人，共五大类。而基于《道德经》“道生一,一生二,二生三,三生万物”的哲学思想，我们主张对《伤寒论》三阴三阳体质分类法进一步细分，如此即可划分为十八个亚型，正合“十八罗汉斗大鹏”之数。当初，我醉心张仲景之学，临床常用经方，某日游天津南市古文化街，有幸看到“泥人张”作品“十八罗汉斗大鹏”。大鹏猝然临之，十八罗汉仪态各有不同，或惊恐，或愤怒，或安然处之，遂顿悟《伤寒论》三阴三阳体质之实质。

太阳体质之人，具体可分为卫阳充实之人、卫阳虚弱之人、卫阳亢盛之人。卫阳充实之人，体质壮实，腠理致密，卫阳充实，机体抗邪能力较强，如《三国》人物中常胜将军赵云赵子龙，感受外邪，易表现为发热、恶寒、身痛、无汗等表实证（太阳病伤寒）；卫阳虚弱之人，体质虚弱，腠理疏松，卫阳不足，平素易感，如当代华人歌后邓丽君，感受外邪，易表现为发热、恶风、汗出等表虚证（太阳病中风）；卫阳亢盛之人，体质较强，阳气过盛，或素有内热，如《三国》人物河北义士沮授，感受外邪，则容易表现为发热重、恶寒轻、头痛、咽痛、汗出不畅、口渴等表热证（太阳病温病、风温）。

阳明体质之人，具体可分为胃阳亢盛之人、胃热阴虚之人、胃寒气实之人。胃阳亢盛之人，体格壮实，肌肉丰满，胃肠消化功能好，食欲亢进，平素能吃能睡，工作效率高，如《三国》第一大英雄关羽关云长，发病易表现为发热、大便干结的阳明腑实证，所谓“正阳阳明”“胃家实”；胃热阴虚之人，体格较弱，体形较胃阳亢盛之人要瘦，食欲较好，有大便干倾向，如《三国》人物中忠厚实在的鲁肃鲁子敬，发病易表现为大便干结、小便数多的脾约证，所谓“太阳阳明”；胃寒气实之人，体质尚壮实，食欲好，有大便不畅倾向，但平素畏寒、不任生冷饮食，如《三国》人物中曹操手下最能审时度势的郭嘉郭奉孝，发病易表现为大便不通、胃痛、呕吐等胃寒实证。

少阳体质之人，具体可分为少阳气虚之人、气郁之人、郁热之人。女性相对多见。少阳气虚之人，体质虚弱，体力不足，性情忧郁，喜悲观，如《红楼》人物多愁善感的林黛玉，发病易表现为胸胁胀满、情志抑郁、疲乏无力、腹胀腹泻、月经不调等症；少阳气郁之人，体质相对稍好，平素性喜抑郁，体力尚可，如《水浒》人物中最能隐忍的豹子头林冲，发病易表现为胸胁苦满、抑郁心烦、恶心呕吐、口苦咽干、头晕耳鸣等症；少阳郁热之人，体质较强，体力较好，或素有内热，喜生气，如《三国》人物中东吴大都督周瑜周公瑾，发病易表现为心烦易怒、头晕头痛、口苦咽干、胁痛腹满、大便干等症。

太阴体质之人，具体可分为太阴气虚之人、太阴阳虚之人、太阴湿阻之人。太阴气虚之人，体质虚弱，体力不足，进食生冷油腻，有腹泻倾向，如金元四大家中补土派核心人物李杲李东垣，发病易表现为腹满胀痛、呕吐、腹泻等症；太阴阳虚之人，体质虚弱，体力不足，平素畏寒，四肢不温，大便溏稀，如宋朝那位多才多艺的皇帝赵佶，发病易表现为腹满冷痛、畏寒肢冷、呕吐下利清水等症；太阴湿阻之人，体质较弱，体形虚胖，或素有痰湿，如《三国》人物中宽厚敦实的刘备刘玄德，发病则表现为头重、肢体沉重、脘腹胀满、腹型肥胖、口中黏腻、大便不爽等症。

少阴体质之人，具体可分为少阴阳虚之人、少阴阴虚之人、少阴阴阳俱虚之人。少阴阳虚之人，体质虚弱，平素畏寒，腰膝酸冷，性功能减退，如古代名人中的柳下惠，发病易表现为畏寒肢冷、腰膝冷痛、神疲思睡，甚至可见四肢厥冷、冷汗淋漓等阳衰危证（少阴寒化证）；少阴阴虚之人，体质虚弱，平素怕热，喜思考，有失眠倾向，性功能虚性亢奋，如《三国》人物中足智多谋的诸葛亮，发病易表现为发热、心烦、失眠、五心烦热、遗精等症（少阴热化证）；少阴阴阳俱虚之人，体质虚弱，体力不足，神疲气短，易冷易热，如《三国》人物中东吴老臣张昭张子布，发病则表现为四末冷凉而手足心热，心烦而神疲，甚至出现四肢厥冷、汗出淋漓、躁扰不宁，或神昏、脉微欲绝等阴阳两脱险证。

厥阴体质之人，具体可分为厥阴肝旺阳亢之人、阴虚阳亢之人、虚阳亢奋之人。厥阴肝旺阳亢之人，体质壮实，性急易怒，控制情绪能力较差，如《三国》人物中耿直暴躁的张飞张翼德，发病易表现为头晕目眩，头胀头痛，或胃脘灼热疼痛，自觉气上撞心等症；阴虚阳亢之人，体质较虚，体力相对不足，平素控制情绪能力较差，易怒，如《三国》人物中性情耿直的祢衡，发病易表现为咽干口燥、头晕眼花、耳鸣、烘热汗出、失眠健忘、腰膝酸软等症；虚阳亢奋之人，体质虚弱，体力严重不足，神疲乏力，性急易躁，如《三国》人物中老谋深算的曹操曹孟德，发病则表现为头晕眼花、虚烦不宁、头痛耳鸣、腰膝酸冷，甚至出现面红如妆、时时汗出、四肢厥冷等危证。

可见，三阴三阳不同体质的人，各有各的易感外邪、易受病因。发病后，临床表现各有特点，进一步发展，转归预后也各有区别。《伤寒论》所谓“病有发热恶寒者，发于阳也，无热恶寒者，发于阴也”，“发于阳”“发于阴”就是指是发生于阳盛体质还是阴盛体质。发生于阳盛体质，阳气与外邪抗争有力，故发热恶寒；发生于阴盛体质，阳气无力抗邪，故无热恶寒。《医宗金鉴》所谓“六经为病尽伤寒，气同病异岂期然，推其形脏原非一，因从类化故多端”，就是在强调体质在外感病发生、发展过程中的重要地位。三阴三阳不同体质者遭遇外邪、情志失调、饮食失节、劳倦内伤等病因而发病，由于“从化”的机转，很容易表现为相应的三阴三阳六系统病变。即上文提到的太阳体质之人，易发生太阳系统病变；阳明体质之人，易发生阳明系统病变；少阳体质之人，易发生少阳系统病变；太阴体质之人，易发生太阴系统病变；少阴体质之人，易发生少阴系统病变；厥阴体质之人，易发生厥阴系统病变。如太阳体质之人，易发生麻黄汤证、桂枝汤证、大青龙汤证、小青龙汤证等。阳明体质之人，易发生承气汤证、麻子仁丸证等。当然，这种情况也不是绝对的。阳明体质之人，初受风寒，也可暂时表现为阳明病麻黄汤证；少阴体质之人，初受风寒，可表现为少阴病麻黄附子细辛汤证；少阴体质之人，情志不畅，气机郁滞，也可表现为少阴病四逆散证；阳明体质之人，感受外邪，郁热不解，也可表现为阳明病小柴胡汤证。这里的阳明病、少阴病是指阳明、少阴体质之人为病，并不能等同于阳明系统病变、少阴系统病变。

（三）三阴三阳辨证方证论

前面我们已经讨论了三阴三阳系统论、三阴三阳体质论，现在我们开始讨论三阴三阳辨证方证论。什么是三阴三阳辨证方法？古今注家也没有人正面回答这个问题。我们认为三阴三阳辨证方法本来就是中医学固有的常用辨证方法之一，具有其特定内涵。三阴三阳辨证方法，俗称“六经辨证”，实际上就是在辨三阴三阳六系统病变的基础上，参照患者三阴三阳体质类型，所进行的方剂辨证。又称“汤方辨证”，其实就是“辨方证”。

1. 太阳病

太阳病是太阳体质之人发病，而太阳系统病变则主要表现为人体体表卫外功能的失调，常表现为恶寒发热、汗出异常、头项强痛、脉浮等。而太阳体质分类，根据其卫阳之气虚实，进一步可分为三类。

（1）太阳伤寒证：是典型的太阳病证候类型。太阳卫阳充实体质者，体壮实，腠理致密，汗出少，平素不易感冒。若感受风寒之邪，即为所谓风寒表实证，常表现为恶寒发热、头痛、身痛、腰痛、无汗、脉浮紧，就是麻黄汤证。用方得宜，可一汗而解。太阳卫阳充实体质，感受风寒之邪，若表现为项背强几几，无汗恶风者，就是葛根汤证。太阳体质之人为病，风湿外犯，表现为关节沉重、头痛，或有发热者，张仲景称之为“湿痹”“风湿”，即为麻黄加术汤证或麻杏薏甘汤证。太阳体质之人为病，感受暑热之邪，身热，汗出而渴，张仲景称之为“中暍”，即白虎汤证。至于太阳体质为病，感受风寒之邪，“寒闭其热”，或曰“寒闭阳郁”，表现为发热恶寒、身疼痛、无汗出而烦躁、脉浮紧者，即大青龙汤适应证。《伤寒论》称之为“太阳中风”有其特殊内涵，后续再详加讨论。

（2）太阳中风证：也是典型的太阳病证候类型。太阳卫阳不足体质者，体虚，腠理疏松，自汗易感，感冒后容易病情迁延。若感受风寒之邪，即为所谓风寒表虚证，常表现为恶风发热、汗出、头项强痛、脉浮缓、脉浮弱，就是群方之祖桂枝汤证。若太阳卫阳不足体质之人，感受风寒之邪，临床表现为项背强几几、汗出恶风者，就是桂枝加葛根汤证。

（3）太阳温病：太阳卫阳太过体质，畏热，易感冒，感冒后常见咽痛，或迅疾出现高热喘嗽。若感受风热之邪，常表现为发热不恶寒，或微恶寒，头目不爽，咽痛红肿，口渴，舌尖红苔薄黄，脉浮数，就是后世《温病条辨》之银翘散证。如果是感受风寒外束，也特别容易入里化热，表现为“寒包火”证或见发热咳喘者，就是麻杏石甘汤证。

2. 阳明病

阳明病就是阳明体质之人为病，而阳明系统病变则主要表现为人体胃肠通降功能失常，主要表现为“胃家实”大便不通。而阳明体质分类，根据阴阳的多少，进一步可分为三类。

（1）正阳阳明：是阳明病最典型的证候类型。阳明胃热体质者，体壮实，食欲旺盛，能吃、能睡、能干，畏热，有大便干的倾向，发病常表现为腹胀满、疼痛拒按，燥屎内结，潮热，手足汗出，日晡发热，甚至神昏，大便数日不行，脉沉实，就是大承气汤证。若腹胀满，大便硬，或潮热，汗出，或脉滑而疾者，就是小承气汤证。若阳明胃热体质，表现为不吐，不下，心烦者，就是调胃承气汤证。太阳病转属阳明，表现为蒸蒸发热，也是调胃承气汤适应证。阳明体质之人，感受风寒之邪，表现为脉浮，无汗而喘者，就是麻黄汤适应证。表里俱实，外寒内热，恶寒发热，头身痛，无汗，大便干，小便黄者，即防风通圣散证。阳明体质感受风热之邪，表现为发热心烦，头痛头晕，胸脘痞满，或有呕逆，大便干者，就是升降散适应证。若表现为面红目赤，发热不退，心胸烦热，口舌生疮，咽痛吐衄，甚至神昏谵语，小便黄，大便干，舌红苔黄，脉滑数者，即凉膈散适应证。

（2）太阳阳明：阳明胃热阴虚体质，身体稍弱，畏热，食欲亢进，或有咽干口渴，大便偏干。临床表现为大便干结，小便频多，或有咽干，也就是所谓"脾约"麻子仁丸证。

（3）阳明寒实证：阳明胃寒体质，畏寒，食欲好，大便不稀，或有便秘倾向。临床可表现为食谷欲呕，或兼胃痛，腹满，大便不通，就是吴茱萸汤证或为大黄附子汤证。如果是阳明胃寒体质之人为病，感受风寒之邪，临床表现为脉迟、汗出多、微恶寒者，则是桂枝汤适应证。

3. 少阳病

少阳病就是少阳体质之人为病，少阳系统病变就是人体调节情志、疏利气机功能失调的表现，常见少阳气郁化热的口苦、咽干、目眩等症。而少阳体质，根据其阳气多少，进一步可分为三类。

（1）少阳气虚证：少阳气虚体质者，体瘦弱，性喜抑郁，爱生闷气，食欲差，大便偏稀，体力差。临床表现为胸胁满闷，善太息，嗳气，腹满，泄泻，舌淡，边多浊沫，脉细弦，就是逍遥散证。外感风寒，症见恶寒、头晕者，可用《景岳全书》之正柴胡饮治疗。

（2）少阳气郁证：是典型的少阳病证候类型。少阳气郁体质者，性喜抑郁，爱生闷气，有失眠倾向。临床表现为寒热往来，口苦，咽干，目眩，或有心烦喜呕，胸胁苦满，默默不欲饮食，舌略红，苔腻略黄，脉弦细或滑，就是小柴胡汤证。若太阳病不解，转入少阳，表现为胁下硬满、干呕不能食、往来寒热、脉沉紧者，也为小柴胡汤适应证。

（3）少阳郁热证：少阳郁热体质者，体力好，爱生闷气，或心烦易怒，食欲好，有大便干倾向。临床表现为恶寒发热，口苦、咽干，头晕目眩，腹满，大便干，脉弦数者，就是大柴胡汤证。

4. 太阴病

太阴病是太阴体质之人为病，太阴系统病变主要是脾胃运化水谷功能失调，常表现为脾胃运化失职，升降失司，而见腹满时痛、呕吐、泄泻等。太阴体质分类，根据阳气多少，进一步分为三类。

（1）太阴脾胃阳虚证：是典型的太阴病证候类型。太阴脾阳虚体质者，体虚弱，平素畏寒，食欲差，有腹泻倾向。若寒湿内侵，就是脾胃阳虚里寒证。临床表现为畏寒肢冷、腹满冷痛、呕吐、泄泻、舌淡苔白、脉沉，就是理中汤证。若太阴脾阳虚体质，感受风寒，头身痛，脉浮者，就是桂枝汤证。如果本为太阳病，误下后，导致腹满时痛，即为桂枝加芍药汤证。表现为“大实痛”者，即为桂枝加大黄汤证。

（2）太阴脾胃气虚证：太阴脾气虚体质者，体虚弱，畏寒不突出，平素食欲差，有腹泻倾向。临床常见脾胃气虚证。可表现为乏力体倦、食少纳呆、大便溏稀者，就是《太平惠民和剂局方》之参苓白术散证。

（3）太阴脾虚湿滞证：太阴脾虚湿滞体质，形体虚胖，平素食欲差，有腹泻倾向。若临床表现为面色萎黄、颜面虚浮、食少呕逆、腹满、便溏、舌苔白腻、脉濡细者，就是胃苓汤证。

5. 少阴病

少阴病就是少阴体质之人为病，少阴系统病变就是体内阴阳固秘、水火交济功能失调，常表现为水火失济，阴脱阳亡，精神衰惫，而见脉微细，神疲思睡，但欲睡眠等症。少阴体质分类，根据阴阳多少，进一步可分为三类。

（1）少阴阳气虚衰证：是典型的少阴病证候类型。少阴阳虚体质者，体弱，畏寒，神疲，性功能相对弱，有多睡倾向。容易感受寒邪，表现为恶寒发热，脉沉者，就是少阴阳虚外感表证，就是麻黄附子细辛汤证。若阳气虚衰，症见四肢厥冷、汗出淋漓、脉沉或细微欲绝者，就是四逆汤证。若少阴阳虚水泛证，临床表现为心下悸，头眩，筋肉跳动，全身颤抖，有欲倒于地之势，甚则浮肿，小便不利，或四肢沉重疼痛，或下利，或腹痛等，就是真武汤证。若少阴阳虚体质，寒湿阻痹，临床表现为背恶寒、口中和、腰痛、肢体关节冷痛、脉沉者，就是附子汤证。少阴阳虚，下利者，就是白通汤证。若少阴阳虚体质，腹痛，便脓血久治不愈，即为桃花汤证。少阴阳虚体质，呕吐与下利并见，手足逆冷，烦躁甚者，即为吴茱萸汤证。

（2）少阴阴虚内热证：也是典型的少阴病证候类型。少阴阴虚体质者，形体瘦长，烦热，思维敏捷，有失眠倾向。临床表现为心烦、不得眠、口燥咽干、舌红苔黄、脉细数者，就是黄连阿胶汤证。若阴虚水热内停，临床表现为咽干口渴，心烦失眠，或有咳嗽，呕逆，小便不利者，就是猪苓汤证。若少阴阴虚体质，咽痛者，即甘草汤或桔梗甘草汤证。若少阴阴虚体质，胃肠结热，临床表现为咽干、腹满、大便不通者，即当用大承气汤急下。

（3）少阴阴阳俱虚证：少阴阴阳俱虚体质，体弱，多见于老年人，易寒易热，体倦神疲，体力不足，精神疲惫。临床表现为腰痛、神疲、畏寒肢冷、腰膝酸冷、小便不利者，就是肾气丸证。若阴竭液脱，症见咽干口渴、气短心悸、四肢厥冷、汗出脉微者，就是四逆加人参汤证。

6. 厥阴病

厥阴病就是厥阴体质之人为病，厥阴系统病变就是人体控制情绪、潜藏阳气功能失调，常表现为阴虚肝阳不能潜藏，肝气横逆克伐脾胃，而见消渴多饮，自觉气上撞心，心中疼热，饥而不欲食。厥阴体质分类，进一步可分为三类。

（1）厥阴肝阳上亢证：厥阴肝旺体质，体壮，性急易怒，控制情绪能力差，容易冲动。若发病表现为咽干口渴，胃脘灼热疼痛，恶心呕吐，气上撞心，舌红中心少苔，脉细弦者，临床可用经验方百合丹参饮（百合、乌药、白芍、丹参、枳壳、陈皮、枳壳、白术、茯苓、鸡内金、炙甘草）治疗。若厥阴肝旺体质，发病后症见头晕目眩、头痛头胀、心烦易怒、脉弦大者，即天麻钩藤饮证。若厥阴肝旺体质，外感风热，症见头晕目赤、心烦易怒、发热、咽干、脉细弦数者，可用桑菊饮合翘荷汤加减。

（2）厥阴阴虚阳亢证：厥阴阴虚肝旺体质者，性急易怒，容易冲动，伴见咽干、腰膝酸软，临床常表现为阴虚阳亢证，而症见头晕目眩、咽干口渴、心烦易怒、腰膝酸软、脉细弦者，即《医学衷中参西录》之建瓴汤证。

（3）厥阴虚阳浮越证：厥阴阳虚肝旺体质者，体虚，形寒肢冷，性急易怒，容易冲动，腰膝酸冷，临床常表现为虚阳浮越证，而症见头晕目眩、面红如妆、心烦失眠易怒、腰膝酸冷、脉沉细或弦大无力者，可表现为潜阳丸、驯龙汤证。

总之，三阴三阳辨证方法，强调体质在发病中重要地位，认为因为有这种体质，才容易招惹这种病因，从而发生这种疾病，并表现为特定方证。实际上，辨体质、辨病、辨证相统一，不可分离，所以我们将其称为辨体质、辨病、辨证“三位一体”诊疗模式。但三者之中，辨方证可以理解为辨证候的一种特殊形式，依然是中医诊疗活动的中心环节。总的说，因其重视辨体质，所以最能体现“治病求本”的精神。因其重视辨病，强调“谨守病机”，旨在解决贯穿疾病发生发展始终的基本矛盾。因其重视辨方证，强调“有是证用是方”，所以最能体现中医“个体化”治疗的优势。所以应用三阴三阳辨证方法指导临床辨证选方，疗效特别好。实践证明：三阴三阳辨证方法，绝不是仅仅适合于所谓外感病“伤寒”，更不是仅仅适合于风寒外感病。古人所谓“六经钤百病”绝不是一句空话。

四、经方的内涵与经方应用临床思维

提起经方，我就想起毛泽东主席的一首诗词：“风雨送春归，飞雪迎春到。已是悬崖百丈冰，犹有花枝俏。俏也不争春，只把春来报。待到山花烂漫时，她在丛中笑。”为什么会想到这首诗词呢？因为现在经方已经很热了，经方已经受到了人们的高度重视，全国各地许多中医都在学习经方。但是在十年前、二十年前，经方在人们心目当中的地位与现在完全是不一样的。当时，曾听到有一位中医三甲医院的院长说：时代已经变了，谁还会用《伤寒论》的经方来治疗现在的疾病？谁还会用六经辨证来治病？可见当时经方临床是处于低谷。1994年，我与山西大同的陈宝明先生一起主编了《古方妙用》一书。我们在这本书里面提出了“辨方证选方用药”和“识腹证选方用药”的中医临床思维模式。当时我们请著名的伤寒大家刘渡舟教授给我们这本书作序。刘老序说：“以方归类，论证分明；佐以治案，妙义无穷；溯源腹证，不下东瀛；千年大海，今归其宗；阳春白雪，伤寒有功。”《古方妙用》出版之后连续印刷了三次。在这之后，我继续对《伤寒论》进行深入研究，2003年以后，编著了《四大经典与中医现代临床》丛书。其中，我在《〈伤寒论〉与中医现代临床》这本书中，提出了“三阴三阳系统论”“三阴三阳体质论”和“三阴三阳辨证方证论”。这本书也得到了中医前辈们的高度评价，国医大师朱良春先生说：“展编之余，耳目一新，近数十年来，研讨《伤寒论》之著作较多，但在继承中提高，实践中创新者，较为少见，非随文演绎，即是文献罗列而已，阁下之著作，理论联系实践，明确提出三阴三阳系统论，三阴三阳体质论之实质，指导临床达到事半功倍之佳效，实乃学习《伤寒论》之捷径，对弘扬中医学术做出卓越贡献。”让我备受鼓舞。在现今经方受到高度重视，经方热的情况下，其实还是存在着一些对经方错误理解的情况。行业领导曾对此书提出的观点给予高度赞许，甚至说是近数十年《伤寒论》研究领域罕见成果。让人很受激励。而面对当今经方应用及其推广传播的喜人形势，我们又不能不进行一些“冷思考”。因为在经方研究领域，存在着太多的误区。或泥于医圣经方原药，不知随证变通，或抛开《黄帝内经》等，讨论经方流派，对经方爱好者带来了诸多困惑。所以接下来，我们重点谈谈经方的内涵及其临床应用的临床思维，谈谈如何正确认识和使用《伤寒论》的经方。

（一）经方的内涵

什么叫经方？“经者，验也”，经是经验的意思。经方的原始含义是经验方的意思。《汉书·艺文志》所谓经方应该是指经验方。药王孙思邈《备急千金要方》所谓“经方之难精”，这个经方也是经验方的意思。而现代人提起经方，则是相对于时方来说的，是相对于后世方来说的。就像是《古方妙用》当中的古方是相对于时方来说的。所以所谓经方就是主要以张仲景《伤寒杂病论》的经典方为基础的。那么我们怎么去理解后世方呢？后世方是不是经验方呀？事实上，后世的很多处方，都是在张仲景经典方的基础上化裁而成的。当然，也有些方是通过自己的临床实践而创造出来的。比如说李东垣补中益气汤、升阳益胃汤，王清任补阳还五汤、血府逐瘀汤等，实际上后世的这些名方也是属于经验方。所以我们不要把后世的经验方、民间验方与经方对立起来。无论是张仲景的经典方也好，后世的经验方也好，民间验方也好，实际都是经验方，都可以理解为广义的经方，都是因为疗效确切才流传至今的经验方。也就是说，经方可有广义和狭义之分。广义的经方是经验方的意思，这是它原始的本义。而狭义的经方，也就是今天大家都在谈的这个经方，实际上是经典方的意思，主要是指张仲景《伤寒杂病论》的方剂。

（二）经方临床应用临床思维

那么如何来正确应用经典方呢？下面来谈谈经典方应用的临床思维。

首先，熟读原文，背诵原文。对三阴三阳六经的理解为什么会有那么多不同的看法呢？就是因为好多人没有看见过《伤寒论》原书，没有认真地去熟读原文，背诵原文。只要你真正认真地熟读和背诵了《伤寒论》，那你就会体会到这本书真正的科学内涵。经方的运用也要求首先应背诵原文。背熟原文之后，在临床上就按照这个原文来使用经方，出现了与原文相符的临床表现，即可选用相应的经方，就能取得满意的疗效。比如说桂枝汤证，“患者脏无他病，时发热自汗出而不愈者，此卫气不和也，先其时发汗则愈，宜桂枝汤”。临床上如果遇到这样的患者的时候就应用桂枝汤，即能取得满意的疗效。曾经治过一位农村的中年妇女，她就时时地发热，同时还怕风、自汗出，这种情况按照西医的说法是属于自主神经功能紊乱，用过很多西药，疗效不理想。当时我一看这个人内脏没什么大病，没有什么肺结核、甲状腺功能亢进等严重疾病。这个患者就符合这个条文所描述的这种情况，所以我就用桂枝汤加味，取得了非常好的疗效。在三五天内就治愈了这个病。所以背诵原文是最基本的要求。

其次，类比联想，由此及彼。如半夏泻心汤治疗痞证，《金匮要略》原文说：“呕利肠鸣，心下痞者，半夏泻心汤主之。”脾胃虚弱、寒热错杂、湿热中阻等多种原因均可使中焦气机阻滞而导致痞证，其实也可导致胃脘痛。胃脘痛，如果具备痞证的类似病机，临床也可以用半夏泻心汤来治疗。所以，从心下痞可以联想到胃脘痛，临床就可应用半夏泻心汤治疗慢性胃炎、溃疡病等，表现为胃脘痛或中焦气机痞塞者。这就是类比联想的思维方式，由心下痞满可以联想到胃脘胀痛，想到了慢性胃炎、胃溃疡。

第三，归纳证候群。如桂枝汤有很多相关条文，但是提到桂枝汤，大家首先想到的仍是后世医家总结的发热、恶风、汗出、脉浮缓等证候群。这种归纳证候群的思维方式，也是一种非常重要的临床思维。我从事中医药治疗糖尿病及其并发症的临床工作。观察发现：糖尿病合并高血压的患者经常表现为头晕目眩、面红目赤、口苦咽干、心烦、睡眠欠佳、大便干燥、腹胀，舌苔黄，舌质暗红，脉弦数或者弦滑，这种情况非常多见，包括青光眼的患者也经常表现为这一组证候群。这是什么证候群？是大柴胡汤证证候群。这个时候应用大柴胡汤或大柴胡汤加减，就能取得非常好的疗效。这个就是归纳证候群的临床思维。

第四，抓病机。好多学者认为，辨方证虽然是在强调“有是证，用是方”，有这个临床表现就用这个方剂。但其实每一个方证背后都存在特定的病机。有人由此提出了“方机”的概念，强调抓住病机用方可取得很好疗效。大家都知道小青龙汤治疗“寒闭其饮”，大青龙汤治疗“寒闭其热”或者说“寒闭阳郁”，这都是抓病机的思维方式。刘渡舟教授曾治疗过一个类似《金匮要略》中提到的“溢饮”患者。一位山西的妇女在河边洗衣服，天气寒冷又潮湿，洗完后出现胳膊肿胀酸沉疼痛，西药解热镇痛药治疗无效，当地很多医生都没治好。正好赶上刘渡舟教授在当地巡诊。刘渡舟教授看她舌质红绛、舌苔水滑，脉紧，考虑她外有寒饮，内有郁热，是寒饮内闭其热，故用大青龙汤，结果一汗而愈。这里就是在强调抓病机的重要性。

第五，重视腹诊，辨识腹证。《伤寒论》对每一个方证的腹证都进行了非常详细的描述。日本汉方医家尤其重视腹诊。日本明治维新后，西医在日本得到很大的发展，日本医生在学习汉方的过程中，在继承张仲景《伤寒杂病论》腹诊的基础上，融入西医触诊的内容，推动了经方腹诊的进一步发展。我在临床实践中体会到腹诊确实是非常重要的。首先，腹诊对选方用药有很大的意义。实际上《伤寒杂病论》腹诊相关论述，已经相当系统。如“小结胸病，正在心下，按之则痛，小陷胸汤主之”，“从心下到少腹皆硬满疼痛，不可触近，大陷胸汤主之”，“心下痛，按之石硬者，大陷胸汤主之”等。古人在腹诊方面有很多有益的知识值得借鉴，甚至某些病就是以腹证为主要鉴别点。可惜现在这些知识都不同程度地失传了。其次，腹诊相对简单、客观。腹证有软、硬、寒、温、胀、痛，包括少腹急结或少腹硬满等，对比脉诊还是比较简单、客观。我在大学本科实习的时候，遇到一位河北馆陶县的吴书海先生，十三代祖传中医，我们在互相探讨学术的过程中，他把他家的家传秘方告诉我了，其中就有小陷胸汤，用小陷胸汤治疗胃痛、溃疡病的家传经验。大学教材上讲小陷胸汤治疗痰热互阻的小结胸病，给人的感觉就是小陷胸汤应该治疗胸闷这一类疾病。实际上《伤寒论》原书上写得非常明确，说病位“正在心下，按之则痛”。实际上，慢性胃炎和溃疡病患者经常有上腹部按之有压痛的表现，假如又有脉浮滑的表现，这个时候我们就可以考虑用小陷胸汤。我在临床上经常用小陷胸汤或柴胡陷胸汤治疗慢性胃炎、糖尿病胃轻瘫等疾病，屡有佳效。

第六，抓主症。抓主症是经方运用得非常高的一个层次。伤寒大家胡希恕先生曾提出“辨方证是中医辨证论治的尖端”，刘渡舟教授则提出“抓主症是辨证论治的最高水平”。我们北京中医药大学东直门中医院大内科奠基人之一印会河教授，他有著名的抓主症选方的那么30来首方剂，也特别强调抓主症。印老的《中医内科新论》里就有诸如清利肠道方、加减益肾汤、地黄饮子等抓主症的用方。我临床运用过，疗效也比较好。曾经治疗过青春期女孩，崩漏，月经量大，一直治不好，好几个月了。表现为心烦失眠，五心烦热，舌尖红，苔薄黄，脉沉细而数。这时按照普通的治疗思路，就会用一些两地汤、清经汤等方子，治来治去效果也不好，好多固经止血的方都用了，疗效还是不好。就想到了治疗妇科病的三个原则：少年治肾，中年调肝，晚年健脾。就是说青春期的女性经常需要治肾。因为阴虚火旺的比较多，相火旺动的比较多。张仲景说：“少阴病，得之二三日以上，心中烦，不得卧，黄连阿胶汤主之。”提示少阴阴虚体质的人得了病以后，表现为心中烦、不得卧眠的，这就是黄连阿胶汤证的主症。虽然说该患者有崩漏，但是一问她睡眠情况，她说睡眠非常不好，心里烦，烦躁不安。黄连阿胶汤的主症已经具备了，就开了黄连阿胶汤，这个病很快就治好了。这也是一个抓主症的思路。小柴胡汤“但见一证便是，不必悉具”，不是说只要有一个符合的症状就可以用小柴胡汤，不能这么理解，实际上有抓主症的意思。抓住主症了，然后用这个方才能取得满意的疗效。比如“呕而发热者，小柴胡汤主之”，郝万山教授就曾经介绍过刘渡舟先生巡诊的时候遇到一群中毒患者。好多人都恶心、呕吐、高热，也不知道是什么中毒，刘渡舟教授一看这符合“呕而发热者，小柴胡汤主之”这种情况。然后刘渡舟教授就开了处方熬了一大锅汤药，让每人喝一碗，好多患者都得救了。可见，应用经方抓主症是一个非常重要的思路。我博士毕业论文答辩时，路志正教授是答辩委员会主委，曾提问我对辨方证如何理解？我举了一个例子回答：辨方证就好比从郑州坐火车去北京，最近的路线是京广线，如果从郑州拐到西安、天津，最后也能到达北京，但是最近的路就是乘坐京广线从郑州到北京。强调辨方证即是辨证论治的捷径。而主症应该是影响整个疾病的关键，是医者选方用药时的着眼点，虽然并不一定是患者最痛苦的症状。刘渡舟教授就曾强调黄连阿胶汤的主症是心中烦、不得卧。基于此我们可把黄连阿胶汤用于多种疾病治疗。

第七，衷中参西，创立新方。我曾经治疗过急性胰腺炎的患者。在北京一家著名的综合医院外科住了两周，上腹部疼痛、心下满而痛的症状持续不缓解。我一看，这就是大柴胡汤证呀！这个患者还有胆囊炎和胆石症，当时的血淀粉酶两千多。我就给她用了大柴胡汤加虎杖 15g，金钱草 15g，木香 9g，槟榔 12g，结果患者吃了七天的药，不但腹痛好了，而且血尿淀粉酶也恢复正常了。我把这个医案写到微博上，就有一个经方派的朋友给我留言说："赵老师，你开的这个方子，已经不是经方了"。在他的心目当中，经方就不应该有加减。可见，在许多人看来，经方是一点也不能动的，加减是不对的。我觉得这种思想是对经方理解的误区。你看名老中医邓铁涛教授治疗冠心病用瓜蒌薤白半夏汤，也常加用丹参、桃仁、红花这些活血化瘀的药物。而柴胡解毒汤和苓桂茜红汤是刘渡舟教授治疗肝炎和冠心病的常用方。前者是小柴胡汤加用丹参、赤芍、草河车、连翘、板蓝根、白花蛇舌草等药，后者是苓桂术甘汤加用茜草、红花等活血化瘀药，二者皆是在经方的基础上，借鉴现代药理研究而创制的新方。像刘渡舟教授、邓铁涛教授这样的大家都常将经方结合现代医学研究成果来应用，为什么我们就认为经方就一定不能有一点改变呢？所以，在经典理论的基础上，结合现代科研成果，也是经方应用的重要思路。

（三）经方加减与合方应用的临床思维及经方用量

那么，经典方应用到底能不能加减？我们认为，如果患者的临床表现确实和经典原文相一致，还是应该尽量应用原方。我有位老师叫韩志和教授，是河北邯郸地区的地方名医，擅长治疗血管病。我跟韩老师抄方学习的时候发现，他特别擅长治疗梅尼埃病，也就是美尼尔综合征，常用五苓散原方治疗，疗效非常好。但实际上，运用经方绝对不是不能加减。因为《伤寒论》原书本身就在强调根据临床表现的变化对经方进行加减。一个桂枝汤加加减减就可变化出来许多名方，小青龙汤、小柴胡汤、真武汤、四逆散等方，方后注都专门介绍经方加减法。这充分说明经方是可以加减的。实际上，经典方不但可以加减，而且还可以把两首经典方合到一起用。比如说柴胡桂枝汤就是柴胡汤加上桂枝汤，所以经典合方应用效果往往是非常好的。我治疗类风湿性关节炎就常用柴胡桂枝汤。因为这类患者经常是除了关节痛之外还有胃胀痛的表现，是经常吃解热镇痛药导致的，同时伴有心烦、失眠、口苦咽干，所以用柴胡桂枝汤经常能取得非常好的疗效。这个柴胡桂枝汤方就是经典合方。张仲景原书给我们提供了经方加减应用与合方应用的思路。

经典方的用量如何把握？经方药量的研究也是一个非常热门的研究领域。好多学者付出了巨大的心血来研究这个问题。针对经方的药量，有很多不同的认识。我比较推崇上海中医药大学的柯雪帆教授的研究结论。他认为经方的一两相当于现代的15.6g，也就是说麻黄汤里面的麻黄用量大概是45g。那有人就问了，现在麻黄才用12g左右，是不是剂量太小了？所以现在有一些医家推崇加大药物剂量。我认为这种思路是值得商榷的。我们认为，张仲景之后，单味药剂量趋小，并不是意味着学术退化。好多经方派人士认为，中医学主要就是张仲景了，仲景之后的学术都是瞎胡说，张仲景之后医学就走向邪路了。所以他们认为中医应该恢复到仲景那个时代。这种想法对不对呢？我觉得这不符合历史唯物主义的观点。科学是在不断进步的，学术也是在不断进步的。中医学是利用整体观念，采用“司外揣内”的基本思维方式，采用天然药物和自然手段，对人体的各种疾病进行个体化防治的一门知识体系。它首先是有科学内涵的，当然它也有文化的特点。是科学就要进步，张仲景之后，单味药剂量趋小，这不是学术的退化。为什么单味药用量趋小呢？以前有一句话，“古之庸医杀人，今之庸医不杀人也不活人，让人处在不死不活之间”，就是说以前药量较大，用药的毒性也大，所以经常出人命，但是现在呢？开不痛不痒的药，量用得也很小，所以让人处在不死不活之间。这个现象确实是存在的。但是从另一个侧面理解，古代的庸医用了那么大用量的药物，是经常会出现医疗安全事故的。就是因为出于医疗安全考虑，医家就经常想着如何规避医疗风险，减少药物的副作用。于是，大家就想到了处方配伍，相须为用，把一味药的药量减少了，但是通过与其他药物的配伍，以保证疗效，同时减少副作用。因此，仲景的处方药味很少，而后世的处方药味比较多。也就是说单味药用量越来越小，药味越来越多。而且，仲景时代的煎服法和现在的煎服法是不一样的。经方的常规煎服法是煎一次，咱们现在煎药是煎两次，其实很多药物第二煎煎出来的有效成分比第一煎还要多，所以如果过去用量是 15.6g 的话，因为现在是两煎，所以现在只用 7.8g 就可以了。其实，张仲景时代药物的服法与现在也不一样。仲景时代常规服法是一天喝 3 次药，现在是喝两次，所以以前用 7.8g，现在用 5g 就可以了。所以我们认为仲景的一两换算成现在的 5g 比较合适。但实际上我临床上还是将一两换算成 3g 来用的，选方得宜，疗效还是很好的。因此，单纯强调剂量越来越大不可取。现在很多人说现在的中药材质量降低了，所以应该加大剂量。我认为，实际上并不是所有的药物都质量降低了。比如说家种的三七所含的三七皂苷的量就要比野生的多。家种的丹参所含的丹参酮、丹参酚量就比野生的丹参多。家种的金银花绿原酸的含量也比野生的山银花多。当然，我并不认为中药有疗效的基础仅仅就是这些有效成分。所以，中药材的疗效差，还是医生诊疗的水平问题，我们应该着眼于努力提高中医临床水平。至于“汉方不传之秘在于药量”，如何理解这句话呢？我们说药量不是越大越好。虽然临床上经常需要“重剂起沉疴”，但是有时候更应该重视“四两拨千斤”。近现代的临床大家岳美中先生、蒲辅周先生的治病疗效都很好，这些老先生用药药量大不大呀？用量也不大，但是临床疗效非常好。伤寒大家刘渡舟教授，他用的主要是伤寒方，最善于用经方，他用的方剂药量也不大，基本上是一两等于 3g 这种情况。温病大家赵绍琴教授用方药量也很小，疗效也很好。这些大家都是公认的临床疗效非常好的医家。所以不要把敢不敢用大剂量作为衡量医生水平高低的标准。除了“重剂起沉疴”之外，还应该重视“四两拨千斤”，这个“四两拨千斤”的功夫才是真正的硬功夫。以前山西省中医研究所有一位非常有名的大专家叫李翰卿教授，刘渡舟教授也非常佩服他。当时查房有一位心衰患者，畏寒肢冷、冷汗淋漓、心慌气短，朱进忠老师他们就开了真武汤加红参，红参 12g，炮附子 12g，生姜 9g，白术 12g，茯苓 15g，也就是一般剂量。结果效果不是太好。后来就请李翰卿先生会诊。老先生一看，说这个方开得非常好，辨证也很准确。那为什么疗效不好呢？后来李翰卿先生就建议减少剂量，红参改成 6g，附子改成 5 ～ 6g，都减一半剂量。后来学生就问，我们用这么大剂量还回不了阳救不了逆，您这样减一半剂量能有效吗？李翰卿先生就说你吃吃看看。结果减量后用药，第 2 天查房发现心衰得到控制了。后来学生就问，为什么常规剂量没效，减一半剂量反而有效呢？李翰卿先生就说，这是重症心衰患者，心肾阳衰，阳气都已经快消耗完了，这个时候要是过分用温热类药就会导致阳气离散，只能小剂量地温阳益气，回阳固脱，这样才能缓缓起效。所以“四两拨千斤”的功夫有时候比“重剂起沉疴”的功夫还难修炼。贾海忠教授曾经治过一位溃疡性结肠炎便血的患者，贾教授就用了李东垣凉血地黄汤的思路，知母、黄柏、熟地黄、当归、青皮、槐花这些药，很小的剂量，都是几克，结果疗效非常好。所以说，不是剂量越大越好。我们说“汉方不传之秘在于药量”，并不是说看谁开的剂量大，更应该强调的是药物配伍和剂量比例。我刚当大夫的时候，有一个麻疹后并发肺炎的成年男性，发热已经好多天了，输了氨苄青霉素效果不好。我接诊这个患者后发现，开的方也对，小柴胡汤合麻杏石甘汤。方不是挺好吗？但是为啥疗效不好呢？一问症状口苦、咽干、目眩、发热、呕恶、咳嗽、皮疹，这些表现用小柴胡汤合麻杏石甘汤很对证呀！为啥没效呢？我一看是柴胡 10g，黄芩 10g，半夏 10g，麻黄 10g，甘草 5g，这很显然是不符合柴胡汤原方的组方原则。小柴胡汤原方柴胡和黄芩比例是 8∶3，我就把方子改成北柴胡 12g，银柴胡 12g，黄芩 9g，为什么要改成银柴胡 12g？因为我素来谨慎，恐怕直接写上柴胡 24g 后引起药房药工误会。结果改了剂量后患者高热很快就退了。说明经方的剂量配比是非常重要的。我刚当大夫的时候，还曾治一位农村妇女，大家都说她是鼓胀，实际上她是过敏性结肠炎，现在咱们就叫肠易激综合征。患者表现为恶心、呕吐、心烦、腹部凉、腹痛、腹胀，伴有轻微的拉肚子。找我看的时候，我一看舌苔是黄白相兼，脉细弦。“伤寒胸中有热，胃中有邪气，腹中痛，欲呕吐者，黄连汤主”，我就用了黄连汤。黄连汤证就是上面有恶心呕吐，下面有腹部冷痛。我就把黄连汤原方给开上了。但是因为顾虑患者经济条件差，就少用了点黄连，黄连 6g，黄芩 9g，桂枝 9g，干姜 9g，就是黄连少用了几克，本来该用 9g，我用了 6g，结果用完之后疗效很好，恶心呕吐好了，腹痛也好了，几天时间就像变了个人一样，但是出现了口腔溃疡、牙痛。为什么口腔溃疡、牙痛呀？就是因为黄连用得少了。所以说“汉方不传之秘在于药量”就是在于药物配伍的剂量比例。

（四）经方与时方及民间验方的关系

经方是非常宝贵的。但经方能够解决临床所有问题吗？有人说：“半部《论语》可以治天下，半部《伤寒杂病论》可以治天下。”认为经方什么病都能治，各科病都能治。这种想法有点极端，中医学知识体系，从《黄帝内经》《伤寒杂病论》奠定了中医学的理论和临床的基础，其后历代医家都在做着增砖添瓦的工作，所以不要把中医学仅仅理解成《黄帝内经》《伤寒杂病论》两本书，后世医家的经验也是非常珍贵的，包括现在在世的名老中医，还有民间医生的经验也是值得学习的。我经常说要想了解颐和园的美丽宏伟就要到佛香阁，在那里远眺就可以看到整个昆明湖、玉带桥、龙王庙、知春亭，包括玉泉山上的宝塔、西山，那整个颐和园的宏伟壮观你才能看出来。如果你仅仅在谐趣园、知春亭或勤政殿里面，就没办法体会颐和园作为世界第一大皇家园林的壮美。所以，需要全面了解中医。张仲景非常谦虚，在《伤寒论》原序里面说得非常清楚，“若能寻余所集，思过半矣”，意思是说如果把这个《伤寒杂病论》学好了，就能治好一半的病。人家谦虚地说能解决一半问题，你非得说人家能解决所有问题，是不是有点强人所难呀？大家要知道这个“思过半矣”，包括了临床常见多发病，如感冒、咳嗽、腹泻等，并不是说治疗尿毒症能解决一半问题，并不是说治疗肿瘤能解决一半问题。这些现代难治病在仲景那个年代并不是威胁人类健康的最主要的疾病。仲景那个年代，“瘟疫”这些传染病才是威胁人类健康的最主要的疾病。因此大家既要学好经方，也要学好后世的一些东西。后世方甚至民间验方也是经验方，有时候也不输经典方。不是说用了经方就一定效果好，用了后世方就一定没效。有一位著名的中医遇到了一个腰椎间盘突出的患者，表现为腰痛又怕凉，腰痛沉重，所以就开了甘姜苓术汤，当然他不是典型的经方派了，在甘姜苓术汤基础上加续断、桑寄生、杜仲那些药了。结果用了以后疗效不是特别好，他说辨证论治我没辨错，确实是寒湿腰痛，为什么效果不好呢？后来这位医生在读《中医杂志》验方专栏的时候，发现一个专门治疗腰椎间盘突出的方子，方里面包括麻黄、木瓜、马钱子等药，给患者开了这个方子之后患者霍然而愈，疗效非常好。我也曾经治疗过邯郸柳林桥的一位中年妇女，腰椎间盘突出导致她已经不能正常生活了，来的时候专门雇了一个车从邯郸来北京看病。我就觉得这个患者，虽然也是寒湿之象，但是跟前面说的病例有点相似，我也按照这个民间验方给他制定了治疗方案，患者疗效还是那么好，到现在已经二十五年了，再没有复发。所以我说民间验方，用之得宜，有时候效果比经方还好。

经验方是中医学术成果的最高表现形式，你想想吴又可《温疫论》里面提出杂气致病学说。他说这个瘟疫不是寒，也不是热，是天地间的另一种杂气，那什么药能治疗杂气呢？吴又可没说。但吴又可创造性地提出了一张处方——达原饮。达原饮治疗各种流行性传染病疗效确实很好。我经常用这个方治疗流感效果非常好。有了达原饮这个方，吴又可《温疫论》的临床价值才能凸显出来。杨栗山的《伤寒温疫条辨》，你翻翻那本书，说来说去不就是个升降散吗？如果没有升降散，《伤寒温疫条辨》临床价值何在呀？包括后世的王清任的书、张锡纯的书，精华的部分不在它的理论上，经常是在那些有效的方药上。经验方是中医学术成果的最高表现形式。你理论讲得再好再精彩，最后还是需要通过一张处方来表现出来。李东垣的“内伤热中论”认为“火与元气不两立，一胜则一负”，创造性地提出了补中益气汤、升阳益胃汤、升清阳泻阴火汤，诸如此类。没有这些名方，怎么体现这个“内伤热中论”的思想呀？吴又可的达原饮，杨栗山的升降散，王清任的补阳还五汤、血府逐瘀汤，张锡纯的建瓴汤、升陷汤，有了这些方剂才使这些医家成为影响最大的医家。民间验方也弥足珍贵。好多民间验方确实有一般的处方所代替不了的作用。所以，我们强调应该好好学经方，应该好好用经方，应该爱经方，同时也要强调对后世的经验方甚至民间验方也要给予同等的重视。那么，现在临床上应该如何用经方？我是主张经典方、后世方、民间验方相结合，谁适合于这个病，就用谁。经典方不是可以加减吗？经典方不是可以合方吗？经典方和经典方可以合方，经典方和后世方也可以合方，甚至经典方和民间验方也可以放在一起作为合方应用。

（五）经方辨方证，应该与辨体质、辨病相统一

辨方证是经方应用的基本思路，但临床上绝不是仅仅辨方证就能解决临床的所有问题。我们强调应该重视，辨体质与辨病、辨证的统一。好多人都说仲景最重视辨方证，你把方证选对了你就能有临床疗效。这个说法，实际上是存在问题的。比如感冒了，可表现口苦、咽干、恶寒发热，可用小柴胡汤；泌尿系感染，也可表现为口苦、咽干、恶寒发热，也可用小柴胡汤；胆囊炎，表现为口苦、咽干、恶寒发热，也可用小柴胡汤。这些都能取得一定的疗效，确实是这样。但是不是能够取得最好的疗效呢？未必。感冒的患者，除了恶寒发热、口苦咽干、心烦喜呕这些症状之外，基本病机是什么呀？是邪犯肺卫，是表证，邪在表者，汗而发之，应该用宣透的方法来治疗，应用小柴胡汤加减当然是非常合适的。如果有咽痛之类的症状，也可以加连翘、薄荷、牛蒡子之类的药，不也挺好吗？如果患者是泌尿系感染的患者，病机是什么？“诸淋者，由肾虚而膀胱热故也”。它有湿热下注膀胱，膀胱气化不利的病机，常兼见尿频、尿急、尿痛等症状。所以泌尿系感染也用小柴胡汤，那合适吗？合适，但是要加清利湿热、利尿通淋的药，可以配合六一散，加上土茯苓、萆薢、蒲公英、连翘这些清热解毒、清利湿热的药，才能更好地针对这个泌尿系感染。所以，辨方证不能离开辨病，就是要重视抓病机。

另外，还应该重视辨体质。《伤寒论》里面有一个条文谁都解释不清，就是“少阴病，四逆，其人或咳，或悸，或小便不利，或腹中痛，或泄利下重者，四逆散主之”。这个条文也是困扰研究伤寒的学者几千年的，谁也解释不通的条文。为什么少阴病用四逆散来治疗呢？四逆散的药物组成是炙甘草、枳实、柴胡、芍药，这显然不是温肾阳的处方呀！为什么用它治疗少阴病呢？所以许多注家就进行了发挥，提出了好多观点。有的人说少阴病写错了，应该写成少阳病。少阳病你再用柴胡来疏肝就很好理解了，疏肝利胆那不就更好理解吗？所以说认为四逆散

应该在少阳病篇，应该是少阳病，少阳错写成少阴了。这种观点当然是不能让人信服的。因为阴与阳这两个字繁体字陰与陽字形差别太大。有的人说，四逆散证放在少阴病篇，主要是为了与前边的那个通脉四逆汤、四逆汤、白通汤进行鉴别。这种说法也是没有说服力的。如果为了鉴别为什么非得叫少阴病呢？就说“四逆，其人或咳，或悸”不就行了吗？为什么要说少阴病四逆呀？张仲景明确地把四逆散证称为少阴病，这个也不能解释。还有的人没话可说了，实在解释不清了，只能说太阳为开，少阳为枢，阳明为合，那在三阴里面呢？那就是什么少阴为枢了。少阴为枢，枢就是枢机不利，就得用柴胡呀！这也没道理。开、枢、合，本来就是错字。《黄帝内经太素》原作“闗、樞、闔”，门关就是门插子，门枢就是门杼，门合就是门板，错写成“開、樞、闔”了。那么究竟什么是少阴病呢？所谓的少阴病就是少阴体质的人得了病了。那么具体到四逆散证这个条文，他是什么样的少阴体质？他是少阴阳虚体质的人得了病了。如果是少阴阳虚体质的人，他要是生了气之后，不也是肝气郁结吗？所以肾阳虚体质的人也可以出现肝气郁结的证候。所以“少阴病，四逆”，他本身就是少阴病，少阴阳虚体质，阳虚的人就爱出现手脚发凉，同时又有咳嗽，或者心悸，或者小便不利，或者腹痛，或者泻痢下重，应该用什么方呀？因为是气郁为主的，所以还是用四逆散来治疗。怎么就知道这个少阴病，就是少阴阳虚体质？怎么知道这个四逆是本身阳虚手脚发凉，而不是气郁，或者是热厥手脚凉？就是因为后面的加减法告诉我们，四逆散是用白饮合服用，是用热水而不是用凉水。然后紧接着说，咳者加干姜、五味子。如果要是咳嗽就加干姜、五味子。如果悸者，加桂枝五分。小便不利者，加茯苓五分。腹中痛，加炮附子一枚，炮附子还要掰开，就是这个意思。加炮附子一枚，就是取温中散寒止痛的意思。若泄利下重，就加水五升，再加薤白三升。他加的这些药无论是桂枝、五味子，还是茯苓也好，还是附子、薤白也好，这些药性都是温的，说明这个“少阴病四逆”，虽然要用四逆散疏肝理气，但是他的体质属于少阴阳虚的体质，所以对处方进行加减的时候用了温通类的药物。所以我要说的就是在辨方证的时候，仅仅辨对方证是不够的，还要了解体质。不同体质在选方用药时的加加减减是不一样的。所以我们说辨方证也不是盲目地辨方证。我们主张“辨三阴三阳”为纲，辨方证为目。就是说你首先应该辨他是太阳系统病变，还是阳明系统病变，还是少阳系统病变，还是太阴系统、少阴系统、厥阴系统病变？然后再看看是属于哪个方证。以太阳病为例，太阳系统病变，“太阳之为病，脉浮，头项强痛而恶寒”，出现恶寒、发热、头项强痛、咳嗽、喘、流鼻涕、鼻塞、鼻鸣等表证的表现。然后，进一步分析体质，他是太阳卫阳充实非常强壮的一个人，感受风寒之邪之后出现了上述症状，这个时候用什么方呀？用麻黄汤可以一汗而解。反过来，如果是太阳卫阳不足的人，本身他就卫表气虚，本身体质就差，就是所谓腠理疏松，自汗、怕风、易感冒，这种人感冒了之后不一定高热，但是同时有恶风、恶寒，脉象浮弱，有汗，这个时候就要用桂枝汤治疗。那如果这个人卫阳不但充足，而是卫阳太过，比如说很多青少年受了风寒或者风热之后很快就咽痛，紧接着就成扁桃体炎，有的很快就变成肺炎了。这种情况就是卫阳反应太过了，“纯阳之体”，这种人就要用银翘散、麻杏石甘汤这些方子来治疗。所以我说应该先辨三阴三阳何系统病变，再参照体质类型，进一步根据具体临床表现，辨方证，分别选用不同的处方。总的来说，就是以辨三阴三阳为纲，辨方证为目。当然，具体还要以辨方证为中心，同时参考体质类型，结合疾病具体临床表现灵活加减用药。

中篇 《伤寒论》原文辨析

一、辨太阳病脉证并治上

太阳系统是人体肌表抵御外邪、营卫调和功能的概括。在生理情况下，肌表无外邪侵袭，营卫调和，肺气宣降有序，汗出有度，体温正常。以太阳系统主表，外合皮毛，分布最为广大，其脉又连于“主持诸阳”的督脉主穴——风府，所以又称“巨阳”。病理情况下，外邪袭表，人体在表之卫阳抗邪，营卫失和，腠理皮毛受邪，体温及排汗功能失常，所以，可出现恶寒、发热、头项强痛、汗出异常等症状，即太阳系统病变。

太阳体质之人，具体可分为卫阳充实之人、卫阳不足之人、卫阳太过之人。卫阳充实之人，体质壮实，腠理致密，卫阳充实，机体抗邪能力较强，正如《三国演义》英雄人物中常胜将军赵云赵子龙，身体很棒，感受外邪易表现为发热、恶寒、身痛、无汗等表实证（即太阳病伤寒）；卫阳不足之人，体质虚弱，腠理疏松，卫阳不足，平素易感，正如著名歌星邓丽君，文文弱弱的样子，感受外邪易表现为发热、恶风、汗出等表虚证（即太阳病中风）；卫阳太过之人，体质较强，阳气过盛，或素有内热，正如《三国演义》人物中的河北义士沮授，谋略过人，这类人感受外邪，容易感受风热、温热之邪，则表现为发热重、恶寒轻、头痛、咽痛、汗出不畅、口渴等表实热证（太阳病温病、风温），如果感受风寒之邪，也特别容易入里化热，表现为表寒里热证。

太阳系统病变的发生，最常见的原因是感受外邪，如风寒、风热、温热之邪及湿邪、暑邪等。但也与患者的体质和宿疾有关。临床上很多过敏性疾病，常属于太阳系统病变，而患者平素有慢性支气管炎等呼吸系统疾病者，发病尤其容易表现为太阳系统病变。

至于所谓风寒、风热、温热之邪不同性质邪气的划分，我们认为不能机械地理解为物理性因素，应从“审症求因”的精神出发，根据患者的临床表现，来认识所谓“伤寒”“中风”“温病”。从西医学角度讲，其病因就是病毒、细菌等病原微生物感染所致。其中，卫阳充实体质的患者，容易感受风寒之邪，病情可表现为发热、恶寒、头身痛、无汗、脉浮紧，而发生太阳病“伤寒”；卫阳太过体质的患者，容易感受风热之邪、温热之邪，则表现为发热为主，微恶风寒，甚至不恶寒，汗出不畅，脉浮数，而发生太阳病风温、温病。卫阳不足体质的患者，则易感受风寒之邪，病情可表现为发热、恶风、汗出、脉浮缓，而发生太阳病“中风”。所谓“伤寒”“中风”“温病”“风温”的判别，都是以临床表现为依据。

“太阳之为病，脉浮，头项强痛而恶寒”。【1】

太阳系统病变的典型表现，为脉浮，头项强痛而恶寒。太阳系统是卫表系统，是有关于肺的，因为肺外合皮毛；也是有关于督脉的，因为督脉主持诸阳；它与足太阳膀胱经络有关系，因为足太阳膀胱经脉“其脉连于风府，故为诸阳主气也”。所以太阳系统病变体现的是卫表正气抗邪的过程。正常情况下，正气能够抗邪，营卫汗出正常，体温也正常。病理情况下，感受了外邪，不管是风寒、风热，卫表正邪交争，营卫失和，体温就不正常了，汗出就不正常了，所以表现为正气抗邪于表的脉浮。头项强痛是督脉、足太阳膀胱经络都有病变了，所以出现了头项强痛的表现。恶寒也是体表营卫失和的一种表现。当然这个恶寒经常伴有发热。但是为什么这里没有强调发热呢？因为太阳病早期的时候有的患者仅仅表现为恶寒，没有典型的发热，或者有些轻症的太阳病也有只是恶寒，仅有恶风，没有典型发热症状的。所以，太阳系统病变临床表现为脉浮、头项强痛而恶寒。

“太阳病，发热，汗出，恶风，脉缓者，名为中风”。【2】

该条文介绍太阳系统病变当中的太阳病中风的表现。这里的“太阳病”就是指太阳体质的人为病，具体是指太阳卫阳不足体质的人。太阳卫阳不足体质的人，本身比较虚，腠理比较疏松，平时爱出汗、怕风，这种人感受了外邪，尤其是风寒之邪，就容易表现为发热恶风。因为卫表奋起抗邪以后可导致营卫失和，营卫失和之后，本身又卫阳不固，所以就更容易出现出汗。因为有汗出，就不会是高热，所以脉象相对来说是缓的。这里的脉缓不是慢的意思，脉缓是比较弱、比较松弛的状态，是相对于太阳伤寒脉紧而说的。所以脉缓不能理解成慢。“发热”意味着体温升高，脉象自然就会快。当然，中医这个所谓发热，在古代没有体温计，这个发热主要还是一种自觉的发热，或者是触诊所得。所以我们讲，太阳体质的人，具体是太阳卫阳不足体质的人，感受风寒之邪之后，临床表现为发热、汗出、恶风、脉缓的，那这个就称为“中风”。

“太阳病，或已发热，或未发热，必恶寒，体痛，呕逆，脉阴阳俱紧者，名为伤寒”。【3】

太阳卫阳充实体质的人，感受风寒之邪，卫表就会奋起抗邪，那就会导致营卫郁滞，其表现就是恶寒发热，身疼痛比较突出。在疾病早期的时候可以有发热，但也可以没有发热，所以说“或已发热，或未发热”。“必恶寒”，是一定有恶寒。因为感受风寒之邪，邪气在表。这个时候如果有“体痛”说明寒主凝滞，凝滞以后经络不通，不通则痛。有呕逆的症状，实际上发热经常伴有恶心的表现。“脉阴阳俱紧者”，脉阴阳是什么意思？阴阳可不是表里！阴阳是寸脉和尺脉的表现。后边还有“脉阴阳俱浮”呢！脉阴阳俱浮就不是表里的意思了。所以阳脉就是寸脉，阴脉就是尺脉。“脉阴阳俱紧者”就是指寸脉尺脉都表现为紧脉。这个时候就叫“伤寒”。有的人说“中风”是伤于风邪，“伤寒”是伤于寒邪，有的人说“风伤卫”“寒伤营”，是不是这样？我们说不是这样的。为什么呀？因为营卫不能强分！而且在阳明病篇里也有“中风”“中寒”“能食者为中风，不能食者为中寒”。所谓“中风”“中寒”只是仲景根据临床表现对这个病进行的分类而已。中医的病因是“审症求因”，根据外在的临床表现来推测内在的病因。这是中医最基本的思维方式。现在有发热、汗出、恶风、脉缓，这相对来说是有开泄的特点，所以把它称为“中风”，而恶寒厉害的，身体痛突出者，脉阴阳俱紧者，相对来说是寒邪凝滞的特点，就叫它“伤寒”。所谓中风和伤寒都是伤于风寒之邪，只是体质不一样，受邪发病临床表现不一样罢了。卫阳不足体质，感受风寒之邪之后，表现为发热、汗出恶风、脉缓，这个时候叫“中风”。如果是太阳卫阳充实体质，正邪交争激烈，出现恶寒、身疼痛、脉阴阳俱紧的，就叫“伤寒”。脉紧和数是什么关系？紧也有快的意思。实际上，太阳病伤寒，如果是发热的话，一般热势是比较高的。为什么？因为它无汗！热势比较高，脉就跳得比较快。紧是急的意思！是快的意思！当然次数快之外，它还有如按绳索、往来紧急这样的脉象特点。

“伤寒一日，太阳受之，脉若静者，为不传；颇欲吐，若躁烦，脉数急者，为传也”。【4】

《素问·热论》当中说“伤寒一日，巨阳受之”，这个《伤寒论》的条文，也是传承了《素问·热论》的这个思想。有人说:《伤寒论》完全是继承了《汤液经法》，与《黄帝内经》完全是两回事。这个观点值得深思。因为在《伤寒论》原序里边，明确指出“撰用《素问》《九卷》《八十一难》《胎胪药录》”，即使它不是来源于《黄帝内经》，肯定也受到了《黄帝内经》的影响。因为中医基本理论体系形成的时代，就是从春秋战国到秦汉这个阶段。《伤寒论》与《黄帝内经》成书时代决定了应该存在学术联系。这个条文就是很好的证据。“伤寒一日，巨阳受之”，这个就是《黄帝内经》里的内容。“脉若静者，为不传”，就是说如果脉象相对来说比较平静，那么它就是一个一般的外感病，没有什么传变可能。我们日常得了一个普通感冒，这个普通感冒是不是一个外感病呀？伤寒是一切外感病的总称。普通伤风感冒，也是属于伤寒的范围！这种情况脉象也没有什么太大改变，也没有高热，这不就是“伤寒一日，太阳受之”吗？它如果脉是静的，也就不会发生什么传变，也不一定会继发什么肺炎！那它到六七天之后自然病程也就到了，自然就会痊愈。这个叫“伤寒一日，太阳受之，脉若静者，为不传”。“颇欲吐，若躁烦，脉数急者，为传也”，如果出现恶心欲吐、躁烦这些症状，那说明这个病情比较重，比较严重。这个外感病不是一般的感冒，很可能有传变的倾向，病情可能会不断进展，会转变成别的重病。例如有些感冒出现发热、脉象数急，紧接着出现高热，就转变成肺炎了，甚至还可出现心肌炎、风湿热等一系列的继发疾病。这种情况往往会在脉象上有所体现。还有一些病，比如说温病，还有各种瘟疫，各种感染性疾病、传染病，并不会简单几天自然病程就好了。这个脉象经常表现为数急之象。从症状来讲也是经常表现为恶心、呕吐、躁烦等。这就提示病情比较重，病情可能会发展，可能会传变。

“伤寒二三日，阳明、少阳证不见者，为不传也”。【5】

伤寒是一切外感病的总称。按《黄帝内经》的说法，伤寒一日是巨阳受之，伤寒二日是阳明受之，伤寒三日是少阳受之，所以伤寒二三日的时候没有出现阳明、少阳系统病变的典型表现，那么这个还是一个很普通的外感病比如感冒，很可能只表现为一个表证，过一段时间自然就好了。所以这种情况就不会发生传变，预后良好。这个“传”即“传变”，不要把它理解为“传经”的“传”。若论伤寒传经从太阳传阳明，传少阳，传太阴，传少阴，传厥阴，这个想法是不切实际的。因为自古至今没有哪位医家见过按照六经传变的伤寒。《黄帝内经》说：伤寒一日是太阳受之，二日是阳明受之，三日是少阳受之，六日之后三阴三阳皆受其病，并不是说先从太阳，一天之后就变成阳明了，然后再变成少阳了，这是不可能的。好多人都说太阳主表，阳明主里，少阳主半表半里，哪里有从表进里，又进入半表半里的道理？《伤寒论》原书没有强调“循经传”，《黄帝内经》本意也不是“循经传”，人家说“受之”，一日是太阳受之，二日是阳明受之，三日是少阳受之，三阴三阳受邪，不等于六经循经传经。所以大家不要以讹传讹。

太阳病，发热而渴，不恶寒者为温病。若发汗已，身灼热者，名风温。风温为病，脉阴阳俱浮，自汗出，身重，多眠睡，鼻息必鼾，语言难出。若被下者，小便不利，直视失溲。若被火者，微发黄色，剧则如惊痫，时瘛疭，若火熏之。一逆尚引日，再逆促命期。【6】

该条文明确指出太阳病有温病这一类型。“发热而渴，不恶寒者为温病”。前面讲了，有中风，有伤寒。中风是表现为发热、恶风、自汗、脉缓等，伤寒是表现为发热、恶寒、身痛、无汗、脉浮紧，那太阳病表现为发热而渴、不恶寒的就是温病。当然这个不恶寒应该相对地理解，就是说恶寒比较轻，发热比较重，这个就是温病。那有些人说外感病又能恶寒，同时又发热，这可能吗？其实感冒的时候又觉得冷又觉得热，或者皮肤灼热，而自觉恶寒，这种情况是非常常见的。当然也有往来寒热的，表现为先怕冷，后怕热。“温病”多为太阳卫阳亢盛之人，感受温热之邪而发病，可表现为发热而渴、不恶寒，多见于各种感染性疾病和传染病初期。实际上我们辨别温病和伤寒的时候，就是说风热感冒和风寒感冒怎么鉴别的时候，主要还是根据恶寒明显还是发热明显来鉴别。这是非常重要的。因为中医学的这种发热不是单纯体温计量出来的发热，最主要的还是自己感觉到的是发热还是怕冷，所以问诊是非常重要的。如果发热、口渴，没有明显的恶寒或微微的恶寒，这往往就是温病了。在这种没有恶寒，仅有发热的情况下，应用发汗的方法治疗后，表现为身灼热，脉阴阳俱浮，自汗出，身重，多眠睡，鼻息必鼾，语言难出者，具备了风邪、温热病邪的特点，故名“风温”。此时，下法、火法均为禁忌。这里的阴阳是尺脉、寸脉的意思，就是尺脉和寸脉都表现为浮脉。那就是因为温热之邪有向上向外的特点。同时又有汗出、身重，又有睡眠多，就是嗜睡。睡眠多实际上是体现疾病早期的神志异常的表现。那这个时候怎么办？仲景说：“若被下者，小便不利，直视失溲。若被火者，微发黄色，剧则如惊痫，时瘛疭，若火熏之。一逆尚引日，再逆促命期。”如果误用下法的话就会出现小便困难，出现眼睛直视的症状。如果误用火法，就会出现微发黄色，可见皮肤黄、目黄，就是黄疸了。病情严重的会出现抽风、惊厥。如果再用火法治疗就很快病情恶化而危及生命了。那到底太阳病温病应该怎么治疗？实际上《伤寒论》原书里没有明确提出怎么治疗，只是说不能用哪些方法治疗。所以我觉得学习《伤寒论》应该结合临床来学习，结合后世的温病学来学习，这样才能对外感热病有比较全面的认识。这种太阳病温病，吴鞠通的《温病条辨》称为“太阴温病”，所谓辛凉透表、清热解毒之法就适合于这种情况，也就是银翘散适应证。当然，麻杏石甘汤这种方，也可以理解为辛凉重剂。针对太阳病温病的表证来选方用药，也是一个非常好的思路。所以，我们应该对《伤寒论》有一个全面的理解。如果说《伤寒论》是“详于寒而略于温”，这样就贬低了《伤寒论》作为治疗外感病的经典著作的地位，同时也曲解了“伤寒”作为一切外感病总称的内涵。我们不应该作茧自缚，把自己归类到某一个医派，说自己是经方派，觉得温病都是瞎胡说，轻描淡写治不了病，而无视温病学的创新和成果。这肯定是不可取的。所以我们讲，伤寒与温病合之则全，分之则偏，要全面地理解。学中医，应该全面传承传统医学的精粹。

病有发热恶寒者，发于阳也；无热恶寒者，发于阴也。发于阳，七日愈；发于阴，六日愈。以阳数七，阴数六故也。【7】

这个条文是经典条文里最具纲领性的条文。有人问：发热恶寒者"发于阳"，无热恶寒者"发于阴"，是什么意思？有人说"发于阳"是发于三阳，"发于阴"是发于三阴；还有些人说"发于阳"是发于太阳，"发于阴"是发于少阴；还有人说"发于阳"是"风伤卫"，"发于阴"是"寒伤营"。我们说这些理解都是错误的。什么叫"发于阳"？什么叫"发于阴"？"发于阳"就是发于阳盛体质的人，"发于阴"就是发于阴盛体质的人。就是说体质可以分为阴阳两大类，阴是阴盛体质的人，阳是阳盛体质的人。"发于阳"就是阳盛体质的人，如果感受了外邪，正气就会交争于表，表现为发热恶寒。如果是阴盛阳虚体质的人，感受外邪，那正气即阳气无力抗邪，表现为无热恶寒。所以说"发于阳"和"发于阴"主要是指体质的偏于阴和偏于阳。日本人丹波元简的《伤寒论辑义》就表达了这个观点，这应该就是仲景的原意，是非常有道理的。实际上，《医宗金鉴》也说："六经为病尽伤寒，气同病异岂期然，推其形脏原非一，因从类化故多端。"意思是说三阴三阳所谓"六经病"为什么谁跟谁都不一样？这与患者的体质不同有关。当然，《医宗金鉴》认为"伤寒"都伤于狭义的寒邪。那为什么"气同病异"呀？"推其形脏原非一"，就是体质不一样。体质不一样，所以感受外邪后"从化"的方向就不一样。后世温病学家叶天士、薛生白，尤其是薛生白在《湿热病篇》里明确地说：感受湿热之邪之后，如果是阳明热盛，就会随阳化、燥化而归阳明；如果是太阴体质的，本身阳气虚的，随阴化、湿化而归太阴，这就是"实则阳明，虚则太阴"。实际上，"发于阳""发于阴"强调的就是"从化"的意思。体质不一样，感受外邪后"从化"的方向不一样，临床表现当然也就不一样。"发于阳""发于阴"就是指病发于阳盛体质和阴盛体质。后文还有结胸病，"发于阳"而用下法的，热入因作结胸，若"发于阴"而用下法，导致痞证。这些都是病发于阴盛体质和阳盛体质的不同情况。至于"发于阳，七日愈，发于阴，六日愈”，是古人基于阴阳奇偶观点的一种解释，总的说就是六七天为一“候”。如果是普通感冒，自然病程也就该结束了。

太阳病，头痛至七日以上自愈者，以行其经尽故也。若欲作再经者，针足阳明，使经不传则愈。【8】

“太阳病”这里还是指太阳体质的人得病，常见的最普通的外感病，就是感冒了。典型的症状就是头痛，当然也可以有恶寒、恶风、发热、头项强痛、全身不适等一系列的症状。如果这种外感病七日以上自愈了，那是它的自然病程周期已经到了。这就是“行其经尽”了。什么叫“经”？“经”是时间周期的概念。妇女月经就是生理性子宫出血周期，28天、30天这样的意思。而《伤寒论》里的“经”，也是时间的概念。请看《伤寒论》所有提及“经”的条文，所谓“过经十余日”，“过经二三日”，都是强调时间的概念。这里的“经”是指六七天，所谓“发于阳者七日愈，发于阴者六日愈，以阳数七，阴数六故也”，也就是说得了外感病之后六七天就可以作为一个时间周期，后世把它叫作“候”。“经”也好，“候”也好，都是时间的概念。那得了太阳病以后出现头痛等症状七天以上了，如果自己痊愈，这是临床中的常态。为什么会有这种常态呢？因为这个周期已经到了，自愈的周期已经到了。如果是外感病六七天了，该好的没有好，那么就会进入下一个周期。所谓“若欲作再经”者，就是说要进入下一个周期了。这个时候怎么才能让它不再往下发展呢？我们说，针足阳明，“使经不传则愈”，在足阳明这个经络下功夫就可能解决病邪进一步往里传变。这里的“针足阳明”，一般认为是针刺足三里。这个穴位的特点就是扶正祛邪，是扶正固本的，是强壮保健穴位，阳明是多气多血之经，针刺足三里之后能够扶正气，驱邪气，护胃气，所以它不伤正气。我们练手的时候为什么经常针刺足三里呀？事实上，针刺足三里穴经常是用于治疗感冒。因为感冒是由外邪所致，“正气存内，邪不可干”“邪之所凑，其气必虚”，所以这个时候针刺足三里就可以扶助正气，有利于外感邪气的祛除，扶正祛邪，这样病情就不发展了，时间周期就不再往下顺延了，疾病就会逐渐痊愈。所以这里的“经”不是经络之经，而是时间周期的概念，类似于后世的所谓“候”。“候”也是时间的概念。读许多名医的医案，尤其是明清的医案、近代名医的医案，如丁甘仁医案，经常可以看到，外感病几候，或者说，“伤寒几候”其病不解，这里的“几候”就是几个时间周期的意思。如果大家想更深入了解《伤寒论》“经”字的内涵，大家可以把《伤寒论》所有提到“经”字的条文都找到，如此就可以发现，“经”确实都与时间有关系。“过经”也好，“再经”也好，“太阳随经”也好，都是讲时间的意思。

太阳病欲解时，从巳至未上。【9】

三阴三阳欲解时，即所谓六经欲解时，在《伤寒论》注释中是最乱的。许多人认为“欲解时”也常常是病情加重的时间段，有一定道理。太阳病欲解时，“从巳至未上”，乃是指午时。中午的时候阳气最盛，太阳病本身是卫表的正邪交争的病，到了中午的时候正是阴阳交接的时候，正是阳气最充盛的时候，正气得天阳之助可以祛邪外出。所以说太阳体质的人得病了，是在卫阳最充盛的时候，天阳之气资助它，就可以祛邪外出，所以我们说疾病在中午的时候就容易好。太阳病是在这个时间欲解。其实，太阳病也可能在这个时段正邪交争最激烈，所以也可能是症状表现最重的时段。

风家，表解而不了了者，十二日愈。【10】

什么叫“风家”？有些人故意把简单的事情想复杂化了，说“酒家”是经常喝酒的人，“喘家”就是经常喘的人。确实是可能有这个意思。那“风家”呢？“风家”实际上是指有外感风邪这一类病的人，就是有“伤风”这一类病的人，也可理解为反复伤风的患者。我觉得还是把它简单理解为外感病“伤风”感冒的患者更合适。这句话的意思是说外感病患者的恶寒、发热、头痛、腰痛这些症状缓解了，但是还是有点头目不清爽等没痊愈的感觉。此即所谓“表解而不了了”。“不了了”就是不清爽的意思。那这个时候就会十二日愈。为什么？因为十二日两个周期就到了。这里的“风家”或为易感者，所患应该是简单的普通外感病，肯定不是烈性传染病。

患者身大热，反欲得衣者，热在皮肤，寒在骨髓也；身大寒，反不欲近衣者，寒在皮肤，热在骨髓也。【11】

这个条文实际上是论寒热真假。与《黄帝内经》里的“正治”“反治”这一类的说法是一致的。就是论寒热真假。身上发热，但是反而愿意穿衣服，说明是真寒假热；身大寒，但是反而不愿意穿衣服，说明是真热假寒。这个条文充分说明《黄帝内经》与《伤寒论》是有着密切关联的，学术是一脉相承的。

太阳中风，阳浮而阴弱，阳浮者，热自发，阴弱者，汗自出，啬啬恶寒，淅淅恶风，翕翕发热，鼻鸣干呕者，桂枝汤主之。【12】

桂枝汤方

桂枝三两，去皮　芍药三两　甘草二两，炙　生姜三两，切　大枣十二枚，擘

上五味，㕮咀三味，以水七升，微火煮取三升，去滓。适寒温，服一升。服已须臾，啜热稀粥一升余，以助药力。温覆令一时许，遍身漐漐微似有汗者益佳，不可令如水流漓，病必不除。若一服汗出病瘥，停后服，不必尽剂。若不汗，更服依前法。又不汗，服后小促其间，半日许，令三服尽。若病重者，一日一夜服，周时观之。服一剂尽，病证犹在者，更作服。若汗不出，乃服至二三剂。禁生冷、黏滑、肉面、五辛、酒酪、臭恶等物。

这里的太阳中风是指太阳卫阳虚弱体质的人感受外邪。脉象表现为阳浮而阴弱，阳是寸脉，阴是尺脉，也就是说寸脉是浮脉，尺脉是弱脉，即卫阳浮盛，营阴失守。正常情况下，卫行脉外，职司“温分肉，充皮肤，肥腠理，司开合”，营行脉中，“内溉五脏六腑，外濡四肢百骸”，营卫协调有序。外邪侵袭人体，体表营卫之气受邪，卫气奋起抗邪，趋向于外，正邪相争，故见发热、脉浮，故曰“阳浮者热自发”；卫气受邪，失于固密，营阴不能内守，泄漏于外，则见汗出，故曰“阴弱者，汗自出”。“啬啬恶寒，淅淅恶风，翕翕发热，鼻鸣干呕者”，再次说明，恶寒、恶风是一回事。“鼻鸣”就是指鼻子不通气、鼻子响，

说明该病病位在肺卫，“干呕”是因为发热的时候经常会有呕恶的表现。这个时候因为是太阳病中风，本身有卫阳不足的一面，营卫失和，正邪交争，发热恶风恶寒，同时又有鼻鸣干呕，这个时候应该用桂枝汤治疗。桂枝汤可以调和营卫，解肌散风。方中桂枝配炙甘草，辛甘化阳以助卫；芍药配炙甘草，酸甘化阴以和营；大枣、生姜调和脾胃，兼调营卫。煎服法里强调要喝热稀粥，为什么呢？它体现了仲景重视存津液的思想，体现了仲景护胃气的思想。喝热稀粥可以使谷气内充，既可助汤药发汗，除卫分之邪，又可内资汗源以和营阴之虚。桂枝汤虽然有解肌散寒的功效，但是如果没有热稀粥来辅助的话不一定能出汗。喝完热稀粥后盖上被子两个小时，一直到微微出汗为止。或“微似有汗出”，所谓“似有汗出”是指持续有汗，遍身有汗，是指全身有汗，尤其是手脚有汗，尤其是脚心出汗，但是不能全身出大汗。要是吃了一副药，出汗达到要求了，这个时候病就会好。但如果没好，那还需要按原法再服药。如果热还不退，那怎么办呀？那喝药的间隔时间可以短一点，反复地喝药，这样效果会更好。如果病重，可以一直喝。另外，服用桂枝汤时还要注意一些禁忌。“禁生冷、黏滑、肉面、五辛、酒酪、臭恶等物”，临床体会非常重要，经常见因为进食生冷水果导致病情缠绵引发咳嗽久治不愈者。至于桂枝汤方，在临床上应用范围极其广泛。清代柯韵伯说：“此为仲景群方之魁，乃滋阴和阳，调和营卫，解肌发汗之总方也。凡头痛发热、恶风恶寒、其脉浮而弱、汗自出者，不拘何经，不论中风、伤寒、杂病，咸得用此发汗；若妄汗、妄下，而表不解者，仍当用此解肌。”用之得宜，确实常有应手之效。

太阳病，头痛发热，汗出恶风，桂枝汤主之。【13】

这里的太阳病是指太阳卫阳不足体质的人为病，表现为头痛发热、汗出恶风等表现，再加上脉浮缓、脉浮弱那就更全面了，这就是桂枝汤证的证候群。这个条文上讲的情况当然是在外感病的情况。当然，桂枝汤适应证绝不仅仅局限于太阳病中风证，临床上凡头痛发热、恶风恶寒、脉浮而弱、汗自出者，不拘何经，不论中风、伤寒、杂病，都可以用该处方发汗；如果妄汗、妄下，而表仍不解者，仍应该用该处方发汗。可见，桂枝汤适应证很广，包括阳明体质，外感风寒，见脉迟、汗出多而微恶寒者；太阴体质，外感风寒，脉浮，有表证者；杂病而表现为阵发性发热汗出，久不愈者，都可以用桂枝汤治疗。而《金匮要略》还用桂枝汤治疗妇女妊娠反应。为什么桂枝汤的应用范围如此广泛呢？这是因为桂枝汤功擅调和，有双向调节作用，外能调和营卫，内可调和脾胃、调和阴阳、调和气血。因此，临床上无论是外感还是内伤，凡具有邪伤卫表，卫强营弱的病机特点，在里则阴阳不和，在外则营卫失调，或具备汗出、脉浮弱等主症者，均可选用桂枝汤。临床上用桂枝汤加荆芥穗等治疗妇女产后外感发热；桂枝汤加当归、香附、艾叶等治疗妇女痛经；桂枝汤加鹿角片、仙茅、淫羊藿、鸡血藤、当归、丹参等治疗脱疽（血栓闭塞性脉管炎）、皮痹（硬皮病）等，也有较好疗效。另外，应用桂枝汤治疗荨麻疹、过敏性鼻炎等过敏性疾病也常有疗效。所以柯韵伯注释《伤寒论》的时候就说：六经不是因为得了外感病以后才出现的六经病，而是先有六经感受了外邪以后而引发六经病。当然，本条主要意思还是说，太阳体质的人为病，如果感受外邪，表现为头痛发热、汗出恶风等，就可应用桂枝汤。

太阳病，项背强几几，反汗出恶风者，桂枝加葛根汤主之。【14】

桂枝加葛根汤方

葛根四两　麻黄三两，去节　芍药二两　生姜三两，切　甘草二两，炙　大枣十二枚，擘　桂枝二两，去皮

上七味，以水一斗，先煮麻黄、葛根，减二升，去上沫，内诸药，煮取三升，去滓。温服一升，覆取微似汗，不须啜粥，余如桂枝法将息及禁忌。臣亿等谨按，仲景本论，太阳中风自汗用桂枝，伤寒无汗用麻黄，今证云汗出恶风，而方中有麻黄，恐非本意也。第三卷有葛根汤证，云无汗、恶风，正与此方同，是合用麻黄也。此云桂枝加葛根汤，恐是桂枝中但加葛根耳。

此条讲太阳病桂枝加葛根汤证。桂枝加葛根汤证与桂枝汤证相比，“项背强几几”的症状较明显，其病机是太阳经脉经输不利，津液不能正常输布于筋脉。什么叫“项背强几几”？几几，许多人读作“殊殊”，

解释为鸟欲飞而不能，其实是想多了。《康熙字典》解释说：又几几，安重貌。《诗·豳风》“赤舄几几”。几，《唐韵》居衣切，《集韵》《韵会》居希切，乃是形容项背酸沉、强急不舒的感觉，较之“颈项强痛”，病及于背，范围更广。所以用桂枝加葛根汤。药物组成上，应该是桂枝汤加葛根四两较合适。太阳卫阳不足体质的人为病，如果出现反汗出恶风，同时有项背强几几，加葛根疗效会非常好，因为葛根一则能升阳发表，解肌祛风，助桂枝汤发表解肌；二则可宣通经气，解经脉气血之瘀滞；三则升津液，起阴气，以缓解经脉之拘急，所以葛根汤平时我们用于治疗落枕、颈椎病都有非常好的疗效。处方当中的芍药甘草汤有解痉的作用，同时配葛根疏通经络，输布津液。针对颈椎病、腰椎病和年龄较大的人，这种人群经常存在肝肾亏虚的病机，所以应该滋补肝肾，可以用川断、寄生、杜仲等药，再加上葛根、芍药、甘草，观察发现常有非常好的疗效。临床上常赤芍、白芍同用，既能解决不通则痛，又能解决不荣则痛，还能解决拘急而痛。临床表现如寒象不突出的时候，则可以用威灵仙、白芷等更平和的药代替桂枝，也有很好疗效。如果颈椎病伴有心脏方面的症状，或血压高的可以葛根配丹参，这是师祖祝谌予教授著名的活血对药。葛根、丹参、川断、寄生、威灵仙、白芷、芍药、甘草，这就组成了一首非常好的治疗颈椎病、腰椎疾病的经验方。如果伴有腰腿痛，那可以再加治疗腰痛的药，治疗腿痛的药。如腰部寒痛可以加狗脊、杜仲；下肢痛可用川牛膝、怀牛膝、木瓜、鸡血藤这些药；如果肩膀痛可以用姜黄；如果手麻可加桑枝，屡用屡验。这实际上可以理解成桂枝加葛根汤的变方。桂枝加葛根汤的煎服方法，是先煮葛根、麻黄，去其上沫，然后再加别的药，意在缓解其药物的峻烈之性。它的服法与桂枝汤基本类似。该处方不需要啜热稀粥，是因为桂枝加葛根汤适应证是项背强几几，汗出恶风，而不是发热恶风，所以不强调啜热稀粥发汗退热。

太阳病，下之后，其气上冲者，可与桂枝汤，方用前法。若不上冲者，不得与之。【15】

这个条文争议非常多。太阳病，也就是太阳卫阳虚弱体质的人为病，如果得的是外感病表证，用下法是不合适的。因为这违背了中医治病“因势利导”的原则。如果有“气上冲”的表现，还可以用桂枝汤。因为桂枝汤毕竟还是解肌散邪的，调护和禁忌如前法。“不上冲”，说明病情已入里。有关“气上冲”争议非常大。很多人认为这个“气上冲”是一个病机的概念、病邪的概念，认为是病邪有向上、向外的趋势。这种理解当然也有道理，“气上冲”确实是体现了病情的向上、向外的这种病机，其实，这个“气上冲”也可以是一个症状。后边厥阴病提纲证也有“气上撞心”，《金匮要略》讲奔豚气的时候说“气上冲胸咽”，所以这个“气上冲”与这两种情况是一样的，是气往上冲的那种感觉。这种向上冲不是邪气上逆的意思，而是表邪仍在，病情有向外向上而解的倾向。本人禀赋不足，平素体质虚弱，容易感冒，自己就有这样的体会。有时候感冒之后，因为吃了凉东西，将息失宜，就经常会出现类似咳嗽，表现为“气上冲”的感觉。曾开过桂枝汤原方，睡觉前吃桂枝汤，喝点小米粥，然后棉被把脚蒙好，甚至蹬上热水袋，出点汗，经常能一汗而解，第二天就可以高高兴兴上班去了。

太阳病三日，已发汗，若吐、若下、若温针，仍不解者，此为坏病，桂枝不中与之也。观其脉证，知犯何逆，随证治之。桂枝本为解肌，若其人脉浮紧，发热汗不出者，不可与之也。常须识此，勿令误也。【16】

太阳体质的人得病三天了，已经用了汗、吐、下、温针等方法治疗，病情仍不解的，当称为“坏病”，这时就不能用桂枝汤了，就应该遵循“观其脉证，知犯何逆，随证治之”的原则治疗，具体情况具体分析。这句话在《伤寒论》里有普遍性的指导意义。临床遇到这种变证，遇到这种“坏病”的时候，主要还是根据脉证来分析问题出在哪里，根据脉证来治疗。有人说前面的这个脉证是症状的“症”，后边这个脉证是辨证论治的“证”，是证候的“证”，这个实际上是把仲景无限拔高了。因为这个“证”字的原始含义是“证者，告也”，它是证据的意思，后来引申到医学领域才有症状的意思。要诊断一个疾病，要明确辨证靠的都是症状，或者说临床表现“脉证”。所以症状也好，证候也好，都离不开临床表现。中医最基本的思维特色，就是司外揣内的“象思维”。遇到一个西瓜，想看看西瓜到底成熟了没有，西医可以用一个探针，用化学分析的方法看看含多少糖多少水分，然后判断它成熟了没有。而中医是通过外观，用眼睛看它的皮色，用手拍一拍，听听它的声音，就能判断西瓜熟不熟。所以我们经常说什么叫中医学？中医学就是中华民族先人发明的，是基于天人相应整体观，采用司外揣内的黑箱思维方式的，采用天然药物或自然手段，对人体各种疾病进行个体化防治的一门知识体系。它的基本思维方式就是“司外揣内”，就是通过外在的临床表现来推测它的内在病机。这里的“随证治之”就是根据外在的临床表现来治疗，这个“随证治之”远远没达到近代提出的辨证论治的辨证、辨证候的水平。接着再看条文的后半部分，指出如果患者表现为脉浮紧、发热、汗不出等，考虑属于太阳病伤寒，这个时候就不适合用桂枝汤，而应该用麻黄汤。这里“桂枝本为解肌”，有些人理解为桂枝是解肌的，而麻黄是解表的。这种说法实际上不一定对，就好像说桂枝汤是用于怕风的，麻黄汤是用于恶寒的一样。恶风、恶寒没有本质的区别，伤寒、中风也没有本质的区别。二者都是受了风寒了，只是不同体质的人，有不同的临床表现而已。这里的“解肌”，也是说解肌表之邪，与解表没有本质区别。但是桂枝汤适合于太阳卫阳不足的人而见外感表证，所以能解肌表之邪。但如果是脉浮紧、发热、汗不出的，那就不是“卫强营弱”的问题了，那是“营卫郁滞”的问题了，这个时候甚至“营卫郁闭”了，这时用桂枝汤是不行的，应该用发汗作用更好的麻黄汤。

若酒客病，不可与桂枝汤，得之则呕，以酒客不喜甘故也。【17】

酒客就是指长期喝酒的人。这些人得病之后一般不适合用桂枝汤，用了之后容易出现呕吐。这是因为经常喝酒的人体内有湿热，桂枝汤本身是辛温的药，当然不适合用于这些有湿热的人。

喘家作，桂枝汤，加厚朴杏子佳。【18】

喘家是指有气喘疾病的人，当然也有人解释为喘家是有宿喘的人，经常患喘证的人，即素有慢性气管炎、支气管哮喘的患者。这些人，往往天气一变化就容易发病。这样的人最多见于卫阳不足体质的人。这种人平时容易感冒。我的恩师张贵印老师常把这种人描述为“黄泥膏样”的人，就像“黄泥膏”一样，软乎乎的，胖乎乎的，腠理疏松，爱出汗，怕冷，爱感冒，天气一变化就感冒，这样的人经常有过敏性鼻炎、过敏性哮喘。如果这种人感受外邪就最容易引起急性发作，就适合用桂枝汤加厚朴、杏仁。厚朴能够理肺气，理胃肠之气；杏仁能够宣降肺气，宣肺平喘。大家都知道有一个中成药叫桂龙咳喘宁，刘渡舟教授在这个药的研发过程中起到了非常重要的作用。实际上这个中成药就是以桂枝加厚朴杏子汤作为基础方。

凡服桂枝汤吐者，其后必吐脓血也。【19】

这里的“必吐脓血”要灵活理解。本身甜味的东西容易碍胃或引起呕吐，就像前面说的，“酒客”喝了桂枝汤容易引起呕吐，当然也有一部分患者可有吐血。比如说肝硬化腹水的人，胃底静脉曲张，本来就容易出血。如果喝了桂枝汤或者喝酒，这种醇酒、辛辣的东西都可能成为诱发消化道出血的原因。至于本身有内痈，用桂枝汤就更不合适了。化脓性扁桃体炎的患者，一般来讲还是热毒比较多，这个时候用桂枝汤就不合适。桂枝汤本身是温药，有一句话“桂枝下咽，阳盛则毙”，如果有热毒那不就是火上浇油吗？热证、实证，当然不适合用桂枝汤。如果喝了桂枝汤后吐了，是不是“吐脓血”不一定，但是不适合用桂枝汤是一定的。

太阳病，发汗，遂漏不止，其人恶风，小便难，四肢微急，难以屈伸者，桂枝加附子汤主之。【20】

桂枝加附子汤方

桂枝三两，去皮　芍药三两　甘草三两，炙　生姜三两，切　大枣十二枚，擘　附子一枚，炮，去皮，破八片

上六味，以水七升，煮取三升，去滓。温服一升。本云：桂枝汤今加附子。将息如前法。

太阳卫阳不足体质的人，本应该给予桂枝汤。但是如果发汗太过，伤了表气，就出现了漏汗证。卫阳受损，卫外不固，故恶风较重；汗出

过多，则阴阳受损，阳虚则气化无力，阴虚津液不足，则可见小便少而不畅；阳虚不能温煦，阴津伤失于濡润，筋脉失养，故见四肢微急，难以屈伸。尤在泾《伤寒贯珠集》云：“夫阳者，所以实腠理、行津液，运肢体者也。今发汗而使阳虚，既不能护其外，又不能温其里，则汗出而小便难矣，邪风之气，亦不能随汗而解，所以恶风，四肢微急，难以屈伸。”简明扼要地论述了桂枝加附子汤证的病机。本方证属于太阳表虚而兼漏汗，虽存在阴阳两虚的病机，但阳虚导致的阴津外泄是病机关键。因此治疗上应抓住主要矛盾，以扶阳解表为主。这个时候最好的方法是加回阳的药，加附子。附子能够扶阳，从而能够扶阳固阴，所以用桂枝加附子汤。这个处方的调护方案也与桂枝汤一样。应该指出的是，这里虽然表现为漏汗，但是风邪未去，病邪还留恋未散，所以，还是需要喝热稀粥。所以，出汗有生理的、病理的，还有药物反应的出汗。有的人本身一激动就出汗，一害怕就出汗，活动量大了就出汗，这叫生理性的汗出。也有一些是病理性的汗出，像太阳病的误治，本身就卫阳不足，发汗太过了之后伤了阳气了，这种情况就是病理的汗出。然后我们再用桂枝加附子汤一方面继续解表邪，一方面扶阳敛阴，这种情况下服药后又微微出汗就属于药物反应性的汗出。这里的“漏汗不止”是病理性的汗出，与用了桂枝加附子汤之后微微出汗是药物反应性的汗出，不是一回事。

太阳病，下之后，脉促，胸满者，桂枝去芍药汤主之。【21】

若微寒者，桂枝去芍药加附子汤主之。【22】

桂枝去芍药汤方

桂枝三两，去皮　甘草二两，炙　生姜三两，切　大枣十二枚，擘

上四味，以水七升，煮取三升，去滓。温服一升。本云，桂枝汤今去芍药。将息如前法。

桂枝去芍药加附子汤方

桂枝三两，去皮　甘草二两，炙　生姜三两，切　大枣十二枚，擘
附子一枚，炮，去皮，破八片

上五味，以水七升，煮取三升，去滓。温服一升。本云：桂枝汤今去芍药加附子。将息如前法。

太阳卫阳不足体质的人为病，本来这个人常得的就是桂枝汤方证，但是用下法之后出现“脉促胸满”了，那就应该用桂枝去芍药汤。为什么出现“脉促胸满”呀？脉促一般认为是数中一止，“胸满”有人理解就是胸闷的意思，结合现代临床讲，脉促、胸闷就是心脏有问题了，心律失常了。这种情况实际上就是心阳虚了，心阳虚，心神失养，心神不宁，就会出现脉促胸闷。这个时候就可用桂枝去芍药汤。有人说芍药本身就是阴寒的，有收敛的作用，去芍药之后更有利于通阳，也是一家之言。而这里“微寒”，成无己本《伤寒论》作“微恶寒者”，宋本上是“微寒者”，也有人说是脉微恶寒者，脉微了就用附子吧！因为附子能够回阳救逆。我理解这个微寒，是微微有点怕冷。实际上这个方子也有扶阳解表的意思，煎服法里强调将息如前法，这里可能指的是表邪很可能未根除，所以还需微微取汗扶阳解表，可以理解为桂枝汤基础上的一个扶阳解表的变方。

太阳病，得之八九日，如疟状，发热恶寒，热多寒少，其人不呕，清便欲自可，一日二三度发，脉微缓者，为欲愈也。脉微而恶寒者，此阴阳俱虚，不可更发汗、更下、更吐也。面色反有热色者，未欲解也，以其不能得小汗出，身必痒，宜桂枝麻黄各半汤。【23】

桂枝麻黄各半汤方

桂枝一两十六铢，去皮　芍药　生姜切　甘草　炙麻黄各一两，去节　大枣四枚，擘　杏仁二十四枚，汤浸，去皮尖及两仁者

上七味，以水五升，先煮麻黄一二沸，去上沫，内诸药，煮取一升八合，去滓。温服六合。本云：桂枝汤三合，麻黄汤三合，并为六合，顿服。将息如上法。臣亿等谨按：桂枝汤方，桂枝、芍药、生姜各三两，甘草二两，大枣十二枚。麻黄汤方，麻黄三两，桂枝二两，甘草一两，杏仁七十个。今以算法约之，二汤各取三分之一，即得桂枝一两十六铢，芍药、生姜、甘草各一两，大枣四枚，杏仁二十三个零三分枚之一，

收之得二十四个，合方。详此方乃三分之一，非各半也，宜云合半汤。

太阳体质的人为病，表现为外感表证，已经八九天了还没好，临床表现如疟状，发热恶寒，热多寒少，定时发病，不是持续的恶寒发热，而是在一天当中定时的几个时间点出现发热恶寒，一日有二三次这种情况，无呕吐，大小便正常，症状表现不是非常重。实际上它就是外感的轻症，可见于普通感冒等。这个时候，如果脉象微微的“缓”，则为病情向愈的表现。如果脉微而恶寒，提示阴阳俱虚，就应该扶阳固阴，当然就不能再行发汗、吐、下等攻邪治法了。如果面色泛红，伴有微微身痒，或有微烦，那就说明病邪欲解，而汗出未畅，这个时候选用桂麻各半汤微微发汗就行了。至于该方药物用量较小，乃轻浅小病，不任重剂的意思。

太阳病，初服桂枝汤，反烦不解者，先刺风池、风府，却与桂枝汤则愈。【24】

这个条文和上一个条文都不是初得病。这个条文是说本来是个太阳卫阳虚弱体质的人，服用桂枝汤就可以了。但是这个人服了桂枝汤之后，将息失宜或服药方法不太合理，出现了烦躁，提示表证未解。这个时候先刺风池、风府来疏通经络，然后再用桂枝汤，就可取得疗效。这个条文，体现了仲景时期除了重视经方、重视药之外，也重视针刺治疗的这种针药并用的思想。说明针刺的方法治疗感冒有时疗效是非常好的，甚至是单纯药物疗法所不能替代的。实践证明：普通感冒、腰痛、头痛、发热，这些症状针刺治疗疗效是非常好的。因为太阳系统病变除与肺系有关，与肺外合皮毛的功能失调有关之外，也与足太阳膀胱经和督脉关系密切。针刺风池、风府就可以疏通督脉，使诸阳的功能得到恢复。对足太阳膀胱经脉的不畅也能起到很好的治疗作用。所以它能起到单纯桂枝汤起不到的作用。我们临床上不应该忽视针灸治疗。

服桂枝汤，大汗出，脉洪大者，与桂枝汤如前法。若形似疟，一日再发者，汗出必解，宜桂枝二麻黄一汤。【25】

桂枝二麻黄一汤方

桂枝一两十七铢，去皮　芍药一两六铢　麻黄十六铢，去节　生姜一两六铢，切　杏仁十六个，去皮尖　甘草一两二铢，炙　大枣五枚，擘

上七味，以水五升，先煮麻黄一二沸，去上沫，内诸药，煮取二升，去滓。温服一升，日再服。本云：桂枝汤二分，麻黄汤一分，合为二升，分再服。今合为一方，将息如前法。臣亿等谨按：桂枝汤方，桂枝、芍药、生姜各三两，甘草二两，大枣十二枚。麻黄汤方，麻黄三两，桂枝二两，甘草一两，杏仁七十个。今以算法约之，桂枝汤取十二分之五，即得桂枝、芍药、生姜各一两六铢，甘草二十铢，大枣五枚。麻黄汤取九分之二，即得麻黄十六铢，桂枝十铢三分铢之二，收之得十一铢，甘草五铢三分铢之一，收之得六铢，杏仁十五个九分枚之四，收之得十六个。二汤所取相合，即共得桂枝一两十七铢，麻黄十六铢，生姜、芍药各一两六铢，甘草一两二铢，大枣五枚，杏仁十六个，合方。

“服桂枝汤，大汗出，脉洪大者，与桂枝汤如前法”，这句话很不好理解，服了桂枝汤之后出现大汗出了，脉洪大了，这个时候不是应该用白虎汤吗？为什么用桂枝汤如前法呢？这个就涉及对洪脉的理解。看《伤寒论》原书就会发现，尤其是《辨脉法》《平脉法》，看看对洪脉的认识，再看看对前世的《脉经》上对洪脉的认识就会理解了。《伤寒论·辨脉法》指出：“立夏得洪大脉，是其本位，其人苦疼重者，须发其汗。”《伤寒论·平脉法》指出：“脉浮而洪，汗出如油……此为命绝也。”实际上，《伤寒论》里的脉洪大是有虚的一方面。所以“脉洪大”，经常用白虎加人参汤，需要用人参益气存津。“脉洪大”是体现有虚的一方面，这与温病学家吴鞠通《温病条辨》理解的“阳明四大症”是不一样的。至于说服了桂枝汤之后出现大汗出，说明营阴外泄，“脉洪大”表明病邪还是在表，同时已有伤津的趋势，所以还是可以用桂枝汤调和营卫，解表和营。如果一天当中两次定时发热如疟，而不是持续寒热不解，则提示病邪渐退，这个时候应该是用小汗法，选用桂枝二麻黄一汤，微微发汗就可以解决。桂枝二麻黄一汤，这个处方整体来讲用量还

是很小的，功在微微发汗，解表散邪。

服桂枝汤，大汗出后，大烦渴不解，脉洪大者，白虎加人参汤主之。【26】

白虎加人参汤方

知母六两　石膏一斤，碎，绵裹　甘草炙，二两　粳米六合　人参三两

上五味，以水一斗，煮米熟汤成，去滓。温服一升，日三服。

此条紧接上条，是论服用桂枝汤后变证。服了桂枝汤之后出现大汗出了，伤了津液了，“脉洪大”，说明有虚的一面，较之前条，更多了一个症状，“大烦渴”，即剧烈烦渴，说明气阴受伤突出。大烦提示热盛，大渴提示津液受伤，所以应该用白虎加人参汤，清邪热、护津液。处方中用了炙甘草和粳米，体现了顾护胃气、固护津液的思想。加人参又有益气生津的作用。有人说人参到底应该用什么参呀？仲景时代的人参是不是现在的人参呀？争议非常大。人参从药性上来看，从《神农本草经》来看，说“人参出上党与辽东”，现在来看山西上党地区出党参，所以有人说这里的人参可能是党参。也有人说用党参不太合适，因为要益气生津，党参本身是温补脾胃的。其实清代以后本草书才开始记载上党地区产的这个党参。那是不是应该用太子参呀？太子参能够益气生津，药性还偏凉。太子参也叫孩儿参，实际上和人参不是一个品种，江苏南京周围出这个太子参，它的药性虽然是益气养阴，但是与党参一样，与人参相比无论从植物学上，还是从有效成分来说，都完全是两个不同的药物。太子参近几年被炒作得价格过高，性价比过低，所以我不怎么喜欢用太子参。临床宁愿用生晒参、西洋参，也不愿意用太子参，就是因为价格太高，而药效又远远不像人参、西洋参那样好。那到底是应该用人参、西洋参，还是党参？实际上，应该从临床具体情况考虑，没必要纠结仲景那个时候是用的人参就一定要用人参，还是要根据病情的情况来决定。一般说红参、高丽参温补的作用比较好，回阳救逆的时候最好用红参、高丽参，当然野山参就更好了。那要是一般的补气固脱为主的，生晒参救命也是不错的。如果是热病高热，气阴两伤了，西洋

参能够益气养阴，药性偏凉，比较合适。但是西洋参价格比生晒参贵，所以我临床更多用生晒参。生晒参益气固脱效果非常好，药性又不像红参那么温热。另外，就是太子参了。太子参也是益气养阴的，但是作用较弱，杂病气阴不足者可用。党参偏于温中，理中汤里的人参常常就可以用党参代。香砂六君子汤、四君子汤的人参也可以用党参。而白虎加人参汤里的人参常用生晒参 3 ～ 6g，另煎兑服。病情特别严重者，当然也可以用到 15 ～ 30g。当然，救命用的也可以用西洋参。各种外感热病高热重症，有气阴两虚者，总的说用西洋参或生晒参比较好。如果要是非常一般的病，可以用党参也好，太子参也好，没什么不可以的。还是那句话，不要被《伤寒论》或《神农本草经》“人参出上党”所迷惑，而把人参理解为党参。张山雷有一句话，“非人参、附子、石膏、大黄不能起死回生”。这四味药就是中医救命药的典型代表。治疗大病重病，如果没有这种大攻或大补的药，是不能起死回生的。比如说严重的感染性疾病、传染性疾病，出现了气阴两虚，甚或津亡、气脱，那当然应该用人参或西洋参。但如果是内伤杂病，或者一些慢性病，存在气阴两虚者，当然也可以用太子参之类。

太阳病，发热恶寒，热多寒少，脉微弱者，此无阳也，不可发汗，宜桂枝二越婢一汤。【27】

桂枝二越婢一汤方

桂枝去皮　芍药　麻黄　甘草各十八铢，炙　大枣四枚，擘　生姜一两二铢，切　石膏二十四铢，碎，绵裹

上七味，以水五升，煮麻黄一二沸，去上沫，内诸药，煮取二升，去滓。温服一升。本云：当裁为越婢汤、桂枝汤合之，饮一升。今合为一方，桂枝汤二分，越婢汤一分。臣亿等谨按：桂枝汤方，桂枝、芍药、生姜各三两，甘草二两，大枣十二枚。越婢汤方，麻黄二两，生姜三两，甘草二两，石膏半斤，大枣十五枚。今以算法约之，桂枝汤取四分之一，即得桂枝、芍药、生姜各十八铢，甘草十二铢，大枣三枚。越婢汤取八分之一，即得麻黄十八铢，生姜九铢，甘草六铢，石膏二十四铢，大枣一枚八分之七，弃之。二汤所取相合，即共得桂枝、芍药、甘

草、麻黄各十八铢，生姜一两三铢，石膏二十四铢，大枣四枚，合方。旧云，桂枝三，今取四分之一，即当云桂枝二也。越婢汤方，见仲景杂方中，《外台秘要》一云起脾汤。

太阳体质的人得病之后，表现为发热恶寒，但是是热多寒少，此时应该用桂枝二越婢一汤。方中石膏有清热的作用，有人认为“脉微弱者，此无阳也，不可发汗”应该放在后边，但是我们认为应该尊重原书。因为那么多版本都是这样的。这里还是按原来的顺序解释。脉微弱就是脉稍微有点弱，“此无阳”也是说没有阳位之邪，没有犯阳之邪，提示特别严重的表邪已经没有了。结合前文理解，桂枝麻黄各半汤、桂枝二麻黄一汤、桂枝二越婢一汤证，都是表邪不太突出。表邪不太突出了，那当然不能过分发汗，就用桂枝二越婢一汤。一边透表，一边清解郁热。关于越婢汤，也有很多争议，有人说“婢”字写错了，是越脾汤。还有不同说法。实际上我理解这个越婢汤与崔氏八味丸是一样的。这个八味丸可能由崔氏传来的，这个越婢汤有可能是“越婢”那边传来的，有可能是人名或地名。桂枝二越婢一汤，又能透表邪，又能清解郁热，但是透表邪的作用不是特别强，清解郁热作用也不是特别强。所以这个方适合于脉偏弱，表邪有但又不是太严重的情况。这个时候不能强行大发汗，而是需要用这个桂枝二越婢一汤，微和卫气。

服桂枝汤，或下之，仍头项强痛，翕翕发热，无汗，心下满微痛，小便不利者，桂枝去桂加茯苓白术汤主之。【28】

桂枝去桂加茯苓白术汤方

芍药三两　甘草二两，炙　生姜切 白术 茯苓各三两　大枣十二枚，擘

上六味，以水八升，煮取三升，去滓。温服一升，小便利则愈。本云：桂枝汤今去桂枝，加茯苓、白术。

这个条文说，已经用了桂枝汤了，有的还用了下法了，病没有好，仍然有头项强痛，翕翕发热，无汗，胃脘部胀满微痛，同时又有小便不利，这个时候应该用桂枝去桂加茯苓白术汤治疗。对于这个处方的药物组成，争议颇多。《医宗金鉴》认为去桂枝应是去芍药之误；成无已认

为不应该去桂枝也不应该去芍药；钱璜认为原条文有错简；阎德润认为去桂、去芍药均可。而王肯堂、尤在泾、柯韵伯、陈修园、徐灵胎、陈慎吾、刘渡舟则认为应该按原书精神理解，去桂加茯苓白术没有错。本人认为研究古籍必须从原文出发，没有版本学依据的情况下，从主观认识出发，妄论错简，往往会出错。《灵枢·本脏》说："三焦膀胱者，腠理毫毛其应。"说明太阳系统的卫气护表功能与膀胱三焦的气化功能是有密切联系的。表邪去则水自化，水气化则表自解。所以，麻黄、桂枝、香薷等解表药多兼有利水的功效。滑石、通草、竹叶等清利之品都常用于治疗表证发热。而桂枝去桂加茯苓白术汤就是通过利在内之水饮，调在表之营卫的代表方剂。方后注说："小便利则愈。"说明该方确有通利小便之用。唐容川论五苓散与桂枝去桂加茯苓白术汤的效用时说："五苓散重以桂枝以发汗，发汗即所以利水也；桂枝去桂加茯苓白术汤重在苓术以利水，利水即所以发汗也。实知水能化气，气能行水之故。"可以说是正确理解了仲景的意思。回到条文，就是说它本来是一个表证，类似于桂枝汤证，结果用桂枝汤不得法，或者用下法之后这个表证没有完全好，但是又出现了心下满微痛，小便不利，实际上是三焦气化不利，内有停饮，有停饮之后反映到腠理毫毛的表现就是翕翕发热，还有汗出不畅。这个时候用桂枝去桂加茯苓白术汤，里面的芍药甘草汤能够解痉止痛，治疗这种胃脘痛、心下胀满疼痛，同时白术、茯苓能够健脾利水，生姜、大枣调和营卫。煎煮法当中，说小便利则愈，小便通畅病就好了，这提示这个处方服药反应强调的不是发汗，而是小便通利，说明小便不利在这个方证当中有非常重要的地位。所以这个方证有宣通三焦、健脾利水的意思。临床当中有许多人用桂枝去桂加茯苓白术汤治疗消化系统疾病，如慢性胃炎、溃疡病、胃肠壅积症等，常能够取得较好疗效。小便通利意味着三焦气化都通畅了，三焦膀胱没病了，那腠理毫毛的邪气自散，所以头项强痛、翕翕发热、无汗等症状也能够解除。实际上，现代研究发现：桂枝、白术、茯苓一起用能起到利小便的作用。如果依然有寒邪、表邪，当然也可以留着桂枝。临床上还是要根据具体情况，有表证，或汗出不畅，那保留着桂枝也可以。

伤寒脉浮，自汗出，小便数，心烦，微恶寒，脚挛急，反与桂枝欲攻其表，此误也；得之便厥，咽中干，烦躁，吐逆者，作甘草干姜汤与之，以复其阳；若厥愈足温者，更作芍药甘草汤与之，其脚即伸；若胃气不和，谵语者，少与调胃承气汤；若重发汗，复加烧针者，四逆汤主之。【29】

甘草干姜汤方

甘草四两，炙　干姜二两

上二味，以水三升，煮取一升五合，去滓。分温再服。

芍药甘草汤方

芍药　甘草各四两，炙

上二味，以水三升，煮取一升五合，去滓。分温再服。

调胃承气汤方

大黄四两，去皮，清酒洗　甘草二两　炙芒硝半升

上三味，以水三升，煮取一升，去滓，内芒硝，更上火微煮令沸。少少温服之。

外感病是非常复杂的。尤其是《伤寒论》里的外感病作为一切外感病的总称，包括了多种传染性疾病、感染性疾病，既有伤于风寒之邪的，也有伤于温热之邪的。各种外感疾病都统称为伤寒。所以临床表现是非常复杂的。单纯用三阴三阳病变来统摄这些疾病，也常有不完全符合的时候或症状不典型的情况。而这个条文开头首先说“伤寒”，这个“伤寒”就不是太阳病伤寒，就不是麻黄汤证的那个“伤寒”，这个“伤寒”就是一切外感病的总称。“伤寒脉浮”体现了外感病有表证的表现，同时还有自汗出、小便数、心烦、微恶寒、脚挛急等表现，实际上这不是典型的桂枝汤证。只是患者有自汗出、微恶寒的症状，医生可能就以为是桂枝汤证，用了桂枝汤。用桂枝汤后，患者反而出现了手足厥逆的表现及咽中干、烦躁、吐逆等表现。医生觉得手足厥冷是阳虚，阳虚就应该扶阳，用了甘草干姜汤，结果服用后手脚冷凉好了，脚变暖和了，而脚挛急还在，还有腿抽筋，又用了芍药甘草汤，腿抽筋好转了。

医生又看见谵语的症状，谵语往往是内热了，胃肠有热谵语了，就又用了调胃承气汤。因为它不是典型的正阳阳明，是误治而来的，有些医生又重新发汗，妄用烧针治法，所以出现了阴竭阳脱，此时只好用四逆汤救治。看这个就是不典型的外感病，不典型的外感病怎么办？还是那句话，“观其脉证，知犯何逆，随证治之”，就是根据病情变化随时改变治疗方案。所以“观其脉证，知犯何逆，随证治之”是治疗多种坏病的思路。当然，如果你能弄清楚病情的本质到底是什么，那就更好了。比如说脉浮、自汗出、小便数、心烦、微恶寒、脚挛急，这种临床表现常可在泌尿系感染患者当中出现。这个时候用柴苓汤效果较好。就是说外感病范围非常广泛。泌尿系感染的患者、急性肾盂肾炎的患者，如果表现为发热恶寒了，古人也会归类到外感湿热之邪，甚至是外感寒邪诱发泌尿系感染者，这些都常被笼统地归纳到外感病的范围。这就是所谓“广义伤寒”的范畴。本人长期从事糖尿病及其并发症方面的研究，还研究中医药防治慢性肾脏病肾衰等。慢性肾衰患者特别常见腰酸、背痛、腿抽筋。肾病有肾性骨病，常表现为腿抽筋、肢体震颤，临床常用芍药甘草汤治疗。如果夜间痛，遇寒则痛，可加桂枝，也可加龙骨、牡蛎镇静安神，息风止痉。若大便干就用生龙骨、生牡蛎各30g，大便稀则加煅龙骨、煅牡蛎各30g，还可随方加薏苡仁以缓急止痛。实践证明：芍药甘草汤加龙骨、牡蛎、薏苡仁，治疗肾性骨病导致的腰酸、背痛、腿抽筋效果非常好。不安腿综合征用芍药甘草汤，疗效也非常好。以下肢症状为主，还常加川牛膝、怀牛膝、木瓜、鸡血藤、薏苡仁等。肾绞痛、泌尿系结石患者，则可以猪苓汤、三金二石汤加用芍药甘草汤解痉止痛，效果也非常好。

问曰：证象阳旦，按法治之而增剧，厥逆，咽中干，两胫拘急而谵语。师曰：言夜半手足当温，两脚当伸。后如师言，何以知此？答曰：寸口脉浮而大，浮为风，大为虚。风则生微热，虚则两胫挛。病形象桂枝，因加附子参其间，增桂令汗出。附子温经，亡阳故也。厥逆，咽中干，烦躁，阳明内结，谵语烦乱，更饮甘草干姜汤，夜半阳气还，两足当热；胫尚微拘急，重与芍药甘草汤，尔乃胫伸；以承气汤微

溏，则止其谵语，故知病可愈。【30】

这个条文和上一个条文基本上是相似的。咱们可以把这个条文理解为对前一个条文的解释。前一个条文用这个条文理解就可以了。这里的阳旦是指桂枝汤，桂枝汤就叫阳旦汤。这里也是说不合理应用桂枝汤之后出现了变证，出现了手脚冷凉、咽中干、两胫拘急、谵语等复杂症状。条文当中说夜半手足当温，两脚当伸，这是为什么？寸口脉浮而大，浮为风，大为虚。有“微热”提示风邪存在，有腿抽筋等提示内虚。附子是能够治疗亡阳证的。如果有厥逆、咽中干、烦躁等表现，咽中干、烦躁有点像阳明内热的表现，尤其是谵语烦乱，这不就是阳明内热吗？但是由于有厥逆就用了甘草干姜汤了。夜半阳气还，两足当热，为什么？因为后半夜阳气始生了，阴中之阴变成阴中之阳了，所以夜半的时候阳气开始生发，再加上甘草干姜汤，脚就热了。但是腿脚抽筋依然存在，怎么办？应用芍药甘草汤，抽筋自愈。因还有谵语的表现，内热未除，所以应用承气汤，大便一通，则邪热去，谵语自愈。以上两条都是在说不典型的外感病，错用了桂枝汤之后出现了一系列变证，当然这个时候最主要的治疗原则还是“观其脉证，知犯何逆，随证治之”。结合此前六个条文，实际上都是在说不合理应用桂枝汤之后出现的变证，治疗原则就是“观其脉证，知犯和逆，随证治之”。

二、辨太阳病脉证并治中

太阳病，项背强几几，无汗恶风，葛根汤主之。【31】

葛根汤方

葛根四两　麻黄三两，去节　桂枝二两，去皮　生姜三两，切　甘草二两，炙　芍药二两　大枣十二枚，擘

上七味，以水一斗，先煮麻黄、葛根，减二升，去白沫，内诸药，煮取三升，去滓。温服一升，覆取微似汗，余如桂枝法将息及禁忌。诸汤皆仿此。

此条论太阳病风寒表实证葛根汤证。太阳卫阳充实体质的人，腠理较致密，身体素质较好，平时很少感冒，一旦感受风寒之邪后就会出现所谓的太阳伤寒表实证。如果表现为项背强几几，那说明足太阳膀胱经脉或督脉受到影响了，太阳经输不利，筋脉失于濡养，筋失其柔。其项背强急的症状较一般的太阳病头项强痛要更突出。因此，用药方面，重用葛根祛风解表，通经脉，并可输津布液，使筋脉得以濡养，解痉致柔；用麻黄、桂枝辅助葛根，发汗解表，祛风散邪；用芍药辅助葛根，通脉和营，缓急解痉。较之麻黄汤，葛根汤在祛风散邪、发汗解表基础上，更有通经、升津、和营、解痉的作用；较之桂枝汤，则发汗解表、通经、升津、和营、解痉作用都有明显加强。葛根汤在《金匮要略》中还被用于治疗“刚痉”，也是基于葛根有解痉的功用。至于其方后注要求温覆取汗，并如桂枝汤将息，则说明葛根汤同样是属于和麻黄汤、桂枝汤一样的解表方，体现中医“八法”当中的“汗法”。实践证明：葛根汤是治疗冬季外感风寒表实证非常常用、非常好用的处方。葛根汤方后注当中的调护方法是与桂枝汤相类似，即取其解表散邪之用。煎服法要求先煮麻黄、葛根，去其上沫，再纳诸药同煎，目的则在于减麻黄、葛根之锐气，防其辛散而发汗太过而引起心烦、恶心、头晕等反应。另外，葛根汤在《伤寒论》第32条还用于治疗太阳阳明合病下利，是太阳系统病变累及阳明胃肠，所以治疗仍用葛根汤解表散邪为法，有“逆流挽舟”之意。后世医家认为葛根汤能够升阳止利，自有其理。葛根汤治疗落枕表现为项背强急也常有疗效。但是如果经常落枕则说明可能存在颈椎病。颈椎病多属于退行性病变，常是肝肾亏虚，筋脉失养所致，因此治疗应当以滋补肝肾、强筋壮骨为法。本人临床上常用葛根、续断、桑寄生、白芍、甘草、威灵仙等治疗，疗效非常好。若兼有风寒之邪者，也可用葛根汤加续断、桑寄生、威灵仙等。甚至有用葛根汤治疗椎基底动脉供血不足所致的眩晕，有时也有一定疗效。还有一个问题，那就是葛根汤和桂枝加葛根汤有什么区别呀？唯一的区别就在于麻黄。葛根汤的解表散邪力度较强。所以太阳卫阳充实体质的人感受风寒之邪，表现为发热恶寒、恶风、头项强痛、项背强几几，这个时候就用葛根汤。如果是太阳卫阳不足体质的人感受风寒之邪，就可能表现为表虚证。虽然也表现为项背强几几，但一般会有出汗，汗出恶风，就用桂枝加葛根汤。所以说，葛根汤和桂枝加葛根汤最大区别在于有汗和无汗，从体质来讲当分太阳卫阳充实体质之人，还是太阳卫阳不足体质之人。

太阳与阳明合病者，必自下利，葛根汤主之。【32】

太阳与阳明合病，不下利，但呕者，葛根加半夏汤主之。【33】

葛根加半夏汤方

葛根四两　麻黄三两，去节　甘草二两，炙　芍药二两　桂枝二两，去皮　生姜二两，切　半夏半升，洗　大枣十二枚，擘

上八味，以水一斗，先煮葛根、麻黄，减二升，去白沫，内诸药，煮取三升，去滓。温服一升，覆取微似汗。

这两条论述太阳阳明合病葛根汤证。请注意这里的“合病”！什么叫“合病”？“合病”就是指一个系统病变为主，影响到了另一个系统或多个系统，出现了另一个系统或多个系统病变的临床表现。这里的太阳与阳明合病，实际上就是太阳系统的病变，但是又出现了胃肠的症状，或者呕吐，或者下利，所以这个时候是太阳系统病变为主，又出现了阳明胃肠的一些症状。这个时候我们就说是太阳与阳明合病。既然主要是太阳系统的病变，虽然有腹泻的症状，但还是用葛根汤来治疗，重点还是发汗解表，散太阳之邪，即“逆流挽舟”之意。曾见夏日空调冷气导致的腹泻、周身酸沉患者，一汗而解者，就是属于这种太阳阳明合病的情况。如果没有下利，仅仅表现为呕吐，那就可以加一些和胃降逆的药，可以用葛根加半夏汤。葛根加半夏汤证，实际上也是太阳系统病变为主，影响到了胃肠，出现了呕吐的症状，所以治疗的时候还是以治疗太阳系统病变为主，以解表发汗透邪为主。应该指出的是，这里说的太阳阳明合病，即太阳系统病变影响到了阳明胃肠系统功能，所以出现了呕吐、腹泻等阳明胃肠症状，常可见于胃肠型感冒患者。但阳明病也有中风、中寒，只是其内涵与太阳阳明合病完全不同。阳明病中风、中寒是阳明体质之人，感受外邪所致的所谓的阳明病表证。其中能食者，属阳，为中风；不能食者，属阴，为中寒。这种情况下，可以表现出胃

肠道症状，也可以不表现出阳明胃肠症状。如果表现为胃肠症状，治疗上，在针对外邪合理选用解表药的同时，当然也可以选用治疗胃肠道的药物。如果胃肠道症状是呕吐者，葛根加半夏汤也是一个不错的选择。所以有医家说葛根汤治疗阳明病表证或曰阳明经证者，有一定临床价值。

太阳病，桂枝证，医反下之，利遂不止，脉促者，表未解也，喘而汗出者，葛根黄芩黄连汤主之。【34】

葛根黄芩黄连汤方

葛根半斤　甘草二两，炙　黄芩三两　黄连三两

上四味，以水八升，先煮葛根，减二升，内诸药，煮取二升，去滓。分温再服。

太阳体质的人为病，得的是桂枝汤证，说明很可能是太阳卫阳不足体质的人为病。这个时候应该用桂枝汤发汗解肌，调和营卫，疏风散邪。但是医生用了下法，是逆其病势，就会导致外邪内陷，出现下利不止。脉促为数中一止，脉率较快说明表邪仍存在，也可能伴有发热的症状。如果同时伴有气喘、汗出，这个时候就不能过用发汗的药了，应该用葛根芩连汤。这个处方里葛根用了半斤，量比较大，是因为葛根有固津液、升阳止泻、解表散邪等作用。所以，有人把这个方子理解为表里双解的方剂。这里脉促如果是说心律失常的话，很可能是病毒性心肌炎，表现为心律失常伴有腹泻的情况。大家知道近些年对葛根的研究非常多。葛根除了能够解表之外，内含有葛根素能够活血、抗凝、改善冠脉供血、抗心肌缺血。这些方面的作用是非常突出的。师祖祝谌予先生发明了葛根配丹参的活血化瘀对药，治疗糖尿病、心脑血管疾病，疗效非常好。所以葛根配黄芩、黄连经常可以用于治疗各种心脏病，包括糖尿病性心脏病、病毒性心肌炎导致的心律失常，尤其是快速性心律失常。吕仁和教授的夫人、师母魏执真教授是著名的心血管疾病方面的专家，针对心律失常，就根据阴脉和阳脉辨阴证、阳证。脉分阴阳，证分阴阳。如果脉是快速性的心律失常，跳得快，阳脉就一般用清热凉血的药物。在清热药物当中排第一的就是黄连了。苦参、赤芍等作用也挺

好。黄连中有小檗碱，这个小檗碱本身就有非常好的抗心律失常作用，尤其适合于快速性的心律失常。我们临床上也是经常用葛根芩连汤治疗糖尿病性心脏病、心肌炎引发的心律失常。有时候有睡眠不好，有恶心呕吐，就可以加陈皮、半夏、茯苓，实际就是黄连温胆汤的意思。葛根芩连汤再加上温胆汤，那就是黄连温胆汤的意思也有了，葛根芩连汤的意思也有了，治疗快速性心律失常经常能取得非常好的疗效。如果本身又有气虚，又有阴虚，可以用葛根芩连汤加沙参、麦冬、五味子，就是生脉散的意思了。我们用葛根芩连汤的时候，还经常配合丹参。因为心藏神，主血脉，心主血脉是心藏神的基础。如果心有热，热扰心神，心神不宁，就常出现心悸、脉促这些表现。邪热是非常重要的病因。因为心藏神和心主血脉是密切相关的。所以热扰心神之后也可以导致心脉的病变。心神不安还可以导致心脉的疾病。所以我们用葛根芩连汤的时候经常配合丹参。"一味丹参，功同四物"，丹参有养血的作用，又有凉血的作用，还有活血的作用，还有清心安神的作用。所以，葛根芩连汤配合丹参治疗心血管系统病变有非常好的疗效。这个"喘而汗出"可能是肺部感染，也常见于病毒性心肌炎的患者。病毒性心肌炎的患者有气短的症状，努力呼吸似喘，甚至有的直接出现喘的症状也是有可能的。气阴两虚的时候可以配合生脉散来治疗。实际上，葛根芩连汤不仅仅可以治疗腹泻、急慢性胃肠炎、急性痢疾的早期、病毒性心肌炎等与外感相关的这些疾病，临床上治疗消渴病，也经常有非常好的疗效。我们长期从事糖尿病的临床和科研工作，强调消渴病的基本病机是热伤气阴，热有胃肠结热、脾胃湿热、肝经郁热、痰火、瘀热等，其中葛根芩连汤证这种胃肠湿热也是非常常见的。我们经常在葛根芩连汤的基础上加上炒苍白术、陈皮、半夏、丹参、地骨皮、仙鹤草等，治疗 2 型糖尿病，不仅可以控制血糖，也能很好地改善肠道症状。临床上有许多 2 型糖尿病患者，本身怕热，大便又比较稀，这种情况最适合用葛根芩连汤，一看舌红，苔黄腻，大便偏稀，怕热，这种时候用葛根芩连汤加丹参、地骨皮、炒苍术、炒白术经常可取得比较好的疗效。近期上海的学者对葛根芩连汤降糖机制进行了研究，用葛根芩连汤之后会使研究对象的肠道菌群发生变化，肠道菌群直接影响肠道有关激素的分泌、有关胰岛素抵抗，为葛根芩连汤治疗糖尿病找到了重要的理论根据。所以说，学经方不仅仅是为了治疗外感病，而是对很多内伤杂病，包括现代难治病的治疗，也有非常重要的临床意义。

太阳病，头痛发热，身疼腰痛，骨节疼痛，恶风无汗而喘者，麻黄汤主之。【35】

麻黄汤方

麻黄三两，去节　桂枝二两，去皮　甘草一两，炙　杏仁七十个，去皮、尖

上四味，以水九升，先煮麻黄，减二升，去上沫，内诸药，煮取二升半，去滓。温服八合，覆取微似汗，不须啜粥，余如桂枝法将息。

此条论太阳卫阳充实体质的人感受风寒之邪所致的外感风寒表实证。太阳卫阳充实体质，这种人身体比较棒，腠理比较致密，很少出汗，体力很好。这种人感受风寒之邪就容易出现头痛发热、身疼腰痛、骨节疼痛、恶风无汗而喘等表现。因为寒邪比较突出，寒主凝滞，所以，发热的热势一般较高，头痛较突出，疼痛症状也比较突出。当然，这个寒邪和风邪没有截然区别。所以这个条文里用了“恶风”这个词，“无汗”也是其特点，因为营卫郁滞比较突出，出现喘是因为影响到肺系了。针对这种肺卫表证，“其在皮者，汗而发之”，应该用麻黄汤来治疗。服药后的调护当中没有要求喝热稀粥，因为该方发汗力量较强，还因为这种太阳卫阳充实体质的人本身不存在营卫虚弱，所以不需要一定喝热米粥。应该指出的是，使用麻黄汤需要注意以下几点：一是季节，因本方为外感风寒重症而设，而此证多发生于隆冬。二是药物比例，本方甘草、桂枝和麻黄的比例是 1∶2∶3，故曰一甘二桂三麻黄。特别是甘草之量一定要小于麻桂，否则就不能起到发汗解表的目的。第三是煎服方法，一定要先煮麻黄，去上沫再纳诸药，以减麻黄之锐气而防其发汗过甚。常听有些人说麻黄汤药力非常强，不能轻易用，其实并不是这样的。麻黄汤证是感冒里最常见的类型，尤其是冬季的感冒。冬季受了寒邪以后，身体比较棒的那种人，比如工地上的民工，身体很棒，平时很少感冒，受了寒邪之后就出现麻黄汤证。这种情况非常常见！好多人吃一片解热镇痛药，出一身汗，感冒就好了。实际上麻黄汤证就是这么

常见的一种风寒表实证。这种患者由于自己吃药就好了，就不会到名老中医那里或者三甲医院就诊，所以麻黄汤证验案比较少。由于得麻黄汤证的人本身身体就棒，所以这种情况下，麻黄汤经常能够一汗而解。另外，麻黄汤在临床上还可用于治疗外感风寒，肺失宣降的咳喘，以及部分内伤杂病，如风寒湿痹的身体肢节疼痛、鼻炎、荨麻疹等。日本人更有用麻黄汤治疗神经性遗尿者，值得我们学习。针对遗尿，一般是考虑肾虚，其实很多情况下是心阳不振，肺失宣肃，所以睡眠深沉而入夜排尿不自知。这个时候麻黄汤可以通心阳，宣降肺气从而治疗遗尿。军中名医陈树森教授也有类似的经验。我临床常用这个思路治疗神经性遗尿及睡眠呼吸暂停综合征等，屡有佳效。

太阳与阳明合病，喘而胸满者，不可下，宜麻黄汤。【36】

前文已经谈到，合病是一个系统病变为主，影响到另一个系统或多个系统，出现另一个系统或多个系统症状。这里“喘而胸满”是什么意思呀？后边说“不可下”，说明这里的“喘而胸满”伴有便秘，说明有气喘胸闷，又有大便秘结。这个时候大便秘结是阳明胃肠的症状，但是不能用下法来治疗。为什么？因为太阳阳明合病本质上还是太阳系统病变，只是太阳系统病变影响到了阳明胃肠系统，从而出现了阳明胃肠系统症状。这个时候仅仅宣肺、透表就可以了，重点治疗太阳系统病变就可以了。采用麻黄汤发汗解表，解决了太阳系统病变，阳明胃肠系统症状自然就可以解决。许叔微《伤寒九十论》曾记载一个医案：“有豪子病伤寒，脉浮而长，喘而胸满，身头痛，腰背强，鼻干不得眠。予曰：太阳阳明合病证，仲景法中有之，下利者葛根汤；不下利呕逆者加半夏；喘而胸满者，麻黄汤也。治以麻黄汤，得汗而解。”就是一个典型的病例。临床上治疗便秘也有应用宣肺法取效者，药可用紫菀、桃仁、杏仁等，也有这方面意思。肺与大肠相表里，宣降肺气，可以通大便，而通大便也常常有利于治疗咳喘。

太阳病，十日以去，脉浮细而嗜卧者，外已解也。设胸

满胁痛者，与小柴胡汤。脉但浮者，与麻黄汤。【37】

太阳体质的人为病，病情迁延十日了，脉象已经不是浮紧了，而是变为浮细了，而且患者表现为没力气、没精神，这表明表邪已经解除了。如果出现了胸满胁痛，说明病情由表及里，存在里证，属于表里同病，或为少阳郁热，这个时候要用小柴胡汤了。小柴胡汤既能透表，又能清解郁热，实际上属于表里同治之方。如果脉象还是浮，那说明依然是表证，所以治疗还是应该用麻黄汤。《伤寒论》辨证选方，强调“有是证用是方”，即使病情已经迁延十日，但如果脉象还是表现为浮象，尤其是浮紧脉，那就提示还是存在表证，所以仍然应该用麻黄汤。这个条文想要强调的就是“有是证用是方”。我们一定要根据临床表现来制定治疗方案，而不是根据得病第几天就选什么方。辨证选方决不能拘泥于发病后第几天。

太阳中风，脉浮紧，发热恶寒，身疼痛，不汗出而烦躁者，大青龙汤主之。若脉微弱，汗出恶风者，不可服之，服之则厥逆，筋惕肉瞤，此为逆也。大青龙汤方。【38】

大青龙汤方

麻黄六两，去节　桂枝二两，去皮　甘草二两，炙　杏仁四十枚，去皮　尖生姜三两，切　大枣十枚，擘　石膏如鸡子大，碎

上七味，以水九升，先煮麻黄，减二升，去上沫，内诸药，煮取三升，去滓。温服一升，取微似汗。汗出多者，温粉粉之。一服汗者，停后服。若复服，汗多亡阳遂虚，恶风烦躁，不得眠也。

对于大青龙汤证，有些人说这个方子用于寒闭其热，也有人总结为寒闭阳郁。其实还是以寒闭阳郁更为合适。因为感受风寒之邪，营卫郁滞，阳郁到一定程度就会化热，所以除了表现为脉浮紧、发热恶寒、身疼痛以外，又出现了烦躁的症状。这个时候仅仅用麻黄汤是不够的，需要用大青龙汤。这个大青龙汤里有石膏，用量很大，用了石膏如鸡蛋那么大，石膏有清热除烦的作用。所以很多人用石膏来退热，古人往往用量是很大的，后世医家治疗外感热病也经常用大剂量石膏，张锡纯就特别喜欢用石膏。也有很多医家用石膏几百克，医家各有各的用药经验。

一般我们用 30g 以上，确实有比较好的退热作用。如果患者症状表现为脉微弱、汗出恶风，那就不是这个适应证了。这时就应该用桂枝汤这一类了，而不是用大青龙汤了。如果这种桂枝汤证体质类型的人，选用了大青龙汤，因大青龙汤是峻汗之剂，就会出现厥逆症状，出现手足厥逆、筋惕肉瞤等表现，这个时候就是逆证。好多老年人本身体质就比较弱，或者有一些体质比较敏感的人，本身卫阳就比较弱，平常就怕风，爱出汗，体力不足，这种人如果用大青龙汤峻汗之后就会出现类似于虚脱的证候，表现为手脚冷凉、大汗淋漓、筋惕肉瞤。方后注里说：微微取汗，出汗太多者，用温粉粉之，现在咱们可以用滑石粉、痱子粉之类。如果吃了 1 次药之后出汗了，就不要再吃第 2 次了。如果这个人已经出汗了，再服这个方就容易汗多亡阳，表现为恶风烦躁、不得眠。临床上常见感冒服用西药解热镇痛药发汗发生虚脱者，也是类似的情况。

伤寒，脉浮缓，身不疼，但重，乍有轻时，无少阴证者，大青龙汤发之。【39】

本条开头讲“伤寒”，这里的“伤寒”是指一切外感病的总称。感受外邪之后出现了脉浮缓，不是浮紧的脉象，也没有身体疼痛，仅仅表现为身体沉重，病情时轻时重，但是又没有典型的少阴证，即脉微细、但欲寐、四肢厥冷等表现，这个时候就应该用大青龙汤治疗。为什么这里脉浮缓、身体沉重要用大青龙汤？实际上这里非常类似于《金匮要略》痰饮中的“溢饮”。“溢饮”常表现为身体疼重，汗出不畅，肢体肿胀。所以表现为身体沉重疼痛，病机是水饮内停，饮走肢体，所以表现为身体疼重。“伤寒，脉浮缓，身不疼，但重，乍有轻时”，实际上就是饮邪有化热趋势。《金匮要略》中说：“病溢饮者，当发其汗，大青龙汤主之，小青龙汤亦主之。”与《金匮要略》相互参考，就可以理解“伤寒，脉浮缓，身不疼，但重，乍有轻时，无少阴证者”，就是有湿、有饮，感受邪气之后引起的病证。所以这个“溢饮”比一般的感冒更强调发汗，须用大青龙汤治疗。应该指出的是，这个脉浮缓不同于桂枝汤证的脉浮缓，因为有湿，有饮，所以要通阳化饮，要发汗，要透表，要散邪，要化饮。现在我们来回答前条为什么把“大青龙汤证”称为“太阳中风”？怎么理解“伤寒，脉浮缓”？怎么理解“太阳中风脉浮紧”？

其实，《伤寒论》只是基于中医学“审症求因”和“比类取象”的思维方式，习惯把相对沉静的、偏于阴证的称为“伤寒”或“中寒”；而把相对兴奋的、偏于阳证的称为“中风”或“中寒”而已。太阳病篇当中首先分为太阳病中风、太阳病伤寒、太阳病温病。实际上每一个系统病变当中都有类似这种分类。像阳明病篇当中有中风、中寒，太阴病篇、厥阴病篇里边也论及中风。《金匮要略》专门有一篇《五脏风寒积聚病脉证并治》，这个篇章就有心中风、心中寒，肝中风、肝中寒，肺中风、肺中寒，脾中风、脾中寒，肾中风、肾中寒。实际上，这个中风、中寒，只是仲景对脏腑病变或三阴三阳六系统病变疾病进一步进行阴阳分类的常用思维方式。阳明病篇所谓“能食者为中风，不能食者为中寒”，用能食与不能食来分中风和中寒，实际上依然是偏于阳的就叫中风，偏于阴的就叫中寒。请看大青龙汤证条文的“太阳中风，脉浮紧”“伤寒，脉浮缓”“太阳中风，脉浮紧，发热恶寒，身疼痛，不汗出而烦躁者”，是不是相对来说是阳证呀？相对来说是亢盛呀？所以它叫太阳中风。而后者“伤寒，脉浮缓，身不疼，但重，乍有轻时，无少阴证者”，是不是相对来说是阴证呀？相对来说沉静呀？所以中风和伤寒并不是什么受了风邪受了寒邪，主要还是根据临床表现来分别进行命名。所以，我们不要对此有所疑惑。有的人说什么“寒伤营”“风伤卫”“营卫俱伤”，“伤营”的就用麻黄汤，“伤卫”的就用桂枝汤，“营卫俱伤”就用大青龙汤，实际上完全是对《伤寒论》的一种误解。因为中风、中寒并不是单纯的受风、受寒。所谓中风、伤寒、温病，都是根据其临床表现的特点进行的命名。这是仲景《伤寒论》命名惯例所决定的，没有什么太难理解的。如果大家对这个还是理解不深刻，在此给大家介绍一个刘渡舟教授的医案。某女，32岁，两手臂肿胀，沉重疼痛，难于抬举，经过询问得知，冬天用冷水洗衣物后，自觉寒气刺骨，从此便发现手臂肿痛，沉重酸楚无力。诊脉时颇觉费力。但其人形体盛壮，脉来浮弦，舌质红绛，舌苔水滑。此证属于水寒之邪郁遏阳气，以致津液不得流畅，形成气滞水凝的“溢饮”证。虽然经过多次治疗，但始终没有用发汗之法，所以缠绵而不愈。刘老开了如下处方：麻黄10g，桂枝6g，生石膏6g，杏仁10g，生姜10g，大枣10枚，炙甘草6g。服药一剂，得汗出而解。这就是用大青龙汤治疗溢饮的验案。事实上，包括许多中医名家，都常将“风水”与“溢饮”混为一谈。实际上是完全错误的。溢饮是肺、脾、肾亏虚或饮食外感等因素导致水湿不归正化，水液输布失常之后变成水饮之邪，水饮之邪停于人体的某一局部叫“饮”。如果饮走胃肠，沥沥有声就叫痰饮。如果停留于胸胁，咳嗽隐痛就叫悬饮。如果饮在胸膈，咳逆倚息不得卧，其形如肿叫支饮。如果饮走肢体，四肢沉重疼痛，汗出不畅叫溢饮。而风水是肺、脾、肾亏虚，三焦气化不利，水液内停，外溢肌肤，典型特点是肢体浮肿，常伴有尿少。我们说“饮留局部，水走全身”。水肿轻症可以仅仅表现为眼睑浮肿，或者是足踝部的浮肿，但是进一步发展就很可能会变成肢体、全身浮肿，甚至伴有胸腔积液腹水。所以风水常伴有尿少，还经常伴有小便里有浊沫，甚至是小便红赤，伴有尿血的症状。实际上风水是全身性的疾病，是不可能一汗而解的。而溢饮如果治疗得当就可能一汗而解。

伤寒表不解，心下有水气，干呕，发热而咳，或渴，或利，或噎，或小便不利、少腹满，或喘者，小青龙汤主之。【40】

小青龙汤方

麻黄去节　芍药、细辛、干姜、甘草，炙，桂枝各三两，去皮　五味子半升　半夏半升，洗

上八味，以水一斗，先煮麻黄，减二升，去上沫，内诸药，煮取三升，去滓。温服一升。若渴，去半夏，加栝楼根三两；若微利，去麻黄，加荛花，如一鸡子，熬令赤色；若噎者，去麻黄，加附子一枚，炮；若小便不利、少腹满者，去麻黄，加茯苓四两；若喘，去麻黄，加杏仁半升，去皮尖。且荛花不治利，麻黄主喘，今此语反之，疑非仲景意。臣亿等谨按：小青龙汤，大要治水。又按《本草》：荛花下十二水，若水去，利则止也。又按《千金》：形肿者应内麻黄，乃内杏仁者，以麻黄发其阳故也。以此证之，岂非仲景意也。

此条论小青龙汤证。小青龙汤证病机是“寒闭其饮”，大青龙汤证是“寒闭其热”。外感邪气之后，表未解，邪气仍在表，但是里有水饮，心下有水气，出现了干呕，发热而咳，或渴，或利，或噎，或小便

不利、少腹满，或喘等表现。治疗上，外有表证，“其在皮者，汗而发之”，里有水饮，“病痰饮者，当以温药和之”。《黄帝内经》云：“形寒饮冷则伤肺。”就是说天气冷，冬天的时候穿的衣服少了，就容易感受风寒之邪，同时喝凉水或者患者本身就有阳虚的情况，饮邪内停，这种情况下就特别容易出现咳喘，也就是小青龙汤证这种情况。小青龙汤药物组成是麻黄、芍药、细辛、干姜、炙甘草、桂枝、五味子、半夏，实际上里边寓有桂枝汤的意思，另外还有麻黄汤的意思。再加半夏能够化痰，和胃降逆。其中，更有干姜、细辛、五味子三味药，非常重要。干姜有什么作用呀？“形寒饮冷则伤肺”，干姜能够温肺化饮，细辛能够散寒邪、解表邪，五味子能够敛肺、平喘、止咳。大家都知道治疗外感咳嗽不能早用收敛，为什么这里用了五味子？五味子是不是收敛呀？实际上，这正是小青龙汤的妙处。因为小青龙汤既有麻黄、桂枝发汗解表，疏散风寒，又有五味子敛肺止咳平喘，是相辅相成的作用。临床上小青龙汤经常能够用于支气管哮喘，因天气变化诱发哮喘发作的情况。化验白细胞不高，但哮喘发作挺重的。这种患者可能存在过敏的情况。而五味子有人研究说有很好的抗过敏作用。师祖祝谌予教授的过敏煎，组成是银柴胡、乌梅、五味子、甘草、防风、白芍、蝉蜕，这里为什么用五味子、乌梅呀？有人说这两味药有很好的抗过敏作用。小青龙汤用于咳嗽、喘，适合于外寒内饮的多种咳喘病。机体里边有水气也好，有饮也好，临床是什么特点？往往没有口渴的症状，或者即使有口渴的症状喝水也不能解渴，这是有饮邪的特点。小青龙汤里虽然有半夏，但还是理解为“心下有水气”，外寒内饮。另外，饮邪和痰邪有什么区别呀？一般说，痰黏稠而饮清稀。所以小青龙汤证患者除了咳嗽、喘，有的还有胸闷，外有发热恶寒这些症状之外，还经常有咳痰清稀，白泡沫样痰。这是因为里边有水饮。小青龙汤外可散寒，内可化饮，作用重点在于温化寒饮。因此，无论有无表证，只要有咳喘、咳痰清稀、舌苔水滑等症，皆可使用。只要辨证准确，每获立竿见影之效。但其用药多为辛散，故不可滥用、久用。刘渡舟教授认为，临床运用小青龙汤，要抓住六个关键环节：①辨气色：寒饮为阴邪，易伤阳气，胸中阳气不温，使荣卫行涩，不能上华于面，患者可见面色黧黑，称为“水色”；或见两目周围有黑圈环绕，称为“水环”；或见头额、鼻柱、两颊、下巴的皮里肉外之处出现黑斑，称为“水斑”。②辨咳喘：或咳重而喘轻，或喘重而咳轻，或咳喘并重，甚则倚息不能平卧，每至夜晚加重。③辨痰涎：肺寒津冷，阳虚津凝，成痰为饮，其痰涎色白质稀；或形如泡沫，落地为水，或吐痰为蛋清状，触舌觉冷。④辨舌象：肺寒气冷，水饮凝滞不化，故舌苔多见水滑，舌质一般变化不大，但若阳气受损时则可见舌质淡嫩，舌体胖大。⑤辨脉象：寒饮之邪，其脉多见弦象，因弦主饮病；如果是表寒里饮，则脉多为浮弦或见浮紧；若病久入深，寒饮内伏，其脉则多见沉。⑥辨兼证：水饮内停，往往随气机运行而变动不居，出现许多兼证，如水寒阻气，则兼噎；水寒犯胃，则兼呕；水寒滞下，则兼小便不利；水寒流溢四肢，则兼肿；若外寒不解，太阳气郁，则兼发热、头痛等症。以上六个辨证环节，是正确使用小青龙汤的客观标准。但六个环节不必悉具，符合其中一两个主症者，即可使用小青龙汤。实际上小青龙汤证痰涎清稀这种情况，经常是没有合并肺部感染。如果合并肺部感染尤其是细菌感染，就会有白黏痰、白黄黏稠痰、黄痰。小青龙汤证往往表现为清稀痰，见于支气管哮喘、肺心病、慢性咳喘。反复外感病情加重，时间长了即为肺气肿、肺心病，甚至出现支饮咳逆倚息不得卧，这种情况就是内有寒饮的小青龙汤证。临床上，小青龙汤也可以用于治疗溢饮。日本汉方医家矢数道明曾用小青龙汤治疗一例 50 岁关节炎的妇女，其身体肥胖，左侧关节肿且积水，屡次抽水，但疼痛剧烈，行动不便，投用小青龙汤加石膏则不再积水，取得了很好的疗效。

伤寒，心下有水气，咳而微喘，发热不渴。服汤已渴者，此寒去欲解也。小青龙汤主之。【41】

《伤寒论》此条说原本“发热不渴”，为什么服了小青龙汤之后反倒出现口渴？因为小青龙汤本身就是一个温通的药，所以用完之后不但可以出现口渴，有的患者还可能出现烦躁。应用小青龙汤，一开 7 剂，甚至开 14 剂，那肯定是不行的。一般可以开两剂，有病情变化随时调整处方。这一点在《金匮要略·辨痰饮咳嗽病脉证并治》篇里有非常详细的论述。下面我们简单看一下小青龙汤的加减法。如果口渴，去半夏加瓜蒌根，说明仲景认为瓜蒌根即天花粉有很好的止渴作用。若微利，去麻黄加荛花，《神农本草经》记载该药能下水气，能通二便。这里说如果拉肚子就去麻黄加荛花，“且荛花不治利，麻黄主喘，今此语反之，疑非仲景意”。这个地方应该是有错误。“若噎者，去麻黄，加附子一枚，炮；若小便不利、少腹满者，去麻黄，加茯苓四两；若喘，去麻黄，加杏仁半升，去皮尖”，麻黄本来就能治喘，为什么去麻黄？感觉这里应该根据具体情况而言。如果要是一般的外有风寒，同时内有水饮的这种典型小青龙汤证的话，不应该去麻黄。但是如果有麻黄的非适应证或禁忌证，比如说一个急性心衰气喘的患者，心率特别快，麻黄应该慎重使用。此时，应用杏仁、附子、茯苓就更合适。

太阳病，外证未解，脉浮弱者，当以汗解，宜桂枝汤。【42】

此条以下数条，借着桂枝汤和桂枝加厚朴杏子汤，讨论表里先后的理法。大家都知道，《伤寒论》的“理法”当中，有表里先后内容。什么时候以解表为主，什么时候以救里为主，这也是一个重要的问题。太阳卫阳不足体质的人为病，外边的表证未完全解除，脉象是浮弱的，这个时候当然应该用发汗的方法治疗，比如用桂枝汤治疗。这里的“脉浮弱”应该与前边的桂枝汤证“脉阳浮而阴弱”“脉浮缓”，对着看，其实都是指脉象偏弱，而不是脉搏偏慢。桂枝汤证脉象为什么弱呢？因为这种患者本身就是卫阳不足体质的人，体质相对来说偏虚，患病后相对于麻黄汤证来说是表虚证，所以这个时候发汗就不能用麻黄汤，就应该选用桂枝汤。

太阳病，下之，微喘者，表未解故也，桂枝加厚朴杏子汤主之。【43】

桂枝加厚朴杏子汤方

桂枝三两，去皮　甘草二两，炙　生姜三两，切　芍药三两　大枣十二枚，擘　厚朴二两，炙，去皮　杏仁五十枚，去皮尖

上七味，以水七升，微火煮取三升，去滓。温服一升，覆取微似汗。

此条论太阳卫阳不足体质外感风寒复经误下致喘桂枝加厚朴杏子汤证。患者平素就有喘促的疾病，感受外邪后常会诱发喘促发作，包括西医学的慢性支气管炎、过敏性哮喘反复发作的患者，就可以用桂枝加厚朴杏子汤治疗。而本条文则是说太阳卫阳不足体质的人为病，本来应该用发汗的方法治疗，但是用了下法，出现了气喘，这个时候表证仍在，还是应该用桂枝汤。一方面此时用桂枝汤可以解表散邪，同时，加用厚朴杏子宣肺平喘。所以这种治疗思路就是只要有表证，只要是表证未解，就是要先解表。表里先后当中，如果有表证，一般就应该积极解表为主。条文当中强调是"微喘"，意思是说这种喘是有别于麻杏石甘汤证的"热喘"，有别于小青龙汤证的"寒闭其饮"的"喘证"。《普济本事方》曾载一验案："戊申正月，有一武臣为寇所执，置舟中板下，数日得脱，乘饥恣食，良久解衣扪虱，次日遂作伤寒，自汗而膈不利，一医作伤食而下之，一医作解衣中邪而汗之，杂治数日，渐觉昏困，上喘息高，医者仓皇失措。予诊之曰：太阳病下之，表未解，微喘者，桂枝加厚朴杏子汤，此仲景之法也。指令医者急治药，一啜喘定，再啜水水微汗，至晚身凉而脉已和矣。"这一案例可以说是典型的桂枝加厚朴杏子汤证医案。临床上可见于普通感冒继发的某些急性支气管炎患者。从今天临床上来看，其病因多因误服清热解毒凉药所致，也有在感冒之后过食生冷或饮用冷饮所致者，总是"冰伏邪气"的机制。可见，临床上绝对不能一见感冒，不分病因，不予辨证，就用清热解毒法治疗。

太阳病，外证未解，不可下也，下之为逆，欲解外者，宜桂枝汤。【44】

这个条文还是在强调表里先后的问题，本来是太阳体质的人得了外感病，现在外边的表证还没有解除，这个时候应该用汗法解表，而不能用下法，用下法那就叫"逆"。如果想把肌表之邪解除，还是要用发汗的方法，选用桂枝汤来治疗。总的说，外感病只要表证未解，就应该首先解表。

太阳病，先发汗不解，而复下之，脉浮者不愈。浮为在外，而反下之，故令不愈；今脉浮，故在外。当须解外则愈，宜桂枝汤。【45】

太阳卫阳不足体质的人，本来就卫阳虚，采用了发汗的方法，可能是汗不得法，病情没有好转，就又用了下法。应用了下法以后，脉象还是浮，说明还是外邪未解。外邪未解当然就还得解表。《伤寒论》在此再次强调只要有外证，只要有表证，外邪未解就还要用解表的方法治疗，体现的就是“因势利导”的思想。脉浮说明有表证，这个时候如果用下法当然治不好。所以还得用桂枝汤解表。此条及其以上四条，实际上都是在强调表里先后理法，强调只要有外证，只要外证未解，只要表证仍在，只要脉仍然是浮，就不能用下法，还是要用汗法，要用桂枝汤、桂枝加厚朴杏子汤等治疗，这正是中医治病“因势利导”思想的体现，也就是《黄帝内经》所谓“其在皮者，汗而发之”。

太阳病，脉浮紧，无汗发热，身疼痛，八九日不解，表证仍在，此当发其汗。服药已微除，其人发烦目瞑，剧者必衄，衄乃解。所以然者，阳气重故也。麻黄汤主之。【46】

《伤寒论》当中每一个条文的排列顺序都是有规律的。这些条文之所以如此排列，是有其深刻含义的。此条以后的几个条文，重点是在介绍麻黄汤证及麻黄汤证血汗、衄血外解的情况。太阳卫阳充实体质的人，感受风寒之邪，卫闭阳郁，出现脉浮紧、无汗发热、身疼痛，即典型的麻黄汤证的表现。如果病情八九日还未解除，表证仍在，此时还是应该发汗。喝药以后表证感觉有所解除，但是出现“发烦目瞑，剧者必衄”，病情就会外解。为什么？因为这个时候“阳气重”，卫阳郁闭突出，流鼻血之后，郁闭的阳气得以疏散，于是病就好了。所以这个“衄血”也被称为“红汗”。

太阳病，脉浮紧，发热，身无汗，自衄者，愈。【47】

太阳卫阳充实体质的人，感受风寒之邪，最容易表现为“脉浮紧，发热，身无汗”，本身就是麻黄汤证，即所谓太阳病伤寒表实证。如果出现鼻子出血，则郁闭的阳气可得以疏散，病就可以好了。临床上，针对感冒风寒之无鼻衄者、发热无汗者，我们临床常用耳尖放血的方法，也常常可取得类似“红汗”宣发阳气、透表散邪的功效。

二阳并病，太阳初得病时，发其汗，汗先出不彻，因转属阳明，续自微汗出，不恶寒。若太阳病证不罢者，不可下，下之为逆，如此可小发汗。设面色缘缘正赤者，阳气怫郁在表，当解之熏之。若发汗不彻，不足言，阳气怫郁不得越，当汗不汗，其人躁烦，不知痛处，乍在腹中，乍在四肢，按之不可得，其人短气但坐，以汗出不彻故也，更发汗则愈。何以知汗出不彻？以脉涩故知也。【48】

“并病”在《伤寒论》也是一个重要概念。此条的“并病”，即是指太阳和阳明两个系统同时发病，治疗应该太阳和阳明两个系统并治。如果太阳阳明两个系统并病，初期治疗太阳系统病变的时候，用了汗法，汗法用得不彻底，没有全身出汗，所以进一步可完全转变成阳明系统病变。由二阳并病变成阳明系统病变，这个时候，如果症见微汗出、不恶寒，那就是彻底转输阳明了。如果是太阳病证不罢，比如说恶寒、无汗，那就说明二阳并病当中太阳病未得到解决，这个时候还是不能单纯用下法。实际上，也是讨论表里先后理法的意思。前边我们说的是用桂枝汤、桂枝加厚朴杏子汤时候的表里先后，现在是用麻黄汤时候的表里先后了。说太阳病证不罢的还是不能用下法，可以小发汗。如果出现面色赤，阳气怫郁在表，可以用熏法治疗。如果发汗不彻底，出现阳气怫郁，出现烦躁，一会儿说这里难受，一会儿说那里难受，具体怎么难受说不清楚，烦躁躺不下，这种说不清楚的感觉是什么？就是汗出不彻。怎么知道是汗出不彻底？脉涩说明阳气没有畅达，没有充分发越出来，所以说汗出不彻。这里的二阳并病是指太阳阳明并病，太阳阳明两个系统同时有病的时候，本来应该是两个系统同时治疗，但是考虑表里先后的问题，只要是表证仍在就不能用下法，仲景的观点是太阳阳明并病的时候应该先治太阳系统病变，就是能解表的先解表。这里三个条文是与前面的桂枝汤证条文相呼应，也是强调表里先后的治疗顺序。可见，《伤寒论》条文排列是有其内涵的。

脉浮数者，法当汗出而愈。若下之，身重、心悸者，不可发汗，当自汗出乃解。所以然者，尺中脉微，此里虚。须表里实，津液自和，便自汗出愈。【49】

从此条开始四条是麻黄汤证相关条文及发汗治法的宜忌。此条“脉浮数”，注意是“数”，前边麻黄汤证强调的是脉浮紧，这里强调脉浮数，认为应该用汗法治疗。这里的“数”与“紧”应该互相参看，“紧”也有“数”的意思。如果用了下法，出现身重、心悸，则不能用汗法，应该等待自己汗出而病愈。如果尺脉是“微脉”的话，是属于里虚。就是说脉浮数本来应该用汗法的，如果用了下法出现身重、心悸的时候，就不要再用汗法了。因为此时已经里虚津液不足了，这个时候应该等着自汗出而解。在表之卫阳振奋，在里之阴津渐复，则表里实，津液自和，自然就能自汗出而病愈。在这里，“表里实，津液自和”突显了仲景重视存津液的思想。

脉浮紧者，法当身疼痛，宜以汗解之。假令尺中迟者，不可发汗。何以知然？以荣气不足，血少故也。【50】

太阳伤寒表实证，表现为脉浮紧、身疼痛，应该用汗法治疗。但如果脉象尺中迟，则说明营血不足，这时候不能用发汗法治疗。此条是强调麻黄汤证是典型的外感风寒表实证，患者体质多为太阳卫阳充实体质，多见于年轻体壮者，平素很少感冒，所以一旦感受风寒之邪，卫强营郁，营卫郁闭，就容易表现为脉浮紧、身疼痛等表实证。此脉浮紧应该是脉阴阳俱紧，即尺脉、寸脉均见浮紧。假如尺脉迟，提示营阴不足。实际上可用桂枝汤或桂枝新加汤等。所以说，所谓“不可发汗”，实际上主要是指不可用麻黄汤发汗。

脉浮者，病在表，可发汗，宜麻黄汤。【51】

脉浮而数者，可发汗，宜麻黄汤。【52】

此两条都是论麻黄汤适应证。前条说“脉浮”，说明病邪在表，所以可用发汗法治疗，方可用麻黄汤之类。后一条说“脉浮而数”，可用发汗法治疗，用麻黄汤。这里的“脉浮数”和“脉浮紧”是一个意思。因为“紧脉”，本身也有“数急”的意思在里面。一方面提示我们应用麻黄汤，不一定需要脉浮紧。另一方面，也提示我们不要将《伤寒论》条文进行生搬硬套地理解。“脉浮数”可与麻黄汤，并不是说所有“脉浮数”的患者都适合用麻黄汤治疗。

病常自汗出者，此为荣气和，荣气和者，外不谐，以卫气不共荣气谐和故尔。以荣行脉中，卫行脉外。复发其汗，荣卫和则愈，宜桂枝汤。【53】

患者脏无他病，时发热自汗出而不愈者，此卫气不和也，先其时发汗则愈，宜桂枝汤。【54】

这两个条文都没有强调“伤寒”两个字，就是说没有强调外感病，“病常自汗出者”“患者脏无他病”，提示所论并不是单指外感病。实际是在讨论桂枝汤在杂病中的应用。第 53 条以“病”字开头，提示所论疾病范围广泛，既包括外感病也包括内伤杂病。患者仅仅表现为自汗出，而无恶寒、头痛、发热等症，则知非为外感病而是内伤杂病。杂病自汗，原因较多，其中，有病在表，营卫不和者，本条所论就属于这种情况。营卫不和的主导方面，是卫气发生了病变。因为卫行脉外，布于表，司体表皮毛开合之职。营行脉内，可濡润脏腑及身体各部。营卫二气，共同维持着人体生理功能，称营卫调和。而今卫气发生病变，失其固秘护卫之职，则可致营不内守，泄于外，就会发生自汗。此时已属营卫不和局面已成，故曰：“以卫气不共荣气谐和故尔。”这种营卫不和的自汗，治疗当用桂枝汤，以“复发其汗，荣卫和则愈”。原文说“复发其汗”，说明该病原本就有自汗，此时又须用桂枝汤发汗的意思。桂枝汤有滋阴和阳、调和营卫之功，虽说用其发汗，实际是通过发汗，振奋卫气，固秘营阴，促进营卫和谐，卫阳外固，营阴内守，则自汗自愈。第 54 条也是论自汗出的病。然而在自汗出的同时，伴有发热，表现为阵发性发热自汗，很难断定是外感病还是内伤杂病。会不会是阴虚发热或者是阳明腑实？患者为什么会表现为“时发热而自汗出”呢？条文中提出两点：首先是患者“脏无他病”，这就排除了阴虚发热和阳明腑实。其次，明确指出“发热自汗出而不愈”，一则表明屡医无效，足见以往治法的不妥，再则表明病程较长。究其病机，实乃“卫气不和”所致。由于卫气开合功能发生障碍，“合”则阳气郁而发热或为自觉发热，“开”则腠理疏松而汗出，开合失常，故见“时发热自汗出”。治疗当以桂枝汤发汗祛邪，调和营卫。用药方面，应注意掌握服药时间。本条提出“先其时发汗则愈”，即在尚未发热汗出之时，提前用药发汗。因为将发作未发作之时，服药有利于振奋卫阳，可以通过发汗，起到调和营卫的作用。曾经治疗一位中年农妇，特别怕冷、怕风，怕冷到什么程度，马上就要到夏天了，还围着围巾，包着头，尤其是说头痛，头怕冷，头怕风。一边说怕冷，一边说发热，还出汗，每天尤其是下午汗多。本来考虑是不是阳虚，是不是可以用补阳的方法治疗，结果一看脉象居然是浮弱脉，舌苔薄白，当时就开了桂枝加龙骨牡蛎汤。因为这个人较敏感，不但对天气敏感，而且对情感变化也很敏感，所以开了桂枝加龙骨牡蛎汤。并告诉她，在下午发热之前先吃这个处方，盖上被子，再喝小米粥，先取微汗，后边就不发热不汗出了。结果吃一副药，症状就好转，再吃两副病归痊愈。所以经常有人用桂枝汤治疗营卫失和的自汗。《中医内科学》教材也把营卫失和作为自汗的一个重要证候，专门用桂枝汤治疗这种证候。事实上，对于自主神经功能紊乱、神经官能症引起的那种定时发热汗出，桂枝汤也很有疗效。更有人用桂枝汤、柴胡桂枝汤等治疗更年期综合征之烘热汗出，用之得宜，也有疗效。实际上，桂枝汤这个方，也是广义的调和之方。外调营卫，内调阴阳，兼调脾胃，临床上包括妇女妊娠以后的妊娠反应都可用桂枝汤来治疗。桂枝汤的应用范围非常广泛，脾胃不和也好，体温异常也好，出汗异常也好，都可以酌情选用。包括过敏性鼻炎的患者，疗效也很不错。曾治过一例过敏性鼻炎的患者，非常怕风、怕冷，本来给他开了玉屏风散加上过敏煎，也有一定疗效，打喷嚏好转。但是还是怕冷，后来就加上桂枝汤，结果这个人症状明显改善。对于这种营卫不和所致的自汗、发热，或喷嚏连连，尤其是怕风怕冷症状突出者，应用桂枝汤治疗疗效非常好。许多过敏性疾病都可以用桂枝汤。

伤寒，浮脉紧，不发汗，因致衄者，麻黄汤主之。【55】

伤寒，脉浮紧，这种外感病应该属于外感风寒表实证，即麻黄汤证。治疗应该发汗而不发汗，就可以导致卫闭阳郁，阳气郁滞太过，就会出现鼻出血。这种情况下，以表证未解，仍然当用麻黄汤治疗。实际上，伤寒之脉浮紧、无汗，是外感风寒表实证的表现，可以与桂枝汤证之脉浮缓、自汗的外感风寒表虚证，对比着看。

伤寒，不大便六七日，头痛有热者，与承气汤。其小便清者，知不在里，仍在表也，当须发汗。若头痛者，必衄。宜桂枝汤。【56】

所谓伤寒，就是指外感病，不大便六七日，一个时间周期都过了，表现为头痛发热，应该是阳明系统病变已成，这时应该用承气汤清泄结热。但是如果患者小便清而不黄，说明里热证尚未真正形成，病情还在表证阶段，这个时候就应该用发汗法治疗。如果表现为头痛，说明阳气郁滞比较突出，所以可能会有鼻子流血，这个时候就应该用桂枝汤。这个“衄”，流鼻血，不同于后世温病学所谓“热入血分”出血证，这里仍然是“红汗”的意思。

伤寒，发汗已解，半日许复烦，脉浮数者，可更发汗，宜桂枝汤。【57】

此条伤寒，就是外感病，发汗以后病已经暂时好了，但半天以后又出现烦躁、脉浮数，为什么？外感病，表证仍在。表证仍在，就应该解表。但这个时候就不能再用麻黄汤了，而是应该用桂枝汤。原文强调表邪未尽的时候，即使出现了脉浮数、烦躁的表现，应该解表，但不能用麻黄汤解表，而应用桂枝汤解表。为什么？因为这个外感病已经经过发汗的治法了，卫阳郁闭的情况已经得到了一定程度地缓解了，或者说已经有虚的一面。所以即使出现了脉浮数、烦躁的表现，也不能用麻黄汤解表。还应特别注意的是，此条讲“半日许复烦，脉浮数者，可更发汗，宜桂枝汤”。说明桂枝汤证脉象不一定跳得慢！脉浮缓是不是脉一定跳得慢呢？实际上，也不是这样。脉浮缓本身可以与脉浮弱相参看。脉浮缓与脉浮数也不是绝对对立的。《伤寒论》在此明确提出桂枝汤也可以治疗脉浮数的患者。总得说，伤寒脉浮紧和脉浮数是很相似的，中风脉浮缓、脉浮弱与脉浮数也不是绝对对立的。

凡病，若发汗、若吐、若下，若亡血、亡津液，阴阳自和者，必自愈。【58】

此条文是一条具有高度概括性的经典条文。明确提出了“阴阳自和者，必自愈”的观点。体现了中医学重视平衡的重要理念。大家都知道，中国传统文化，强调“中庸和合”，不仅重视人与自然的和谐，也重视人与人之间的和谐。该理念影响中医学理论体系的形成，表现在中医健康观重视平衡。《素问·生气通天论》所谓“阴平阳秘，精神乃治；阴阳离决，精气乃绝”，《素问·至真要大论》所谓“谨察阴阳所在而调之，以平为期”，意思就是在强调阴阳互生互制，保持动态平衡，是健康的基础，阴阳失去平衡，阴阳背离，阴竭阳脱，就会危及生命。而治疗的目的，就是要观察阴阳失衡的具体情况，通过调整阴阳，实现新的平衡，以促进疾病康复。具体到这个条文，明确指出：一切疾病，无论曾经经过发汗、吐、下哪种治法，是损伤了血，还是损伤了津液，只要阴阳能够逐渐恢复平衡，疾病就一定能够痊愈。在这里，张仲景一方面说：只要“阴阳自和”，即使曾经“亡血、亡津液”，疾病也能痊愈。另一方面，又强调，即使屡经误治，亡血，又损伤了津液，人体也可以通过自我体内的自愈能力，逐渐自我恢复，最后实现阴阳和谐平衡，使病归痊愈。此条文不仅体现了中医学重视阴阳平和的理念，而且也突显了张仲景重视“存津液”、重视发挥人体自我抗病能力的精神。

大下之后，复发汗，小便不利者，亡津液故也。勿治之，得小便利，必自愈。【59】

紧承前条，本条文再次强调“存津液”与“小便利”在疾病康复中的重要作用。原文指出：大下之后，又经发汗，就可以导致小便不利。为什么会导致小便不利？那是因为津液受损。怎么办？汗、吐、下或用利尿治法，都可能重伤津液。这个时候，实际上没有必要做过多治疗，如果身体能够逐渐恢复，小便正常了，即可提示津液逐渐恢复，病情就能自然痊愈。可见，张仲景《伤寒论》特别重视“存津液”。这个条文，就是在强调津液的恢复在外感病的治疗中的重要地位。其实，内伤杂病的治疗当中，津液也一样非常重要。

下之后，复发汗，必振寒，脉微细。所以然者，以内外俱虚故也。【60】

前条强调津液的重要，此条以下数条，开始强调阳气的重要。原文指出：已经用了下法，本来就伤了正气，又用了发汗的方法。发汗以后，出现了身体寒战，脉微细，提示阴阳俱虚，表里都受伤了。一般认为：发汗容易伤表，故见振寒；泻下就容易伤里，故见脉微细。所以说内外俱虚。那么，究竟是阴虚，还是阳虚？应该是阴阳俱虚。所以，临床治病，无论发汗、泻下，都需要十分慎重！否则，稍有不慎，就可能伤人正气，甚至可能危及生命。古人说："有病不治，常得中医。"意思是说患病后不治疗，就等于请到一位中等水平的医生。言外之意，如果治疗，就可能发生误治，为患者带来危害。

下之后，复发汗，昼日烦躁不得眠，夜而安静，不呕，不渴，无表证，脉沉微，身无大热者，干姜附子汤主之。【61】

干姜附子汤方

干姜一两　附子一枚，生用，去皮，切八片

上二味，以水三升，煮取一升，去滓。顿服。

这个条文所论也是一个复杂的误治变证。攻下之后，又用了汗法，导致阳气和津液都受到严重损伤。临床表现为昼日烦躁不得眠，没有呕吐，没有口渴，也没有表证，脉沉微，说明阴阳俱虚。但阴阳俱伤的情况下，实际是阳虚为主。患者表现为身上没有大热，可能有低热，不是表证，就可能是虚阳浮越所致。"烦躁不得眠"，而不呕、不渴，不是阴虚火旺，所以日间烦躁而夜间安静。这个时候应该怎么治疗？方剂可用干姜附子汤救治。干姜附子汤虽然仅仅两味药，但这个处方的取效还是比较快的，主要功效是回阳、温阳、扶阳，扶阳就能益阴，就能固津液。所以，这个处方煎服法当中说：去滓，顿服。附子生用，取其回阳救逆的作用，提示阳气损伤已经非常突出。"昼日烦躁不得眠"，可能是虚阳浮越的意思，不同于阴虚火旺常表现为夜间心烦失眠等。因为阳气虚衰病机突出，所以须急用干姜附子汤回阳救逆。

发汗后，身疼痛，脉沉迟者，桂枝加芍药生姜各一两人参三两新加汤主之。【62】

桂枝加芍药生姜各一两人参三两新加汤方

桂枝三两，去皮　芍药四两　甘草二两，炙　人参三两　大枣十二枚，擘　生姜四两

上六味，以水一斗二升，煮取三升，去滓。温服一升。本云：桂枝汤今加芍药、生姜、人参。

前条是外感病误治，阴阳俱虚，阳气虚衰为主的干姜附子汤证。此条则论外感病误治气血阴阳受伤身疼痛的桂枝新加汤证。如果是典型的外感病，发汗后应该汗出而解，但是发汗后出现了身疼痛、脉沉迟，说明发汗不得法，发汗太过或者是误用汗法，伤了气血，伤了津液，所以临床表现为身疼痛、脉沉迟。怎么治疗呢？一方面外邪未去，所以还需要用桂枝汤为基础方。但是因正气受损，气血阴阳俱损，那就要再加入芍药、生姜各一两、人参三两。人参能够大补元气，白芍可以养血和营，生姜可以通阳解表，所以这个处方对于误汗导致的气血津液受伤而表现为身疼痛、脉沉迟者，非常合适。芍药、生姜可阴阳两补，再加人参能够大补元气。临床上对于那种本身气血亏虚的患者，像生完孩子以后或者大出血以后感受外邪，气血亏虚的外感，就可用此方。还有所谓“产后风湿”，生完孩子后，本应该是适当保暖。如果产后血虚，感受外邪，就容易形成身体疼痛、脉沉迟为主要表现的“产后风湿”。这个时候适合用的也是这个桂枝新加汤。如果出汗不是特别多，可以用党参 9 ～ 15g。当然如果虚得特别明显，可以用人参、西洋参，或用红参 3 ～ 6g 甚至 15g，另煎兑入。

发汗后，不可更行桂枝汤，汗出而喘，无大热者，可与麻黄杏仁甘草石膏汤。【63】

麻黄杏仁甘草石膏汤方

麻黄四两，去节　杏仁五十个，去皮　尖甘草二两，炙　石膏半斤，碎，绵裹

上四味，以水七升，煮麻黄，减二升，去上沫，内诸药，煮取二升，去滓。温服一升。本云：黄耳柸。

此条论外感病误治致喘的麻杏甘石汤证。应该是外感病用了发汗的方法治疗之后，出现了汗出而喘。因为已经有汗出，所以就没有高热，没有像麻黄汤证那样的高热。但不排除仍有发热。这里的“无大热”是相对于无汗身疼痛的麻黄汤证、大青龙汤证及白虎汤证的“发热”而言。但临床观察发现：即使是有身大热者，选用该处方也常可以取得较好疗效。至于麻黄杏仁甘草石膏汤方意，可以理解为麻黄汤基础上把桂枝去掉，加上石膏，所以解表的作用减弱，清热的作用增强。方用麻黄配石膏，清宣肺中郁热；重用生石膏半斤，倍麻黄用量，重在清热；配杏仁宣肺平喘止咳；炙甘草扶正以和诸药。该方临床用于邪热壅肺所致的气喘身热、咳痰不多者，非常合适。临床用于治疗西医学之急慢性支气管炎、肺气肿、百日咳、支气管哮喘等呼吸道疾患，屡有佳效。该方辛凉发散，被吴鞠通称为“辛凉平剂”，也可以理解为《伤寒论》治疗风温外感之方。而治疗肺炎，随方更可加地龙、蝉蜕、僵蚕等，以疏风散邪、解痉平喘，以缓解支气管痉挛；加车前子、石韦、黄芩、鱼腥草等清肺止咳，研究发现车前子可以加快炎症吸收，减少肺部湿啰音。治疗热哮，也可用麻杏甘石汤加清热化痰、息风解痉之药。兼口苦、咽干、目眩，或心烦喜呕，胸脘满闷者，可配合小柴胡汤清解郁热。咳喘痰黄，大便不爽者，可配合千金苇茎散，开下行之路。因为该方能宣通肺气，而鼻为肺之窍，用该方加黄芩、辛夷等治疗鼻炎等病也常有疗效。另外，根据该方清宣肺热的作用特点，以及麻黄宣通肺气、通调水道、通阳化气的药性，应用该方加白果、石菖蒲等治疗小儿神经性遗尿，也有较好的疗效。麻杏甘石汤加入前胡、枇杷叶、川贝母、桔梗、黄芩等，治疗肺热咳喘；加入金银花、连翘、薄荷、桔梗等，治疗风热感冒。根据“菌毒合治”的想法，常随方加用黄芩、连翘、漏芦、鱼腥草、败酱草、金荞麦等，治疗各种感染性疾病如急性支气管炎、肺炎

等，疗效很好。

发汗过多，其人叉手自冒心，心下悸，欲得按者，桂枝甘草汤主之。【64】

桂枝甘草汤方

桂枝四两，去皮　甘草二两，炙

上二味，以水三升，煮取一升，去滓。顿服。

汗为心之液，发汗过度之后容易出现心阳虚衰。临床表现为心中悸动，欲用手按的症状，这个时候就可用桂枝甘草汤来治疗。这种情况多见于心阳素虚的人。桂枝、甘草合用，辛甘化阳，温通心阳，心阳得复，则心悸自平。临床观察发现：心悸有阴虚、阳虚之分，阴虚多兼心火，阳虚多夹阴寒。阴虚心悸表现为烦热，多舌红脉滑数，治疗可用生地黄、赤芍、黄连、苦参之类；阳虚心悸可表现为畏寒，多舌淡苔白，脉迟缓，治疗可用桂枝、麻黄、附子、淫羊藿之类。桂枝甘草汤作为治疗心阳虚心悸之祖方，不仅可以用于心阳虚心悸，而且配合养阴药，更可用于阴阳俱虚之证。临床体会：心悸而烦，也有因心阳不足、虚阳自扰或阴阳俱虚、心神浮越所致者。治疗上一方面需要温补心阳，或兼以养心阴；另一方面则需要收敛心气、安心神。桂枝甘草汤加龙骨牡蛎等，常有佳效。包括不寐，虽然阴虚多，但阳虚也不少。尤其是神经衰弱，长期不愈，久用"安定"镇静药的患者，阳虚表现更是不在少数。所以治疗上还是要根据患者的具体情况，该温阳的时候就温阳。曾有医者治疗一例失眠患者：患者男，36岁，病因大惊而起，表现为日夜恐惧不安，夜间不敢独宿，即使有人陪伴亦难安寐而时时惊醒，白天不敢独行，即使有人陪伴也触目多惊而畏缩不前。稍一害怕，即自发呆，而身寒肢厥，拘急并引入阴筋，手足心出汗。发作过后则矢气频多。饮食减少，舌淡苔白，脉弦。考虑是惊恐伤阳，故投用温阳、宁心、收敛神气的桂枝甘草汤加龙骨牡蛎等而病归痊愈。

发汗后，其人脐下悸者，欲作奔豚，茯苓桂枝甘草大枣汤主之。【65】

茯苓桂枝甘草大枣汤方

茯苓半斤　桂枝四两，去皮　甘草二两，炙　大枣十五枚，擘

上四味，以甘澜水一斗，先煮茯苓，减二升，内诸药，煮取三升，去滓。温服一升，日三服。作甘澜水法：取水二斗，置大盆内，以杓扬之，水上有珠子五六千颗相逐，取用之。

此条论误治阳虚饮停苓桂甘枣汤证。大家都知道，正常情况下心阳下蛰于肾，使肾水温暖，而且能蒸腾化气，水气上升，以制心火，则心火不亢，这叫心肾相交，称为水火既济。今发汗后而见“脐下悸”，是为过汗损伤心阳，致使心阳不能下蛰以暖肾，肾水无以蒸化则停而为饮，复因上虚而欲乘之，故见脐下自觉跳动而如奔豚将要发作。本病除了心阳虚外，还有下焦原有水饮内停，也是重要致病因素。所以治疗必须温通心阳、化气行水、通阳化饮，方可用茯苓桂枝甘草大枣汤。方中重用茯苓，半斤茯苓是《伤寒论》茯苓用量之最，取其利小便、安心神等作用，桂枝能够通阳化气利水，使寒水之气从下焦而去，桂枝与甘草相配，辛甘化阳以温通心阳，同时桂枝平冲降逆，防水气上犯。大枣配甘草，培土健脾以利于水气的运化，也有安神作用。至于甘澜水煎药，又称千扬水，可以通过反复用杓子扬水，古人认为可以减少水的阴寒之性，起到交通阴阳、平冲降逆的作用。考虑若让患者自我煎药，让患者本人用杓子反复扬水，或许效果更好。为什么？一方面，反复扬水等于增加了体力运动，二是可起到强烈的暗示作用。而苓桂甘枣汤最常用于治疗神经官能症等，体力运动与自我暗示，都有利于症状控制。临床体会本方治疗神经官能症等，患者躯体自我感知症状突出，常常自觉脐下悸动，尤其是安静时症状加重者，常有较好疗效。

发汗后，腹胀满者，厚朴生姜半夏甘草人参汤主之。【66】

厚朴生姜半夏甘草人参汤方

厚朴半斤，炙，去皮　生姜半斤，切　半夏半升，洗　甘草二两　人参一两

上五味，以水一斗，煮取三升，去滓。温服一升，日三服。

此条继续讨论发汗变证，讨论“发汗后，腹胀满”的厚朴生姜半夏甘草人参汤证。应该清楚，不同的人发汗后出现的变证，实际上都不一样。这个人就出现腹胀满，说明是在虚的基础上出现了气滞。所以这个时候就当用厚朴生姜半夏甘草人参汤。方中厚朴、生姜半斤剂量很大，补药相对来说是较少的，提示气滞表现还是比较突出的。生姜可以温阳化饮，人参、甘草可以益气，提示这个气滞还是有气虚甚至阳虚的基础。为什么？不合理发汗伤了阳气。这种情况，后世医家提出了所谓“虚气留滞”的说法，有一定道理。厚朴生姜半夏人参汤，总的思路是理气温阳和胃，兼以益气，所以适合于这种“虚气留滞”的腹胀满治疗。

以上数条，《伤寒论》从第62条到第66条，实际上都是强调误发汗后的一些变证的治疗。再一次说明，《伤寒论》的这些条文是存在内在联系的。请看第58条是说总的误治的处理原则，紧接着后边就罗列了多种误治引起的变证怎么治疗。所以说《伤寒论》是有一个内在的主线。不要把它理解成这些条文凑到一起了。后世注家，随随便便就说错简重订，或者把原书条文顺序全部打乱，自成体系，随意发挥，实际上，这是对原书的不尊重。这样也不利于我们深刻地理解原书的精神实质。

伤寒，若吐，若下后，心下逆满，气上冲胸，起则头眩，脉沉紧，发汗则动经，身为振振摇者，茯苓桂枝白术甘草汤主之。【67】

茯苓桂枝白术甘草汤方

茯苓四两　桂枝三两，去皮　白术、甘草各二两，炙

上四味，以水六升，煮取三升，去滓。分温三服。

外感病，若用吐法、下法后，脾气伤，脾阳伤，阳气虚衰，脾不能运化水湿，就会导致饮邪内停，表现为“心下逆满，气上冲胸，起则头眩，脉沉紧，发汗则动经，身为振振摇”等。综合分析，病机是脾阳不足，水气上冲，故治疗当温阳健脾，利水降冲，方用苓桂术甘汤。方中茯苓养心益脾，能补能渗，利水渗湿；桂枝温阳化气，平冲降逆，与

茯苓相配，通阳化气利水，使饮邪下排，以预防水饮上逆；白术健脾燥湿，甘草补脾益气，助苓桂治在中焦，促脾运转，培土制水。全方正合“病痰饮者，当以温药和之”之旨。结合临床考虑，其实此苓桂术甘汤证“心下逆满，气上冲胸”，常可出现于心脏病患者。刘渡舟教授就常用该方加茜草、红花，也就是苓桂茜红汤，主要用于饮邪内停、痹阻胸阳所致的冠心病心绞痛等。《金匮要略》当中谈到胸痹心痛的时候，说“心下痞”“胁下逆抢心”等枳实薤白桂枝汤证表现是不是和苓桂术甘汤证很相似呀？所以临床上胸痹心痛的患者也经常可以用苓桂剂来治疗，尤其是苓桂茜红汤治疗。我曾经治疗过山西的一位女性，是不稳定性心绞痛，一天当中心胸憋闷疼痛好几次，自觉气上冲胸，舌质暗，苔腻、水滑，脉沉紧，是典型的苓桂术甘汤证。符合《金匮要略》当中的“阳微阴弦”病机特点。胸中为至阳之域，清阳之域。如果有阳虚就会饮邪上犯，痹阻胸阳，胸阳不振，心脉不通，所以就出现胸痹心痛。给这个患者开了苓桂茜红汤。吃了这个药一周之后，病情几乎就不发作了。另外，古人有“无痰不作眩”之说，其实眩晕因饮邪上冲所致者不少。尤其是在耳源性眩晕，西医学认为是耳迷路神经水肿，中医学多表现为“饮证”，所以治疗当行通阳化饮之法，苓桂术甘汤常是有效的方剂。曾用该处方治疗脑积水。患者男，70岁，头晕月余求诊，CT检查诊断为脑积水，治疗无效。刻下症：头晕昏沉，晨起为甚，伴有神疲乏力，恶心欲呕，眠又多梦，舌暗苔腻，脉细弦滑。辨证属于肝风夹痰饮为病，遂给予苓桂术甘汤合半夏白术天麻汤加葛根、丹参、水蛭、远志、石菖蒲、佩兰、土茯苓等，服药月余开始起效，坚持服药半年余，症状基本消失，可从事田间劳动，后复查CT示脑积水消失。除上述情况之外，该处方还可用于慢性胃炎、溃疡病、风心病、肺心病、风湿病等。

发汗，病不解，反恶寒者，虚故也，芍药甘草附子汤主之。【68】

芍药甘草附子汤方

芍药、甘草各三两，炙　附子一枚，炮，去皮，破八片

上三味，以水五升，煮取一升五合，去滓。分温三服。疑非仲

景方。

此条紧接上条，也是论外感病误治变证。临床表现为发汗以后出现恶寒，表明发汗不仅伤了阴津，更可导致阳气亏损，所以需要用芍药甘草汤更加附子来扶阳，所以用了芍药甘草附子汤。芍药、甘草酸甘化阴，附子能够温阳，是阴阳两补。该方芍药、甘草用的都是三两，附子是炮附子。适应证应该不是急症。临床上用治风湿病包括老年腰腿痛表现为冷痛、腿抽筋者，很有效果。

发汗，若下之，病仍不解，烦躁者，茯苓四逆汤主之。【69】

茯苓四逆汤方

茯苓四两　人参一两　附子一枚，生用，去皮，破八片　甘草二两，炙　干姜一两半

上五味，以水五升，煮取三升，去滓。温服七合，日二服。

此条依然是外感病误治变证。说的是误汗、误下之后，病情仍未痊愈，却出现了烦躁的表现，实际上是阴阳俱虚的表现。但这与前条芍药甘草附子汤不同，应该属于急症。其中，因为烦躁不是什么好的征兆，很可能是休克的前期表现。所以，这个时候就用茯苓四逆汤救治。四逆汤可回阳救逆，茯苓能够养心安神。方子用了生附子一枚，说明要回阳救逆，用人参一两扶正益气固脱。治疗的是危急重症。

发汗后，恶寒者，虚故也。不恶寒，但热者，实也，当和胃气，与调胃承气汤。【70】

前文已经提及发汗后恶寒的问题。此条再论发汗以后如果出现恶寒，说明是虚。这种情况一般用芍药甘草附子汤。如果不恶寒，但有热象则是实证，尤其是有大便不通的，应该和胃气，应该用调胃承气汤。所以调胃承气汤适用于误治以后出现的大便不通。这种实证、热证、里证的时候，要和胃气，可以用调胃承气汤。实际上这种情况应该就是“少阳阳明”。阳明系统病变可分为三类，即正阳阳明、太阳阳明、少阳阳明。其中正阳阳明是胃家实，太阳阳明是脾约，少阳阳明是经过误治

以后，出现胃中燥、烦、实，出现大便难。调胃承气汤是重点在于清泻胃热，调和胃气，而不是在于攻下。

太阳病，发汗后，大汗出，胃中干，烦躁不得眠，欲得饮水者，少少与饮之，令胃气和则愈。若脉浮，小便不利，微热，消渴者，五苓散主之。【71】

发汗已，脉浮数，烦渴者，五苓散主之。【72】

伤寒，汗出而渴者，五苓散主之；不渴者，茯苓甘草汤主之。【73】

中风发热，六七日不解而烦，有表里证，渴欲饮水，水入则吐者，名曰水逆，五苓散主之。【74】

五苓散方

猪苓十八铢，去皮　泽泻一两六铢　白术十八铢　茯苓十八铢　桂枝半两，去皮

上五味，捣为散。以白饮和服方寸匕，日三服。多饮暖水，汗出愈。如法将息。

这几条都是五苓散证相关条文，所以放到一起讨论。在此，我们可以看到五苓散证与上述芍药甘草附子汤、茯苓四逆汤、调胃承气汤证几个条文一样，也不过是误治之后出现的变证的治疗而已。很多人把五苓散证上升到什么“太阳腑证”，什么“水蓄膀胱”，实际上是非常主观的想法。《伤寒论》明确说太阳病误用汗法以后出现了大汗出、胃中干燥、烦躁不得眠、口渴等表现，这种时候让患者少喝点水，津液逐渐恢复了，胃气调和，病就好了。如果出现脉浮、小便不利、身微热、消渴，那就需要用五苓散治疗。原书强调的是脉浮，是表邪未尽的感觉。这里的“消渴”，当为口渴欲饮，随饮随消，出现的原因是津液不归正化，不能正常输布的结果。所以五苓散证就是外感病误治之后出现的三焦气化不利，津液不归正化，既不能下输膀胱而见小便不利，又不能上承于

口舌故见烦渴。"肾合三焦膀胱，膀胱三焦者，腠理毫毛其应"，《伤寒论》明确说，如果用发汗的方法失治误治，就会出现脉浮、小便不利、微热、消渴等，是肾与膀胱三焦气化不利，津液不归正化，不能正常输布全身所致。所以五苓散处方当中，泽泻药量最大，泽泻入肾与膀胱，从字义上看是"泽"而可"泻"，能利水降浊而升清，输布津液于全身，配合白术、茯苓、猪苓入脾与膀胱，健脾淡渗利水；桂枝入肺与膀胱，辛温散邪、通阳利水，共成三焦同治之方。服药方法要求白饮冲散，多饮暖水以取汗，说明服用五苓散可以解表散邪、宣通三焦水道、通阳化气利水，所以服药后汗出热退，表邪可解，小便可通，口渴可止，痞结可散。

"发汗后，脉浮数，烦渴"之"脉浮数"，表明有表邪；"烦渴"是津液不归正化所致，所以没有用天花粉之类的药，而是用了五苓散。所以五苓散是通调三焦的方，而不是单纯解决膀胱问题的方剂。73 条强调伤寒即外感病，汗出伴有口渴的用五苓散，考虑也是三焦气化不利所致。而没有口渴，则考虑单纯水液内停，没有水液输布障碍的问题，就用茯苓甘草汤利水就够了。茯苓甘草汤的药物组成和五苓散相比较，就能知道五苓散更强调通阳化气，恢复三焦气化功能，使津液正常输布。所以如果把五苓散证理解成"膀胱蓄水"是不合适的。如果是"膀胱蓄水"那应该强调少腹满，而五苓散证更强调口渴、小便不利，甚至还有表现为心下痞，水入即吐，或脉浮、微热、烦渴等。这里强调小便不利和烦渴就是强调三焦气化不利，津液不归正化，而强调脉浮身热是说表证仍在。

临床上无论是外感还是内伤，凡三焦气化不利，水饮内停所致的口渴欲饮、小便不利，或心下痞，或腹满，或兼发热、汗出、脉浮者，皆可选用五苓散治疗。甚至三焦气化不利，津液输布不能所致的多尿，也可选用五苓散治疗。临床上该方被广泛应用于水饮内停的眩晕、晕厥、脑积水、过敏性鼻炎、顽固性头痛、三叉神经痛、视网膜水肿、梅尼埃综合征、急性胃肠炎，也用于水湿内停所致的水肿、尿潴留、水疝，以及水湿外淫，郁于肌肤的湿痹、湿疹、风疹等病证。更有遵《伤寒论》法以治下利，或用其治疗尿崩证者，足以说明五苓散并非单纯治疗"膀胱蓄水"尿潴留的利尿剂。河北邯郸市中医院的韩志和先生常用五苓散原方治疗梅尼埃综合征，屡用屡验。我临床上五苓散合用小柴胡汤治疗泌尿系感染，症见恶寒发热、口苦、咽干、头晕、心烦失眠、小便不利者，也屡有佳效。也常用柴苓汤配合当归芍药散加马鞭草、刘寄奴等治疗女性特发性水肿伴口苦咽干者。可见五苓散之妙用无穷。

未持脉时，患者叉手自冒心，师因教试令咳而不咳者，此必两耳聋无闻也。所以然者，以重发汗，虚故如此。发汗后，饮水多必喘，以水灌之亦喘。【75】

该条文也是论发汗的变证。反复发汗就可以导致津液亏虚，心阳不振，甚至伤及于肾，导致听力改变。这里的情况比心下悸、欲得按者严重，应当急用心肾并治的阴阳双补之法治疗，如参附并用，较为合适，非桂枝甘草汤所能救治。后半句说汗后津液不足，当有口渴欲饮之症，此时可以喝少量汤水，频频饮用，静候津液渐复。如前条所说："欲得饮水者，少少与饮之，令胃气和则愈。"不可以狂喝暴饮。因为汗后伤阳损阴，运化不利，饮水过多，则水饮停聚，水寒射肺，肺失肃降，出现喘逆。再者汗后肌腠空疏，而不可以水浴身，否则水寒之气浸渍皮毛，入侵于肺，肺气失宣，亦可作喘。喘之一证，病在两途。前者为"饮冷"，后者为"形寒"，但皆起于汗后调摄失当，肺气受伤所致。治法可于太阳病治喘之方中求之。耳聋一证，有虚有实。本条耳聋，为心肾不足，精气不能上通，其耳虽聋，而无胀痛，多伴有心悸、叉手自冒心等，是属于虚证。实证耳聋，如《辨少阳病脉证并治》篇 264 条"少阳中风，两耳无所闻"，其耳聋因风火上扰，壅阻清窍，故耳聋的同时多伴有堵塞闭胀，甚或疼痛，或有目赤、胸满心烦等，以此为辨。临床上感染性疾病导致中耳炎等病变，以后者更为多见。

发汗后，水药不得入口为逆，若更发汗，必吐下不止。发汗、吐下后，虚烦不得眠，若剧者，必反复颠倒，心中懊憹，栀子豉汤主之；若少气者，栀子甘草豉汤主之；若呕者，栀子生姜豉汤主之。【76】

栀子豉汤方

栀子十四个，擘　香豉四合，绵裹

上二味，以水四升，先煮栀子，得二升半，内豉，煮取一升半，去滓。分为二服，温进一服，得吐者，止后服。

栀子甘草汤豉方

栀子十四个，擘　甘草二两，炙　香豉四两，绵裹

上三味，以水四升，先煮栀子、甘草，取二升半，内豉，煮取一升半，去滓。分二服，温进一服，得吐者，止后服。

栀子生姜豉汤方

栀子十四个，擘　生姜五两　香豉四合，绵裹

上三味，以水四升，先煮栀子、生姜，取二升半，内豉，煮取一升半，去滓。分二服，温进一服，得吐者，止后服。

此条论栀子豉汤证。此栀子豉汤证也是误治后出现的变证。这里的“虚烦”是相对于“实烦”而言的，这个“虚烦”实际上应联系腹诊的表现，因为后边专门有一个条文讲“按之自濡，为虚烦”，按腹部没有抵抗的感觉，是软的，这就叫“虚烦”。患者心烦失眠，重者可见反复颠倒，心中懊侬，这种情况一般叫胸膈郁热，可用栀子豉汤治疗。方后注“得吐者，止后服”，这个争议非常大。刘渡舟教授在20世纪80年代的时候还认为这是衍文，认为栀子豉汤没有催吐的作用。但是刘渡舟教授非常爱学习，从《伤寒论通俗讲话》到《伤寒论诠解》，到其晚年论水郁、火郁，许多观点都在变化。《伤寒论诠解》认为服栀子豉汤有的人喝了会吐，有的人不会吐。热郁胸膈，其实喝了吐也是好现象。吐法本身是个向上向外的反应，吐法不仅仅只有吐。患者吐完了往往是一头汗，脸也红了，当然热也就退了。所以说“得吐者，止后服”。秦伯未教授就认为栀子豉汤有催吐的作用，可以通过吐起到治疗作用。赵绍琴教授也特别喜欢用栀子豉汤，就不强调吐。临床观察，大多数患者服用栀子豉汤不吐。其实这里边，还存在用量的问题，用量小可能不吐，用量大了可能就会吐。当然如果患者有少气的就用栀子甘草豉汤，甘草能益气。如果本身有呕吐，就用栀子生姜豉汤，生姜和胃降逆止呕。这

些都比较容易理解。患者的呕吐症状与服药后呕吐反应，内涵不一样。

《伤寒论》所论的“伤寒”是一切外感病的总称，而温病则是其重要的组成部分。温病能够从广义伤寒中独立出来，是外感病学术不断发展的结果。我们不能为了重视《伤寒论》而无视温病学的巨大成就，也不能因为温病学说的独立，而无视《伤寒论》是论述一切外感病包括瘟疫的事实。实际上,《伤寒论》的许多理论对温病的辨证论治具有普遍指导意义,《伤寒论》的许多方剂治疗温病也仍是有效方剂。栀子豉汤就是这么一个可以广泛用于温病临床实践的方剂。当代著名温病大家赵绍琴教授临床上非常擅长应用栀子豉汤加味来治疗湿热类温病，疗效显著。赵绍琴教授治疗湿热证有十法，其中轻扬宣解法（适用于病在上中焦）、宣肃疏化法（适用于病在中上焦）、宣化通腑法（适用于病在中下焦）三法，常以栀子豉汤作为核心处方。

发汗，若下之，而烦热、胸中窒者，栀子豉汤主之。【77】

此条依然是论外感病误治变证。外感病经过发汗未能痊愈，又用下法，就可能导致邪热留恋。如果出现了烦热、胸中窒闷者，就应该用栀子豉汤。这个时候的病机还是胸膈郁热。此条提示我们，不合理发汗或行下法，失治误治，不仅可以导致阴伤气耗或伤阳气，更可导致外邪留恋或邪热内陷。临床上，应该通过“观其脉证”而“知犯何逆”，最终还是要“随证治之”。一切都应该以临床表现为基础，而不是以所谓“误汗伤阳”“误下伤阴”等套话为根据。

伤寒五六日，大下之后，身热不去，心中结痛者，未欲解也，栀子豉汤主之。【78】

“伤寒”应该理解为外感病。外感病，已经五六日，时间将近一候，也就是一个时间周期将到，许多情况下就该好了。如果曾经用了攻下法而且是“大下”，结果表现为身热还是不退，同时又出现心中结痛，就说明病邪未除。为什么出现心中结痛？也是有无形郁热内结，气机阻滞。因为栀子豉汤可以清宣郁热，宣通气机，所以最为适合这种情况。由于疾病的周期就要到了，所以这个时候用栀子豉汤就能够药到病除。

伤寒下后，心烦腹满，卧起不安者，栀子厚朴汤主之。【79】

栀子厚朴汤方

栀子十四个，擘　厚朴四两，炙，去皮　枳实四枚，水浸，炙令黄

上三味，以水三升半，煮取一升半，去滓。分二服，温进一服，得吐者，止后服。

此条也是论外感病误治的变证，伤寒误下变证。与上一条一样，此心烦是攻下之后，邪热内郁，胸膈郁热所致。同时，还有腹满，乃是气滞所致。而“卧起不安”，是指睡眠受到严重影响。为什么？“胃不和则卧不安”，郁热内扰，胃气不和，阳不入阴所致。所以治疗用栀子厚朴汤，可以清解郁热，宣通气机，用厚朴主要是理气消胀的意思。

伤寒，医以丸药大下之，身热不去，微烦者，栀子干姜汤主之。【80】

栀子干姜汤方

栀子十四个，擘　干姜二两

上二味，以水三升半，煮取一升半，去滓。分二服，温进一服，得吐者，止后服。

“伤寒”即外感病，医生用丸药攻下，病情没有好转，还是有身热，同时略微感觉烦躁，与上一条有类似病机。但考虑是用峻猛的丸药攻下之后，导致了脾胃阳虚，同时又存在胸膈郁热，这时候就应该用栀子豉汤类方。因为栀子本身能够清热除烦，清解郁热，针对脾胃阳虚，就应该再加干姜温中散寒。所以寒热错杂证，就用栀子干姜汤这样的寒热并用的方剂治疗。有学者常用此方加味治疗慢性胃炎、溃疡病存在寒热错杂病机者，常有佳效。

凡用栀子汤，患者旧微溏者，不可与服之。【81】

此条文是有关栀子豉汤类方的总结性的条文。意思是说：凡用栀子豉汤这一类的处方，患者如果平常就有大便稀溏，就不适合服用该类

处方。为什么？因为栀子药性苦寒，易损伤脾胃，导致腹泻加重。临床上，如果大便偏稀，我们可用炒栀子。如果大便偏干，正好适合用栀子兼可通便。临床上治疗失眠，我非常重视治胃。《黄帝内经》说："胃不和则卧不安。"而在人体，心居上焦主火，肾居下焦主水，水火交济，胃居中焦，胃是水火升降出入的道路，同时，胃也是营卫出入的关键。如果胃不和，营卫不能出入，阳不能入于阴，心肾不交，水火失济，那就会引起失眠。所以，《黄帝内经》强调用半夏秫米汤治疗，我们临床上喜欢用黄连温胆汤或配合栀子豉汤。如果患者大便干，而应用黄连温胆汤，黄连本身苦寒，厚肠止泻，会导致大便更干，那怎么办？那就可以用栀子，栀子本身也能清心除烦，也能安神，栀子本身不会导致大便干，还可以让大便稀。栀子这个药清心除烦的效果还是非常好的，包括泌尿系感染出现心烦，口舌生疮，小便不利，尿频、尿急、尿痛，都可以用栀子清心除烦，并可导热从小便而出。

•

太阳病，发汗，汗出不解，其人仍发热，心下悸，头眩，身瞤动，振振欲擗地者，真武汤主之。【82】

前边几个条文都是论外感病误治，邪热内郁者，此条是论外感病误治伤阳的变证。太阳病即太阳体质的人为病，如果表现为表证，当然应该用汗法。如果用汗法病情未见缓解，仍有发热的症状，同时出现"心下悸，头眩，身瞤动，振振欲擗地"等表现。出现上述症状是因为心脾肾之阳受伤，是阳虚水气不化，水饮内停所致。实际上，临床上这种情况多见电解质紊乱，酸碱平衡失调，按中医学理论讲是心脾肾阳虚，这个时候就需用心脾肾同治的真武汤。实际上是太阳病误治，伤了心、脾、肾阳气，导致停饮、停水，饮邪上犯出现上述症状。这里汗出不解，可能有气虚，临床上常可以加人参。人参配附子就是参附汤。人参配附子治疗阳气虚的重症效果非常好。真武汤适用于心脾肾阳虚、水邪内停的各种病症。包括西医学的慢性充血性心力衰竭、肺心病、心肌病、甲状腺功能低下、慢性胃肠炎、肠结核下利、慢性肾炎、肝炎、肾衰、低血压、高血压病、梅尼埃病和神经科多种疾病。此条所论真武汤证，包括前文所论栀子豉汤证、五苓散证，实际上都是太阳病或者说是外感病误治之后出现的变证。这些变证的治疗原则是什么？当然是"观其脉证，知犯和逆，随证治之”。

咽喉干燥者，不可发汗。【83】

从此条开始是论所谓“不可发汗”证。再次强调，《伤寒论》的原文编排实际上是有内在规律的。从第83条到第89条这几个条文，主要是讲汗法的禁忌证。先看此条说“咽喉干燥者，不可发汗”。这个“发汗”，实际上主要是指辛温发汗，主要就是麻黄汤、桂枝汤这一类。这个“咽喉干燥”包括咽喉干、红肿、疼痛等，实际上是体现了存在阴虚，或者燥热，或者是感受风热之邪、温热之邪、温毒之邪。当然，这个时候感受了风热之邪、温热之邪、温毒之邪，或者本身就是阴虚燥热，出现咽喉干燥这种情况，就不可过用辛温发汗。这个“发汗”本意和后世温病学家所说的“在卫汗之可也”那个“汗”，实际上不完全是一个概念。它这个“发汗”主要是辛温发汗，即应用麻黄汤、桂枝汤这一类处方发汗。许多人说辛温解表、辛凉解表的适应证不好分。其实这个“咽喉干燥”就是重要的一个鉴别点。

淋家，不可发汗，发汗必便血。【84】

此条提出了“淋家不可发汗，发汗必便血”。这个“淋家”主要是指经常有尿频、尿急、尿痛的人，存在膀胱湿热，膀胱气化不利。实际上，也可以理解为普通“热淋”证患者。这样的患者，这样的病家，不能过用汗法。为什么要强调这个问题？因为许多泌尿系感染的患者，也就是中医说的“热淋”的患者，也经常在早期有恶寒发热这样的表现，甚至可以表现为寒战高热这种情况。寒战高热也好，恶寒发热也好，往来寒热也好，类似于外感病表证的表现。泌尿系感染虽然有类似于表证的表现，但不能用麻黄汤和桂枝汤来发汗。如果发汗的话病情就可能加重，出现便血的情况。为什么？那是因为辛温发汗可进一步伤阴耗气，就会导致热邪灼伤血络而出现便血。不管大便出血也好，小便出血也好，都是有可能的。所以在此强调的是，泌尿系感染的这部分患者不能过用发汗。但临床上我们遇到热淋患者的时候，也经常随方加用一些解表的药物。比较常用的有鸡苏散，就是滑石配甘草再加薄荷，实际上应该说也是有宣透之功，吃了药以后在退热的同时也经常有轻微的发汗作用。但总体来讲，这种发汗不是那种辛温发汗，不是麻黄汤、桂枝汤那种发汗。所以就是说出现恶寒发热甚至寒战高热的时候，不要被这个表象所迷惑，不要认为是外感风寒而用麻黄汤、桂枝汤发汗了。张仲景是这个意思：并不是说出现热淋的患者，就一定不能用宣透的方法治疗。实际上，我们临床治疗泌尿系感染，包括膀胱炎，尤其是肾盂肾炎这类患者出现恶寒发热或寒战高热的时候，尤其是口苦、咽干、目眩的时候，或呕恶、小腹疼痛、腰痛，经常用柴胡汤这一类方。采用柴胡汤这一类方，除了有清利的作用之外，实际上在清解郁热的同时也经常可以起到退热的作用。这个疗效还是非常确切的。像以前的重庆中医研究所有一位老师叫郭铭信，还有一位黄星垣教授，就发明了柴芩汤、柴苓汤，就是在小柴胡汤的基础上加上四苓散，猪苓、茯苓、白术、泽泻，甚至加上滑石、葎草、土茯苓、石韦、白花蛇舌草等利尿通淋的药物治疗泌尿系感染，包括泌尿系感染表现为恶寒发热这种情况的，临床上都非常有效。所以，怎么理解这个"淋家不可发汗"？主要是强调不能过用辛温发汗。因为这个"淋"，按照《诸病源候论》的说法叫"诸淋者，由肾虚而膀胱热故也"，病情实质经常是膀胱有热，这个时候要再用辛温发汗，那就不合适。但是，如果用柴芩汤、柴苓汤这类表里双解之剂，实际上就常可以取得非常好的疗效。上海有位名老中医张伯臾教授，治疗泌尿系感染，遇到确实有风寒表证的时候，就会在桂枝汤的基础上加一些清利湿热的药来治疗。这种思路可不可以理解为淋家用了发汗的方法？实际上咱们强调不可发汗是说不能妄行辛温发汗或过用辛温发汗或单用辛温发汗。

疮家，虽身疼痛，不可发汗，汗出则痓。【85】

此条是"疮家，身虽疼痛，不可发汗"。这个"疮家"也就是患痈肿疮疡的人。这类患者，即使出现身体疼痛，也不能发汗。因为"疮家"在痈肿形成的这个阶段，还没有成为溃疡的时候，经常表现为身体疼痛、恶寒发热这些类似外感表证的表现。这个时候虽然症状类似于外感，实际上主要还是疮痈，主要是热毒壅滞，壅遏气血，腐败为脓，逐渐化脓破了以后，脓流出来，热就退了。所以说，"疮家"不可发汗是因为"疮家"在早期的时候，也经常存在一些类似外感病表证的表现，如恶寒、发热、身体疼痛这些症状。这个时候不能过用发汗，如果发汗过多的话，就可能出现抽风惊厥的情况。曾经见过一个农村小孩，这个小孩是大腿患骨髓炎的患者。骨髓炎也算一种部位比较深的广义的疮疡范围了，为外科病，这个骨髓炎病例表现为发热寒战等症状，但是没人注意到腿的局部肿胀疼痛情况，一直认为是呼吸道的感染，用了好多退热药和解热镇痛药如安痛定等。用解热镇痛药临时发汗了，热有点退了，但紧接着就又再次发热，就是因为没有解决病根，因为发热本身是热毒壅滞所引起的。应该用消法、透法，应该重点地清热解毒、消痈透脓，而不是用发汗的方法。当然，发汗的方法也不是说绝对不能用，因为在疮疡的早期可出现类似表证的情况。广义的“汗法”里，经常要用到一些宣透的药物，比如说荆芥、防风、牛蒡子等。实际上，上半身疮疡早期出现类似表证的情况也常有用宣透药物治疗的。但是，张仲景“疮家虽身疼痛，不可发汗”，这个发汗强调的是辛温发汗，是说不能用麻黄汤、桂枝汤这类的辛温发汗剂。因为辛温发汗的话，汗出就容易伤阴液。汗出以后，因为病根没解决，就容易出现惊厥的情况。前边说的那个小孩子患骨髓炎，虽然表现为身痛、发热、恶寒寒战，反复用发汗的药也没治好，后来就引发惊厥昏迷，到大医院检查，才发现原来是一个急性骨髓炎的患者，所以发高热不退。因此，这种情况仅仅靠发汗不可能解决问题，尤其是仅仅靠辛温发汗更是不可能解决问题。这就是所谓的“疮家虽身疼痛，不可发汗，汗出则痉”，这个发汗应该灵活地理解。

衄家，不可发汗，汗出必额上陷，脉急紧，直视不能眴，不得眠。【86】

亡血家，不可发汗，发汗则寒栗而振。【87】

汗家，重发汗，必恍惚心乱，小便已阴疼，与禹余粮丸。【88】

此三条，我们放到一起讨论。前条说“衄家不可发汗”。这个“衄家”，一般就是说鼻出血的患者，也有认为皮下出血者，“肌衄”就是皮下出血。患有血证的这些人不可发汗，为什么？因为血与汗都属于阴液，衄血的病机不是热就是气，即所谓“凡病血证，唯火唯气尔”。火里面又分虚火和实火，但无论是虚火也好，还是实火也好，都是火。如果是虚火应该是滋阴降火；如果是实火应该清热凉血，清热泻火。而不用清热的方法治疗，不用滋阴降火或者清热泻火、凉血止血的方法，而妄行发汗，当然不可以。前面已经讲过“红汗”，就是外感风寒表证，阳气被郁在里面了，这个时候如果出现鼻出血，那病情很快就好转了，又叫“红汗”。经常是鼻血一出，外感症状的发热也退了，身体也清爽了，病就好了。86条的“衄家”应该是有血证的患者，本身有内热甚至血分有热，就不能用发汗的方法。即使有表证也不能用治疗表证的方法，应该主要以清热凉血作为治疗大法。如果发汗的话，就违背了《黄帝内经》“夺血者勿汗，夺汗者勿血”的精神，那就意味着“重伤津液”，进一步伤阴津就可以导致阴虚、血虚、津液不足，出现惊厥的情况。张仲景说：“汗出，必额上陷，脉急紧，直视不能眴，不得眠。”眼睛都直了。实际上，也与“疮家不可发汗，汗出则痉”完全是类似的一种情况。“不得眠”是一种火邪内郁，扰动心神，心神不宁，出现神志方面的改变，这是非常严重的情况。《伤寒论》强调阴虚火旺的患者、血分有热的患者，即使有表证，也不能过用辛温发汗。“汗为心之液”，如果伤了津液以后，阴津不足，或者气随津脱，就会心神失养，心神失养以后，就会出现意识方面的改变，表现为神志恍惚或者是心中烦乱，即心烦、心乱、心慌这些症状。此外，甚至可出现“小便已阴疼”，表现为小便完了以后觉得尿道不舒服。这种情况，实际上也是一种阴虚或者阴虚火旺的情况。那治疗应该用什么办法？可以用禹余粮丸。在《伤寒论》原书里边，禹余粮丸这个方剂组成已经失传了，但是禹余粮这个药本身是个固摄之品。我们可以想象，本身像这种“汗家”，最主要的治疗方法是什么？就是固摄法来治疗！因为发汗法导致汗出不禁则津液大伤，进一步可能导致气随津脱，所以就应该用固摄的药物。不管是禹余粮也好，还是像生脉散或者五味子、金樱子、浮小麦、煅龙骨、煅牡蛎这些药，还是麻黄根、碧桃干，都是需要用这些酸涩收涩的药物来固脱，这是非常必要的。

患者有寒，复发汗，胃中冷，必吐蛔。【89】

此条说“患者有寒”，应该本身素体有寒。如果是患者素体有寒，又用发汗的方法，就会进一步导致“胃中冷，必吐蛔”。这个“患者有寒”，一般理解可能是本身有内寒，就是本身脾胃有寒，如果再用发汗的方法治疗之后，就可能伤阳气，胃中冷，就可以导致吐蛔的情况。我们知道，因为古代的卫生状况不像现在这么好，所以古人体内有蛔虫是非常常见的。在正常的情况下，蛔虫相对来说和人体是相安无事。假如患者本身有寒，又反复用了发汗的方法，导致胃中冷了，就出现了一个应激反应。这种应激的反应就能扰乱体内本来安静的蛔虫，就可能出现吐蛔虫的情况。现在因为体内有蛔虫的情况越来越少，大家可能不理解为什么胃中冷了就吐蛔。本人年幼时生长在农村，对此体会很深，也见过很多这种情况。所谓“食则吐蛔”，实际上就是一种外感病应激的情况下，扰动了体内本来的内环境，导致本来和人体相安无事的蛔虫被扰动，所以可出现吐蛔，甚至出现蛔厥的严重局面。

以上这些条文重点强调了“发汗”的一些禁忌证。对于以上禁忌证，实际上要灵活理解。首先对“发汗”要灵活理解。这个“发汗”主要是辛温发汗，选用麻黄汤、桂枝汤，尤其是麻黄汤发汗，这是一个意思。另一层意思就是“不可发汗”，是指不能用辛温发汗的方法，不等于不能用宣透的方法来治疗，更不是说用完药以后，如果出现汗出了，这个就不对！比如说“淋家”，前面讲了，除了可用柴苓汤、柴芩汤，后世《通俗伤寒论》里还有一个特别有名的名方叫蒿芩清胆汤。蒿芩清胆汤治疗的是什么病？治疗的就是感受湿热之邪，如果本身又有痰湿停聚的话，就会出现寒热如疟、呕吐痰涎、小便不利、少腹胀满、胃脘满闷等症状，舌苔黄白相间，脉象弦或数。这里的“寒热如疟”是不是也类似外感病的表现？实际上也经常见于泌尿系感染，像急性肾盂肾炎。这时用青蒿往外透邪也好，还是用滑石这些药来宣通毛窍、清热透邪也好，实际上都有退热的作用。吃完这个药以后，也经常是除了小便通畅，也经常有汗出热退的功效。所以这个“不可发汗”，也应该灵活理解。这些有关辛温发汗的禁忌证，不等于不能用清宣之药！

本发汗，而复下之，此为逆也；若先发汗，治不为逆。本先下之，而反汗之，为逆；若先下之，治不为逆。【90】

从本条开始，主要是在强调表里先后的问题。在《伤寒论》当中，有表证又有里证的时候，尤其是表证为实证，里证也是实证的时候，一般都是先解表，然后再治里。如果有表证，但里证是虚寒证的话，就不一定要先解表再治里了。这个时候，表证与里虚寒证，哪个表现更突出？表证比较突出的，急则治其表；而本虚证，里虚寒证更突出者，则急救其里。先看本条所谓“本发汗，而复下之，此为逆也。若先发汗，治不为逆；本先下之，而反汗之，为逆；若先下之，治不为逆”，如果是以表证为主，应该先用发汗的方法。但是误用了下法，这就叫作“逆”，病情就可能加重。如果本来该发汗就先发汗，这是符合一般治疗规律，这个治疗没错，即“治不为逆”。如果本来以里实证为主，应该先用下法，结果误用汗法了，那就是治疗得不对，即称为“逆”。如果要是本来该用下法，现在就先泻下，这个符合一般治疗规律，即“治不为逆”。所以说到底是应该以汗法为主，还是以下法为主，也是要根据病情来定的。总体来讲，一般是先解表，后用下法，就是先治表证，后治里证。但是有的时候，也有“本先下之，治不为逆”的情况。著名的老中医蒲辅周有一个非常好的医案：用小承气汤治疗乙型脑炎的一个患者。这个乙型脑炎的患者除了腹满、大便不通这些症状外，同时，又有身热恶寒这些表证表现。蒲辅周先生就认为主要是里实热证，主要是胃肠有结热之阳明腑实，所以就用小承气汤。应用小承气汤以后，一下而解，发热退了，怕冷的症状也改善了。所以，像这种情况就是有下法的适应证，有时候也可以先用下法。所以虽然张仲景在《伤寒论》比较重视先表后里的这种治疗次序，但也不是永恒不变的。临床上，还是要根据病情具体情况，当下即下，当汗即汗！

伤寒，医下之，续得下利，清谷不止，身疼痛者，急当救里；后身疼痛，清便自调者，急当救表。救里，宜四逆汤，救表，宜桂枝汤。【91】

上一条论表里同病，表里俱实。而这一条说的就不是纯实证了，而是里边是个虚寒证了。说“伤寒”，这是外感病的意思。“伤寒，医下之，续得下利清谷不止，身疼痛者，急当救里。后身疼痛，清便自调者，急当救表。救里，宜四逆汤；救表，宜桂枝汤”，这个“伤寒”就是外感病的总称。得了外感病以后，用了下法，应该是不合理应用，所以导致持续下利清谷不止，同时，还有身疼痛，说明表证还是存在。反复的腹泻不停，下利清谷不止，就说明脾胃虚寒已经非常突出，阳气虚比较突出。这个时候到底应该是先治表，还是先治里呢？按一般的原则好像应该先治表后治里，实际上不是，按《伤寒论》的说法应该是“急当救里”。为什么要先救里？《素问·标本病传论》里就明确指出：“小大不利治其标，小大利者治其本。”意思就是说：一旦出现大小便改变了，那往往病情就比较突出了，这个时候就得重点治标救急了。而这一条，根据大小便的情况来考虑，里虚寒证太突出了，自然就不能再去忙于解表了。应该重点针对里虚寒证，急救其里。那么，怎么来解表？怎么来救里？条文说得很清楚。救里就得用四逆汤了。在《辨太阴病脉证并治》篇就有“当温之，宜四逆辈”的说法，就是选用四逆汤这一类的处方。因为四逆汤这一类方，不仅能回阳救逆，还能温中散寒。因为方中有附子、干姜、炙甘草，本身就有温中散寒、回阳救逆的作用。所以救里的时候，可用四逆汤。如果又有“下利清谷不止”，又有“身体疼痛”，经过治疗后，大小便都正常了，仅仅剩下身疼痛，说明表证还在，这时候，回过头来，还可以用桂枝汤解表。

病发热头痛，脉反沉，若不瘥，身体疼痛，当救其里。宜四逆汤。【92】

此条是承接上条，提出“病发热，头痛，脉反沉，若不瘥，身疼痛，当救其里，宜四逆汤”。这里出现的发热、头痛的症状，是正邪交争的表证的典型表现。但脉象是沉脉，而且病还不好治，就提示病情不简单。临床表现为头痛、身痛，又见发热，如果只是看这个症状的话，是不是应该用麻黄汤这一类处方呀？但麻黄汤证是脉浮紧，桂枝汤证是脉浮缓，这里是脉沉。脉沉说明什么？说明本身存在阳气虚，存在里虚寒证，体内阳气虚衰，当然就不能再用麻黄汤。这种情况，若不注意，阳虚很快就会发展成阳脱，虚阳外越的危候。所以这时急当救里，应该用四逆汤救急。大家应该把本条与“少阴病，二三日，反发热，脉沉者，麻黄附子细辛汤主之，不瘥者，麻黄附子甘草汤主之”互相联系起来理解。“少阴病二三日”也是发热、脉沉，这两条的适应证是一样的，应该都是少阴病之类。本来就存在阳虚的基础，又得了外感病，临床表现为发热头痛，脉象沉。这时仅仅解表是不够的，须要扶阳解表，方用麻黄附子细辛汤或麻黄附子甘草汤。但如果有时候阳气虚弱，里虚寒证突出，或过用发汗，紧接着就会出现阳气虚脱的情况，所以《伤寒论》强调指出当“救”其里。临床体会：感冒的患者，若头痛身痛，脉沉迟的，往往提示体质较虚，治疗应该谨慎对待。经常见好多农村的老年人，到了冬天气候寒冷的时候，得了感冒，发热身体疼痛，有些连咳嗽的症状都没出现，几天以后就去世了。这就是少阴阳衰体质的人感受了风寒之邪，表现为感冒的症状，或者本身就有里虚寒证，有阳衰的基础，就不能轻视。因此，救里是非常关键的。轻症用麻黄附子细辛汤，扶阳解表。重症就要用四逆汤，回阳固脱。有关“表里先后”的问题，在《伤寒论》里，一般来说，先解表后治里是常态，但也经常有需要先治里的。治里当中，里实证当用下法，那里虚证呢？当用温法、补法。前条讲下法，主要用在里实证，里实证特别突出的时候，就得用下法。里虚寒证突出的时候，就要用温法，回阳救逆，用四逆辈。这里实际上是在强调虽然先治表后治里是常法，但也经常有需要先治里的情况。所以对于任何治则治法，都不应该机械地理解，应当根据临床表证里证何者更突出及邪正的盛衰来决定。

太阳病，先下而不愈，因复发汗，以此表里俱虚，其人因致冒，冒家汗出自愈。所以然者，汗出表和故也。里未和，然后复下之。【93】

此条虽然论太阳病治法，实际上还有“表里先后”的意思在里面，与前条有联系。就是说，有一个太阳体质的人得了外感病，治不得法，先用了下法，又用了汗法，下法伤里，汗法伤表，所以导致“表里俱虚”，于是就表现为“冒”，也就是“头晕目眩”之类，头部蒙蒙的感觉。如果表现为头蒙、汗出，提示这个病就好了。为什么这么说呢？因为既然有汗出，说明津液未大伤，汗出邪退，营卫调和，头昏眩晕之类自然也就好了，很类似于吃药的瞑眩反应。出汗之后，表气就和了。前文说过，表证主要就是正邪交争，营卫失和，所以才会出现发热、恶寒。如果有汗出，就意味着表气已和，营卫调和，所以一般的外感病也就好了。假如汗虽然出了，但还是没完全好，尤其是大便不通，好几天不大便，这种情况还可以用下法，调胃承气汤微微用一下就好了。好多人得过感冒，经过治疗好了，其后常出现大便干燥、牙痛、口舌生疮等症状，吃一点牛黄上清丸、黄连解毒丸也就好了。实际上，外感病，包括感冒后期常见表和里未和的表现，此时用调胃承气就可以了。可见，此条还是强调表里先后理法的意思。

太阳病未解，脉阴阳俱停。必先振慄汗出而解。但阳脉微者，先汗出而解。但阴脉微者，下之而解。若欲下之，宜调胃承气汤。【94】

此条是论战汗及其相关治法，实际上，还有论表里的意思。对于这个条文的解读存在较多的争议。“太阳病未解”，是指太阳体质的人感受外邪之后，太阳系统病变没治好，出现“脉阴阳俱停”。这个“停”不好理解。什么叫“停”？我们讲过脉阴阳俱浮是尺脉与寸脉都浮，“停”难道是寸脉摸不到，尺脉也摸不到？脉“停”了，人不就死了吗？有的人说，张仲景是河南南阳人，用了很多的河南方言，“桂枝不中与之也”，“不中”，就是不可以用。“停”，就是停匀的意思。中原有一句土话叫作“两头中停”，也就是两头相等、相对称的意思。辞书《释名》释曰：“停，定也，定于所在也。”引申出停泊、停业、停当、妥当、妥帖等，“停”读作 tíng，《三国演义·第九十五回》有“凡事商议停当而行”句。又引申为平均，又如停分，即均分，各据一半。停匀即匀称，停直即匀而直。可见，“脉阴阳俱停”，即尺脉与寸脉是相称的，意味着正邪相争比较均衡，所以此时容易出现战汗，必先振栗汗出而解。振栗就是全身寒战，紧接着就是出大汗，大汗后就好了，是外感病战汗痊愈的机制。古今医家有关战汗争论很多，后世温病学家也曾讨论为什么外感病后会出现战汗？如果正气渐复，邪气渐退，大汗以后就可一汗而解，病情就好了。但如果要是经过战汗后，正不能胜邪，正气渐衰，有的就可能一汗不振，甚至危及患者生命。后人解释也是非常多，各不相同。总之这个战汗是非常神秘的。但实际上对战汗有经验的大夫并不是很多。本人体会：这个战汗并不是什么太神秘的东西。因为本人禀赋不足，自幼体质就比较弱，对寒冷等比较敏感，经常有“战汗”这种情况发生。直到现在，当天气比较冷的夜晚，或睡觉忘了关空调的时候，睡觉时半夜一起来，常会出现寒战，牙齿都在碰撞，全身都在战栗。遇到这种情况，喝点热水，然后蜷曲肢体，“兜住肾囊”，不用半个时辰，就能一汗而解，即战汗而解，次日天明，照样可以正常上班。所以不要把战汗想得太神秘。实际上，战汗就常见于比较敏感体质的人，感受了寒邪以后，出现正邪交争的情况。这个时候，喝点热水，再加上“兜囊”功法，鼓动阳气，常可一汗而解，战汗而解，也没有什么太神秘的。明代医家冷谦所著《修龄要指》“导引歌诀”有“兜礼治伤寒”句，很有临床价值。《伤寒论·辨脉法》指出：“病有战而汗出，因得解者，何也？答曰：脉浮而紧，按之反芤，此为本虚，故当战而汗出也。其人本虚，是以发战。以脉浮，故当汗出而解也。若脉浮而数，按之不芤，此人本不虚；若欲自解，但汗出耳，不发战也。”明确指出：战汗发生的机制，是其人本虚，而外邪犯表，就容易发生战汗这种情况。经常发生在本人身上的这种情况就是一时的受寒所致。但如果是像这个条文当中的外感病出现战汗，恐怕就不那么简单了，为什么呢？脉阴阳停匀的，寸脉、尺脉停匀的这种情况，提示正邪交争，双方力量相当。如果仅仅是“阳脉微”者，就是寸脉有点改变，说明表证存在，应该用汗法，所以《伤寒论》说：“阳脉微者，先汗出而解。”“阴脉微”者，就是尺脉有点改变，说明是里证，里证下之则解，方剂可用调胃承气汤，依然需要“观其脉证，知犯何逆，随证治之”。

太阳病，发热汗出者，此为荣弱卫强，故使汗出，欲救邪风者，宜桂枝汤。【95】

太阳病，就是太阳卫阳不足体质的人得病，临床表现为发热、汗出，是类似于太阳中风证的表现，被称为“营弱卫强”，就是外边感受外邪了，同时又有营卫不和。“营弱卫强”，太阳病中风“阳浮而阴弱，阳浮者，热自发”，寸脉浮就是“卫强”的意思，“阴弱者，汗自出”，尺脉弱就是“营弱”的意思。这时就应该应用桂枝汤。桂枝汤能够解在表之邪，以调和营卫。实际上，桂枝汤在表可调和营卫，在里可调和阴阳，还可以调和脾胃。所以桂枝汤变方在《伤寒杂病论》里特别多。在临床上运用也是特别多，包括普通感冒、妇女的妊娠反应之恶心呕吐、自主神经功能紊乱、过敏性鼻炎、过敏性的皮肤病等。许多病可应用桂枝汤，屡用屡验。我们说的桂枝汤证的这类人，即所谓太阳卫阳不足体质的人，这类人看着虚虚胖胖的，呈现比较虚的表现，面色有点发亮，有点发黄的感觉，腠理疏松，比较容易出汗，容易感冒，体力、精力一般，对环境适应能力较差，一进空调屋就打喷嚏，天气一冷就容易感冒。这样的人往往就是容易患桂枝汤证的人。那是不是夏天就不容易用桂枝汤？也不是那样的。一方面，夏天好多人容易饮凉，露天睡觉，空调过冷，反倒容易感受寒邪。尤其是太阳卫阳不足体质的人，也同样可表现为恶寒、头痛、身痛，有的还有汗出。如果脉浮缓或浮弱的，就经常需要用桂枝汤来治疗。本人大学本科阶段，恩师张贵印老师治儿科病效果非常好。当时就想，中风、伤寒肯定冬天得的多。后看到暑期小孩感冒，老师用桂枝汤，结果一汗而解，始有所悟。实际上。临床上本人感冒也经常出现桂枝汤证表现，出汗，发热得不太厉害，有点怕冷，怕风，周身酸痛，投用桂枝汤往往可一汗而解。当时服药以后，喝点小米粥，取汗后，第2天照样上班。所以临床上桂枝汤用好了也是非常有效的。

伤寒五六日，中风，往来寒热，胸胁苦满，嘿嘿不欲饮食，心烦喜呕，或胸中烦而不呕，或渴，或腹中痛，或胁下痞硬，或心下悸、小便不利，或不渴、身有微热，或咳者，小柴胡汤主之。【96】

血弱气尽，腠理开，邪气因入，与正气相搏，结于胁下。正邪纷争，往来寒热，休作有时，嘿嘿不欲饮食。脏腑相连，其痛必下，邪高痛下，故使呕也。小柴胡汤主之。服柴胡汤已，渴者，属阳明，以法治之。【97】

小柴胡汤方

柴胡半斤　黄芩三两　人参三两　半夏半升，洗　甘草，炙　生姜各三两，切　大枣十二枚，擘

上七味，以水一斗二升，煮取六升，去滓，再煎取三升。温服一升，日三服。若胸中烦而不呕者，去半夏、人参，加栝楼实一枚；若渴，去半夏，加人参合前成四两半、栝楼根四两；若腹中痛者，去黄芩，加芍药三两；若胁下痞硬，去大枣，加牡蛎四两；若心下悸、小便不利者，去黄芩，加茯苓四两；若不渴，外有微热者，去人参，加桂枝三两，温覆微汗愈；若咳者，去人参、大枣、生姜，加五味子半升、干姜二两。

此两条开始讨论小柴胡汤证。其中，前条是论小柴胡汤证的最主要条文。这里的"伤寒"就是指一切外感病的总称。患者出现往来寒热、胸胁苦满、默默不欲饮食、心烦喜呕等症状，有的出现胸中烦而不呕，有的腹中痛等，这就是小柴胡汤典型适应证。很多人都把小柴胡汤理解成少阳病的专方，实际上，并不确切。因为小柴胡汤相关条文最多见于太阳病篇，也见于阳明病篇、少阳病篇。小柴胡汤并非仅用于少阳病，《伤寒论》更明确指出小柴胡汤可用治阳明病。前条即第 96 条所谓"伤寒"，当是指一切外感病。临床上各种外感病，只要出现柴胡汤证，都可以用小柴胡汤治疗。"伤寒"五六日，包括多种外感病，而不是仅指少阳病，是指少阳体质的人为病或者少阳系统的病变。那么，小柴胡汤证为什么会出现往来寒热、胸胁苦满这些症状？后一个条文就讲了，"血弱气尽，腠理开"，就是说，小柴胡汤证形成的过程中，有虚的一面，有"血弱气尽"，腠理开泄以后，邪气就能侵入。如果特别虚，那可能会出现太阴病、少阴病等。如果邪气特别盛，可能就表现为阳明病、太阳病等。而这个"血弱气尽"本身就有虚的一面，这个时候，邪气就容易由表入里，然后正邪就交争结于胁下，于是就出现胸胁苦满的症状。因为正气与邪气正好力量相当，需要斗争，所以正邪交争的结果就是往来寒热，休作有时。什么叫往来寒热？往来寒热就是先有冷后有热，过一会儿又发作，又先恶寒后发热。这种情况在临床是很多见的，就是先自己觉得怕冷，停一会儿了又怕热了。因为中医学所说的发热，

大多是一种自觉的感受。往来寒热呢？就是患者自己先觉得冷，后觉得热，休作有时，就是一阵儿一阵儿的。这种情况在外感病当中是非常常见的。西医学体温升高经常出现胃肠道症状，表现为默默不欲饮食的症状。那是为什么呀？《伤寒论》说："脏腑相连，其痛必下，邪高痛下，故使呕也。"什么叫"邪高痛下"？就是胁下痛。所以有人说，到底是什么呀？看后世温病学家说，上焦是心肺，中焦是脾胃，下焦是肝肾，是不是这样？实际上，也有人认为：肝也应该是中焦呀！此处的胸胁疼痛，就是正邪交争，结于胁下呀！"脏腑相连，其痛必下，邪高痛下，故使呕也"，这个邪显然是在中焦这个位置上。事实上，肝胆的解剖位置也是比较靠上的。所以这个时候应该怎么办呢？因为有虚的一面，所以需要扶正。因为又有实的一面，那需要祛邪。因为有表证，所以恶寒发热。但又有里边的症状，即默默不欲饮食、心烦喜呕。所以就需要表里同治、正邪两顾，需要寒热同用。这个小柴胡汤是一个非常好的方剂。柴胡能解外邪，黄芩能清内热，所以小柴胡汤又能治里证又能治表证，还有人参扶助正气，又用柴胡、黄芩能够祛邪气，既有黄芩这样的凉药可以清解郁热，同时又有生姜这些温药，寒温同用，辛开苦降。可以说，这个小柴胡汤是和解剂当中最有代表性的一个方剂。在小柴胡汤原方里面，柴胡用量是半斤，半斤是多大剂量？是八两，黄芩是三两，所以柴胡和黄芩的比例是 8∶3。柴胡半斤、黄芩三两、人参三两、半夏是半升、炙甘草三两、干姜三两，大枣是十二枚。临床体会：柴胡和黄芩的比例是取得临床疗效的关键。经常听一句话说："汉方不传之秘在于药量。"但这并不是说剂量越大疗效就越好，关键还是药物剂量的配伍比例。尤其是用于这种感染性疾病的发热，往来寒热也好，恶寒发热也好，出现这些症状的时候，一定要把柴胡用量用足了。在临床上，我有时候也是不愿意让人觉得用药过猛，所以经常是北柴胡和银柴胡同用。比如说，北柴胡 12g，银柴胡 12g，黄芩 9g，这样的比例来用药，临床上也能够取得比较好的疗效。刚当大夫的时候，曾经看过一个麻疹后肺炎的 30 多岁的男性患者，已经用了高级抗生素，但肺炎控制得也不理想，看开的方也不错，小柴胡汤加上麻黄、杏仁、连翘等，这个方开得也不错呀！为什么疗效不好呀？后来主管这个患者以后，认为主要还是柴胡用量不够，就把处方改成北柴胡 12g，银柴胡 12g，黄芩 9g，按着这个比例用以后，第2天热就退了，后面病情就趋于稳定，很快就出院了。所以说，小柴胡汤用药比例是很关键的。小柴胡汤如果是用于治疗外感发热，应该重用柴胡。而对于定时发热、午后发热者，习惯北柴胡、银柴胡同用。而用小柴胡汤治疗肝胆郁热所致的杂病，则习惯用柴胡9～12g，黄芩6～9g。应用柴胡汤除了用药比例之外，还有一个问题，就是小柴胡汤本身的煎服法也很重要，需要去滓、再煎，就是去了药渣以后，把药汁再熬一遍，浓缩一下。去滓、再煎的煎法在和解剂中非常常用，像泻心汤、柴胡汤这一类。本人体会，去滓再煎法，一方面可以和解寒药和热药、泻药和补药，把这些药调和得更好。因为后世医家解释“和法”时就说：“表里双解之为和，寒温同用之为和，攻补兼施之为和，平其亢厉之为和。”“和法”所用的这些药往往都是相对应的、相对立的。所以经过去滓再煎，可以让这些药物能够更好地融合，更好地发挥协同作用。另一方面，像小柴胡汤、泻心汤等处方，经常适用于心烦、喜呕、呃逆、肠鸣、心下痞等。这些症状，如果吃药药量比较多，是不是就更容易恶心呕吐？去滓再煎以后，实际上，这个药就浓缩了，浓缩以后药量就少了，喝到胃里以后呕吐等症状可能相对就减少了。总而言之，想要用好小柴胡汤，还是要遵循原方的煎服法来用，按原方的剂量配比来用，这样才会有更好的临床疗效。

应该指出的是，善用经方的大夫没有不善于用小柴胡汤的，但每个人都有每个人的经验。临床上应用小柴胡汤还要注意它的腹证，小柴胡汤证的腹证特点是什么？是“胸胁苦满”。胸胁苦满怎么解释？日本的汉方医家把这个“胸胁苦满”描述得非常好，就是平躺着，把两腿伸直了，触诊腹部，垂直按压肋弓这个地方，如果有压痛，就相当于西医学体征里的墨菲征的那个地方，按着有难受或者说不舒服，压下去有痞塞的感觉，这些都是“胸胁苦满”的意思。临床凡有这种腹证特点的，就可以用柴胡汤、四逆散这一类方。自觉胸胁满闷，或腹证表现为“胸胁苦满”，这也是小柴胡汤重要的一个用方指征。

另外，还有小柴胡汤加减或然证的问题。如果是“胸中烦而不呕”的，去半夏、人参，加瓜蒌实一枚。瓜蒌本身就能宽胸理气，“胸中烦不呕”可以加瓜蒌，这个好理解。那如果口渴，去半夏，加人参，就是把人参加大剂量。人参到底是应该用人参还是党参，还是用西洋参，每个人用药经验都不一样。《神农本草经》描述的人参，从功效来看，像现在的出自辽东地区的人参。但是《本经》又说："人参出上党。"针对这个说法，每个人的理解也都不一样。鉴于党参是明清以后才见于本草学著作，无论是植物科属，还是药物有效成分、功效等，党参和人参都不一样。所以，《伤寒论》所谓人参不可能是党参。临床上，真正有大病的时候还是应该用人参。但一般情况下，治疗普通杂病，还是用党参就可以了，尤其是消化系统疾病、肝胆胃肠疾病的时候，我平时更多用沙参或者太子参。因为沙参、太子参益气养阴，更偏于养阴，对于一些热病就更适合。当然有条件的，也可以用西洋参。像口渴，就可以用西洋参、沙参或太子参。沙参、太子参与西洋参相比，适当加大剂量，疗效还是可以的。口渴还可以加瓜蒌根四两。瓜蒌根是什么呀？瓜蒌根就是天花粉。天花粉不但有清热的作用，而且能养阴，还有增液的作用，实际上还可以通大便。天花粉是治疗消渴病之圣药，我治疗糖尿病口渴、多饮的，都加天花粉，临床上通常用到 15 ～ 30g。如果腹中痛就去黄芩加芍药三两，说明芍药是治疗腹痛最常用的药，为什么呢？因为芍药能够缓急止痛，配上甘草组成芍药甘草汤，是缓急止痛的良方。我们以前也讲过，《伤寒论》的时期芍药没有赤白芍之分，但是现在我们讲赤芍能够活血逐瘀，白芍能够柔肝养血，赤芍白芍同用配上甘草，不就是芍药甘草汤吗？治疗各种痉挛性疼痛，如胃痉挛、肠痉挛、输尿管痉挛、胆囊的平滑肌痉挛，还有胁痛、腹痛、少腹痛、腰痛，用芍药甘草汤都有非常好的疗效。还有妇女的痛经也可以用芍药甘草汤。如果胁下痞硬，去大枣加牡蛎四两。不但是胸胁苦满，还有胁下痞硬，可能就存在一些实邪，除了气滞郁热以外是不是还有痰、气、瘀？牡蛎咸寒可以化痰散结，像治疗肝胆疾病，如肝硬化脾肿大、肝纤维化，都可以用牡蛎，包括鳖甲煎丸这类药治疗。如果心下悸、小便不利，则可去黄芩加茯苓，茯苓有利小便、养心安神的作用，是治疗心悸非常好的药。如果不渴，外有微热者，去人参加桂枝三两，温覆取汗出。实际上，临床上常是柴胡汤和桂枝一起用，解表的作用就更强了。临床上如果觉得需要加强解表作用，常在柴胡汤基础上加荆芥、防风、白芷、牛蒡子、薄荷这些药，也是宣透解表的意思。当然《伤寒论》原书里是加桂枝三两，然后盖上被子，取微汗就可以了。如果咳嗽，就去大枣、生姜，加五味子、干姜，这很有意思。这说明在《伤寒论》的作者看来，干姜、五味子是治疗咳嗽比较有效的药物。请看有名的治疗咳喘的小青龙汤里就有干姜、五味子。“形寒饮冷则伤肺”，干姜本身能够暖肺，五味子本身又有敛肺止咳平喘的作用。现代药理研究发现，五味子具有抗过敏的作用，像过敏性鼻炎加五味子就有比较好的疗效。师祖祝谌予教授，师承北京四大名医之一施今墨先生，就是吕仁和老师的老师，有首著名的处方过敏煎，方药组成包括银柴胡、白芍、防风、五味子、乌梅、蝉蜕等。曾治疗过一个感冒表现为小柴胡汤证的患者，但是又有咳嗽，好几天不好，关键是又有白痰，白痰提示有寒象，本来感冒是个小柴胡汤证，没吃对药，又喝了凉水了，然后就出现咳嗽、白痰了，这种情况往往是寒邪，用干姜比较合适，加上干姜、五味子后，疗效非常好。所以治咳嗽不要只想着前胡、枇杷叶、紫菀、款冬、百部这些药，干姜、五味子在张仲景看来是治疗咳嗽非常有效的药。当然并不是说只要有咳嗽，就加干姜、五味子。如果要是肺热，还得加黄芩。有个故事，一个大官咳嗽好多年，找很多医官也治不好，后来街上有一个卖野药的说能够治疗这个咳嗽，最后一研究，就是用的黄芩一味药。可见肺热咳嗽，当然是要用黄芩。但其实咳嗽受寒所致的比较多，毕竟“形寒饮冷则伤肺”，外面有寒，穿得少，又喝了凉水，这种情况特别容易出现咳嗽，所以用干姜、五味子治疗咳嗽的机会很多。现在只是重视紫菀、款冬花这些药，忽视了干姜、五味子这些治疗咳嗽非常好的药。《伤寒论》里小柴胡汤等方剂或然证的加减法，是非常值得我们思考的。其实，这些加减用药恰巧是针对症状用药的最有效的药物，非常值得大家深入学习。

得病六七日，脉迟浮弱，恶风寒，手足温。医二三下之，不能食，而胁下满痛，面目及身黄，颈项强，小便难者，与柴胡汤，后必下重。本渴饮水而呕者，柴胡汤不中与也。食谷者哕。【98】

从此条开始有五个条文，继续重点介绍小柴胡汤相关问题。如哪些是小柴胡汤的适应证，哪些不是小柴胡汤的适应证，小柴胡汤与小建中汤如何鉴别等问题。因为小柴胡汤是功在调和，小建中汤温补但也有调和阴阳的作用，所以需要鉴别使用。实际上，外感病是非常复杂的，在《伤寒论》里的“伤寒”是一切外感病的总称，是广义的伤寒，涉及的病种非常多，许多后世的感染性传染性疾病都在这个范围当中。张仲景所说的“伤寒”不是特指某一种外感病，更不是仅仅指感受风寒之邪的外感病。伤寒本身就是非常复杂的，是基于整体来讲的，总体论述的。所以各种变证都可能出现。看这个条文，患者已经得病六七日了，出现脉浮弱、恶风寒、手足温，表面上看像是桂枝汤证，所以医二三下之，用了下法，就是治不得法。后来就出现了不能食，胃口不行了；又出现胁下满痛、面目及身黄，那就是黄疸了；颈项强，出现颈项强直了；又出现小便难了。这个时候再用柴胡汤，就不合适了。《伤寒论》指出：“与小柴胡汤，后必下重。”这个时候有黄疸、胁痛，那就用小柴胡汤吗？实际上不行，应用了小柴胡汤后，反而可出现里急后重的症状。“本渴饮水而呕者”“食谷者哕”，这些变证是出现了什么情况？实际上，这些可见于外感病出现了严重的肝肾损害时。胁下痛是肝胆病变常见症状。面目及身黄，结合西医学知识来看，只有肝病才会出现。又出现小便难，食谷者哕，那就是肝肾损害！可能就是肝肾综合征，肝功能衰竭，肾功能衰竭，必见食欲减退。所以外感病中出现了肝肾损害的严重情况，好像可以用小柴胡汤，但实际上用小柴胡汤不合适。所以 98 条是论外感病的一种变证，是小柴胡汤的非适应证，是小柴胡汤不能治好的疾病。现在大家治肝病非常常用柴胡，为什么？大家都知道黄疸也好，胁痛也好，都是肝胆的疾病。但是大家一定要注意，在张仲景时代，对胁痛黄疸，尤其是对黄疸的认识，并不认为病位在肝胆，更多的是强调与脾胃有关系。张仲景认为面黄和身黄是因为“瘀热以行，脾色必黄”，就是说，脾是主土的，土的颜色对应的是黄色。所以如果脾胃有湿热、瘀热或血分有热的话，这个时候脾色外现，也就是土色外现，就会出现目黄、身黄、小便黄这一系列的症状。所以张仲景用茵陈蒿汤、栀子大黄汤、大黄硝石汤、茵陈五苓散，这些方都是更强调治脾胃，而不是强调治肝胆。现在人们都知道这个黄疸是肝病！动不动就用柴胡汤来治疗肝病，实际上，一定程度上，也限制了我们的思维，并不是说柴胡汤适合用于所有的肝病，并不是说只要有胁痛就适合用柴胡汤。看这个条文就明确说“不能食，而胁下满痛，面目及身黄，颈项强，小便难者，与柴胡汤，后必下重。本渴饮水而呕者，柴胡汤不中与也。食谷者哕”，实际上就是外感病过程中出现了肝肾损害，像急性肝萎缩、急性重型肝炎，还有急性的肾间质的损伤、急性肾衰等，这些情况就可能变为小便难，变为“渴饮水而呕”等。“食谷则哕”，有人解释为呃逆，实际上中原地区“哕”也常指恶心呕吐，类似于中医学“关格”的表现。这些都是肝肾严重损害的表现，这时用柴胡汤，当然不合适。

伤寒四五日，身热恶风，颈项强，胁下满，手足温而渴者，小柴胡汤主之。【99】

前条讲的是外感病病程中出现严重的肝肾损害，出现胁痛、黄疸，不适合用柴胡汤治疗，而这个条文则介绍外感病，表现为身热恶风、颈项强、胁下满、手足温而渴，是小柴胡汤适应证。这个“胁下满”和上面这个条文对比着看，有什么不一样？上一个条文又出现了面目及身黄。这个条文也有身热恶风、颈项强、手足温而渴者，但是仅仅胁下满，没有目黄，也没有小便难。实际上，还是外感病的另一种情况，就是存在郁热不解的情况。所以这个时候，主要要看“胁下满”这个症状或这个典型腹证。如果出现“胁下满”症状或具备“胁下满”典型的腹证特点，符合小柴胡汤证的用方指征，就可以用小柴胡汤治疗。

伤寒，阳脉涩，阴脉弦，法当腹中急痛，先与小建中汤，不瘥者，小柴胡汤主之。【100】

这个条文的“伤寒”还是说外感病。“阳脉涩，阴脉弦”，阳脉是寸脉，寸脉涩，尺脉弦，说明病变部位偏下，法当腹中急痛，就是肚子出现阵发性疼痛，也可以把它理解成拘挛性的疼痛，也就是说因为平滑肌痉挛所致的肠痉挛、胃肠痉挛，导致了腹痛的症状。一般最常用的，治疗这种脾胃虚寒、中焦有虚寒、中脏有虚寒的腹中急痛的方剂是什么呀？小建中汤！但是有时候用小建中汤，没有好，“不瘥”者，可以小柴胡汤主之。这个条文说的是小柴胡汤和小建中汤的鉴别应用。因小柴胡汤证的典型的脉象经常是弦脉，也可以表现为腹中痛，那么，什么时候用小建中汤？什么时候用小柴胡汤？腹痛伴有“阳脉涩，阴脉弦”，实际上这个是中脏虚寒的情况。而小柴胡汤证经常除了腹中急痛以外，还有郁热的情况。如果用小建中汤治疗腹痛，既然没效，那就说明不是典型的中脏虚寒，提示可能还有郁热的情况，这个时候就可以用小柴胡汤治疗。前文讲了，小柴胡汤证伴有腹中痛的时候，可以用小柴胡汤加芍药，可加芍药四两！因此，提醒我们针对特定症状，应该根据临床实际情况，具体情况具体处理。

伤寒中风，有柴胡证，但见一症便是，不必悉具。凡柴胡汤病证而下之，若柴胡证不罢者，复与柴胡汤，必蒸蒸而振，却复发热汗出而解。【101】

此条文历来很受重视。所谓“伤寒中风”，就是不管是什么外感病，不管是什么病，只要具有小柴胡汤证表现，就可以考虑选用小柴胡汤治疗。这个条文非常明确地提出柴胡证不用所有的症状都具备，即所谓“但见一证便是”。至于见到哪“一证”就可用小柴胡汤？有的人说这柴胡汤证必须有四大症、七大症，四大症首先是往来寒热、胸胁苦满，然后是心烦喜呕、默默不欲饮食这四大症；还有人说七大症即四大症再加上口苦、咽干、目眩。实际上，这个条文把这些话都否定了。“伤寒中风，有柴胡证，但见一证便是，不必悉具”，就是说没有必要这些柴胡证的典型症状全部具备，有“一证”便可。这“一证”是什么呀？哪个症状呢？胸胁苦满就可以用吗？还是口苦或咽干就可以用呀？还是往来寒热就可以用呀？实际上张仲景本身并不是这个意思。在实际临床工作当中，这里的“一证”，也可以是“两证”或者“数证并见”，但一定是能够体现小柴胡汤证病机的“一证”。请看第99条！临床表现为身热恶风、颈项强、胁下满、手足温而渴者，就可以用小柴胡汤，此“一证”，那不就是胁下满这个证吗？但是在别的条文里边还有所谓“呕而发热者，小柴胡汤主之”呀！所以这“一证”不要机械地来理解到底是胸胁苦满，还是往来寒热！不能那么简单地来理解“一证”！而且在本条，张仲景反复强调：凡柴胡汤病证误治，本来该用小柴胡汤，却用下法治疗，用了下法以后，小柴胡汤证症状还存在，即“柴胡汤证不罢者”，还是可以用柴胡汤。用柴胡汤以后什么反应呀？“必蒸蒸而振，却复发热汗出而解”，就是说服用小柴胡汤的反应是身体觉得热乎乎的，然后一出汗病就好了。如此看来，小柴胡汤有发汗作用，为什么呀？柴胡汤里边主药是什么药呀？是柴胡，而且是大剂量柴胡。柴胡的作用是什么？是透表的！所以柴胡汤实际上是一个表里双解的方剂。既可以用大剂量的柴胡透表，又可以用黄芩清解里热。柴胡配黄芩，本身就体现了表里双解的意思。吃完柴胡汤以后最主要的反应，也经常是汗出而解。所以这个条文，一方面强调用柴胡汤的时候，不一定所有的症状都具备。另一方面就是强调柴胡汤证到底用不用柴胡汤，主要还是得看临床表现！而绝不是看到底是发病第几天或者经过误治没有！这是第二层意思，也就是那个“知犯何逆，随证治之”的意思。选方用药要重视当前的此时此刻的临床表现。另外，小柴胡汤的服药反应，主要还是透汗散邪这种机制，所以主治当为外感病表里同病者！

伤寒二三日，心中悸而烦者，小建中汤主之。【102】

小建中汤方

桂枝三两，去皮　甘草二两，炙　大枣十二枚，擘　芍药六两　生姜三两，切　胶饴一升

上六味，以水七升，煮取三升，去滓，内饴，更上微火消解。温服一升，日三服。呕家，不可用建中汤，以甜故也。

此条论小建中汤适应证，主治心下悸、心烦。“伤寒二三日”，意思是外感病两三天了，出现心下悸、烦，应该用小建中汤主之。这种心下悸、心中烦，肯定不是小柴胡汤证那个郁热的那种“心烦喜呕”的那种“烦”，应该是与患者的体质有密切联系。患者本身脾胃就有虚寒，脾胃不和，阴阳失和，所以大家可以参考《金匮要略·血痹虚劳病脉证并治》篇的小建中汤证。什么烦热、心下悸、梦失精等小建中汤适应证，实际上是为了调和阴阳，解决阴阳失和之证。所以会存在阴阳不和，主要还是与中气不足有关。小建中汤为什么不叫小温中汤？这是因为小建中汤虽然有桂枝这样的热药，但实际上，主要还是一个调和阴阳的处方，通过温中健脾，起到调和阴阳的作用。所以当脾胃本身偏虚偏寒，又阴阳不和出现心慌、心悸、心烦，这个时候，都可以用小建中汤来治疗。小建中汤也是非常好的一个方子，加上当归就有养血的作用，再加上黄芪，补气作用就更强。所以我们临床上经常用小建中汤、黄芪建中汤、黄芪当归建中汤治疗如内伤发热、十二指肠球部溃疡和虚人外

感。实际上，也经常能取得比较好的疗效！当然，对小建中汤也可以理解成桂枝汤变方。实际上，就是桂枝汤倍芍药加饴糖。饴糖就是麦芽糖。临床上，到底加饴糖好还是不加饴糖好呢？我们临床上感觉要真是用于治疗十二指肠球部溃疡的这种脾胃虚寒类疾病，因十二指肠溃疡按西医学认识，吃了甜东西多了以后会导致胃酸分泌过多，所以不太主张用太甜的东西。张仲景早就发现这个问题了，《伤寒论》小建中汤证条文说："呕家不可用建中汤，以甜故也。"看张仲景多高明呀！张仲景在那个时候就说如果要是有恶心或者有呕吐的就不能再加糖了。为什么呢？因为呕吐的人，不能太甜，太甜了容易胃难受，胃酸增多，更容易呕恶，即所谓"呕家不喜甘故也"。对此，《伤寒论》里面的认识是非常清楚的。有的人说："用经方必须用这个原方。""为啥用黄芪建中汤时没有用饴糖？这说明这位大夫没学好经方。"恰恰相反，是质疑者没学好经方。请看经方小建中汤原方虽然有饴糖，但后面紧接着就说"呕家不可用建中汤，以甜故也"，并不是不能用小建中汤，关键是不能用建中汤里面那个太甜的药。如果患者表现为吞酸、胃灼痛，可以配上左金丸。左金丸是什么？黄连配吴茱萸，本身有胃灼痛、吐酸水、反酸的，吴茱萸能平肝降逆、和胃温中，黄连又能清热，这两味药相配，奥妙无穷。因为反酸本身的机制就是寒为其因，热为其化，所以用左金丸配黄芪建中汤，既不用饴糖，也不用大枣，经常能取得非常好的疗效。眼看一般大夫遇见有胃灼痛、吐酸水的患者，一般为了求安稳，那就加乌贝散！乌贝散是一个验方，什么药物组成的？乌贼骨和浙贝，这两味药本身就能治胃灼痛、吐酸水，药性也比较平和，吃了以后也没有什么不好的感觉。这个也是民间验方。把乌贝散和经方一块用，临床也可以取得非常好的疗效。刚当大夫的时候，曾治一个十二指肠球部溃疡胃疼的患者，已经吃着当时西医开的胃必治之类的胶囊，效果不是太好，后来就给他用黄芪建中汤配上左金丸，效果就很好，吃一段时间以后不但胃痛消失了，关键是整个人脸色等各方面，如乏力、体倦、畏寒等症状都改善了，后来就顺利出院了。近期治疗了一位患者，平时吃素，得了虚寒胃痛，方用百合乌药散配合黄芪建中汤，效果也非常好。所以，小建中汤用于这种典型的溃疡病或者反酸、恶心这些症状，不需要加饴糖，也能取得很好的疗效。

太阳病，过经十余日，反二三下之，后四五日，柴胡证仍在者，先与小柴胡。呕不止，心下急，郁郁微烦者，为未解也，与大柴胡汤，下之则愈。【103】

大柴胡汤方

柴胡半斤　枳实四枚，炙　生姜五两，切　黄芩三两　芍药三两　半夏半升，洗　大枣十二枚，擘

上七味，以水一斗二升，煮取六升，去滓，再煎。温服一升，日三服。一方加大黄二两，若不加，恐不名大柴胡汤。

从此条开始，就要讨论柴胡汤类方了。这个条文说的“太阳病”，就是太阳体质的人得病了，一般六七天就好了。如果得了外感病以后六七天不好，十几天也就该好了。但是这个人得了病以后，“过经”，也就是说已经过了一个时间周期，十几天还不好。关键是还经过反复误治，用了下法，又过了四五天，还是没好，但柴胡证还在。如果还有柴胡汤证，怎么办呀？我们说了，处理误治总的治疗原则是“观其脉证，知犯何逆，随证治之”，只要柴胡证仍在，还是用小柴胡汤就可以了。但是患者又出现了“呕不止”，就是呕吐不止。“心下急”，心下在哪儿？心下就是胃脘！“心下急”就是胃脘拘急不舒的感觉。“郁郁微烦”，又觉得有点儿烦躁、有点儿郁闷的那种感觉，实际上说明郁热比较厉害。“心下急”和“胸胁苦满”不一样，“心下急”说明影响到腹部了。这种情况就用大柴胡汤，下之则愈，就是这个时候就该用大柴胡汤。大柴胡汤什么药物组成啊？这个争议也很大。大柴胡汤的量与药物组成，大家讲得都不一样。在《伤寒论》原方中大柴胡汤是柴胡半斤、黄芩三两、芍药三两、半夏半升、生姜五两、枳实四枚、大枣十二枚。这个方子也是要去滓再煎。这个方子是在小柴胡汤基础上把人参、甘草去掉了，然后又加了芍药、枳实。大柴胡汤，有的人就说“大柴胡汤”里头应该有大黄，那为什么《伤寒论》的大柴胡汤没有大黄呢？像著名的林亿新校正宋本《伤寒论》的时候，就直接说如果没有大黄，“恐不谓大柴胡汤”。小柴胡汤里没大黄，大柴胡汤里就应该有大黄，没大黄就不能叫大柴胡汤。还有的人说，既然用大柴胡汤“下之则愈”，“下之”，那没大黄怎么下？所以大柴胡汤一定有大黄。实际上，完全可能

是有的大柴胡汤有大黄，有的大柴胡汤没大黄。为什么呀？“经方之难精，由来尚矣”。经方不是张仲景创造的方，经方是古人留下来的方。张仲景“勤求古训，博采众方”流传下来的。所以《伤寒杂病论》所载的这些方，实际上都是古人留下来的，并不是张仲景创造出来的。所以张仲景在《金匮要略》里面有一个肾气丸，方子完全一样，一会儿叫肾气丸，一会儿叫八味丸，一会儿又叫崔氏八味丸。说明什么问题？就是同一个方，也有不同方名的时候。同一个方名，都叫大柴胡汤，也可有有大黄和没有大黄的情况，是吧？实际上，还有药味完全一样，但是方名不一样者。比如大黄黄连泻心汤，在《伤寒论》叫大黄黄连泻心汤，而到了《金匮要略》，还是大黄、黄连、黄芩三味药组成，就叫泻心汤了，不叫大黄黄连泻心汤了，说明什么问题？是经方来源不一样。在《金匮要略》里大柴胡汤专治“心下满而痛”者，是在《辨腹满寒疝病脉证并治》篇的，就是急性胰腺炎这一类病，需要用下法的大柴胡汤当然必须用大黄呀！而《伤寒论》不是“心下满而痛”，是太阳病过经十余日，本来应该用小柴胡汤，结果出现了“呕不止，心下急，郁郁微烦”，仅仅表现为“心下急，郁郁微烦”，是郁热不解影响到胃肠而已，远远没有达到“心下满而痛”的程度！那个叫“心下满而痛”，这个叫“心下急，郁郁微烦”。所以在《伤寒论》的大柴胡汤就没有必要用大黄。没有必要用大黄，怎么叫“下之则愈”？因为《伤寒论》大柴胡汤没有大黄，但是有枳实、芍药，枳实用量也是不少，四枚！芍药的用量是三两。芍药与大黄有非常密切的联系，都有下的作用。所以讲太阴病的时候还要提到桂枝加芍药汤、桂枝加大黄汤，还有“其人续自便利，设当行大黄芍药者，宜减之，以其人胃气弱，易动故也”，明确地把大黄与芍药共论。所以有芍药、枳实就能起到通下的作用。所以，《伤寒论》大柴胡汤治“呕不止，心下急，郁郁微烦”不用大黄也可以理解。而《金匮要略》里面治疗“心下满而痛”就必须有大黄。对此，咱们一定不能死搬教条地来理解，说这个大柴胡汤就必须用原方，或为这个大柴胡汤里到底有没有大黄，为这个争论不休，可以说也是非常无聊的一件事。有一次在鼓楼京城名医馆看过一个患者，青年女性。患者在全国最有名的一个大医院诊断为急性胰腺炎，血淀粉酶两千多，她已经治疗两个星期出院了，出院的时候肚子痛，还是没解决上腹部疼痛，而且关键是血淀粉酶也没降下来。来看中医的时候，一看一摸肚子，腹诊呈现出典型“心下满而痛”的特点。这不就是大柴胡汤证吗？就给她开了大柴胡汤，然后又考虑到原来有胆囊炎，叮嘱患者以后少吃油腻。患者大便不通，除了大黄之外加虎杖、金钱草、木香、槟榔，结果用了7付药再来，血淀粉酶就完全恢复正常了，这个“心下满而痛”的症状也就明显改善了，只是还有点隐隐作痛，后来经过调理渐渐就好了。这个病案在微博发布以后，有个经方派人士就给我留言了，说：“赵老师，这个加了虎杖、金钱草、木香、槟榔，已经不是大柴胡汤了！”那意思是，经方就应该用原方，为什么加木香、槟榔、虎杖、金钱草？这种想法非常没必要。刘渡老应用柴胡解毒汤治疗胆囊炎、肝病，一样是加味了，是不是？邓铁涛老用瓜蒌薤白半夏汤治疗冠心病，也常加用丹参、赤芍。所以，不要那么死搬教条地来看待经方。应用经方不但要辨方证，还要选效药，一切都是以提高临床疗效为最终目标。患者“心下满而痛”，与患者肝胆不好有关系，还与她素有的胆囊炎有关系。所以加用这些药可以提高临床疗效，这就“足矣”！何必非用原方！所以，一定要有包容的心，“江河不捐细流”，何以汇成大海！张仲景说：“勤求古训，博采众方。”今天，我们面对的“众方”，也不只有经方，还有后世的经验方都应该学习。只要有利于提高临床疗效，民间验方也得好好学，不能死搬教条。

伤寒，十三日不解，胸胁满而呕，日晡所发潮热，已而微利。此本柴胡证，下之以不得利，今反利者，知医以丸药下之，此非其治也。潮热者，实也。先宜服小柴胡汤以解外，后以柴胡加芒消汤主之。【104】

柴胡加芒消汤方

柴胡二两十六铢　黄芩一两　人参一两　甘草一两，炙　生姜一两，切　半夏二十铢（本云：五枚，洗）　大枣四枚，擘　芒硝二两

上八味，以水四升，煮取二升，去滓，内芒硝，更煮微沸。分温再服，不解更作。

此条紧接着上条论柴胡加芒硝汤证，“伤寒，十三日不解”，“伤寒”

就是外感病，外感病十三日了，已经过了两个时间周期，病还没好。“胸胁满而呕”，即又出现胸胁满闷、呕吐；“日晡所发潮热”，又出现傍晚发热；“已而微利”，还有点儿腹泻。本来是个柴胡证，有“胸胁满而呕”，因为误治，用了下法，现在出现腹泻，这是为什么？《伤寒论》认为“医以丸药下之，非其治也”，就是说用丸药攻下，治疗是不对的。治疗不对为什么就潮热？“潮热者，实也”，阳明病胃家实经常有“日晡潮热”的表现。所以，实际上，现在一方面是柴胡汤证的表现，另一方面还有胃肠结热。胃肠结热，就容易“日晡所发潮热”。一般是先用一剂小柴胡以解外，即表里同病，表证存在，一般还是先解表，表证解除了，再治里证。临床表现像柴胡汤证，当然就可以先用小柴胡汤。如果用药后效果还不行，就须用柴胡加芒硝汤主之，解表与攻里并行。柴胡加芒硝汤实际上是小柴胡汤加芒硝二两。柴胡加芒硝汤以水四升，煮取二升去滓，加芒硝，然后再煮，温服，即把药渣去掉以后，用药汁再冲芒硝的煎服法。现在好多人不理解，认为芒硝一起熬或者后下是否有区别。实际上，《伤寒论》的煎服法是应该注意的。现在，柴胡加芒硝汤也经常用于肝胆疾病，如胆囊炎、胆石症。当然，原方治疗的是胃肠有热之“日晡所发潮热”。因大便通畅，所以芒硝的用量也不是很大。所以用芒硝不仅仅是为了通下，实际上也有泻胃肠结热的意思。那为什么前边用了丸药攻下没效？现在又加芒硝？因为这丸药下法没有将热泄出来。还有人认为古人丸药攻下多用的是三物备急丸一类，含有巴豆等热性成分的药，因此虽然能通大便，但是泄不了热！当然，这也是一家之言！实际上，柴胡加芒硝汤治疗胆囊炎、胆结石等，是非常好的一个方剂！大家不要忽视这个方剂，同时应用时还一定要注意柴胡加芒硝汤的煎服法！

伤寒十三日，过经谵语者，以有热也，当以汤下之。若小便利者，大便当硬，而反下利，脉调和者，知医以丸药下之，非其治也。若自下利者，脉当微厥，今反和者，此为内实也，调胃承气汤主之。【105】

此条“伤寒十三日”，本身是一个外感病病程已经十三日的病。这里提到时间了，一般来讲，《伤寒论》六七天是一经，十三日等于是两经了，两个时间周期了。所以过了两个经，按说也应该好了。结果还是出现谵语，为什么呢？因为有热，还是有里热，里热应该用汤药来下之，应该用清泻的方法治疗。“若小便利者，大便当硬”，这就是说，如果小便利，那津液可能会偏渗膀胱，大便就容易硬。如果出现大便反而通畅或有腹泻的症状，脉象也比较调和，提示这种情况可能是用了丸药，用了下法，不是合理治疗。前面刚讲过，是柴胡汤证误用丸药下了，这个条文也是误用丸药攻下。如果误用丸药攻下后，虽然出现腹泻，“脉当微厥”，提示腹泻并脉有厥或为“逆”，即为不好的表现。但是现在如果表现为脉象调和，说明什么问题？说明不是虚寒，还是内热，因为还有谵语。有谵语有内热怎么办？调胃承气汤主之。实际上，调胃承气汤是承气汤类方里作用最缓和的，主要是以清泻结热、承顺胃气、调和胃气为特点。所以，不要把调胃承气汤理解成攻下方。该方虽有通大便的作用，但是更多的是为了清泻结热的目的而存在。看这个条文，出现腹泻或大便不硬而脉象调和，《伤寒论》说也可以用调胃承气汤。但是要注意，前面说了，“伤寒十三日，过经谵语者”，就是说有谵语。谵语经常是胃肠有热、阳明胃热的表现。脉调和是否就是脉象正常？也不一定是这个意思。脉调和是说和脾胃虚寒腹泻的那种脉相比，不是那种脉微欲绝或脉象沉细。所以这种情况说明还是实证，还是里实证、热证。胃肠有结热，所以用调胃承气汤治疗。上面这几个条文，实际上就是把大柴胡汤、柴胡加芒硝汤、调胃承气汤分别进行了介绍，讨论的内容都是属于外感病的变证。

太阳病不解，热结膀胱，其人如狂，血自下，下者愈。其外不解者，尚未可攻，当先解其外；外解已，但少腹急结者，乃可攻之，宜桃核承气汤。【106】

桃核承气汤方

桃仁五十个，去皮尖　大黄四两　桂枝二两，去皮　甘草二两，炙　芒硝二两

上五味，以水七升，煮取二升半，去滓，内芒硝，更上火，微沸下火。先食温服五合，日三服。当微利。

此条讲的是桃核承气汤适应证，也属于外感病变证。前条讲完调胃承气汤了，紧接着就说桃核承气汤。“太阳病不解”就是太阳体质的人得了病以后没有好，然后热结在膀胱，会出现什么典型的表现？会表现为其人如狂，就是烦躁如狂，常表现为烦躁不安，有发狂的趋势。“血自下，下者愈”，就是说血就往下走，如果血热有出路了，那就好了。这种情况咱需要考虑什么病？什么血往下流的时候病反倒能好？这就值得思考了。如果是尿血，能自己好吗？一尿血，病就好了，可能吗？如果是大便便血，一便血，病就好了，有这种情况吗？没这些情况。什么情况才可能下血以后病就好了呢？唯有一个情况，就是女性来月经了。所以外感病当中，阴道一下血，“血自下，下者愈”。这种情况我们的理解是妇女阴道出血，也就是正常的月经。这种出血才可能成为病邪的一种出路。“太阳病不解，热结膀胱”，出现如狂的症状，只要“血自下”，邪有出路，这个病就自己好了。“其外不解者”，如果本身还有表证存在的话，那就不能用攻法，当先解其外。这是张仲景一贯的思路，有表证和里证就先解表，然后再解里。这是一般思路。如果外已解，外面表证已经解除，仅仅表现为少腹急结，那就可以用桃核承气汤。桃核承气汤证临床表现是什么？一是其人如狂，就是精神症状；一是少腹急结，这是桃核承气汤证典型的腹证。少腹急结怎么理解？日本汉方医家对桃核承气汤证少腹急结有明确的表述，认为是少腹左侧比较偏上的一点，按的时候有上下牵制而痛的特点。这种情况就叫少腹急结。这个时候就用桃核承气汤。主症是精神症状特别突出。为什么会如此？瘀热互结，神明被扰故也。具体病位，请注意，不是“血结膀胱”而是“热结膀胱”。很多人认为“热结膀胱”就是膀胱蓄血，属于太阳腑证，这显然是不对的。为什么呢？因为膀胱里面如果“蓄血”的话那就必然出现小便不利，尿血能“血自下，下者愈”吗？显然是不可能的。那“膀胱”到底是什么呢？实际上，查《说文解字》就可以知道，“膀胱”有两重含义：一是五脏六腑之一的膀胱，“膀胱者，州都之官，津液藏焉，气化则能出矣”。如果是脏腑之膀胱蓄血、瘀血的话，那就必然出现排尿困难、小便不舒，甚至少尿、无尿。但“热结膀胱，其人如狂，血自下，下者愈”，“血自下，下者愈”只能是阴道出血。所以“热结膀胱”中的“膀胱”还有第二层含义，是“部位”的含义，当“下腹部”来讲，可以理解为少腹。《说文》解释“膀”曰：“胁也，或从骨作髈。”《博雅》释曰：“膀，胁也。”《说文》释曰：“脬，膀胱也。”《金匮要略·辨妇人产后病脉证并治》指出：“产后七八日，无太阳证，少腹坚痛，此恶露不尽。不大便，烦躁发热，切脉微实，再倍发热，日晡时烦躁者，不食，食则谵语，至夜即愈，宜大承气汤主之。热在里，结在膀胱也。”张仲景把妇女产后胞宫瘀血，恶露不尽，称为“热在里，结在膀胱”，提示“膀胱”应该包括子宫及其附件在内。所以我们说桃核承气汤证之“热结膀胱”，至少应该是包括胞宫在内。“热结膀胱”实际上可以理解为邪热和瘀血结在了少腹部位，结合西医学讲，就是妇女盆腔瘀血综合征之类。妇女盆腔瘀血综合征有三个特点：第一个特点是精神症状特别突出，第二个症状是经常有疼痛的表现，第三个症状就是上腹尤其是左侧经常有压痛或者是少腹急结，就是摸到一些异常的东西，或者上下窜痛、互相牵拉，同时经常伴有大便不好或大便不通。此外，盆腔瘀血综合征妇女的脸上一般会有瘀斑，舌质暗或者红。所以“热结膀胱”之膀胱理解成部位的概念并不是本人创造的，查辞书就知道了，“膀胱”确实有部位的概念。《黄帝内经》记载有“尿脬”，才是西医学膀胱的意思，就是存尿的。《伤寒论》后文有“小便自利者，血证谛也”，如果膀胱本身有瘀血，排尿还能正常吗？临床上桃核承气汤应用得非常多，经常用来治疗各种疾病，屡有佳效。我上大学的时候，就曾用这个方治疗了一个失眠半年多的患者。她一天睡三四个小时，生活都不能自理了，健忘，记忆力严重衰退。一问病史，人参归脾丸吃过了，知柏地黄丸也吃过了，养血安神片也吃过了，西药镇静药安定也吃过了，维生素 B_1、谷维素也吃过了，总之，中西药能治疗失眠的药都吃过了，效果还是不好。当时一想，老祖宗说了“妇女尤必问经期”，就问患者月经怎么样，末期月经的时间？患者说都忘了。当时已经比较重视腹诊了，一摸患者肚子，少腹急结，患者一下就坐起来了，“哎呀，疼得受不了”。这是典型的下焦瘀血证，即盆腔瘀血综合征。所以就给患者开了桃仁承气汤加味，处方组成是桂枝茯苓丸加酒军和红藤。本人有一个经验方叫锦桂散，锦是锦纹大黄，桂是桂枝茯苓丸。桃核承气汤里面有桂枝也有大黄，所以锦桂散就是桃核承气汤变来的。用了这个方以后，患者第 1 天小便的时候就有点红，第 2 天大便也有点红，大便可能是被污染了，第

3天中午顿下恶血如注，最后出来一个鹅蛋大的黑血块。患者当时就把血块用棍子弄开了，里面是金属避孕环，围绕那个金属环形成了一个大得像鹅蛋的血块。血块出来以后，患者当时就神疲思睡，一觉就睡到天黑。从那以后随访多年，失眠再未复发。这是典型的盆腔瘀血综合征的患者，像这样的患者很多。失眠、神经衰弱这种病，对证了，疗效也能这么好。还有一个患者，总觉得小腹痛，也有精神症状。B超、造影、全消化道的造影也没查出来是什么毛病，只是说胃肠蠕动得有点儿快。一摸肚子也是少腹急结，当时开的也是锦桂散，患者服药后，多年的毛病也好了，脸上的斑也消失了。所以，锦桂散治疗颜面有瘀斑，同时又有腹痛、腰痛、痔疮痛等疼痛的症状，关键是有更典型的精神症状，如失眠、健忘、如狂、发狂，再加上大便偏干的，就可以用锦桂散，屡用屡验！不但治病，而且还有很好的美容作用，很多人吃了以后脸上的黄褐斑、瘀斑都没了，心情就十分高兴，而且花费也很少，疗效也非常好。所以，经方的运用“得其要者，一要而终”。

结合本条再看前几条，分别是大柴胡汤、柴胡加芒硝汤、调胃承气汤。此条是桃核承气汤。说明桃核承气汤与前几条的大柴胡汤、柴胡加芒硝汤、调胃承气汤证一样，就是一个太阳病篇的变证而已，没有任何特殊的地位。所以有人称之为太阳腑证，又将腑证分为蓄血证、蓄水证，都是一种很主观的想法。看《伤寒论》原书就知道了，桃核承气汤不过就是太阳病不解的一个变证而已，与调胃承气汤、大柴胡汤、柴胡加芒硝汤一样，没什么了不起，也没有什么特殊地位。就是这个人本身有瘀血，平时症状不太典型，现在得了外感病以后有热留下来从而导致瘀热互结证。典型的症状出来了，如如狂、发狂，还有少腹急结的典型腹证就可用桃核承气汤。大便一通，病就好了。所以桃核承气汤证也就是太阳病的一个变证而已。

伤寒八九日，下之，胸满烦惊，小便不利，谵语，一身尽重，不可转侧者，柴胡加龙骨牡蛎汤主之。【107】

柴胡加龙骨牡蛎汤方

柴胡四两　龙骨　黄芩　生姜切　铅丹　人参　桂枝去皮　茯苓各一两半

半夏二合半，洗　大黄二两　牡蛎一两半，熬　大枣六枚，擘

上十二味，以水八升，煮取四升，内大黄，切如碁子，更煮一两沸，去滓。温服一升。本云：柴胡汤今加龙骨等。

此条论柴胡加龙骨牡蛎汤证。这里的“伤寒”就是外感病，外感病误治以后又出现胸闷、心烦、心慌、小便不利、谵语、一身尽重、不可转侧，这也是外感病的一种复杂的变证，应该用柴胡加龙骨牡蛎汤。这也是柴胡汤的类方，但这里面有一味药比较特殊——铅丹。铅丹现在也不太好找，它实际上也是有重镇的作用，即镇心安神的作用。临床上现在一般除了用龙骨、牡蛎、龙齿、磁石，再厉害的就用生铁落，也有时候用珍珠粉、琥珀粉这些镇心安神的药物。柴胡加龙骨牡蛎汤有桂枝，所以，也有柴胡桂枝汤的意思。另外，还有大黄，所以，还含有大柴胡汤的意思。现在，不用铅丹，可以用龙骨、牡蛎，有时候还可再加一点镇静的药。如果精神症状特别突出，如烦躁、发狂，就可以再加上生铁落；如果是睡眠不好，心慌、心悸、心烦特别突出的，就可以加珍珠粉、琥珀粉冲服；如果耳鸣、头晕，还可以加上磁石、石菖蒲、远志。这些加减都有比较好的疗效。柴胡加龙骨牡蛎汤，我们主要把它用来治疗精神方面的疾病，比如不寐、神经衰弱、癫狂等精神病一类，此外，还有痫证，就是癫痫这一类，都可以用。曾经治过一个农村的青年，在上高中的时候得了青春期精神分裂症，就在柴胡加龙骨牡蛎汤的基础上配黄连温胆汤，用了以后效果非常好。经过几个月治疗后，基本上症状消失。现在患者已经结婚生子。所以，柴胡加龙骨牡蛎汤是非常好的一个方剂。像治疗癫痫还有小儿失神发作的，用这个柴胡加龙骨牡蛎汤也是很有疗效的。像神经衰弱就更别说了，治疗各种神经衰弱，可以说是屡用屡验。虽然没有用铅丹这个药，但是仍然有非常好的疗效。

伤寒，腹满谵语，寸口脉浮而紧，此肝乘脾也，名曰纵，刺期门。【108】

此条及下一条两个条文，在《伤寒论》里面算是不太好解释的条文。此条指出：“伤寒，腹满谵语，寸口脉浮而紧，此肝乘脾也，名曰纵，刺期门。”这就不好理解了，这也是接着上一条，与上一条应该

有联系，上一条说："胸满烦惊，小便不利，谵语，一身尽重，不可转侧。"本条所论，同样有谵语的症状，但是和前一条"谵语"还是有区别的。看本条为谵语、腹满，"谵语"非常类似于胃肠结热即阳明病的那些表现，但是脉象也不是沉迟脉或沉实脉，也不是滑数脉，而是脉浮而紧。此"脉浮而紧"不同于麻黄汤证的"脉浮紧"。《伤寒论·辨脉法》指出："脉浮而紧者，名曰弦也。弦者状如弓弦，按之不移也。脉紧者，如转索无常也。"此"脉浮而紧"可以理解为弦脉。脉弦又出现腹满谵语，在《伤寒论》里说："此肝乘脾也。"肝的异常影响到脾了，按五行生克理论来讲，"见肝之病，知肝传脾"，那么肝影响到脾叫"纵"，是按照纵向讲的。《伤寒论·平脉法》指出："脉有相乘、有纵、有横、有逆、有顺，何也？师曰：水行乘火，金行乘木，名曰纵；火行乘水，木行乘金，名曰横；水行乘金，火行乘木，名曰逆；金行乘水，木行乘火，名曰顺也。"本条所论的病根是肝，所以，就刺期门。因为期门是肝经的一个穴位，所以刺期门就可以抑制肝的邪气，从而减少肝对脾的克制。实际上，这个条文并不是那么简单。因为外感病中，一旦出现腹满谵语，尤其是谵语，那就是神志的改变，不是阳明病的胃肠结热，就是肝乘脾的情况。后者经常出现在外感病引发的急性肝脏损害，如急性重型肝炎、急性肝萎缩、急性肝昏迷，就可以出现腹满，谵语，大小便不通，脉象弦、紧、数等情况。这一般都是重症！这种重症仅仅调肝是不够的，刺期门往往也是不够的。这个时候经常急需灌肠排浊毒，如大黄灌肠、醋灌肠。当然《伤寒论》原书中没有详细讲，只是说出现腹满谵语，脉浮而紧！"脉浮而紧"，如果理解成弦脉，那就是肝脉！既然不是胃肠结热，那就说它是肝气乘脾的产物，所以，病位在肝，那就刺期门呗！这也好理解。但是外感病过程当中，如果出现急性肝衰竭的腹满谵语，治疗起来恐怕就比较困难。除了清肝、柔肝、理脾以外，还要通过通泄的方法如泄浊解毒、开窍醒神等。

伤寒发热，啬啬恶寒，大渴欲饮水，其腹必满，自汗出，小便利，其病欲解。此肝乘肺也，名曰横，刺期门。【109】

此条与前一条一样，也是比较难解释的条文。"伤寒发热，啬啬恶寒"，好像是表证，"大渴欲饮水"即口渴饮水，"腹必满"即肚子胀，若表现为“自汗出，小便利”则提示“其病欲解”。“此肝乘肺也，名曰横，刺期门”，这种情况本身也应是肝的情况，但是它影响到肺了。我们可以理解为，实际上是一个肝病，又有一个新感，外感以后出现发热，恶寒，同时，又渴欲饮水，腹满，这种情况叫“肝乘肺也”。因为金本应该克木，而这个是“肝乘肺”，是反着来的，故名曰“横”，所以还是要重视调肝，治法也是刺期门。实际上，这种情况是肝病的基础上又得了外感病，比较容易治，所以这个条文就提出了“其病欲解”。肝病不一定能治好，但肺系的外感病如恶寒发热的症状则完全可以解决。比较容易解决的这个叫“横”，而“纵”恐怕就不那么简单了。上条所论，很可能就是外感过程中出现肝衰竭的情况。虽然也可以刺期门，也可以从肝论治，但是预后好不好，认真想一下，预后应该是比较险恶。这两个条文应该是对比着讨论。

太阳病二日，反躁，凡熨其背而大汗出，火热入胃胃中水竭，躁烦必发谵语；十余日，振栗自下利者，此为欲解也。故其汗从腰以下不得汗，欲小便不得，反呕，欲失溲，足下恶风，大便硬，小便当数，而反不数及不多。大便已，头卓然而痛，其人足心必热，谷气下流故也。【110】

从此条开始讨论“火法”的变证。《辨太阳病脉证并治》的中篇、下篇好多条文都是讨论伤寒误治的情况。这个条文本身是一个太阳病，得病两天之出现了烦躁，主要就是用了熨法而导致大汗出。熨法就是火法之一，熨其背，古人经常用这种物理疗法。只是用熨法以后出了大汗，但表邪未解，反而热邪入胃，导致胃阴不足，胃中水竭而躁烦，严重的甚至可出现谵语。有的十几天以后，又出现振栗、大便通了，那就好了。这非常类似于战汗而解的机制。邪在表，正邪交争，汗出则解。邪在里，正邪交争，便通则解。更有的是腰以下不得汗、尿不出，并出现恶心、大便硬，或将要发生尿频、小便失禁、脚下恶风，往往病情就比较复杂。《伤寒论》有“大便硬，小便当数”的观点。如果大便硬，小便不数，尿量不多，那就更不好理解。另外，还有的表现为大便后出现头痛、脚心热，这种情况《伤寒论》认为是“谷气下流”。实际上，《伤寒论》为我们描述了太阳病误用火法、误用熨法以后，出现了一系列的复杂变证，可能包括脱水、急性肾衰等多种严重情况。现在，火法在外感病治疗过程中已经不太常用，具体这些变证的病理基础也就不好详说。但外感病当中出现的变证依然还是多种多样，不可不知。

太阳病中风，以火劫发汗，邪风被火热，血气流溢，失其常度。两阳相熏灼，其身发黄。阳盛则欲衄，阴虚小便难。阴阳俱虚竭，身体则枯燥，但头汗出，齐颈而还，腹满微喘，口干咽烂，或不大便，久则谵语，甚者至哕，手足躁扰，捻衣摸床。小便利者，其人可治。【111】

此条所论是太阳病中风，太阳卫阳不足体质的人，感受了风寒之邪，即太阳病中风，应该用桂枝汤却用了火法治疗。应用火法强逼出汗后，风火相煽，就会导致血热。两阳相搏，血热郁而不去就会出现发黄，实际上就是出现了严重的肝脏损害。肝脏损伤后，又因有血热，阳盛易衄血，阴虚又易出现小便难，实际上可能是肝肾综合征。肝功能、肾功能都损伤，阴阳俱衰则身体枯燥，又出现头汗出，齐颈而还，腹满微喘，口干咽烂，大便不行，谵语，甚至出现恶心呕吐、手足躁扰、捻衣摸床，这都是非常复杂、严重的证候。实际上就是外感病太阳病中风，在治疗过程中误治，用火法后出现了一系列阳热的误治变证。结合西医学知识，很多症状就是肝肾损害的表现。但这种损害有的时候不是误治所致，而可能本身就有肝脏的病，但古人可能只是通过外在表现来判断疾病，症状有点儿像桂枝汤证，所以就把它称为太阳病中风，就认为是误治而来的。但是不管怎么说，本条所论是非常复杂的外感病的变证，而且这些症状都很严重，治疗上，张仲景非常重视“存津液”，所以说，“小便利者，其人可治”。其实，“小便利”还提示肾气尚存，人体气化升降出入之机未废。湖南名老中医刘炳凡的老师曾传给刘炳凡十六字真言，是研究《伤寒论》一辈子的心得，其中最后六个字就是“护胃气，存津液”，也就是在这位老先生看来，《伤寒论》最精髓的就是重视“存津液”。其实，重视“存津液”，确实是张仲景治疗思想的最重要的方面。第111条强调了火法误治导致血热、阴伤，甚至伤阳，最终产生一系列的复杂变证，本条最后就有“小便利者，其人可治”。就是说，不管病情多严重多复杂，只要小便是通利的，那就有治愈的希望。因为只要小便利就意味着“津液”还存在。

伤寒脉浮，医以火迫劫之，亡阳必惊狂，卧起不安者，桂枝去芍药加蜀漆牡蛎龙骨救逆汤主之。【112】

桂枝去芍药加蜀漆牡蛎龙骨救逆汤方

桂枝三两，去皮　甘草二两，炙　生姜三两，切　大枣十二枚，擘　牡蛎五两，熬　蜀漆三两，洗去腥　龙骨四两

上七味，以水一斗二升，先煮蜀漆，减二升，内诸药，煮取三升，去滓。温服一升。本云：桂枝汤今去芍药加蜀漆、牡蛎、龙骨。

第112条还是论“火法”的变证。本来“伤寒脉浮”是外感病，因为“脉浮”的表现就是表证，“用火法劫之”就导致亡阳。亡阳以后呢？因为火法劫之，大汗出就亡阳，“必惊狂”，即出现惊狂。“卧起不安”就是睡不着觉。心慌，又是如狂、发狂这样的表现，精神症状特别典型，证候属阳虚，虚阳浮越就应用桂枝去芍药加蜀漆牡蛎龙骨救逆汤，也有人称之为桂枝救逆汤。一方面用桂枝、甘草能温阳，另一方面用龙骨、牡蛎等固脱，用意就是镇摄浮阳。这个思路实际上对后世治病是很有启发意义的。不管是桂枝加龙骨牡蛎汤也好，还是桂枝去芍药加蜀漆龙骨牡蛎救逆汤也好，实际上就是解决阴阳俱虚，尤其是阳虚虚阳浮越的问题。我们经常讲虚阳浮越证两个治疗方法：一是“盏中加油”，另一个为“炉中覆炭”。秦伯未先生《清代名医医案精华》中很多方药组成都是一方面用桂枝、附子等，另一方面又用生地黄、熟地黄、山药、山萸肉等，然后再用龙骨、牡蛎、磁石、赭石等，有的再用牛膝甚至黄连等。一方面扶阳，另一方面又镇摄浮阳，就是补阳气、敛阳气同用的治疗思路。实际上，张仲景桂枝去芍药加蜀漆龙骨牡蛎救逆汤已经体现了这种治疗精神。所以说后世多种治疗方法的发明和创造都是对张仲景学术思想的继承和发展！“经者，常也”，具有永恒的普遍指导意义。《伤寒杂病论》作为经典著作，其对后世的影响绝不能低估！

形作伤寒，其脉不弦紧而弱，弱者必渴。被火者必谵语。弱者，发热，脉浮，解之当汗出愈。【113】

此条依然是讨论“火法”变证。“形作伤寒”就是表面上看是外感病，也就是外感病麻黄汤证之类，但是脉不弦紧而是弱脉，弱脉说明有阴虚，有营阴不足的发病基础，所以说“弱者必渴”。“被火者，必谵语”，这种情况若是乱用火法，火邪内陷，热扰心神或胃肠结热就容易谵语。“弱者，发热，脉浮”，意思是说如果本身脉象弱，又见发热脉浮，治疗还是用汗法。外感病脉浮又弱就是类似于桂枝汤证这一类，应该用汗法，而不应该用“火法”。当然，如果是典型的阴虚外感，就更不能用火法了。后世用加减葳蕤汤专治阴虚外感。而阴虚外感风热者，则可以用银翘散去荆芥加细生地大青叶玄参方育阴解表，疏散风热；阴虚咽痛或白喉患者，则当用养阴清肺汤治疗。

太阳病，以火熏之，不得汗，其人必躁，到经不解，必清血，名为火邪。【114】

太阳病就是太阳体质的人得病，本来太阳体质的人感受外邪表现为风寒表证，可见怕冷，但也不能用火法，仍然应该用汗法。用火法熏之仍然不得汗，反倒让患者出现烦躁的症状。“到经不解”，就是说到了一个时间周期疾病还不好，甚至“必清血”，即出现便血了，这也是误治的一种变证。这个变证起了个名叫“火邪”。此处“经”是周期的概念。看这个条文讲得多清楚呀！“太阳病以火熏之，不得汗，其人必燥，到经不解，必清血，名为火邪”，什么叫“到经不解”？就是到了一个周期还是没好。这个“经”，怎么解释呀？不是“传经”的“经”，也不是经络的“经”。这个“经”是时间周期的“经”，类似于月经的“经”，就是一个周期的意思，大约六七天。外感病经过火熏，“到经不解，必清血”，这肯定不是好事呀！因为是“火法”导致的变证，就叫“火邪”！“火邪”也是一种“火法”误治导致的以便血为主要表现的变证。

脉浮热甚，而反灸之，此为实，实以虚治，因火而动，必咽燥吐血。【115】

此条还是在论“火法”变证。患者本身脉浮、发热，那应该是表有热，不用发汗法反用灸法，属误治。因为灸法主要用于阴证、虚证、寒证。我们经常说治病应该“益不足而泻有余”，表有热用“火法”，这是

"虚虚实实"，即本来是实证应该用泄法，虚证应该用补法。现在针对表实证，实以虚治，又用"火法"灸之，是火上浇油！火热内陷，就会出现咽喉干燥，或者出现吐血。所以，前文讲到便血，这里又说吐血，提示火法变证容易引发血证。外感病，包括伤于风寒的疾病，只要是实证，都不能乱用"火法"。误用"火法"，既能伤阴，又能伤阳，伤阴能出现变证，伤阳也能出现变证，而且，还容易导致热入血分，出现便血、吐血等一系列的出血变证。张仲景不厌其烦地讲外感病不能乱用灸法，不能乱用"火法"，可谓用心良苦！

微数之脉，慎不可灸，因火为邪，则为烦逆。追虚逐实，血散脉中，火气虽微，内攻有力，焦骨伤筋，血难复也。脉浮，宜以汗解之，用火灸之，邪无从出，因火而盛，病从腰以下必重而痹，名火逆也。欲自解者，必当先烦，烦乃有汗而解。何以知之？脉浮，故知汗出解。【116】

此条张仲景再次强调"微数之脉，慎不可灸"！反复强调"微数之脉"，就是指脉跳得有点儿快，说明有内热，所以"慎不可灸"。"因火为邪，则为烦逆"，容易导致种种变证。"追虚逐实，血散脉中，火气虽微，内攻有力，焦骨伤筋，血难复也"。"脉浮，宜以汗解，用火灸之，邪无从出，因火而盛，病从腰以下必重而痹，名火逆也"。脉浮意味着表证，表证就应该用汗法，若不用汗法，反用火法灸之，"焦骨伤筋"则"血难复也"。这个病情就复杂了，这种病证叫"火逆"。"火逆"的表现是"腰以下必重而痹"。"欲自解者，必先自烦，烦乃有汗而解"，意思是说，外感病表证若欲自解，一定会预先出现"烦"。自觉"烦"之后，往往就会汗出而解。"何以知之？脉浮，故知汗出解"，意思是说脉浮意味着邪在表，最终还是要通过汗出而解。此条主要是论误用灸法引起的"火逆"病。

烧针令其汗，针处被寒，核起而赤者，必发奔豚。气从少腹上冲心者，灸其核上各一壮，与桂枝加桂汤，更加桂二两也。【117】

桂枝加桂汤方

桂枝五两，去皮　芍药三两　生姜三两，切　甘草二两，炙　大枣十二枚，擘

上五味，以水七升，煮取三升，去滓。温服一升。本云：桂枝汤今加桂满五两。所以加桂者，以能泄奔豚气也。

此条说的“烧针”，也是“火法”之一。为了让患者出汗，采用了烧针的方法。但因为天冷，没有做好保暖，“针处被寒”，或者烧针后皮肉间起了一个核，而且核还是红的，实际上就是一个红的结节。这种情况就特别容易导致奔豚。当然，原文讲是“必发奔豚”，就是一定会引起奔豚。表现为气从少腹上冲心，治疗则应该灸其核上各一壮，方用桂枝加桂汤，更加桂二两也。实际上，大家都知道，奔豚气病在《金匮要略·辨奔豚气病脉证并治》中认为是因惊恐而得，即“惊恐得之”，与情绪关系密切。患者本身是外感表证，应该用汗法，结果用了烧针的方法，又起了两个大红疙瘩，患者一害怕，情绪不好了，所以就容易出现气从少腹上冲心的奔豚。这也是因为阳气浮越，冲气上逆所致。所以，奔豚气发病具有阳虚的一面。故桂枝加桂汤，并把桂枝加大量，一方面温阳，一方面平冲降逆。古人总结桂枝的功用，清代邹澍所著《本经疏证》谓桂枝“其用之之道有六：曰和营，曰通阳，曰利水，曰下气，曰行瘀，曰补中”。其中下气，就是所谓“平冲”之用。很多人都说桂枝有平冲降逆的作用，得了外感病以后，“其气上冲”，有气上冲的感觉就可用桂枝汤。这里还有奔豚气病“气从少腹上冲心”，那就用桂枝加桂汤。所以桂枝是平冲降逆非常好的一个药。当然了，桂枝主要还是用于阳虚冲气上逆。阳虚就比较敏感，阴寒之气就容易上冲，可以导致冲气上逆。所以桂枝又能温阳，又可平冲。实际上，现在还有一个说法，说桂枝与肉桂因为是同一个植物的不同部位，桂枝能够散邪解表，肉桂能引火归原。但也有人认为桂枝同样能引火归原。不管桂枝是平冲降逆，还是引火归原，总可治疗这种有“气上冲”的疾病。所以用桂枝加桂汤，重用桂枝，经常可以取得比较好的疗效。前文曾经说过，曾用刘渡舟教授的苓桂茜红汤治疗一位不稳定性心绞痛的妇女，表现为心胸憋闷，自觉气向上冲，舌苔水滑，就是重用桂枝，取得了非常好的疗

效。所以桂枝有非常好的平冲降逆的功效。后世临床有用桂枝的，也有用肉桂的，大家的经验都不一样，具体应用，那要看病机重点是什么。如果仅仅是平冲降逆，还是用桂枝比较好。如果肾阳虚，下元阳虚比较突出，则需要用肉桂引火归原。临床体会，一般用肉桂的剂量就不需要太大。奔豚气（癔症、神经官能症）、呃逆（膈肌痉挛）、腹痛（结肠过敏），以及抽动秽语综合征、胸痹心痛（冠心病），凡具备桂枝加桂汤证主症或具备其病机特点者，皆可选用本方。

火逆，下之，因烧针烦躁者，桂枝甘草龙骨牡蛎汤主之。【118】

桂枝甘草龙骨牡蛎汤方

桂枝一两，去皮　甘草二两，炙　牡蛎二两，熬　龙骨二两

上四味，以水五升，煮取二升半，去滓。温服八合，日三服。

此条论“火逆”变证烦躁的治疗，即桂枝甘草龙骨牡蛎汤适应证。原论所说的是用“火逆”的方法后，又用了下法，而且是用烧针的方法，导致烦躁。实际上，与前文提到的桂枝去芍药加蜀漆龙骨牡蛎救逆汤证有类似的机制。只是二者程度不一样。亡阳之“惊狂”这是烦躁，这个烦躁不是普通的热扰心神所致的烦躁，是虚阳浮越的表现，这种情况需要用潜镇的方法来治疗。所以要用桂枝甘草龙骨牡蛎汤！一方面用桂枝、甘草通阳温阳，另一方用龙骨、牡蛎收摄浮阳。实践证明，桂枝甘草龙骨牡蛎汤在临床上治疗心慌、心悸、烦躁，尤其是阳虚所致的烦躁，有时候还是非常有疗效的！

太阳伤寒者，加温针必惊也。【119】

此条所论是太阳系统外受风寒之邪，属表实证，本应该用麻黄汤治疗。因患者怕冷，又周身疼痛，即头痛、身痛、腰痛，好像属于阳虚寒盛，那就加温针吧！实际上，属于误治。外感表证误用温针的方法，必然会出现精神方面的症状。所以，这个“火法”尤其是烧针法，对于一些比较敏感的人，应该尽量避免使用。看病要因地制宜，因时制宜，因人制宜。因人制宜，就是要看患者的体质怎么样，性格怎么样。如果患

者本身性格就特别敏感，特别胆小怕事，就容易惊恐，应用“火针”，就把患者给吓坏了！所以一会儿奔豚，一会儿烦躁，一会又惊悸，会出现一系列与心神逆乱相关的变证。这都是“火法”治疗的变证。总体来讲，外感病，无论是伤寒，还是中风，无论是存在阴虚，还是有热，都不能轻易用“火法”。即使是中风伤寒是伤于风寒之邪，也不能轻易地用“火法”。因为表证的治疗重点还是“其在皮者，汗而发之”，还是应该用汗法以宣透的方法来治疗。若用烧针、热灸，特别容易导致邪气内陷，或是伤阴，可导致一系列的变证。严重者，还可以导致虚阳浮越，出现奔豚气，出现惊狂、烦躁等。所以一方面需要温阳，一方面应收敛浮阳。综上所述，“火法”的变证不可胜数！张仲景在此用了不少条文来反复介绍“火法”在外感病治疗当中的误治变证及针对这些变证的救治技术。或许古人那个时候，“火法”很常用，所以“火法”误治变证也就特别多。

太阳病，当恶寒发热，今自汗出，反不恶寒发热，关上脉细数者，以医吐之过也。一二日吐之者，腹中饥，口不能食；三四日吐之者，不喜糜粥，欲食冷食，朝食暮吐，以医吐之所致也。此为小逆。【120】

前文讨论外感病“火法”变证，接下来继续讨论其他误治变证，就是太阳病其他误治的一些变证。这些误治有时是吐，有时是汗，有时是下。这个条文讨论的是误吐的变证。此条是“太阳病，当恶寒发热”，就是说太阳体质的人感受外邪，应当表现为恶寒发热，现在出现了“自汗出，反不恶寒发热，关上脉细数”，关上是胃，“关上脉细数”是“医吐之过也”。因为误用吐法，“一二日吐之者，腹中饥，口不能食，三四日吐之者，不喜米粥，欲食冷食，朝食暮吐，以医吐之所致也，此为小逆”，就是说太阳病本来该用汗法而用了吐法，可以伤胃气，也可伤胃阳，甚至可能是胃阴阳俱伤。如果是外感病一两天用吐法，会导致“腹中饥，口不能食”，伤了胃气。如果在外感病三四日，继续用吐法，“不喜糜粥，欲食冷食”，则为伤胃阴。“朝食暮吐”症状有类于“反胃”，应该是脾胃运化水谷功能暂时受累。这是吐法误治变证叫“小逆”。因为吐法总体来讲还是向上的。外感病治疗本来应该是向外向上，应该用汗法，结果用了吐法，所以出现变证，影响食欲，出现呕吐的症状，但是总体来讲，还是“小逆”。因为没有逆着外感病表证向上向外的病势。

太阳病，吐之，但太阳病当恶寒，今反不恶寒，不欲近衣，此为吐之内烦也。【121】

这个条文继续讨论太阳病误用吐法引起的变证。太阳病用了吐法可以伤阴，阴虚则内热，所以导致“吐之内烦”。“内烦”应该是热的意思。与上一条吐法导致“不喜糜粥，欲食冷食”，当有类似机制。一般说来，太阳病表证应该有恶寒的症状，即所谓“有一分恶寒，就有一分表证”。但误用吐法，现在反而出现“不恶寒，不欲近衣”，说明吐法伤阴，或伤阴基础上，夹有内热，所以，可以表现为不怕寒，自觉身热而“内烦”。

患者脉数，数为热，当消谷引食，而反吐者，此以发汗，令阳气微，膈气虚，脉乃数也。数为客热，不能消谷。以胃中虚冷，故吐也。【122】

前条论外感病误用吐法伤阴变证，此条论误用汗法伤阳变证。患者脉数，脉数提示是热，有热本来应该吃得多，即“消谷引食”，但反而出现吐了。这不是误用吐法，前边两个条文是误用吐法，一个是影响胃肠消化功能，另一个是导致内热伤阴，而本条实际上是说出现吐的症状。因为发汗后导致阳气虚，“阳气微，膈气虚”，所以出现脉数。这个脉数不是真正的热，实际上是胃中虚冷，是“客热”。胃中虚冷，导致胃气失和，不能消谷，并可出现呕吐。所以上条说的是误用吐，这里说的是应用汗法不当而出现呕吐。如果汗法用之得当，则应该病解了。

太阳病，过经十余日，心下温温欲吐，而胸中痛，大便反溏，腹微满，郁郁微烦。先此时自极吐下者，与调胃承气汤。若不尔者，不可与。但欲呕，胸中痛，微溏者，此非柴胡汤证，以呕故知极吐下也。【123】

此条所论也是太阳病误用吐下所致的变证。本是“太阳病，过经十余日”，是太阳体质的人得了外感病，“过经”，我们前文讲过了，就是过了这个六七日时间周期十几天了，又出现“心下温温欲吐，而胸中痛，大便反溏，腹微满，郁郁微烦”等症状。这是因为前面用了吐下法误治的结果。现在导致“心下温温欲吐，胸中痛，大便反溏，腹微满，郁郁微烦”，可予调胃承气汤。因为里面有热。但见欲呕吐、胸中痛、微溏者，此非柴胡汤证。因为见到呕吐症状，提示胃气不和。所以会存在胃气不和，是因为曾误用吐下治法。又有恶心欲吐，又有胸中痛，既可能是虚寒，也有可能是胃里有热。如果是因为吐下导致的胃有热，常可发生于太阳体质的人得病，误用吐下，导致外邪内陷，胃中热，可表现为腹微满，郁郁微烦，大便反溏，此时可用调胃承气汤。如果本身没有经过吐下，就出现胸中痛，恶心呕吐，大便偏稀的，那就不是胃热，就不能用调胃承气汤。调胃承气汤的适应证，实际上就是误治吐下后导致的。这从另一个层面再次证明，调胃承气汤不是攻下之方，而重在清胃热，调和胃气，即使大便偏稀也不是该方禁忌证。提示《伤寒论》原书认为，调胃承气汤通大便的作用是比较弱的，大便稀的也可以用。“太阳病，过经十余日，心中温温欲吐，胸中痛，大便反溏，腹微满，郁郁微烦”，先此时已行吐下者，予调胃承气汤。就是说，太阳病由误下导致的这些症状，可以用调胃承气汤。就是说，调胃承气汤不单为通下，更主要的是取其清泻胃热的作用。这就是为什么叫调胃承气汤，即可以起到调胃的作用。

太阳病六七日，表证仍在，脉微而沉，反不结胸，其人发狂者，以热在下焦，少腹当硬满，小便自利者，下血乃愈。所以然者，以太阳随经，瘀热在里故也，抵当汤主之。【124】

抵当汤方

水蛭，熬　虻虫各三十个，去翅足，熬　桃仁二十个，去皮尖　大黄三两，酒洗

上四味，以水五升，煮取三升，去滓。温服一升，不下更服。

此条论太阳病变证“热在下焦，瘀热在里”抵当汤证。前面的条文是“太阳病过经十余日”，曾经误用吐下导致的调胃承气汤证。这个条文则是“太阳病六七日，表证仍在”，出现脉微而沉，也不结胸，又出

现发狂的症状，可表现为登高而歌，弃衣而行，嬉笑怒骂，不避亲疏，逾垣上屋，皆非平日所能为者。这是因为“热在下焦”，这次不说“热结膀胱”。桃核承气汤条文中说的是“热结膀胱”，让大家争议很多，为后世注家所谓太阳病经证、腑证的提供了“依据”。抵当汤证的条文明确说“热在下焦”，则提示病变大致部位。下焦是部位的概念。临床症状明确提出“少腹当硬满，小便自利者”，典型症状就是“少腹硬满”，但是小便正常，“下血乃愈”。我们在介绍桃核承气汤的时候已经说过，“血自下，下者愈”，下血就能好的病，只能是阴道出血，只有月经下血才是生理性出血。除月经下血以外，无论尿血、便血都不是好事情。还有就是外感病表证，鼻子出血，即所谓“红汗”，那也可以是生理现象或药物反应，当然量不能太大。这个“下血乃愈”，不可能是大小便出血，只能是阴道出血。《伤寒论》指出：“所以然者，以太阳随经，瘀热在里故也。”大家注意，这里明确说了是“瘀热在里”，不是瘀热在膀胱。“太阳随经”是“太阳病六七日”，太阳之邪随着时间的推移，导致瘀热在里。前一条提到了“过经十余日”，提到快过两个周期了，这里提到的“六七日”就是一个时间周期的意思。本来过了一个时间周期就应该好了，但是“表证仍在”，同时表现为“脉微而沉”。表证还在，说明外感病还没好。不仅外感病表证没好，还出现了发狂、小腹硬满，这是太阳之邪随经，“瘀热在里故也”。这是太阳邪气随着疾病的时间周期变化，时间周期到了还没好，结果热瘀到里面了，实际上是表里同病了。这时当用抵当汤来治疗。上一条的调胃承气汤证是太阳病误治导致的。这个条文是抵当汤证，是太阳病自然发展而来的，都是一样的太阳病转变而来。可见，这个抵当汤证只是太阳病的一个变证而已。所谓“太阳随经”，也不是“随经入腑”的含义，而是太阳病一个周期没好，“瘀热在里”，“热瘀在下焦”，所以出现了少腹硬满，小便自利，脉微而沉。如果阴道出血，那这个病就好了。如果没有阴道出血，那就要促进其出血，给邪以出路，即所谓“血实者决之”。“决之”就是要用下的方法，采用抵当汤泻下逐瘀。该方当中水蛭、虻虫都是 30 个，加桃仁，加上酒大黄三两，“以水五升，煮取三升，去滓，温服一升，不下更服”，说明吃完抵当汤后，大便应该通畅。如果大便不通畅，就继续再喝药。实际上，就是盆腔瘀血综合征之类。很多情况是外感病之后，出现盆腔瘀血的表现。这实际上是比较常见的情况。桃核承气汤证条文说的是有表证的先解表，而后再用桃核承气汤。说明桃核承气汤里证尚不厉害，临床表现是“如狂”。抵当汤证表现是“发狂”，就比桃核承气汤证更严重。桃核承气汤证是“热结膀胱”，抵当汤是“热在下焦”，“瘀热在里”，里证就更突出。桃核承气汤证腹证特点是“少腹急结”，抵当汤证典型腹证是“少腹当硬满”。所以抵当汤证条文说的是即使表证仍在，也不用先行解表而是应该用下法，逐瘀泄热。抵当汤证“瘀热在里”里证很突出，病情也比桃核承气汤证更严重。

太阳病，身黄，脉沉结，少腹硬，小便不利者，为无血也；小便自利，其人如狂者，血证谛也，抵当汤主之。【125】

此条紧接上条，继续讨论抵当汤证及其身黄等特殊表现。这里的太阳病，是说太阳体质的人得了外感病之后，出现了“身黄，脉沉结，少腹硬”的情况。外感病是非常复杂的，可以是“中风”“伤寒”“春温”“湿温”“暑温”，也可以是“瘟黄”“疟疾”“疫毒痢”等。“伤寒”是一切外感病的总称。《伤寒论》对外感病诊治有普遍的指导意义。外感病病情是非常复杂的，其中确实有表现为“身黄，脉沉结，少腹硬”者，“小便不利，为无血也”，应该是茵陈蒿汤证之类的黄疸，不能单纯理解为有瘀血。《伤寒论》论黄疸，确实多次提到“小便不利，身必发黄”，当是湿热阳黄茵陈蒿汤证这一类。如果是“小便自利，其人如狂”，出现精神症状了，那就是瘀血证无疑了，表现为小便自利，说明膀胱没病。“小便自利，其人如狂者，血证谛也”，说明抵当汤证脏腑病位不在膀胱，《伤寒论》反复在强调这个问题。注家经常说抵当汤证是“太阳腑证”“太阳蓄血”“膀胱蓄血”，这样的认识值得商榷。抵当汤本来能够治疗许多病，把抵当汤证理解成“膀胱蓄血”不合适。实际上，抵当汤证是热在下焦，瘀热在里，我们可把它理解成瘀在下焦，也就是盆腔有瘀血。除了盆腔瘀血综合征以外，其他如卵巢囊肿、子宫肌瘤、挤压综合征等，诸如此类，都可以参考瘀血在下焦，瘀热在里的抵当汤证、桃核承气汤证之类。临床上，遇到急性重症肝炎、急性重型肝炎肝昏迷等，我们也可以参考抵当汤证治疗思路，以逐瘀泄热为法，积极救治。

伤寒有热，少腹满，应小便不利，今反利者，为有血也，当下之，不可余药，宜抵当丸。【126】

抵当丸方

水蛭二十个，熬　虻虫二十个，去翅足，熬　桃仁二十五个，去皮尖　大黄三两

上四味，捣分四丸。以水一升，煮一丸，取七合服之，晬时当下血，若不下者，更服。

此条是论抵当丸证及其治法。相对于抵当汤，此条文指出“伤寒有热，少腹满，应小便不利，今反利者，为有血也”，与前条抵当汤证条文所说“小便自利者，血证谛也”，意思是一样的。既然“少腹满”为小肚子胀，那是西医所说的膀胱有病吗？我们认为如果是膀胱有病，“膀胱者州都之官，津液藏焉，气化则能出矣”，膀胱有病，少腹满，那一定会有小便不利。现在患者得了外感病，有热，少腹满，如果有小便不利，那就是猪苓汤证之类，相当于西医学泌尿系感染发热等。但现在却表现为小便自利，小便自利就是有瘀血，治疗“当下之，不可余药，宜抵当丸”。抵当丸是由水蛭 20 个、虻虫 20 个、桃仁 25 个、大黄三两组成，这个大黄没用酒洗。最关键的是方后注指出“上四味，捣分四丸，以水一升，煮一丸，取七合服之，晬时当下血。若不下者，更服”，在此明确提出了“晬时当下血，若不下者，更服”。所以，一般理解，桃核承气汤是膀胱瘀血的轻症，抵当汤是膀胱瘀血的重症，抵当丸是膀胱瘀血的缓症，未必正确。我们说桃核承气汤、抵当汤、抵当丸都是治疗下焦瘀血或者瘀热互结的证候，都有其人如狂、发狂等精神症状，同时还伴有小便自利和少腹急结、少腹硬满、少腹满等典型腹证表现。其中，抵当汤、抵当丸作用力量相比，当然是“晬时当下血”的抵当丸药力峻猛。那么，历代注家认为抵当丸是缓症，就是被“丸者缓也”所迷惑。请看救急的药，安宫牛黄丸、乌头赤石脂丸、三物备急丸都是丸药。救命的药常是散剂，即使叫丹的也还是丸药。所以说，“丸者缓也”对大家有误导。再看抵当丸与抵当汤的组成是一样的，而且抵当汤中大黄是酒洗的，抵当丸就是大黄！最关键的是虽然叫抵当丸，实际上不是一般的丸药。还是经过水煎了，上四味捣分四丸，然后以水一升，煮一

丸，取七合服之。关键还有“不可余药”，全喝了。实际上是煮散剂，汤液带着药渣子全喝进去了。喝进去之后“晬时当下血”，阴道就出血了，如果不出血就再加量、再加量。所以抵当丸证与抵当汤证对比，不是什么急缓之分。一定程度上讲，可能抵当丸劲儿更大，作用更峻猛。因为抵当汤方后注：“不下，更服。”就再加量，旨在通大便。而抵当丸后面说的是如果不下血，那就再喝。所以，抵当丸证、抵当汤证实际上都是一个证候，一个是少腹硬满，一个是少腹满。原文没有强调抵当丸到底还有什么症状。抵当丸和抵当汤只是一个是煮散剂，一个是汤剂，只能说是一种不同的剂型，不同的煎煮方法而已。带着药渣一起喝，作用当然更猛烈。我们临床观察发现：生大黄 9g，水煎服，通大便效果很好。如果要换成散剂，生大黄粉 3g，通大便效果就非常好了。一般是 3∶1 的比例，就是说散剂是汤剂 3 倍的力度。所以如生水蛭粉，张锡纯主张用生水蛭粉，生水蛭粉 3g 就能相当于汤药的 10g。一方面节省药材，一方面也减少费用。患者本来就得病了，经济负担很重，能够减少经济负担，又有好的疗效，这也是利国利民。贵重的药材可以推荐煮散剂。宋朝是文化比较昌明的时期，科技、文化、经济在当时全世界排队都很靠前。再看看宋朝的中药方，如《太平惠民和剂局方》中丸、散剂型常用，许多方剂都是煮散。就是节省药材的意思。我们常说：煮散有利于节省药材，又不会使疗效降低，经济而有效，何乐而不为？所以，对抵当丸的煮散剂型我们要给予充分的重视。临床上也可以学习抵当丸的煎煮方法。

太阳病，小便利者，以饮水多，必心下悸；小便少者，必苦里急也。【127】

此条是《辨太阳病脉证并治》中篇的最后一个条文，看上去好像跟前文没关系。实际上，关系还是很密切的。在此，张仲景再一次说明抵当汤、抵当丸、桃核承气汤部位并不在膀胱腑。明确指出：太阳体质的人得病，如果小便利的，是因为饮水多，饮水多就会出现心下悸，这时候水停在心下。而小便不利的，“必苦里急也”。如果是膀胱蓄水的话，一定会小便少，还有“必苦里急也”，是一种想尿尿不出来的急迫的痛苦感觉。就是说，膀胱有尿就一定会出现想尿尿不出来的症状。前文

“瘀热在里”，既然反复强调小便利，就是说膀胱腑没病，说明抵当汤证、抵当丸证、桃核承气汤证的脏腑定位都不在膀胱，与桂枝新加汤、小柴胡汤证一样，都不外乎是太阳病的一个变证而已，应该不具有经证、腑证的特殊地位。此条，127条，即《辨太阳病脉证并治》中篇的最后一条，所以强调“小便少者，必苦里急也”，就是要告诉大家，既然抵当汤、抵当丸、桃核承气汤证表现为小便自利，没有“里急”的痛苦症状，就说明病位不在膀胱腑。

三、辨太阳病脉证并治下

问曰：病有结胸，有脏结，其状何如？答曰：按之痛，寸脉浮，关脉沉，名曰结胸也。【128】

此条首先提出结胸、脏结的概念，并明确结胸的脉证特点。《伤寒论》明确指出：结胸的典型表现是拒按有压痛。什么位置拒按有压痛？结合下文，结胸的典型腹证特点应该是腹部拒按有压痛。结胸的典型脉象是什么？结胸的脉象特点是“寸脉浮，关脉沉”。“寸脉浮”体现了病位相对靠上，或者病情可影响到上焦，偏于阳证、热证；而“关脉沉”体现了结胸病位在中焦，是个实证。

问曰：何为脏结？答曰：如结胸状，饮食如故，时时下利，寸脉浮，关脉小细沉紧，名曰脏结。舌上白胎滑者。难治。【129】

此条论脏结脉证，并与结胸进行鉴别。脏结的临床表现类似于结胸，应该也是腹部拒按有压痛的腹证特点，但是脏结和结胸相比是阴证，饮食改变不明显，同时有腹泻的症状。典型脉象是寸脉浮，关脉小细沉紧。“关脉小细沉紧”就提示不是一般的病或者说可能是恶性的病，如果出现舌上白苔滑者就难治。“舌上白苔滑”说明病情较重，说明是阴证、寒证、虚证。结合西医学知识来说，脏结其实包括了很多腹部恶性肿瘤这一类的疾病。临床所见，许多恶性肿瘤容易表现为舌上有厚厚的白腻、腐腻、浊腻苔，或白腻水滑苔。

脏结无阳证，不往来寒热，其人反静，舌上胎滑者，不可攻也。【130】

此条紧接上一条，进一步补充脏结的临床表现及其治疗禁忌。“脏结无阳证”，首先将脏结定性为阴证；并提出鉴别症是没有往来寒热，也就是说没有所谓外证的表现；“其人反静”，安静也常是阴寒证的表现，或为反应迟钝、表情淡漠的另一种表述。总之，脏结临床表现与结胸类似，当有腹部“按之痛”等症状，但作为阴证，可能只有怕冷而没有发热的表现，患者相对比较安静。如果再表现为舌苔滑，就提示是阴证、寒证确定无疑。这个时候虽然也可见腹部拒按压痛的典型腹证，但绝对不能用攻下之法。

病发于阳而反下之，热入，因作结胸；病发于阴而反下之（一作汗出），因作痞。所以成结胸者，以下之太早故也。结胸者，项亦强，如柔痓状。下之则和，宜大陷胸丸方。【131】

大陷胸丸方

大黄半斤　葶苈半升，熬　芒硝半升　杏仁半升，去皮尖，熬黑

上四味，捣筛二味，内杏仁、芒硝，合研如脂，和散，取如弹丸一枚；别捣甘遂末一钱匕，白蜜二合，水二升，煮取一升，温顿服之，一宿乃下，如不下更服，取下为效，禁如药法。

此条论结胸与痞证发病基础不同，并论大陷胸丸适应证。所谓“病发于阳”“病发于阴”，是病发于阳盛体质、阳虚阴盛体质的意思。《伤寒论》强调不同体质的人误用下法之后，会出现结胸与痞证等不同变证。如果本身是个阳盛体质的人，误用了下法之后，可能会导致热邪内陷，形成水热互结的结胸病。而阳虚阴盛体质的人，如果误用了下法就可能热邪内陷，而出现寒热错杂，气机痞塞的痞证。因为后者本身就有虚寒，又用误下法后邪热内陷，就容易出现寒热错杂，阻滞气机，从而出现痞证。应该指出的是，《伤寒论》经常把结胸、痞证、悬饮等理解为误治的结果。现在看来，这些都是有疾病自身发生发展的规律。但在疾病的早期阶段，经常会表现为类似于太阳病表证的表现，如恶寒、发

热、头身不舒等。所以，张仲景就认为是因误治从表证发展而成结胸、痞证、悬饮。其实，这些病有时候可以是误治导致的，但有时候不一定是误治导致的。总体来说，中医治病是“有是证，用是方”。无论患者是否曾经误治，只要表现为结胸，就可以应用大陷胸汤之类而收功。

再看大陷胸丸证的临床表现。首先是腹部拒按有压痛的腹证特点，同时还有项强的表现类似于柔痉，说明该方证病位相对靠上。所以，除了结胸病典型的表现之外，还有项强的表现，这种情况下就要用大陷胸丸。大陷胸丸处方组成包括大黄、葶苈子、芒硝、杏仁，煎服法比较特殊，提示我们应用峻烈药物应先从小剂量开始，观察用药反应，当达不到治疗效果时再加量。实践证明，“峻药缓投”有利于保证用药安全。北京市一个西医医院的外科医生曾应用类似于大陷胸丸的组方思路，以丸散剂治疗局限性腹膜炎，研究发现大陷胸丸加减治疗局限性腹膜炎疗效非常好。

结胸证，其脉浮大者，不可下，下之则死。【132】

结胸病典型脉象应该是寸脉浮而关脉沉。如果脉象出现浮大脉，说明疾病已经不仅仅是局部的疾病，而且出现了全身性的中毒症状，如发热等。这时候正邪交争剧烈，就会出现脉浮大的情况，这种情况下不能用下法。提示结胸病本身并不特别可怕，如果出现了全身中毒症状的时候才是危险的。胃穿孔、肠穿孔、腹膜炎这一类患者，如果出现全身性症状，如发热、抽风、神昏等，一般预后就不太好。

结胸证悉具，烦躁者亦死。【133】

此条论结胸病死证。《伤寒论》所谓“结胸证悉俱”，应该是说结胸证典型症状如腹部拒按、按之痛等都具备了。再出现“脉浮大”，即提示全身中毒性症状。如果又出现“烦躁”，则经常是感染中毒性休克的前兆，乃邪毒壅盛，正气大伤，虚阳欲脱之证。“烦躁”说明不但存在感染，而且会出现感染中毒性休克。这种情况下，预后当然很不好。

太阳病，脉浮而动数，浮则为风，数则为热，动则为痛，数则为虚，头痛发热，微盗汗出，而反恶寒者，表未解也。

医反下之，动数变迟，膈内拒痛。胃中空虚，客气动膈，短气躁烦，心中懊憹，阳气内陷，心下因硬，则为结胸，大陷胸汤主之。若不结胸，但头汗出，余处无汗，齐颈而还，小便不利，身必发黄。大陷胸汤。【134】

大陷胸汤方

大黄六两，去皮　芒硝一升　甘遂一钱

上三味，以水六升，先煮大黄，取二升，去滓，内芒硝，煮一两沸，内甘遂末，温服一升，得快利，止后服。

此条论大结胸病形成机制及其治疗。首先从本条文可以看出大陷胸汤证病位实际是在心下。太阳病，即太阳体质的人为病，表现为太阳病表证，出现“脉浮而动数，浮则为风，数则为热，动则为痛，数则为虚，头痛发热，微盗汗出，而反恶寒”等表现。基于所谓“有一分恶寒，就有一分表证”，提示这时候表证尚未解除，如果用下法就会导致热邪内陷，出现心下硬满疼痛，伴有短气烦躁、心中懊憹，这就是大结胸病。“医反下之，动数变迟，膈内拒痛。胃中空虚，客气动膈，短气躁烦，心中懊憹，阳气内陷，心下因硬，则为结胸”，详细描述了结胸病形成的机制及其相关表现。太阳病，当平素阳气充实甚至太过，误下之后，伤了胃气，外来之邪累及胸膈，阳气内陷，在里化而为热，在胃结而成实，所以终成结胸，常伴有短气烦躁、心中懊憹等症状。这个时候，如果不具有大结胸病的典型腹证，表现为“但头汗出，余处无汗，齐颈而还，小便不利”，则“身必发黄”。《伤寒论》在此是论湿热黄疸与大结胸病的鉴别。湿热黄疸，小便不利，湿热内郁，湿热蒸腾，故见但头汗出，齐颈而还。提示太阳体质的人为病，误下还有另一种传变趋势，就可能变成黄疸。为什么会表现为黄疸？小便不利，邪热没有出路，瘀热在里，即可表现为身发黄疸。这就是说黄疸的患者常表现为但头汗出、余处无汗、齐颈而还、小便不利等。因为小便不利，所以湿热之邪无出路，而“但头汗出”，表明是湿瘀热在里。此时当用茵陈蒿汤治疗。至于治疗大结胸病的大陷胸汤，大黄、芒硝煎煮，而甘遂末冲服可攻逐水饮，泻水的作用峻猛。服药之后，不仅有腹泻反应，小便量也可增多，还常伴有恶心、腹痛等表现，可导致电解质紊乱，所以用之宜甚。

伤寒六七日，结胸热实，脉沉而紧，心下痛，按之石硬者，大陷胸汤主之。【135】

该条文更进一步明确了典型结胸病的临床表现。“伤寒六七日”也就是外感病六七日，一个时间周期到了，没有按时趋于病解却出现了结胸。《伤寒论》在此明确指出结胸病是热证、实证。临床常表现为心下疼痛剧烈，按压局部硬满如石，脉沉而紧。脉沉意味着病邪入里，脉“紧”则有脉搏跳得快的意思，意味着存在内热，病情重，是热证、实证。这种大结胸病相当于西医学的局限性腹膜炎，治疗应该投用大陷胸汤。那么，此言大结胸病病位在心下，表现为“心下痛，按之石硬”，病名为什么称为“结胸”呢？一方面是结胸病病位虽在心下，在腹部，但病位近于胸膈，常伴有胸闷气短、呼吸困难等症状。另一方面，“胸”古作“匈”，字形与“胃”相近，所以也不排除“结胃”误作“结胸”的可能。

伤寒十余日，热结在里，复往来寒热者，与大柴胡汤；但结胸，无大热者，此为水结在胸胁也，但头微汗出者，大陷胸汤主之。【136】

“伤寒十余日，热结在里”，就是说外感病已经十多天，热邪已经入里，但还有往来寒热的表现，说明不是单纯的里证提示表证仍然存在，这个时候仅仅泻下里热是不够的，要用大柴胡汤表里并治。“但结胸，无大热者”，即单纯结胸且发热等外症不明显，这是水结在胸胁。这个“胸胁”特别容易把人带入水停胸胁“悬饮”的误区，此“水结在胸胁”当然不是饮停胸胁。那为什么说“水结在胸胁”呢？观察发现：结胸病尤其是大结胸病，虽然中心病位为腹部或者在心下，但常常会伴有短气等自觉症状，即前文所谓“膈内拒痛，胃中空虚，客气动膈，短气躁烦”。如果有结胸病的表现，伴有头微微汗出，不同于茵陈蒿汤证“但头汗出，齐颈而还”的情况，说明是水热互结而不是湿瘀热在里之黄疸，这时当用大陷胸汤治疗。大结胸病典型腹证，即“心下痛，按之石硬”，结合现代临床来看，最常见的就是局限性腹膜炎，尤其是胃穿孔引起的局限性腹膜炎，此时常可用大陷胸汤治之。

太阳病，重发汗而复下之，不大便五六日，舌上燥而渴，日晡所小有潮热，从心下至少腹，硬满而痛不可近者，大陷胸汤主之。【137】

这个条文进一步补充了大结胸病的典型临床表现。张仲景认为太阳病，即太阳体质的人为病，屡经误汗、误下，出现五六日不大便、舌干燥、口渴等表现，同时还可有日晡稍有潮热。大家知道，日晡潮热是阳明病的典型表现，是阳明腑实证的发热特点。舌上干燥，还有口渴的症状，好像也是阳明腑实证，但是具体临床表现并不是一般阳明腑实证表现，如腹胀、绕脐痛、潮热、手足濈然汗出等。这个条文所论不是一般的腹胀痛，而是表现为从心下至少腹皆硬满而痛不可近，提示大结胸病病变范围较广泛，腹证表现也不是一般的腹胀满而是疼痛剧烈而不能触碰，即板状腹。这个就是西医学所谓弥漫性腹膜炎。

小结胸病，正在心下，按之则痛，脉浮滑者，小陷胸汤主之。【138】

小陷胸汤

黄连一两　半夏半升，洗　栝楼实大者一枚

上三味，以水六升，先煮栝楼，取三升，去滓，内诸药，煮取二升，去滓。分温三服。

此条论小结胸病小陷胸汤证。明确指出：所谓小结胸病的病位是正在心下。其小陷胸汤证的典型腹证特点是“心下按之则痛”。患者本身心下不一定有疼痛，可能只是胀满之类，但按压的时候会有疼痛，如果同时又见脉浮滑，就可以用小陷胸汤治疗。小陷胸汤是非常好的方剂，方中瓜蒌可理气宽胸、化痰开痹，半夏可消痞散结、化痰和中，黄连功擅清热，三药合用共奏清热化痰、理气宽胸、消痞散结之用。临床应用范围广泛。那么，究竟什么是小结胸病呢？其实包括胃溃疡、胃炎等病，临床上常用小陷胸汤治疗。治疗胆囊炎等肝胆疾病，常可用柴陷汤。冠心病除通阳开痹之瓜蒌薤白半夏汤、瓜蒌薤白白酒汤外，痰热阻痹胸阳也非常多见，因为现代人嗜食肥甘厚味，运动少，工作压力大，所以痰火多见，痰热痹阻胸阳之后，表现为胸闷、胸痛、心烦、失眠、多梦，这时候如果基于腹诊特点，正在心下的位置，按之则痛，或者按压会使闷加重，不舒服，就可以用小陷胸汤。另外，小陷胸汤也可以用于糖尿病性胃轻瘫，表现为饱胀感，胃胀、腹胀，大便不通等情况。小陷胸汤中黄连能够清热，同时止利，而瓜蒌宽胸理气，化痰通便，所以临床可根据患者的大便情况调整用量。在治疗胸痹需要通阳这个问题上，我们经常讲："通阳不在温，而在祛其邪。"即所谓"通阳不在温，而在散其寒""通阳不在温，而在行其气""通阳不在温，而在活其血""通阳不在温，而在化其痰""通阳不在温，而在消其饮""通阳不在温，而在清其热"。小陷胸汤就可认为是主治痰热痹阻胸阳所致胸痹之对证良方。虽然处方中有寒凉药、清热药，但依然能够起到通阳展痹、宽胸理气的作用。黄疸常见于病毒性肝炎。对其治疗，张仲景在《金匮要略》有专篇论述，在《伤寒论》也论之甚详，方剂以清利湿热之茵陈蒿汤最为常用。而时振声教授则常用小陷胸加枳实汤治疗急性传染性肝炎，也每有良效。根据时氏经验，据说临床凡具备心下痞满而拒按腹证特点者，都可投用小陷胸汤加味。乳痈本为外科疾病，中医有所谓"内吹乳痈""外吹乳痈"之分，一般认为病机属于肝胃郁热所致者多。小陷胸汤药用瓜蒌可理气宽胸，半夏可化痰散结，黄连可清肝胃二经之热，所以用治乳痈，可谓切中病机。临床上若再加蒲公英、连翘、天花粉、白芷、皂角刺、桃仁、红花等清热解毒、活血软坚，则疗效更佳。另外，临床报道有用小陷胸汤合小柴胡汤治疗渗出性胸膜炎者；小陷胸汤配合旋覆花汤治疗肋间神经痛者，也可取得较好疗效。

太阳病，二三日，不能卧，但欲起，心下必结，脉微弱者，此本有寒分也。反下之，若利止，必作结胸；未止者，四日复下之，此作协热利也。【139】

该条文将结胸证和协热利进行对比讨论。太阳病，即太阳体质的人得了外感病之后，两三天出现不能平卧总想坐起来的表现，这是因为心下气机阻结。如果脉微弱的话，则提示是虚象、寒证。这种情况下应该用温化法治疗，但反而用了下法，却出现大便不通，说明邪热内陷，进一步即会发生结胸病。如果一直腹泻，4天左右又用了下法，就会出现“协热利”，即下利伴有发热。结胸形成的因素之一就是大便不通，如果表现为腹泻伴有发热，那就是“协热利”。

太阳病，下之，其脉促，不结胸者，此为欲解也。脉浮者，必结胸。脉紧者，必咽痛。脉弦者，必两胁拘急。脉细数者，头痛未止。脉沉紧者，必欲呕。脉沉滑者，协热利。脉浮滑者，必下血。【140】

太阳病，即太阳体质的人为病，误下之后出现促脉，没发生结胸病，这常是病情欲解的征象。如果脉浮，尤其是表现为“寸脉浮，关脉沉”，就会出现结胸。如果脉紧，就会出现咽痛。如果出现脉弦，就会表现为两胁拘急。若脉细数者，说明有邪热，头痛还没有治好。如果脉沉紧，就说明内有胃寒，就会出现呕恶。如果脉沉滑，说明有热，就可能出现协热利。如果表现为脉浮滑，滑提示有热象，热迫血络就可能会出现下血。

病在阳，应以汗解之，反以冷水潠之，若灌之，其热被劫不得去，弥更益烦，肉上粟起，意欲饮水，反不渴者，服文蛤散；若不差者，与五苓散。寒实结胸，无热证者，与三物小陷胸汤。白散亦可服。【141】

文蛤散方

文蛤五两（味咸寒）

上一味，为散，以沸汤和一钱匕服，汤用五合。身热，皮粟不解，欲引衣自覆者，若水以潠之、洗之，益令热却不得出，当汗而不汗，则烦。假令汗出已，腹中痛，与芍药三两如上法。

白散方

桔梗三分（味辛苦，微温） 巴豆一分（去皮心，熬黑，研如脂，平温） 贝母三分（味辛苦平）

上三味为散，内巴豆，更于臼中杵之，以白饮和服。强人半钱，羸者减之。病在膈上必吐，在膈下必利，不利进热粥一杯，利过不止，进冷粥一杯。

“病在阳”，即邪气在表，常规应该用汗法治疗，反而行冷水浴疗法或灌之冷水，热未解除，被凉气阻遏，反而出现烦躁症状，皮肤起疹，欲饮水但又不口渴，表明水液代谢失常，是阳气不能蒸化，水液内停，所以治疗应该用文蛤散。如果文蛤散疗效不佳就可用五苓散。为什么？文蛤散、五苓散这两方作用差不多。这再次证明五苓散适合用于津液代谢失常，不能上承所致的口渴。前文说过，脏结是虚证、寒证、里证，结胸是热证、里证、实证。但实际上结胸也有寒实证，针对寒实结胸可用三物小白散。原文有“与三物小陷胸汤”句，无论如何说瓜蒌、黄连、半夏组成的小陷胸汤也不适合用于寒实结胸，所以此句很可能有误或三物小陷胸汤另有其方。而应用三物小白散，临床上，应注意根据体质的不同来调整峻烈药物的用量。其中，巴豆是热性的泻下药，作用峻猛。因此如果泻下过猛，就喝凉粥防止过下伤正。如果泻下不厉害应该喝热粥，可助其泻下。若腹痛者，还可加芍药，提示芍药是治疗腹痛的效药。临床上经常以赤白芍同用治疗腹痛，屡有佳效。

太阳与少阳并病，头项强痛，或眩冒，时如结胸，心下痞硬者，当刺大椎第一间、肺俞、肝俞，慎不可发汗。发汗则谵语、脉弦，五日谵语不止，当刺期门。【142】

“太阳与少阳并病”，就是太阳与少阳系统同时得病。“并病”表现为两个系统病变的症状同在。头项强痛是太阳系统病变的表现，眩冒、心下痞硬是少阳系统病变的表现，所以说是“太阳与少阳并病”。“并病”的治疗应该是两个系统并治。所以此条应该选择督脉的穴位——大椎，是着眼于太阳系统。因为太阳系统与肺、膀胱经、督脉关系密切，督脉能够主持诸阳，因此治疗太阳系统病变时选择大椎。除此之外还可以选择肺俞，因为太阳系统和肺关系密切。着眼于少阳，则应该选择肝俞，因为少阳系统与肝关系密切。太阳少阳并病的时候不同于单纯的太阳系统病变，也不同于太阳系统病变影响少阳系统的“合病”，所以不能单纯用治疗太阳系统病变的汗法治疗，如果发汗则会出现谵语、脉弦，有热盛动风之虞。此时应该针刺期门，主要是从肝论治的精神。

妇人中风，发热恶寒，经水适来，得之七八日，热除而脉迟、身凉，胸胁下满，如结胸状，谵语者，此为热入血室也。当刺期门，随其实而取之。【143】

此条以下三条重点讨论妇女“热入血室”证的临床表现及其治疗。《伤寒论》之所以要在这里介绍“热入血室”，是因为其临床表现与结胸类似，而且治疗上要用到刺期门的方法，也有鉴别的意思。“妇人中风”是指妇女得了外感病，发热恶寒，此时恰经期，实际上就是经期外感！得病七八日后已经热退身凉，脉迟了，但是又出现胸胁下满，如结胸状、谵语等表现，此“胸胁下满”类似于胸胁苦满，“谵语”类似于小柴胡汤证之“心烦”，虽“如结胸状”，实际上与结胸存在本质不同。那为什么会出现“胸胁下满，如结胸状，谵语”呢？实际上，是恰逢月经来潮，正是正气虚的时候再感受外邪，“血弱气尽腠理开，邪气因入”，外邪就会深入，热入血室，会出现上述症状。此“血室”属于胞宫，有关于肝。所以此时治疗应该泻少阳之郁热，从肝论治，刺期门。这种“热入血室”实际上就是经期外感，表现为发热甚至烦躁、谵语等。这与后世温病学所论的“热入血分”不一样。这种温病学当中的“热入血分”会出现皮肤发疹发斑，甚至会发生痉厥之变，病情较严重。而这里的“热入血室”只要给予合理的治疗，热退自然就能够神清体安。

妇人中风七八日，续得寒热，发作有时。经水适断者，此为热入血室，其血必结，故使如疟状，发作有时，小柴胡汤主之。【144】

此条论妇女“热入血室”小柴胡汤证。“妇人中风七八日”，就是说妇女得了外感病七八日，应该好而实际上没好，临床表现为恶寒发热，发作有时，这个时候月经又停了，提示本来是在经期，所以也就是典型的经期外感，提示外感之邪影响到月经，热入血室，而且导致邪热郁结，这时候就要用小柴胡汤清解郁热。小柴胡汤可以和解表里，宣通三焦，郁热一散，郁结自解，则热退身凉，月经可复。所以小柴胡汤经常可用于妇人热入血室，表现为寒热发作有时、胸胁满闷或伴有夜间悲哭等精神症状，屡有佳效。早年曾见过一位青年女患者，月经期外感后发热、恶寒，之后月经就不来了，同时出现烦躁易怒的表现，夜间胡言乱语，就用了小柴胡汤，结果一汗而解。提示热入血室，并不是什么危急重症！当然，后世医家治疗此“热入血室”，也常加用牡丹皮、生地黄或赤芍、桃仁、红花等，验案甚多，可以理解为张仲景治疗经期外感经验的进一步发挥。

妇人伤寒，发热，经水适来，昼日明了，暮则谵语，如见鬼状者，此为热入血室。无犯胃气及上二焦，必自愈。【145】

前两条皆妇人中风，此处称妇人伤寒，都是指妇女得了外感病。临床表现为发热，这时候恰逢月经来潮，白天病情平稳，傍晚就出现谵语，像见鬼一样，这就是“热入血室”。《伤寒论》原书说这种情况能够自愈。为什么说可以自愈？请注意这个“暮则谵语，如见鬼状”，不同于一般的神昏谵语，类似于妇人脏躁“喜悲哭，象如有神灵所作”，实际属于一种精神症状，是外感病适逢经期，热入血室，郁热内结，扰动心神所致。因为月经未停，邪热有随血下行的出路，所以自愈。近期查房曾查一个中年女性患者，亚急性甲状腺炎，表现为发热、烦躁，一开始没月经，后来来了。于是告诉她说：月经来了就会身热自退。果如此言！患者翌日则热退身凉病愈。至于所谓“无犯胃气及上二焦，必自愈”，再一次提示“热入血室”纯是下焦之病，即妇女胞宫相关的疾病，所以治疗不应涉及中上二焦，以免处罚无过。月经畅行，则热邪有下行之路，所以一定会自愈。

伤寒六七日，发热，微恶寒，支节烦疼，微呕，心下支结，外证未去者，柴胡桂枝汤主之。【146】

柴胡桂枝汤

桂枝去皮　黄芩一两半　人参一两半　甘草一两，炙　半夏二合半，洗　芍药一两半　大枣六枚，擘　生姜一两半，切　柴胡四两

上九味，以水七升，煮取三升，去滓。温服一升。本云：人参汤作如桂枝法，加半夏、柴胡、黄芩，复如柴胡法。今用人参作半剂。

“伤寒六七日”，即外感病六七日，临床表现为发热恶寒，肢体沉重疼痛，略有呕恶，胃脘部不舒服，提示表证未完全解除，此时可用柴胡桂枝汤。“外证未去”，即表证仍在，又出现“心下支结，微呕”，是内有郁热犯胃，所以治疗当外解表邪，内清郁热，可用柴胡桂枝汤。该方与单纯柴胡汤相比，祛风散寒作用更强，或者说调和营卫、脾胃的作用更强了，也属于表里同治、寒温并用、攻补兼施的“和解”之剂。临床上经常用该方治疗类风湿性关节炎，屡有佳效。因为类风湿性关节炎除关节疼痛、怕凉等症状外，经常有口苦、咽干、恶心等症状。这种病缠绵难愈，经常心情不舒畅，容易出现少阳郁热，而且治疗的药物如解热镇痛药等经常会伤及胃气，也表现为恶心、呕吐，即或存在消化性溃疡等，此时适用柴胡桂枝汤治疗。类风湿关节炎，焦树德教授称“尪痹”，属于广义“痹证”的范畴。痹证多为由风、寒、湿三气杂至，痹阻经络气血所致。尪痹发生有其特殊的规律，是体质因素加以外感风寒湿热之邪痹阻经络所致的手足肢体多关节疼痛、肿胀、压痛、伸屈不利，日久留痰留瘀，损伤肝肾，耗伤气血，可导致关节畸形、功能废用甚至全身虚损为特征的病证。虽然因于风寒湿外感者很多见，由风热、湿热外犯，或虽然外有寒湿，内有郁热者，也不少见。所以，治疗不能单纯祛风、散寒、除湿，常需兼以清解郁热或选用清热解毒、舒经通络的药物。柴胡桂枝汤是治疗类风湿关节炎的有效方剂。曾治疗未分类的结缔组织病一例，中年女性，类风湿因子阳性、抗核抗体阳性，不完全像类风湿的表现，也不像干燥综合征的表现，也有点儿像系统性红斑狼疮。患者总是高热不退，激素、免疫抑制剂都用了，热还是不退，诊见她除了高热之外还有怕冷，肢体关节疼痛、肿胀，呕恶，胃脘部按压不舒服有抵抗，就给她用了柴胡桂枝汤，同时参照名老中医王文鼎教授五藤饮（青风藤、海风藤、鸡血藤、忍冬藤、络石藤）与师祖祝谌予教授四藤一仙汤（鸡血藤、钩藤、络石藤、海风藤＋威灵仙）的意思，加用青风藤、忍冬藤、鸡血藤、秦艽、威灵仙、白芷等，结果一剂汗出热退。

伤寒五六日，已发汗而复下之，胸胁满微结，小便不利，渴而不呕，但头汗出，往来寒热，心烦者，此为未解也，柴

胡桂枝干姜汤主之。【147】

柴胡桂枝干姜汤

柴胡半斤　桂枝三两，去皮　干姜二两　栝楼根四两　黄芩三两　牡蛎二两，熬　甘草二两，炙

上七味，以水一斗二升，煮取六升，去滓，再煎取三升。温服一升，日三服，初服微烦，复服汗出便愈。

此条论外感变证——柴胡桂枝干姜汤证。论外感病得了五六日，又经误汗、误下，出现胸胁满微结、小便不利、渴而不呕、但头汗出、往来寒热、心烦等表现。其病机是既有外证，里又有郁热，所以表现为头汗出、心烦等。而且，还有虚寒的病机，表现为小便不利。实际上也有表里同病的病机，所以表现为寒热往来。柴胡桂枝干姜汤除了可以解表散邪、清解郁热以外，同时有干姜温中散寒。更有栝楼根生津止渴，有利于解决口渴；牡蛎软坚散结，可治疗胸胁满微结。曾有一个患者，著名书法家，素有肝病，口苦咽干，腹胀满，大便溏，舌苔白厚腻，脉弦细滑，说明肝经郁热、脾胃虚寒，同时有口苦、咽干、失眠、腹胀、胃怕凉、大便稀，就用了柴胡桂枝干姜汤合当归芍药散，用药 14 剂后上述症状全部好转。临床常用柴胡桂枝干姜汤治疗慢性肝炎、肝硬化、溃疡性结肠炎等，确有疗效。下面顺便介绍一下伤寒大家名老中医刘渡舟教授系列经验方——柴胡解毒汤、柴胡活络汤、柴胡止痛汤、柴胡鳖甲汤、柴胡桂姜汤等。柴胡解毒汤由柴胡、黄芩、半夏、茵陈蒿、土茯苓、凤尾草等组成，主治肝炎气分湿热，转氨酶高，黄疸指数高，以苔腻、尿黄、胁痛、体疲、口苦、心烦为辨证要点，转氨酶持续高加垂盆草、金钱草、白花蛇舌草（三草解毒汤）；湿热毒邪凝滞不化，苔白厚腻而干，肩背酸凝而胀，身沉重，口渴尿黄，加生石膏、滑石、寒水石（三石解毒汤）。柴胡活络汤由柴胡、黄芩、茵陈蒿、土茯苓、草河车、茜草、红花、当归、白芍、炙甘草等组成，主治肝血瘀阻，络脉不通，湿热毒邪进入血分，以苔白腻、舌质暗边有瘀斑、脉弦涩为特点，转氨酶不降，加三草活络汤（三草解毒汤加虎杖）。柴胡止痛汤由柴胡、川楝子、延胡索、刘寄奴、姜黄、茜草、海螵蛸、皂角刺、甘草等组成，主治邪入血分，气血失调，以肝区痛重为特点。柴胡鳖甲汤由柴胡、鳖

甲、牡蛎、沙参、麦冬、玉竹、生地黄、土鳖虫、茜草等组成，主治阴虚内热，气血凝滞，以舌红绛少苔，脉弦细数，低热少寐，口燥咽干，衄血，胁痞为辨证要点。柴胡桂姜汤（柴胡桂枝干姜汤）主治肝之余邪未去又兼脾阳虚寒证，以口干、胁痛背痛、腹胀便溏为要点。用之得宜，常有佳效。

伤寒五六日，头汗出，微恶寒，手足冷，心下满，口不欲食，大便硬，脉细者，此为阳微结，必有表，复有里也。脉沉，亦在里也。汗出为阳微，假令纯阴结，不得复有外证，悉入在里，此为半在里半在外也。脉虽沉紧，不得为少阴病。所以然者，阴不得有汗，今头汗出，故知非少阴也，可与小柴胡汤。设不了了者，得屎而解。【148】

“伤寒五六日”，即外感病五六日，头汗出是阳气郁于里，不得宣发，蒸腾于上所致；微恶寒是表证仍在；手足冷为阳气郁于里而不能达于四末；脉细是阳郁于里，脉道滞涩所致；心下满、口不欲食、大便硬，是邪气结于胸胁，热郁于里，气机不利，津液不下，胃气失和所致。这种情况与典型的阳明系统病变相比，热结较轻，而且表证尚未完全解除，所以称为“阳微结”。本证既有微恶寒发热的表证，又有心下满、口不欲食、大便硬等里证。这实际上是表里同病，即所谓“半在里半在外”。“阳微结”因有汗出、肢冷等，所以应该与“纯阴结”相鉴别。因为“阳微结”虽然有脉细、手足冷、微恶寒等表现，类似于“纯阴结”，但如果是“纯阴结”的话，就不会有外证，就会仅仅表现为里证。原文紧接着说：“此为半在里半在外也。”明确提出“阳微结”病位是表里同病。就是因为半在里半在外，脉象虽然表现为沉紧，但显然不是少阴系统病变。临床见到头汗出，是表证的表现而不是虚阳浮越所致的头汗出。所以，“阳微结”怎么治？还是用小柴胡汤。“阳微结”的病位是半在里半在外，阳邪微结，所以要用小柴胡汤宣通内外，既能透达在外之表邪，又能清解在里之郁热，尚可调和胃气以通大便，使郁热得泄则表里之证随之而解。这里“阳微结”的“结”是指大便不畅，吃了小柴胡汤之后大便一通，病情就能缓解。这种大便不通不能用泻药，也不能用温阳药，而是要用小柴胡汤。“阳结”“阴结”都是大便不通的另一种描述。典型的“阳结”多见于胃肠结热，现在看来可用麻子仁丸之类治疗。而典型的“阴结”，多见于阳虚便秘或寒实证大便不通，现在一般用济川煎或大黄附子汤治疗。应该强调指出的是，这一条明确提出小柴胡汤的适应证是“半在里半在外”，不同于一般人所说的“半表半里”。实际上,《伤寒论》从来没有提出过在表里之间还有一个半表半里的层次。所谓“太阳为开，少阳为枢，阳明为合”，本身就是一个伪命题。“太阳为开”等源自唐代王冰《黄帝内经素问》，而隋代杨上善《黄帝内经太素》记载“太阳为开”，“开”繁体字作“開”，原作“太阳为关”，“关”繁体字作“關”;“阳明为合”，“合”繁体字作“闔”。所谓“關”“枢”“闔”，不过是门的三个部件，“關”是门闸，就是门插子，“枢”是门枢，而“闔”就是门板。

伤寒五六日，呕而发热者，柴胡汤证具，而以他药下之，柴胡证仍在者，复与柴胡汤。此虽已下之，不为逆，必蒸蒸而振，却发热汗出而解。若心下满而硬痛者，此为结胸也，大陷胸汤主之。但满而不痛者，此为痞，柴胡不中与之，宜半夏泻心汤。【149】

半夏泻心汤方

半夏半升（洗，辛平） 黄芩（苦寒） 干姜（辛热） 人参（以上）各三两（甘温） 黄连一两（苦寒） 大枣十二枚（擘，温甘） 甘草三两（炙，甘平）

上七味，以水一斗，煮取六升，去滓，再煮，取三升，温服一升，日三服。

此条论外感病误下柴胡汤证、结胸、痞证及其治疗。从此条开始,《伤寒论》将逐渐过渡到讨论多种痞证的临床特点与治疗。原文提及“伤寒五六日”，即外感病五六日以后，出现了呕而发热，是典型的柴胡汤证，应该用小柴胡汤，医生却误用了下法，但是柴胡汤证依然存在，这时还是要用柴胡汤治疗。这就体现了《伤寒论》所谓“有是证用是方”的思路。这种情况，虽经误治但不算大问题。如果服了柴胡汤之后，就会出现蒸蒸而振、发热汗出而后病可愈。但如果误治之后出现变证，如结胸病就会表现为心下满而硬痛，这时则要用大陷胸汤，还是体现了“有是证用是方”的思路。但如果仅仅是心下满闷，而没有疼痛则考虑是痞证，不能用柴胡汤而应该用半夏泻心汤。《伤寒论》把外感病误下所致的小柴胡汤证、结胸、痞证进行鉴别，并提出了不同治法。总的说就是强调“有是证用是方”。至于半夏泻心汤的适应证，《伤寒论》在此提出适合于“但满而不痛”的痞证。结合《金匮要略·呕吐哕下利病脉证治》有一个条文说得特别好，即“呕而肠鸣，心下痞者，半夏泻心汤主之”，明确指出了半夏泻心汤三大主症，分别是心下痞满、恶心呕吐、腹泻肠鸣等。临床上，多种消化道疾病如急慢性胃肠炎、胃肠功能紊乱、溃疡病等，只要具备心下痞满伴有呕利等症状，或具备脾胃亏虚，寒热错杂，或湿热中阻，阻滞气机，脾胃升降失司病机者，皆可选用半夏泻心汤。基于类比联想的思维，把此方用于有类似病机的胃脘痛包括消化性溃疡胃痛，也常有较好疗效。

太阳少阳并病，而反下之，成结胸，心下硬，下利不止，水浆不下，其人心烦。【150】

太阳少阳并病，即太阳与少阳两个系统同时得病，临床常表现为两个系统病变的相关症状，治疗应该两个系统病变同治。太阳系统病变主要表现为表证，治当用汗法，而少阳系统病变多表现为少阳郁热，治当清解少阳郁热。总之，不是下法的适应证。这时候不应该用下法，如果误用了下法，可能造成结胸病，表现为心下硬满等。这里提到“心下硬”，实际上有与“但满而不痛”的痞证鉴别。而对于结胸病，一般情况下会表现为大便不通。如果见到患者下利不止，不能进食，或有心烦，则提示胃气大伤，或阳气将脱，虚阳浮越，所以常常是预后不良。此条告诉我们，阳气重要，胃气也很重要，充分体现了张仲景《伤寒论》重视扶阳气与护胃气的精神。

脉浮而紧，而复下之，紧反入里，则作痞。按之自濡，但气痞耳。【151】

此条论外感表证误下导致痞证及其痞证的临床特点。原文论“脉浮而紧”，是麻黄汤证的典型脉象，说明存在外感病表证，表证治疗当用汗法，如果用了下法，则为误治。误用下法，不仅可能损伤脾胃阳气，更可以促使外邪入里，从而导致脾胃虚弱、寒热错杂、气机痞塞的痞证。痞证的特点常表现为心下痞满。腹诊可见心下部位按之柔软。为什么表现为“按之自濡”？这是因为仅仅存在气机阻滞，属于气机阻滞导致的气痞。如果夹有痰、饮、宿食等，就会表现为心下痞硬，那就不单单是气痞了。如果是结胸，腹证则会表现为心下痛，按之石硬。通过腹诊，我们就可以对痞证与结胸及气痞与痰气痞、饮气痞、食气痞等进行鉴别。

太阳中风，下利，呕逆，表解者，乃可攻之。其人漐漐汗出，发作有时，头痛，心下痞硬满，引胁下痛，干呕短气，汗出不恶寒者，此表解里未和也，十枣汤主之。【152】

十枣汤

芫花，熬　甘遂　大戟

上三味，等分，各别捣为散。以水一升半，先煮大枣肥者十枚，取八合，去滓，内药末。强人服一钱匕，羸人服半钱，温服之，平旦服。若下少，病不除者，明日更服，加半钱。得快下利后，糜粥自养。

此条论悬饮内停十枣汤证。为什么《伤寒论》要在此处论悬饮？这是因为十枣汤证也可表现为“心下痞硬满”，有与痞证鉴别的意思。原文论“太阳中风”，即太阳系统病变，当有发热、恶风、汗出等表证表现，如果兼有下利、呕逆等里证，则为表里同病。按照《伤寒论》表里先后治则，应该在表证解除之后才能用攻下法治疗。如果患者表现为漐漐汗出，发作有时，头痛，心下痞硬满，引胁下痛，干呕短气，汗出不恶寒等，既有一般表证的表现，同时又有心下痞硬满的表现，同时还有“引胁下痛”，结合“干呕短气”，当存在呼吸困难，是呼吸引胁下痛。如果又表现为汗出而不恶寒，则意味着表证解除而里证仍在，实际上是饮邪内停，这个时候当用十枣汤攻下逐饮。为什么十枣汤以十枣为名呢？是不是说十枣是主药呢？当然不是。《伤寒论》在此以十枣汤名方，还是强调应用攻下逐水峻猛之药，必须注意顾护胃气。至于十枣汤的具体用法，方名虽为“十枣汤”，实际上是十颗大肥枣煎汤送服芫花、甘遂、大戟散剂。方后注指出：服药剂量应该注意根据体质强弱决定，体质弱者，可服用半量。其次，要求温服，平旦服用。晚上服药，一旦出现反应尤其是腹泻的副反应，就会非常狼狈。再次，应根据服药后的反应，决定进一步采取什么措施。如果腹泻不突出，第2天可以继续用药，并再加大半钱剂量。如果得以畅泻，则应该服用糜粥。服用稀粥的目的无外还是顾护胃气，促进人体正气自然康复。

太阳病，医发汗，遂发热恶寒，因复下之，心下痞，表里俱虚，阴阳气并竭，无阳则阴独。复加烧针，因胸烦，面色青黄，肤瞤者，难治。今色微黄，手足温者，易愈。【153】

太阳病即太阳体质之人为病。太阳体质之人感受外邪，容易表现为太阳系统病变，治法应用汗法。如果发汗之后，病情没有缓解，仍有发热恶寒，后又用下法治疗，就可能导致邪气入里，汗法、下法可以伤阳气，也可以伤阴津，下法更可引邪内陷，于是就可出现“心下痞”。因为发汗可伤表气，攻下可伤里气，导致表里俱虚，阴阳气并虚竭。这种情况下如果再用烧针的方法治疗，就可出现胸中烦，表现为面色青黄、肌肤跳动，这种情况治疗就非常困难，预后较差。为什么这么说呢？因为面色青黄、肌肤跳动往往都是阴证的表现，多为阳气大衰的失神的表现。如果面色微黄，手足温者，提示阳气尚存，所以预后尚可。这些论述实际上体现了《伤寒论》重视扶阳气的思想。

心下痞，按之濡，其脉关上浮者，大黄黄连泻心汤主之。【154】

大黄黄连泻心汤

大黄二两　黄连一两

上二味，以麻沸汤二升渍之，须臾，绞去滓。分温再服。

臣亿等看详大黄黄连泻心汤，诸本皆二味。又后附子泻心汤，用大黄、黄连、黄芩、附子，恐是前方中亦有黄芩，后但加附子也。故后云附子泻心汤，本云：加附子也。

此条论热痞大黄黄连泻心汤证。原文论“心下痞，按之濡”，本是一般痞证的共同特点。半夏泻心汤证痞满，也表现为“心下痞，按之濡”，当然同时常伴有呕利肠鸣。而大黄黄连泻心汤证同时有“其脉关上浮”！因关脉候中焦，浮脉又主阳热，今阳热之脉仅见于关上，说明本证系无形邪热壅聚心中，即存在胃热壅滞，导致气机痞塞，乃热痞之证。因此，本证临床上还可见心烦、口渴、小便短赤、舌红苔黄、脉数，甚至吐衄等热证表现。而治疗则可以大黄黄连泻心汤清泄邪热，邪热一去，则热痞自消。可见，大黄黄连泻心汤主要是治疗胃热的，现在可用于溃疡病、上消化道出血、便血、衄血、呕血等疾病，临床也常用于阳明胃热体质患者的消渴病，表现为能吃、能睡、能干，平时大便偏干，烦热，胃口好，这时候用大黄黄连泻心汤疗效非常好。若兼有阴虚可加生地黄、玄参、知母；若口渴明显可加天花粉、葛根、丹参；若乏力明显可加地骨皮、仙鹤草等。有时候也加功劳叶，有清心胃之热的作用。至于大黄黄连泻心汤具体组成，还是当有黄芩。因为下一个条文附子泻心汤当中就有黄芩。因血证的病因病机，“唯火唯气”，然火有实火、虚火，气有气虚、气逆。所以应该区别治疗。晚清唐容川《血证论》主张用大黄黄连泻心汤治疗血证，颇有见地。其指出：“心为君火，化生血液，是血即火之魄，火即血之魂，火升故血升，火降即血降也。知血生于火，火主于心，则知泻心即是泻火，泻火即是止血。”可谓高见。大黄黄连泻心汤诸药性味苦寒而入心，最善清泻心火，实际上也能清胃火。尤其黄芩可以凉血止血，大黄更是凉血活血止血，所以，临床治疗因火热内结所致的吐血、便血，甚至衄血、崩中漏下等，大黄黄连泻心汤实为对证良方。当代名中医姜春华教授十分推崇大黄治疗上消化道出血的功效。其实，治疗消化道出血以外的其他血证，大黄黄连泻心汤有时也有良效。董建华院士经验方止血散的组成就是大黄、三七、白及，常用于包括上消化道出血在内的各种出血。其他如四季三黄软胶囊、三黄片等，都可以理解为在大黄黄连泻心汤基础上化裁而来。《芳翁医谈》还曾记载：一妇，患逆经，初则吐衄，后眼、耳、十指头皆出血，至于形体麻木，手足强直，投以泻心汤，不出十日而血止。可为奇证用奇方。以泻心汤不仅泻火，实际也有降逆气之用。《金匮要略》泻心汤药物组成包括大黄、黄连、黄芩，原用治吐血“心气不足”，注家多有争议。其实“不足”或为“不定”，以“足”与“定”尤其是隶书字形相近故也。吐血表现为心悸不定，是因为出血量大。所以这个情况下，需急用泻心汤苦寒直折其火，以清热降逆，凉血止血。

心下痞，而复恶寒汗出者，附子泻心汤主之。【155】

附子泻心汤

大黄二两　黄连一两　黄芩一两　附子一枚，炮，去皮，破，别煮取汁

上四味，切三味，以麻沸汤二升渍之，须臾，绞去滓，内附子汁。分温再服。

本条紧接上条即154条，论附子泻心汤证。此言“心下痞”当为热痞，即大黄黄连泻心汤的适应证。“而复见恶寒汗出者”若属于太阳中风证，则必有发热、脉浮等表证。今不见发热，又不曰“表未解”，说明并非后文164条所论之热痞兼表证。而从附子泻心汤组成看，为大黄黄连泻心汤加附子而成，因此考虑其恶寒汗出当为表阳虚、卫外不固所致。卫阳不足，温煦失职，故可见恶寒；开合失司，肌表不固，可见汗出。本证寒热并见，虚实互呈，单与泄热消痞，则阳虚难复；纯与扶阳固表，则痞结难消。所以治疗以大黄黄连泻心汤泄热消痞，兼以附子另煎兑入，扶阳固表。此方中热药与凉药分开煎，是因为附子有毒需要单独久煎，而大黄、黄连、黄芩需要与麻沸汤兑到一起服用。为什么热药与凉药同用？寒温并用会不会导致药物作用被抵消？其实，热药与凉药同用不会抵消各自的功用，而只能是各自治疗各自的疾病。那么，附子泻心汤当中附子起什么作用呢？为什么心下痞又有恶寒汗出就用附子泻心汤呀？附子究竟是温表阳还是温肾阳？要是温表阳的话，用桂枝是不是更合适呀？温肾阳用肉桂是不是更合适呀？中医学有一句话说：“卫出下焦。”卫阳之气本身就与下焦的肾阳有密切关系。所以肾阳虚经常表现出恶寒、怕冷、汗出等表现。肾阳不足，卫阳自然也就不足了。本人年轻的时候身体比较虚弱，长期失眠，情志不畅，经常腹泻，怕冷，大便稀，活动后易汗出，当时练了鹤翔庄气功，练了7天之后全身症状明显改善，其中有一个功法叫意守丹田，可以补肾温阳，并改善背恶寒、怕冷、易汗出等症状。所以说温肾阳和护卫阳实际上是一致的。因

此《伤寒论》用附子泻心汤，其中大黄黄连泻心汤能够治疗胃热壅滞气机导致的痞满，同时用附子则可温肾阳、振奋卫表之阳，解决恶寒汗出等症状。

本以下之，故心下痞。与泻心汤，痞不解。其人渴而口燥烦，小便不利者，五苓散主之。【156】

此条论“饮痞”五苓散证。原文指出：用了下法后，邪气内陷可出现心下痞。此时用泻心汤，但是如果患者心下痞没有缓解，同时出现渴而口燥烦、小便不利，说明津液不归正化，饮邪内停，是三焦气化不利，故水饮内停于心下。所以，表现为类似于泻心汤证痞证的心下痞表现。饮邪内停就会出现心下痞、口渴、小便不利等表现，用五苓散通阳化气利水，重新敷布津液，通利三焦之气，则痞证自解。可见五苓散证可以表现为饮邪内停心下，气机痞塞的“饮气痞”。从这个条文，可以看出五苓散证是不是太阳腑证呀？当然不是。五苓散证不过是太阳病误治的普通变证而已，病位不在膀胱。

伤寒，汗出解之后，胃中不和，心下痞硬，干噫食臭，胁下有水气，腹中雷鸣下利者，生姜泻心汤主之。【157】

生姜泻心汤

生姜四两，切　甘草三两，炙　人参三两　干姜一两　黄芩三两　半夏半升，洗　黄连一两　大枣十二枚，擘

上八味，以水一斗，煮取六升，去滓，再煎取三升。温服一升，日三服。附子泻心汤，本云：加附子。半夏泻心汤、甘草泻心汤，同体别名耳。生姜泻心汤，本云：理中人参黄芩汤，去桂枝、术，加黄连，并泻肝法。

此条论“食饮气痞”生姜泻心汤证。生姜泻心汤是半夏泻心汤减干姜用量为一两，加生姜四两而成，主要起到温化水饮、消食和胃的作用。与半夏泻心汤相比，具有更强的温胃化饮作用。因此，该条文所论之痞证，是在脾胃虚弱、寒热错杂、气机痞塞的基础上，水饮食滞内停所致的“食饮气痞”。因水饮食滞近于有形，所以生姜泻心汤证典型的

腹证表现是心下痞硬，即心下痞满，按之有抵抗，有“硬”的感觉，临床常可伴有干噫食臭、腹中雷鸣、下利等。临床上，多种胃肠疾病，包括胃肠功能紊乱、功能性消化不良等，凡为脾胃虚弱、寒热错杂、气机痞塞、宿食、水饮内停所致的心下痞满而硬、肠鸣下利、干噫食臭等，即可选用本方。

伤寒中风，医反下之，其人下利，日数十行，谷不化，腹中雷鸣，心下痞硬而满，干呕心烦不得安。医见心下痞，谓病不尽，复下之，其痞益甚。此非结热，但以胃中虚，客气上逆，故使硬也。甘草泻心汤主之。【158】

甘草泻心汤

甘草四两，炙　黄芩三两　干姜三两　半夏半升，洗　大枣十二枚，擘　黄连一两

上六味，以水一斗，煮取六升，去滓，再煎取三升。温服一升，日三服。

臣亿等谨按：上生姜泻心汤法，本云：理中人参黄芩汤，今详泻心以疗痞。痞气因发阴而生，是半夏、生姜、甘草泻心三方，皆本于理中也。其方必各有人参，今甘草泻心中无者，脱落之也。又按《千金》并《外台秘要》，治伤寒慝食，用此方皆有人参，知脱落无疑。

此条论“虚气痞”甘草泻心汤证。甘草泻心汤证与生姜泻心汤证相比，二者都表现为心下痞硬，但是甘草泻心汤证特点是下利日数十行，提示脾胃气虚突出。甘草泻心汤证也有完谷不化、腹中雷鸣的表现，但更有“干呕心烦不得安”的表现，心烦的症状较典型。纵观整体表现，虚象较突出，处方中强调的是甘草，用了四两炙甘草。所以适合于“食饮气痞”脾胃气虚突出的“虚气痞”。至于造成这种“虚气痞”的原因，乃是因为反复误下导致正气受伤，“此非结热，但以胃中虚，客气上逆，故使硬也”。所以临床上治疗多种胃肠病，凡临床表现为心下痞硬，泄泻不止，气虚突出，“虚气留滞”所致者，皆可随证选方。而在《金匮要略》中，甘草泻心汤更被用治狐惑病。许多人习惯用此方治疗顽固性口腔溃疡，每可取得良好疗效，以至于更有人把甘草泻心汤作为治疗顽

固性口腔黏膜病的通用方。其实，临床常用的治疗口疮溃疡的方药，当然还是黄连上清丸、三黄片、大黄黄连泻心汤等处方，因为口腔溃疡多为胃火所致的一时性口疮。而除了胃火，心火所致的也常见，则表现为导赤散证。但阴虚火旺的口疮溃疡也很常见，常用知柏地黄丸等治疗，联合《眼科金镜》中滋阴降火丸（当归、川芎、生地黄、熟地黄、黄柏、知母、麦冬、白芍、柴胡、黄芩、甘草）使用，能够滋肾阴、清心肝之火，用于治疗顽固性口腔溃疡，常可应手取效。更有虚人久病、虚阳浮越所致的口腔溃疡，就可用潜阳丸、封髓丹等，一方面用温阳的方法，另一方面用潜阳的药物甚至是黄芩、黄连等凉药。另外，还有一种叫气虚“阴火”口腔溃疡，金元名医李东垣指出：“火与元气不两立，一胜则一负。”是因为脾胃元气亏虚，阴火内生，而出现口疮溃疡，这时用升阳益胃汤、补中益气汤再加上黄连、黄芩等。而甘草泻心汤主要适用于口腔溃疡伴胃中怕凉、腹泻、腹胀、食欲不振等表现者。曾治过大连市一个李姓患者，患白塞综合征合并肾炎。患者口腔溃疡、食管溃疡、胃溃疡，全身畏寒肢冷，腹痛明显，大便溏稀，腹痛需要用哌替啶止痛。辨证选用甘草泻心汤、玉屏风散加土茯苓、萆薢、白花蛇舌草、半枝莲，1 个月以后复查胃镜，食管和胃的溃疡愈合，口腔溃疡也渐趋稳定。随访 6 年，患者肾炎病情很稳定，白塞综合征也没发作，胃病的症状完全消失。可见，甘草泻心汤确实是一首非常难得的好方。

伤寒服汤药，下利不止，心下痞硬。服泻心汤已。复以他药下之，利不止；医以理中与之，利益甚。理中者，理中焦，此利在下焦，赤石脂禹余粮汤主之。复不止者，当利其小便。【159】

此条论“下利不止，心下痞硬”的赤石脂禹余粮汤证。原文论伤寒，即外感病服用汤药后出现下利不止，同时又出现心下痞硬。这种情况下，本可以用泻心汤，但是泻心汤之后又用了下法，所以导致下利不止，用了理中汤也没效，腹泻更厉害了。为什么？因为理中汤是温补脾阳的，是温中焦的，而目前的情况是脾肾阳虚，即下焦虚寒所致的大肠滑脱不禁，这时就应该用赤石脂禹余粮汤治疗。赤石脂禹余粮汤方药组成虽然失传，但这个处方是个固摄止泻的处方应该是确定无疑的，所以可用于脾肾阳虚久泄的患者。现在临床常用的蒙脱石散，用于肠道菌群紊乱、电解质紊乱所致的腹泻，就是固摄止泻的药。相信赤石脂禹余粮汤对于这种腹泻应该也有非常好的疗效。临床上，本人经常在固冲汤、归脾汤的基础上，加用赤石脂治疗妇女崩漏，屡取佳效。实践证明：赤石脂不仅可以止泻，而且还是一味非常好的固摄止血药。至于“复不止者，当利其小便”，则是分利止泻法。李中梓《医宗必读》归纳的治泻九法，即淡渗、升提、清凉、疏利、甘缓、酸收、燥脾、温肾、固涩，其实在张仲景《伤寒论》中都已经有所论及。《伤寒论》治下利，比李中梓九法还多一个辛开苦降泻心汤法。

伤寒吐下后，发汗，虚烦，脉甚微，八九日，心下痞硬，胁下痛，气上冲咽喉，眩冒，经脉动惕者，久而成痿。【160】

此条所论依然涉及“心下痞硬”。“伤寒吐下后”就是说外感病用了吐法、下法后，又经发汗，出现虚烦，脉微，八九日，又出现心下痞硬、胁下痛、气上冲咽喉、眩冒、经脉动惕等表现。这是典型的外感病误治变证，结合现代临床来理解，应该是多种外感病误治以后出现的电解质紊乱及神经调节功能异常的表现。因为吐下、发汗之后最容易导致低血钾，而低血钾常可表现为肢体瘫软无力，这种情况正是所谓“久而成痿”的表现。

伤寒发汗，若吐，若下，解后，心下痞硬，噫气不除者，旋覆代赭汤主之。【161】

旋覆代赭汤

旋覆花三两　人参二两　生姜五两　代赭一两　甘草三两，炙　半夏半升，洗　大枣十二枚，擘

上七味，以水一斗，煮取六升，去滓，再煎取三两。温服一升，日三服。

此条论“饮气痞”旋覆代赭汤证。“伤寒发汗，若吐，若下”，是说外感病用了汗法、吐法、下法，病情缓解了，但是出现心下痞硬，嗳气频频，这时就应该用旋覆代赭汤治疗。方中生姜用量非常大，用了五

两，用于温胃化饮，提示饮邪内停是旋覆代赭汤证重要的发病基础之一。代赭石用了一两，用量不大，这是因为胃病表现为心下痞硬、嗳气不除，代赭石本身含铁，吃多了胃会不舒服，所以用量不能太大。除此之外，代赭石用量太大还会出现腹泻，对脾虚者不利。总体来说，该方有温胃消饮、散结消痞、和胃降逆等功效，所以可用于外感误治，脾胃受伤，痰饮内结，胃气失和所致“心下痞硬，噫气不除者”。当代许多中医肿瘤专家喜欢用旋覆代赭汤加半枝莲、半边莲、石见穿、藤梨根、薏苡仁、莪术、浙贝母等治疗食管癌、食管炎等所致的食管狭窄，临床应用确有佳效。曾治故乡一位李姓70岁老农，患食管癌，心下痞塞不舒，呕吐痰涎，服用本方加减，配合六神丸送服，竟然带病延年7年余，叹为神奇！因肺与胃共主于降，肝与肺升降相因，咳嗽痰喘虽然病位主要在肺，但与胃之和降、肝之疏泄，也密切相关。因此，治疗肺系疾病也不能单纯治肺，有时还应注意肺胃同治、肝肺同治。恩师张贵印教授常用肺胃同治的方法治疗小儿百日咳，验方麻杏代赭汤就是以旋覆代赭汤为基础方加麻黄、杏仁、百部、紫菀、鹅不食草等组成。临床行之，屡有佳效。天津市中医药研究院武成主任医师临床强调心身同治，认为溃疡病、支气管哮喘及中医所谓梅核气等均是身心疾病，治疗必须重视调肝、降逆，所以临床喜用旋覆代赭汤合五磨饮子加减治疗慢性胃病和哮喘等，也常有出人意料之效。

下后，不可更行桂枝汤，若汗出而喘，无大热者，可与麻黄杏子甘草石膏汤。【162】

此条论误下致喘麻杏甘石汤证。前面已经讲过，麻杏甘石汤原用于治疗太阳病失治或误用汗下，风热犯肺或风寒表邪入里化热，壅遏肺气所致的咳喘、身热、汗出等症。此处是误用下法，“不可更行桂枝汤”提示本来属于桂枝汤证。桂枝汤证，误用下法，导致表邪化热入里，肺热壅盛，所以出现汗出而喘。所谓“无大热”，应该是相对于麻黄汤证、大青龙汤证恶寒发热、无汗而喘的“高热”而言。临床上用治肺炎喘嗽等，常有良好疗效。本人临床还经常用麻杏石甘汤治疗神经性遗尿，也常有意外之效。因为麻黄有通阳、宣肺的作用，肺为水之上源，可“通调水道，下输膀胱”，遗尿不一定都是肾虚引起的，也可以是肺气不宣所致。小孩儿遗尿就常常不是肾虚所引起，这时只是治肾解决不了问题，用麻黄杏仁甘草石膏汤却能够取得好的疗效。麻杏石甘汤可清宣肺热，通阳化气，通阳就能让小便归于正化。另外，曾用麻杏甘石汤加味治疗张家口蔚县一中学女学生，患发作性睡病，上课期间经常昏昏欲睡，不能自已，学习成绩下滑，见其舌尖红，脉细滑，同用麻杏甘石汤加石菖蒲、制远志等，投方即效，用药一个月，如换了一个人，精神面貌大变，学习成绩很快提高到前三名，用药三个月，所有症状消失！经方应用之妙，真妙不可言也！

太阳病，外证未除，而数下之，遂协热而利，利下不止，心下痞硬，表里不解者，桂枝人参汤主之。【163】

桂枝人参汤

桂枝四两，别切　甘草四两，炙　白术三两　人参三两　干姜三两

上五味，以水九升，先煮四味，取五升，内桂，更煮取三升，去滓。温服一升，日再夜一服。

此条论外感病误下表现为心下痞硬的“协热利”桂枝人参汤证。桂枝人参汤可以理解为理中汤（人参汤）加桂枝，或理解为人参汤合桂枝甘草汤。既有温补中焦阳气的作用，又有解表散邪之功。所以原条文“协热而利”，应该是指外感病，反复用下法，表证未除，外有发热而伴见下利、心下痞硬之证。发热为风寒表证未解之故，下利、心下痞硬是脾胃虚寒，是里虚寒证。所以有认为桂枝人参汤证适合于表里俱寒之证。煎服法强调桂枝后加，意在取桂枝芳香走表之气，以成解表散邪之用。从现代药理学研究角度讲，桂枝含有挥发油，煮的时间太长就会影响解表的疗效。桂枝人参汤证外有表证，又兼下利清稀，腹证可表现为心下部痞满不舒，按之硬；或可闻及振水声，腹部必喜暖，腹壁柔软；或见心下悸动、四肢不温等。而与葛根芩连汤证相比，二者均可治疗发热下利之证，葛根芩连汤证也可见心胸满闷甚至心下痞满，但按之多不硬，更无振水之声，腹部皮肤烙手，大便常有黏液或有肛门灼热感，是胃肠有热的“热利”。至于该条文所以被安排在诸泻心汤条文中间，实际上也是考虑该方可以治疗心下痞硬，有与泻心汤心下痞鉴别的用意。

伤寒大下后，复发汗，心下痞，恶寒者，表未解也。不可攻痞，当先解表，表解乃可攻痞。解表宜桂枝汤，攻痞宜大黄黄连泻心汤。【164】

此条继续讨论心下痞论治。“伤寒大下后，复发汗”，意思是说外感病误用攻下，又经误汗，导致外邪入里，热邪内陷，出现“心下痞”。这个时候，如果有恶寒的症状，提示外感表证未完全解除，“有一分恶寒，就有一分表证”。只要仍有表证，按照张仲景表里先后治疗思想，这时就应该先解表，表证完全解除后才可用攻里的治法。外感病表证因误治表气已伤，所以解表只能用桂枝汤。而攻里，针对热邪内陷的心下痞，就应该用大黄黄连泻心汤。

伤寒发热，汗出不解，心中痞硬，呕吐而下利者，大柴胡汤主之。【165】

此条论心下痞硬、呕吐、下利的大柴胡汤证。“伤寒发热”即外感病发热，一般应用发汗治法，如果汗出后病情未解除，出现了心中痞硬、呕吐下利等症状，则提示表证未解，热邪入里，这时用大柴胡汤外解表邪，内清里热，表里同治。大柴胡汤泻下，为什么下利还用大柴胡汤？因为《伤寒论》的大柴胡汤组成里没有大黄，所以《伤寒论》论大柴胡汤证并不强调大便不通症状，反而强调心下悸、郁郁微烦、呕吐而下利等。至于泻心汤类方腹证特点多是“心下痞硬”，而这里是“心中痞硬”，实际上或是良有深意。“心下痞硬”，病位更多在胃脘，可见于急慢性胃炎、功能性消化不良等。而“心中痞硬”或类似于“按之心下满痛”者，可伴有呕吐下利，则可见于部分胰腺炎患者，中医学习惯称之为“脾心痛”。实践证明，大柴胡汤治疗急性胰腺炎等，常有卓效。

病如桂枝证，头不痛，项不强，寸脉微浮，胸中痞硬，气上冲喉咽不得息者，此为胸有寒也，当吐之，宜瓜蒂散。【166】

瓜蒂散

瓜蒂一分，熬黄　赤小豆一分

上二味，各别捣筛，为散已，合治之，取一钱匕。以香豉一合，用热汤七合煮作稀糜，去滓。取汁和散，温顿服之。不吐者，少少加，得快吐乃止。诸亡血虚家，不可与瓜蒂散。

此条论“胸中痞硬”瓜蒂散证。“病如桂枝证，头不痛，项不强”，意思是说患者出现类似于桂枝汤证的表现，但没有头痛、项强等症状，表现为“寸脉微浮，胸中痞硬，气上冲喉咽不得息”，即表现为寸脉略浮，“胸中痞硬”。这里的“胸中痞硬”相比于前述的“心下痞硬”“心中痞硬”来说，病位靠上，同时有气上冲喉咽呼吸困难的表现，是有形实邪结聚于内。所谓“此胸有寒也”，现在理解应该是胸中有寒痰。因《伤寒论》时代，无“痰”字，所以此“胸有寒”乃有形痰邪停聚，而不是胸有无形寒邪。而“胸中痞硬”，病位靠上，“气上冲喉咽”，说明病有上解之势，“寸脉微浮”也说明病位靠上。基于《黄帝内经》“因其上而越之”的精神，针对这种病位靠上的情况，这时候就应该因势利导，用吐法祛除病邪。至于瓜蒂散方煎服法，实际上是用香豉煎汤送服瓜蒂散，虽曰“温顿服之”，但用量甚小。方后注明确指出：“不吐者，少少加，得快吐乃止。”也是“峻药缓投”与“中病即止”胆大心细的精神。而所谓“诸亡血虚家，不可与瓜蒂散”，则是在强调涌吐之法最容易伤正气，所以不可轻试。体质素虚者，尤其应该慎用。

病胁下素有痞，连在脐傍，痛引少腹，入阴筋者，此名脏结，死。【167】

前条已经提到“心下痞”“心下痞硬”“胸中痞硬”等，此条则提出“胁下素有痞”的情况。意思是说，患者胁下素有痞块，连及脐旁，痛引少腹，入阴筋，当属于“癥积”的范畴。基于《黄帝内经》虚者多积与寒者多积的认识，古人认为这种胁下痞块，多为虚证寒证。这种情况常见于恶性肿瘤患者，如胰头癌、肝癌等，《伤寒论》称之为“脏结”，明确指出治疗困难，预后险恶，属于“死证”一类。以上《伤寒论》用大量条文对各种痞证及其类似证进行了系统论述。可见，张仲景对多种痞证的鉴别及痞证与结胸、痞证与脏结的鉴别是非常重视的。

伤寒，若吐若下后，七八日不解，热结在里，表里俱热，

时时恶风，大渴，舌上干燥而烦，欲饮水数升者，白虎加人参汤主之。【168】

白虎加人参汤

知母六两　石膏一斤，碎　甘草二两，炙　人参二两　粳米六合

上五味，以水一斗，煮米熟汤成，去滓。温服一升，日三服。此方立夏后、立秋前乃可服，立秋后不可服。正月、二月、三月尚凛冷，亦不可与服之，与之则呕利而腹痛。诸亡血虚家，亦不可与，得之则腹痛利者，但可温之，当愈。

从此条开始，重点讨论论热结在里、表里俱热的白虎加人参汤证。“伤寒”也就是外感病，误用吐下，七八日不解，经过误治之后，就会导致邪热内结在里。既然说表里俱热之证，表现当有身热，伴有时时恶风，口渴明显。“大渴，舌上干燥而烦，欲饮水数升”，说明内有热而热盛伤津明显，这个时候用白虎加人参汤，一方面清泄内热，一方面益气生津。应该指出的是，这里的“时时恶风”乃是由于内热引起的，与桂枝汤证的表证是不一样的。这和“里有热、表有寒”的白虎汤证所谓“表有寒”类似，并不是风寒之邪在表，只是由于体内有热，因此出现了类似于恶寒、恶风等表证的表现。所以应用白虎加人参汤，就是在白虎汤基础上加人参而成，人参能够益气生津。该方主要适用于外感热病白虎汤证兼气津耗伤之证，也可用于内伤杂病如消渴病表现为热伤气阴，口渴心烦突出者。方后注强调：白虎加人参汤药性寒凉，用之失宜，容易导致腹痛、呕利等脾胃虚寒相关病证；强调“诸亡血虚家，亦不可与”，提示该方毕竟性寒，不适合素体气血不足，尤其是阳虚体质者。

伤寒无大热，口燥渴，心烦，背微恶寒者，白虎加人参汤主之。【169】

此条紧承上条，继续讨论白虎加人参汤适应证。“伤寒”当是一切外感病的总称。“伤寒无大热”，即外感病没有高热，而出现了口燥渴、心烦、背微微恶寒等症状，《伤寒论》认为这种情况可以用白虎加人参汤治疗。可见，白虎加人参汤只要是里实热证就可以用，并不是所谓

的“四大症”都具备了才能用。至于之所以出现“背微恶寒”，正与上条“时时恶风”一样，是热结在里，耗气伤津所致，不同于外感表证恶寒。1988年夏天曾会诊一位青年男性，患“肠伤寒”，用了所谓特效抗生素，发热还是不退，烦渴，手提水瓶，一直在喝水，看舌脉都符合白虎汤证的特点，当时给开了白虎汤，但考虑到药房没有粳米，根据张锡纯的用法加了生山药、天花粉，结果应手热退，效果非常好。关于白虎汤用粳米，方后注煎服法要求“米熟汤成”，据说有利于生石膏药物成分的溶出。临床应用生怀山药，当也能起到类似功效。

伤寒脉浮，发热无汗，其表不解，不可与白虎汤。渴欲饮水，无表证者，白虎加人参汤主之。【170】

此条论表证不解不可用白虎汤与白虎加人参汤。因为前两条论白虎加人参汤适应证提到“时时恶风”“背微恶寒”，特别容易与外感病表证恶风、恶寒混淆，所以此条专门对此进行鉴别。患者如果出现恶风、恶寒，什么时候可以用白虎汤类方，什么时候不能用白虎汤类方呢？原文指出：“伤寒脉浮，发热无汗。”如果脉浮、身热而汗出不畅，就提示表证未解，这个时候就不应该用白虎汤类方。而表现为“渴欲饮水”，不存在脉浮、身痛、汗出不畅等表证表现者，才可以用白虎加人参汤治疗。再次说明，身热伴“时时恶风”“背微恶寒”等，如果是真正的表证不解所致，那就不能用白虎汤。只有口渴欲饮水，没有表证者，才可以用白虎汤加人参汤治疗，提示白虎汤类方不能用于外感病发热表证阶段。

太阳少阳并病，心下硬，颈项强而眩者，当刺大椎、肺俞、肝俞，慎勿下之。【171】

太阳少阳并病，即太阳系统与少阳系统同时受病，可表现为太阳系统病变与少阳系统病变同时出现。太阳系统病变可表现为颈项强，少阳系统病变可表现为目眩、心下硬等表现。这个时候是两个系统同时得病，所以治疗就应该两个系统一起治疗。因为太阳系统与肺及督脉有关系，所以就应该针刺督脉的大椎穴、肺俞穴。因少阳系统与肝关系密切，所以就应该针刺肝经的肝俞穴。所谓“慎勿下之”，是告诫不能用攻下之法。为什么要特别强调这一点？因为患者有“心下硬”腹证，这种“心下硬”是少阳郁热阻滞气机所致，不同于结胸病之“心下痛，按之石硬”，所以不能用攻下之法。

太阳与少阳合病，自下利者，与黄芩汤；若呕者，黄芩加半夏生姜汤主之。【172】

黄芩汤方

黄芩三两　甘草二两，炙　芍药二两　大枣十二枚，擘

上四味，以水一斗，煮取三升，去滓，温服一升，日再夜一服。若呕者，加半夏半升，生姜三两。

“合病”是一个系统病变为主，影响到其他系统功能，从而出现了其他系统相关症状。如太阳病篇太阳阳明合病葛根汤证、葛根加半夏汤证等，就是太阳系统受邪，影响到胃肠，出现了呕吐、下利等胃肠相关症状。那么，此处的太阳与少阳合病又该怎么理解呢？这里从处方组成上来看，本条文是说少阳系统病变为主，累及太阳系统。临床可见下利，或伴腹痛，或伴见少阳系统病变口苦、咽干、头晕，以及太阳系统病变恶风发热、头身不舒等症状。因为是少阳郁热为主，所以要用黄芩为主药清解少阳郁热，用芍药甘草汤配合大枣柔肝和营、缓急止痛。若兼呕吐者，则加用半夏、生姜，以和胃降逆止呕。黄芩汤方药组成虽然仅仅四味药，但却具有清肝、柔肝等多重功效，可以说是治疗下利之祖方。如金元名医刘河间《素问病机气宜保命集》治疗痢疾的名方——芍药汤，就是在黄芩汤的基础上去大枣，加用黄连、当归、槟榔、木香、大黄、肉桂等，能够清除湿热，同时重视调气和血，所以适用于湿热蕴结大肠、气血壅滞的痢下赤白脓血、腹痛、里急后重等。

伤寒，胸中有热，胃中有邪气，腹中痛，欲呕吐者，黄连汤主之。【173】

黄连汤

黄连三两　甘草三两，炙　干姜三两　桂枝三两，去皮　人参二两　半夏半升，洗　大枣十二枚，擘

上七味，以水一斗，煮取六升，去滓。温服，昼三夜二。疑非仲景方。

此条论寒热错杂黄连汤证。“伤寒”是外感病的意思。“胸中有热，胃中有邪气”，胸中与胃中是指部位之上下。热邪偏于上，病在胃脘部，即胃上脘，上至胸膈，故称“胸中有热”。胸中有热邪，导致气逆，故见欲呕吐；“胃中有邪气”，即腹中有寒邪，寒邪偏于下，病在胃中脘、下脘，下连脐腹，寒邪导致气滞，故见腹中痛。更有《伤寒论》版本原作“胸上有热，胃中有邪气”者，考虑“胸”，古作“胷”，与“胃”字形相近，所以“胸上有热，胃中有邪气”，或为“胃上有热，胃中有邪气”，即胃上脘（又作“胃上管”）有热，胃中脘（又作“胃中管”）有寒邪。所以此条可以理解为上热下寒，或胃热脾寒。因此治疗当寒温并用，辛开苦降，方可用黄连汤，用黄连可以清胃热，干姜、桂枝可以温脾寒，人参、炙甘草、大枣健脾益气，半夏和胃降逆。临床上可用于急慢性胃炎、溃疡病、胃肠功能紊乱等病证。本人早年曾用黄连汤治疗肠易激综合征一例，女性，54 岁，由于婆媳不和诱发心烦、呕恶，腹胀，腹痛怕凉，舌苔黄白相间略腻，脉细弦滑，方用黄连汤。因考虑患者经济条件较差黄连用得少，用了 6g，结果吃完药腹痛很快缓解，呕吐也改善了，但出现了牙痛。因为黄连用量少了，没有按照《伤寒论》黄连汤原方黄连与干姜、桂枝剂量比例。所以说，“汉方不传之秘在于药量”，主要是指药物配伍的比例。还治过一位慢性肾衰患者，青年男性，气血阴阳俱虚，心肝脾肺肾五脏俱虚，又合并心衰，有支饮，气喘有痰，浮肿，心衰一直控制不住，毛花苷 C 等都用了，疗效还是不理想，一天腹泻几十次。看过之前用的处方里也有大黄，大处方二十几味药患者吃了当然难受。详加分析发现，这就是典型黄连汤证表现，即腹中冷痛、欲呕吐、腹泻、心烦、心慌、浮肿，所以黄连汤的基础上加熟大黄及其他和胃的药。患者服药之后当时就胃里温暖。因为有干姜、桂枝，当天腹泻就变成三四次，而且心衰很快就得到了控制。应用加减黄连汤治疗关格，喻嘉言《医门法律》早有记载。本人早年非常崇拜名医邢锡波先生，其治疗疾病经常是用经方取得立竿见影的疗效，然后在恢复期用时方来调治，很值得学习。研究发现：经方虽然见效快，但有时并不适合长期服用。

伤寒八九日，风湿相搏，身体疼烦，不能自转侧，不呕，不渴，脉浮虚而涩者，桂枝附子汤主之。若其人大便硬，小便自利者，去桂加白术汤主之。【174】

桂枝附子汤方

桂枝四两，去皮　附子三枚，炮，去皮，破　生姜三两，切　大枣十二枚，擘　甘草二两，炙

上五味，以水六升，煮取二升，去滓。分温三服。

去桂加白术汤方

附子三枚，炮，去皮，破　白术四两　生姜三两，切　甘草二两，炙　大枣十二枚，擘

上五味，以水六升，煮取二升，去滓。分温三服。初一服，其人身如痹，半日许复服之，三服都尽，其人如冒状，勿怪。此以附子、术，并走皮内，逐水气未得除，故使之耳。法当加桂四两，此本一方二法，以大便硬，小便自利，去桂也；以大便不硬，小便不利，当加桂。附子三枚恐多也，虚弱家及产妇，宜减服之。

此条与下一条是论风寒湿外受致肢节疼痛的临床表现及风湿三方。“伤寒八九日，风湿相搏”，就是说外感病八九日，风湿之邪相互搏结，经络气血痹阻，就会出现身体疼烦，不能自转侧等症。“不呕，不渴，脉浮虚而涩”，提示外感表证仍在，可以理解为是在阳虚基础上感受风寒湿之邪。所以治疗当祛风除湿、温经散寒，方可用桂枝附子汤治疗。该方药用桂枝四两，配合附子、生姜、大枣、炙甘草，可以理解为桂枝汤去芍药加附子，所以除可祛风解表散邪以外，其温经散寒止痛作用也比较好。服药后，如果患者大便变硬，小便自利，《伤寒论》认为这个时候可用去桂加白术汤。为什么“大便硬，小便自利”反而去桂枝加白术？这是因为桂枝有通阳利小便的作用。小便自利，所以要去掉桂枝。而白术有炒白术和生白术的区别。炒白术能够燥湿健脾止泻，而生白术健脾润肠通便。所以，大便硬者，可以加白术，以健脾润肠通便。许多注家认为桂枝附子汤证以风湿为主，白术附子汤是寒湿为主。这种“以药测证”的思路，往往靠不住。况且，也没有办法解释“大便硬，小便

自利”是去桂枝加白术的用意。至于去桂加白术汤，即白术附子汤方后注所谓“初一服，其人身如痹，半日许复服之，三服都尽，其人如冒状，勿怪。此以附子、术，并走皮内，逐水气未得除，故使之耳”。实际上与炮附子用量较大有关，是药物反应。古人有所谓“药不瞑眩，其疾不瘳”的说法，在服用麻黄、桂枝、羌活、独活等风药及附子、乌头等热药毒药的过程中，较为常见。所以民间有服用此类药物后，需要温覆静卧“循药”的说法。

风湿相搏，骨节疼烦，掣痛不得屈伸，近之则痛剧，汗出短气，小便不利，恶风不欲去衣，或身微肿者，甘草附子汤主之。【175】

甘草附子汤

甘草二两，炙　附子二枚，炮，去皮，破　白术二两　桂枝四两，去皮

上四味，以水六升，煮取三升，去滓。温服一升，日三服。初服得微汗则解。能食，汗止复烦者，将服五合。恐一升多者，宜服六七合为始。

此条论阳虚风湿痹痛甘草附子汤证。“风湿相搏，骨节疼烦，掣痛不得屈伸，近之则痛剧”，描述了风湿痹痛的具体表现。“骨节疼烦”，乃是指骨节疼痛沉重酸困。“烦”除了“心烦”解释外，更有沉重的意思。《素问·痹论》云：“心痹者，脉不通，烦则心下鼓，暴上气而喘。”名老中医岳美中教授认为“烦”可解释为“加重”，认为心痹的病机是“脉不通”，病情加重可表现为“心下鼓”，即上腹部膨隆，心衰急性发作，就会表现为“上气而喘”，呼吸困难。至于本条所论“汗出短气，小便不利，恶风不欲去衣，或身微肿”，则提示存在阳气亏虚。卫阳不足，表气不固，故可见自汗、恶风；肾阳不足，气化不行，故可见小便不利、身微浮肿。所以治疗当在祛风、除湿、散寒开痹的基础上，益气、扶阳、温经止痛。甘草附子汤药用桂枝、白术、附子、炙甘草，可以扶阳祛邪，寓有标本同治、邪正两顾的意思。但应该指出的是，甘草附子汤较之桂枝附子汤、白术附子汤，附子用量稍小。这可能与此条

风湿相搏，病程略长，阳虚的因素较突出有关。方后注要求初服可取微汗，以利于邪从皮毛而出。病不解，更制小其剂，有“峻药缓投”以保证用药安全的意思。具体分析讨论此“风湿三方”及其临床应用发现：桂枝附子汤由桂枝四两，炮附子三枚，生姜三两，大枣十二枚，炙甘草二两，五味药组成，与桂枝去芍药加附子汤药味相同，但桂枝、附子用量独大。桂枝附子汤去桂枝更加白术四两，则为桂枝去桂加白术汤或称白术附子汤。而桂枝附子汤，附子减量，用二枚，去生姜、大枣，更为白术、甘草二两，则称甘草附子汤。其中，桂枝附子汤证为痹证初发，卫阳已伤，风寒湿三邪俱盛之证，当有大便溏、小便不利。白术附子汤证为风寒湿痹证，大便成硬、小便自利或服药后大便转硬，小便转利者，乃风寒湿痹，风去寒留而湿减，所以去祛风解表、化气利水的桂枝，加健脾除湿、润肠通便的白术。而甘草附子汤证较之前两个汤证，病邪已经深入，阳气受伤已甚，所以治疗宜缓缓图之，必温补阳气、祛风除湿、散寒止痛诸法同举。服药后得微汗出者，是卫阳振奋，欲鼓风寒湿之邪外出，故有病解的可能。能食汗止，骨节又疼烦者，病未解，可进一步制小其量，旨在缓缓图之。

伤寒脉浮滑，此以表有热，里有寒，白虎汤主之。【176】

白虎汤

知母六两　石膏一斤，碎　甘草二两，炙　粳米六合

上四味，以水一斗，煮米熟汤成，去滓。温服一升，日三服。

臣亿等谨按，前篇云：热结在里，表里俱热者，白虎汤主之。又云：其表不解，不可与白虎汤。此云，脉浮滑，表有热，里有寒者，必表里字差矣。又，阳明一证云：脉浮迟，表热里寒，四逆汤主之。又，少阴一证云：里寒外热，通脉四逆汤主之。以此表里自差，明矣。《千金翼》云白通汤。非也。

此条论外感病白虎汤证。“伤寒”应该是一切外感病的总称。“脉浮滑”是热证实证，邪热有向上向外之势。而所谓“表有热，里有寒”，很难理解。所以历来争议很大。实际上，“表有热，里有寒”存在传抄错误。“里”古作“裹”，与“表”分别是指衣服的外面与里面，字形相

近，所以容易导致混淆。“表有热，里有寒”实际上是“里有热，表有寒”。这个“里有热，表有寒”与表寒里热的麻杏甘石汤证一样吗？当然不一样。《伤寒论》论表里与今天八纲辨证的表里有时候不完全是一样的。这个“里有热”本身就是个里实热证，而“表有寒”是指在外表现为怕冷等寒象。如前文白虎加人参汤证“时时恶风”“背微恶寒”即可理解为“表有寒”。厥阴病篇“伤寒，脉滑而厥者，里有热，白虎汤主之”，四肢厥冷也可以理解为“表有寒”，实际上应该说是“外有寒”。因为属于里实热证，所以治疗应以清泄里热为主，方剂可用白虎汤。临床上，凡外感病气分热盛，症见发热汗出、不恶寒、烦渴喜饮、舌红苔黄、脉浮滑或滑数或见脉洪大有力者，可用本方治疗。内伤病如消渴病，辨证属于邪热内盛，表现为烦渴引饮、口干齿燥、舌红苔干、脉滑者，也可酌情选用本方。事实上，白虎汤为《伤寒论》治疗外感热病常用方之一，叶天士就曾用其治疗暑温等。1955 年石家庄乙脑流行，郭可明老中医首先用白虎汤治疗而获效，引起巨大关注。1958 年有人用白虎汤治疗流行性出血热，1971 年又有人用白虎汤方加味而成的清瘟败毒饮治疗流脑，均取得了较好疗效。可见《伤寒论》所谓白虎汤治疗“伤寒”为广义伤寒无疑，包括了多种感染性疾病和急性传染病。现代医家则用该方治疗风温（大叶性肺炎）、麻疹等，可以说其适用范围很广。其中，湿温病相当于西医学肠伤寒之类，虽为湿热病邪外感，但古人早有“实则阳明，虚则太阴”之论。若是阳盛体质之人受邪，湿热病邪则迅速从燥化而归于阳明，所以此时治疗非大剂量寒凉不足以泄其热。对此薛生白《湿热病篇》、章虚谷《医门棒喝》均有精辟论述。所以，白虎汤也常是湿温病的常用方。本人早年曾用此方治疗肠伤寒高热烦渴患者，投方即效。说明白虎汤治疗多种感染性疾病及传染病，用之得宜，都可取得良好疗效。

伤寒，脉结代，心动悸，炙甘草汤主之。【177】

炙甘草汤

甘草四两，炙　生姜三两，切　人参二两　生地黄一斤　桂枝三两，去皮　阿胶二两　麦门冬半升，去心　麻仁半升　大枣三十枚，擘上九味，以清酒七升，水八升，先煮八味，取三升，去滓，内胶烊消尽。温服一升，日三服。一名复脉汤。

此条论外感病继发心动悸炙甘草汤证。“伤寒”即外感病，《伤寒论》认为外感病过程中，如果出现了脉结代、心动悸等表现，就应该用炙甘草汤治疗。实际上是外感病，邪毒内陷，损伤气血阴阳，引起心脉失养所致。炙甘草汤方中，重用生地黄一斤，配合麦冬、阿胶、麻仁等滋阴养血，人参、炙甘草、桂枝益气温阳，生姜、大枣调和营卫，清酒煎药活血通脉，所以可用于心悸气血阴阳俱虚证的治疗。但该方药物组成重用生地黄、麦冬、炙甘草、大枣，说明滋阴养血与益气温阳同用，但还是以滋阴为重点。因生地黄滋腻碍胃，阿胶也会引起食欲不振，所以需要配伍桂枝、生姜等防止滋腻碍胃，同时加清酒也有防止滋补药碍胃之意。该方证临床常见于病毒性心肌炎，继发于外感病，然后出现心律失常，常有卓效。首都医科大学附属北京中医医院刘宝利博士，求学期间就曾患病毒性心肌炎，久治不愈，后用炙甘草汤得愈。本方又称复脉汤，后世《医学启源》生脉散及《温病条辨》三甲复脉汤均可以理解为炙甘草汤的变方。

脉按之来缓，时一止复来者，名曰结。又脉来动而中止，更来小数，中有还者反动，名曰结，阴也。脉来动而中止，不能自还，因而复动者，名曰代，阴也。得此脉者，必难治。【178】

此条论结脉、代脉及其阴阳属性与预后判断。紧承上条炙甘草汤证“脉结代”讨论结脉与代脉的鉴别。其中，论结脉“脉按之来缓，时一止复来”，即脉来迟缓而呈不规则间歇，“缓时一止”。另一种表述是“脉来动而中止，更来小数，中有还者反动”，表现为脉时一止，歇止后紧接着有较快的脉跳，可以自还，总脉率不变。临床可见于窦性心动过缓伴期前收缩与传导阻滞等。而代脉，原文表述为“脉来动而中止，不能自还，因而复动”，表现为脉来时有中止，不能自还，因而复动。后世脉学著作多认为代脉脉来缓慢而有规则的歇止，止有定数，比如每跳3次停1次，甚至有每跳2次停1次。其中，表现为间歇时间较长，迟中一止，良久方来者，临床可见于病态窦房结综合征。而表现为止有定数，间歇有一定规律者，临床可见于期前收缩形成的二联律、三联律等，为频发心脏过早搏动或房室传导阻滞，临床可见于多种器质性心脏病。应该指出的是，《伤寒论》非常重视辨脉，尤其是重视分阴脉、阳脉，并根据脉象判断预后。结脉、代脉都属于阴脉一类，但结脉与代脉具体表现不同，所以不可能同见。根据脉象判断预后，一般说见结脉，预后相对良好，而代脉尤其是表现为脉来缓慢而有规则的间歇，而且间歇时间较长的脉象，多提示脏气衰微，其病危重，预后不良。

四、辨阳明病脉证并治

前面已经说过，研究《伤寒论》，首先要直面三阴三阳。到底什么是三阴三阳？什么是三阴三阳辨证？三阴三阳是古人基于“道生一,一生二,二生三,三生万物”的哲学思想，对人体的生理功能进行的一个不同于五脏系统的另一个层次的概括。就是说人体的生理系统可以分为太阳系统、阳明系统、少阳系统、太阴系统、少阴系统、厥阴系统六个系统。而这六个系统的生理功能和气血阴阳的盛衰在不同人身上不一样，所以就意味着人群可以划分为太阳体质、阳明体质、少阳体质、太阴体质、少阴体质、厥阴体质，所以说三阴三阳又是对人群体质的六个大的分类。什么是三阴三阳辨证方法？所谓的三阴三阳辨证方法就是在辨三阴三阳六系统病变的基础上，参照患者的三阴三阳体质分类所进行的方剂辨证，方剂辨证又叫“辨方证”，或叫“汤方辨证”。简单来说，三阴三阳辨证就是辨方证。但是这个辨方证是在辨三阴三阳六系统病变的基础上进行的，而且还要参考患者三阴三阳的体质类型。理解了以上这些内容，再看《伤寒论》里边的这些条文就比较好理解了。

具体谈阳明系统是人体胃肠通降功能的概括。在生理情况下，胃肠通降功能正常，胃肠更虚更实，胃肠正常排空，大便正常排出。病理情况下，胃肠通降功能失调，不能更虚更实，不能正常排空，就出现“胃家实”大便不通，在外感病发病过程中，常可表现为发热、汗出甚至神昏谵语等，即阳明系统病变。

阳明体质之人，具体可分为阳明胃热体质之人、阳明胃热阴虚体质之人、阳明胃寒体质之人。阳明胃热之人，体质壮实，能吃能睡能干，有大便干倾向，正如《三国演义》英雄人物关羽关云长，身体很棒，感受外邪温热之邪，或风寒入里化热，就容易表现为腹满痛，大便不通，发热，潮热，汗出，所谓正阳阳明胃家实证；胃热阴虚体质之人，体质稍虚，畏热，平素大便干，小便数，正如鲁肃鲁子敬，敦厚诚实，发病常表现为脾约麻子仁丸证；阳明胃寒体质之人，食欲好，畏寒，但大便不稀，如《三国演义》谋士郭嘉郭奉孝，受寒容易表现为胃肠寒实证如大黄附子汤证、吴茱萸汤等。

阳明系统病变的发生，最常见的原因是感受外邪，如温热、燥热、风热及湿热、暑热之邪，当然，阳明胃热体质者，也可以感受风寒之邪，表现为风寒表实证麻黄汤证等，唯外感风寒更容易入里化热而已。阳明系统发病，除了与外感及体质有关外，也常与宿食、宿瘀等有关。临床上很多感染性疾病、传染病，胃肠道疾病，包括多种急腹症，发病容易表现为阳明系统病变。

下面，重点讨论一下“阳明病篇”的相关条文。

问曰：病有太阳阳明，有正阳阳明，有少阳阳明，何谓也？答曰：太阳阳明者，脾约是也；正阳阳明者，胃家实是也；少阳阳明者，发汗、利小便已，胃中燥、烦、实，大便难是也。【179】

此条论阳明病分类。首先明确阳明病到底分几类？这几类都是什么意思？“病有太阳阳明，有正阳阳明，有少阳阳明”，一般理解是太阳阳明就说太阳传到阳明了，正阳阳明就是阳明本经自病，少阳阳明就是少阳传到阳明。实际上，这种想法完全是望文生义。因为在原文里，紧接着就明确地说：太阳阳明是脾约，正阳阳明是胃家实。也就是说正阳阳明是最正统的阳明病，最正统的阳明系统病变。少阳阳明是发汗利小便后，“胃中燥、烦、实，大便难”。这是论阳明系统病变的分类，认为阳明病可分成三种情况。第一种情况是太阳阳明。太阳阳明就是脾约。脾约就是后面要讲到的麻子仁丸证。这个麻子仁丸治疗的就是这个太阳阳明脾约证，与太阳病没有什么关系。阳明病发病可以分为三类：第一种是太阳阳明；第二种是正阳阳明，就是阳明病篇要讲的主体内容；第三种情况就是少阳阳明，少阳阳明才是经过误治而转换成阳明系统病变的情况。少阳阳明就是发汗以后津液受伤或利小便以后津液受伤，最后导致“胃中燥、烦、实”，而表现为“大便难”。总的说，正阳阳明是“胃家实”，表现为大便难；太阳阳明是脾约，也是大便难；少阳阳明是经过误治以后，“胃中燥、烦、实”，最后也是大便难。阳明系统病变最根本的特征就是“大便难”。

阳明之为病，胃家实是也。【180】

此条即阳明系统病变提纲证。所谓阳明之为病就是阳明系统出现病变，最典型的表现是“胃家实”。我们都知道三阴三阳病篇都有提纲证。这个提纲证实际上就是对特定系统病变特点的高度总结。为什么叫提纲？提纲就是提纲挈领的意思。实际上提纲证已经把这个系统病变的最典型的内容进行了高度概括。阳明之为病的最主要的特点是什么？就是“胃家实”。那“胃家实”又是什么意思呢？一般理解为“实”，是虚实的“实”。实际上，在《伤寒论》里提到的许多“实”也好，“虚”也好，都不是真正意义上的后世所讲的八纲里边的表、里、虚、实、寒、热的“虚实”。《伤寒论》的表里与八纲里边的表里也不是一个概念。这里“胃家实”当中的“实”，绝不是“精气夺则虚”“邪气盛则实”的“虚实”的意思。《黄帝内经》有“胃实则肠虚，肠实则胃虚，更虚更实”，这个“更虚更实”，翻译成西医学的术语就是胃肠的蠕动和排空的功能。胃里边是实的时候，肠里边是空的。肠里边是实的时候，胃就是空的。这种功能是生理情况，就是阳明系统本身就是胃肠通降功能的概括，即胃肠正常蠕动排空功能的概括。阳明系统在病理情况下，有了病以后就会出现胃肠的这种“更虚更实”的功能失常，该“虚”的时候不“虚”，到最后一直是“实”，最后就是“胃家实”。“胃家实”就会出现大便不通。所以，阳明系统病变，结合上面这个条文理解，包括太阳阳明、正阳阳明、少阳阳明，即阳明系统病都是表现“胃家实”，都是大便不通。生理情况下，胃肠是更虚更实，病理情况下，就是大便不通，所以叫“胃家实”。“胃家实”就是大便不通的意思。现在许多外感病，包括多种感染性疾病、传染病疾病都可能出现大便不通的情况，就是阳明系统病变。实际上，内伤杂病，如中风病急性期也经常会出现这种大便不通的情况，甚至包括外科急腹症，如肠梗阻、肠套叠等，也经常表现为大便不通。这些都属于阳明系统病变。

问曰：何缘得阳明病？答曰：太阳病，若发汗，若下，若利小便，此亡津液，胃中干燥，因转属阳明。不更衣，内实，大便难者，此名阳明也。【181】

此条论太阳病误治津液受伤可以转属阳明。这个条文说，为什么能得阳明病呢？太阳病太阳体质之人发病，“若发汗，若下，若利小便，此亡津液，胃中干燥，因转属阳明，不更衣，内实，大便难者，此名阳明也”，再次明确地提出阳明病是内实、大便难。那为什么会导致内实、大便难这样的阳明病呢？原文回答说：太阳病，即太阳体质的人得了病以后，本来太阳病的最主要的治法应该用解表的方法，方用麻黄汤、桂枝汤、麻杏石甘汤或者银翘散等。但是若所用的解表方法不恰当，或者是发汗太过，或者是又误用了下法，或者又误用了利小便的方法，都会导致津液受伤，伤了津液以后就会出现胃中干燥，最后就会转属阳明。所以大家要注意，太阳病变成阳明病的时候，《伤寒论》原文用的是“转属”这个术语，“转属阳明”的意思就是说太阳病可以转属阳明，而不是说太阳病传经到阳明病。《伤寒论》原文一个系统病变变成另一个系统病变的时候，习惯用的词汇就是“转属”“转系”。太阳病经过误治可转成阳明病，转成阳明病是什么表现呢？《伤寒论》说得非常清楚，即“不更衣，内实，大便难”。就是说阳明病的典型表现还是大便不通。“胃家实”就是大便不通，就是胃肠壅实不通，胃肠通降功能不行的典型表现。以上这几个条文，主要就是讲阳明病到底是什么，怎么分类。

问曰：阳明病外证云何？答曰：身热，汗自出，不恶寒，反恶热也。【182】

此条论阳明病外证发热的特点。阳明病证常见大便不通，那外证是什么表现？原文在此没说是表证，说是“外证”云何？也就是阳明病的外在表现是什么？就是表现为身热。此身热伴有汗自出，表现为不恶寒，反恶热。身热不像麻黄汤证一样表现为身热无汗，而是身热有汗出，汗自出。“不恶寒，反恶热”，就是说不是恶寒发热，而是单纯发热。不但身热，而且还怕热。太阳病发热的时候，是恶寒发热，表现为怕冷。所以与阳明病不一样。后世说的壮热也好，身自热也好，身热而没有恶寒，总是单纯的发热，而且身热还有出汗，这就是阳明病的典型表现。这里介绍阳明病的外证，实际上，指出阳明病除了大便不通的典型表现以外，还可以包括身热、汗自出、不恶寒反恶热等外在表现。

问曰：病有得之一日，不发热而恶寒者，何也？答曰：虽得之一日，恶寒将自罢，即自汗出而恶热也。【183】

此条论阳明病发热特点及其出现的时间。这个条文说，有时候“病有得之一日不发热而恶寒者”，上文提到阳明病的外证是发热不恶寒，这里紧接着就说病有得之一日而不发热，仅仅表现为恶寒，这会是阳明病吗？当然可能还是阳明病。为什么？阳明病刚得病的时候可以没有发热，但“得之一日，恶寒将自罢，即自汗出而恶热也”，也就是说阳明病的典型表现还是自汗出，身发热恶热。阳明病虽然可能在第一天表现为有点恶寒，但是紧接着就变成自汗出而发热。此条实际上是与前面条文对应着的。这种情况，最常见于阳明体质外感风寒者。

问曰：恶寒何故自罢？答曰：阳明居中，主土也，万物所归，无所复传，始虽恶寒，二日自止，此为阳明病也。【184】

此条紧接着上两条，继续论阳明病外证。前几个条文和这个条文之间存在密切联系。原文说：“恶寒何故自罢？”回答说：“阳明居中，主土也，万物所归，无所复传。始虽恶寒，二日自止，此为阳明病也。”因为阳明病就是阳明体质的人得病，本身胃热相对来说就比较盛，尤其是典型的阳明体质，胃热较盛，感受外邪后就特别容易化热。虽然刚开始的时候，如果是风寒之邪也可有恶寒的表现，但是紧接着第二日，很快就会变成仅仅发热而不恶寒的这种表现了。所以这里的阳明是有体质的内涵。就是说“阳明病”的时候有两种含义：一种含义是一般理解的阳明系统得病了，另一种含义是阳明体质的人得了病。有时候是说体质，有时候可能是说阳明系统病变，不太好理解。大家要注意，这个条文有非常重要的一句话，会对大家有很大的启发，就是所谓“阳明居中，土也，万物所归，无所复传”。阳明居中，主土也，这阳明主土的内涵是什么？就是脾胃，说明阳明确实与脏腑有密切的关系。所以三阴三阳不能完全摆脱脏腑来看。有人说《伤寒论》是与《黄帝内经》完全不同的一套理论体系，来源于《汤液经法》，或者与《辅行诀》有关系。还有人说《伤寒论》不讲五行。其实，这都不是客观事实。张仲景在《伤寒论》里多次用五行学说来说理，“纵”也好，“横”也好，包括此处“阳明居中，主土也，万物所归”，显然就是采用五行学说说理。《金匮要略》第一个条文“见肝之病，知肝传脾，当先实脾，四季脾旺不受邪，即勿补之”，就是用五行来说理。《伤寒论》不是没有五行学说，不是与脏腑无关，三阴三阳不等于藏象，但是三阴三阳也离不开脏腑。咱们在这里讲的阳明系统病变也离不开胃肠！一方面，胃为“阳明居中，主土也”，属阳腑。关键还有一句，即“万物所归，无所复传”，很耐人寻味！经常有人说六经是六个阶段，传变包括循经传、越经传。循经传先从太阳传到阳明，又说太阳主表，阳明主里，少阳主半表半里，那为什么太阳是表，阳明是里，但《伤寒论》把主少阳半表半里放在阳明病篇之后呢！况且古今注《伤寒论》者号称是八百余家，没有谁见过六经循经传变的伤寒！卫气营血辨证就不一样，就有按照卫、气、营、血传变的温病。张仲景说：“阳明居中，主土也，万物所归，无所复传。”就是说到了阳明就不再传了。大家都得过感冒，感冒刚得的时候，有点怕冷发热，全身痛，过了几天感冒稍好点了就又可能牙痛、口腔溃疡，还可能大便干燥，有没有这个体会？这就是太阳病转变成阳明病了。变成阳明，外边的症状就好了，感冒还会一直传变吗？显然不会。实际上临床没人见过传到阳明以后再进一步循经传的情况。一般说，阳明病为燥热，太阴病为虚寒，而“热病变寒，万中无一”。阳明病自然传变为太阴不太可能。事实上，阳明病进一步再转变还是有可能的。比如感染性疾病高热不退，大便不通，甚至传染性疾病如乙脑、流脑，确实可有阳明胃热的表现，结果失治误治，就可能突然发生休克，紧接着出现四肢厥冷、冷汗淋漓的休克表现，并有脉微欲绝，需要赶紧用四逆汤、参附注射液、参麦注射液，用得不及时就可能发生感染性休克死亡了。这种情况就是阳明转属少阴，多是以失治误治为条件。这种情况，绝不是循经传、越经传的问题，而是“转属”或叫转化，即在一定条件下，三阴三阳六系统病变可以互相转化，但互相转化不是循经传、越经传，与传经没有关系。相互转化的一定条件最常见的就是失治误治。“阳明居中，主土也，万物所归，无所复传”的启示就是“传经”不存在。以上几条都是论阳明病外证，提示《伤寒论》条文的排序都是有意为之。

本太阳初得病时，发其汗，汗先出不彻，因转属阳明也。伤寒发热，无汗，呕不能食，而反汗出濈濈然者，是转属阳明也。【185】

此条紧接上条，论太阳病转属阳明汗出等临床表现。原文说“本太阳初得病时，发其汗，汗先出不彻，因转属阳明也”，就是说本来是太阳系统病变，用发汗的方法也没有错，但是汗出不彻底，就没有起到真正的祛邪作用，从表祛除外邪，后来就转入阳明。还是强调因为失治误治转属阳明的情况。后边紧接着说“伤寒发热无汗，呕不能食，而反汗出濈濈然者，是转属阳明也”，再次强调“伤寒”就是一切外感病的总称，不是伤于风寒之邪。在《伤寒论》只要单纯是“伤寒”两个字都是指一切外感病的总称，就是广义的伤寒。但当“伤寒”两个字前边有定语，比如太阳病伤寒那就是特指了！“伤寒发热无汗”，就是外感病发热无汗，又出现呕不能食，看症状像什么病？开始好像有点儿像太阳病的感觉，但是又呕不能食，好像也是有少阳病的感觉。总体来说，是比较复杂的一种外感病的表现。紧接着又出现“汗出濈濈然”，说明是“转属阳明也”。为什么用“汗出濈濈然”作为转入阳明的标志？后边还要讲，因为阳明病自汗出常表现为手足“汗出濈濈然”，是阳明病脉证中除了发热以外最重要的表现。所以见到“汗出濈濈然”就提示疾病已经不是太阳病、少阳病，而是转属阳明了。所以，本条文和前边的条文一样，都是强调外感病，太阳病也好，少阳病也好，是怎么转属阳明的情况。

伤寒三日，阳明脉大。【186】

此条论阳明病典型脉象。条文明确指出阳明系统病变的典型脉象就是脉大。“伤寒三日，阳明脉大”，为什么说外感病第三日才会出现典型的阳明系统病变的脉象？典型的阳明系统病变脉象是什么？《伤寒论》明确指出是“脉大”。为什么强调“伤寒三日”，实际上，《伤寒论》确实受到了《黄帝内经》的影响，如《素问·热论》说："伤寒一日，巨阳受之……二日阳明受之……三日少阳受之……"但《伤寒论》说"伤寒三日，阳明脉大"，而不是"伤寒二日，阳明脉大"，是因为阳明病发病的起始阶段多为恶寒，即"始虽恶寒，二日自止"，第3日就出现了典型的"脉大"，是阳明病开始有发热了。也就是因为全身症状突出，典型的发热症状出现了，有外发之势，所以不但表现为蒸蒸发热而且还有汗，这时候"脉"也应该是一种往上往外的表现。"伤寒三日，阳明脉大"，强调的是阳明系统病变的典型脉象。

伤寒脉浮而缓，手足自温者，是为系在太阴。太阴者，身当发黄，若小便自利者，不能发黄。至七八日，大便硬者，为阳明病也。【187】

此条论太阴病也可转属阳明。这个条文说："伤寒脉浮而缓，手足自温者，是为系在太阴。"前文讲太阳病怎么转属阳明，这个条文讲太阴病如何转属阳明。本条"伤寒"也是泛指外感病，外感病出现脉浮缓而手足自温，《伤寒论》说"系在太阴"，认为主要是外感病影响太阴系统了，属太阴病一类。外感病影响太阴系统后，因为脾气先虚，容易有湿，可能就容易出现黄疸，"身当发黄"。为什么容易出现黄疸？大家知道，太阴与土有关系，阳明为阳土，太阴为阴土，阳明与胃关系最密切，太阴和脾关系最密切。脾最恶湿，太阴受病容易有湿，湿和热纠缠，瘀热在里的话，就可发生黄疸。在《金匮要略》中就讲"脾色必黄，瘀热以行"，可见，古人在理解黄疸的时候，不是强调与肝胆有关。在张仲景时期，主要认为和脾胃有关。脾对应的"五色"是黄色，与脾胃有关系的瘀热，当小便不利的时候，"瘀热在里"，就可表现为黄疸。所以古人在认识黄疸的时候，强调的病位是脾胃，是太阴，是阳明，而不是肝胆。现在治疗黄疸最常用的方剂——茵陈蒿汤是治什么的呀？重点治阳明系统疾病。处方有大黄、栀子、茵陈。另外，茵陈五苓散、茵陈四逆汤、茵陈术附汤，也不都是治疗肝的。那为什么现在都强调从肝胆入手治疗黄疸呢？那是因为西医传入中国后，从西医学角度认识来讲，黄疸与胆红素代谢有关系。因此，黄疸是肝胆病，明显是受到西医学的影响。"若小便自利者，不能发黄"，小便自利提示湿热有出路，这样就不会发黄。《金匮要略》里强调“治黄不利小便，非其治也”。张仲景时代治疗黄疸，除了强调通大便，更强调利小便，要使湿热有出路。也就是说，小便自利就不会有瘀热，没有瘀热就不会发黄。太阴系统的病变还可以转属阳明系统。那么，通过什么表现，我们可以说转属阳明了呢？即“至七八日，大便硬者，为阳明病也”。这应该是自然病程。“大便硬”就是从太阴转属阳明的一个表现。原文说得很明确，前面是“系在太阴”，后来逐渐发展“为阳明病也”，表现为大便硬。这就是讲阳明病的来路，不仅包括阳明本身自病的，也可从太阳、太阴转属而来。

伤寒转系阳明者，其人濈然微汗出也。【188】

此条紧承上条，论述外感病转系阳明的“汗出”表现。“伤寒转系阳明者，其人濈然微汗出也”，“伤寒”泛指外感病。外感病转属阳明后，可表现为阳明系统病变的症状。阳明系统病变的症状包括里证及表现于体表的所谓“外证”。阳明病典型的里证表现就是大便硬，而外证的表现除了身热、不恶寒反恶热以外，就是濈然汗出。这种“濈然汗出”尤其是常表现为手足濈然汗出，在刚刚转系阳明的时候，还可表现为“濈然微汗出”。以上几个条文，实际上都是讨论外感病转属阳明的问题。

阳明中风，口苦咽干，腹满微喘，发热恶寒，脉浮而紧；若下之，则腹满、小便难也。【189】

此条论述阳明病中风及其误治变证。从此条开始下面几个条文，相对而言不容易理解。原文首先就提出了“阳明中风”的概念。“阳明中风，口苦咽干，腹满微喘，发热恶寒，脉浮而紧；若下之，则腹满、小便难也”。紧接着下条就说：“阳明病，若能食，名中风；不能食，名中寒。”太阳病有“伤寒”和“中风”，这个大家很熟悉，但阳明病也是既有“中风”，又有“中寒”，许多人就不太清楚。实际上，张仲景有一种思路，就是先把病分为阴和阳两大类，即“病有发热恶寒者，发于阳也；无热恶寒者，发于阴也”，还要进一步再分三阴三阳。这是张仲景基本的临床思维。辨为太阳病之后，进一步再分“太阳伤寒”“太阳中风”。针对大青龙汤证，已经知道要用大青龙汤了，进一步还要再分为“中风”和“伤寒”。一条是“太阳中风，脉浮紧，发热恶寒，身疼痛，不汗出而烦躁者，大青龙汤主之”；一条是“伤寒脉浮缓，身不疼但重，乍有轻时，无少阴证者，大青龙汤发之”。好多人对此不理解，说“太阳中风”是表虚证，应该用桂枝汤，怎么用了大青龙汤？这就是没理解什么是“中风”。“中风”不是受风的意思，而是阳证，而相对偏阴的就叫“伤寒”或“中寒”。这里辨病分中风、伤寒，是阴阳再分的意思。其实，《金匮要略》也有同样的思维。在《五脏风寒积聚病脉证论治》篇就有“心中风”“心中寒”“肝中风”“肝中寒”等五脏的“中风”与“中寒”分类方法。虽然现在通行的版本里面相关内容不全，但是后人通过对《脉经》等古典医著的整理，还是将五脏的“中风”“中寒”补全了，如湖南谭日强教授。研究发现五脏都有“中风”和“中寒”。另外，还有“肝着”“肾着”等病名。总之，“中风”“中寒”或称“伤寒”，只不过是根据疾病的阴阳属性，所进行的病证分类方式。五脏病能分“中风”“中寒”，三阴三阳病自然也能分“中风”“中寒”。结合下一条所论来看，阳明中风，偏于阳，所以能食；阳明中寒，偏于阴，所以不能食。阳明中风患者，如果表现为口苦咽干，腹满微喘，发热恶寒，脉浮而紧，是表里同病，表证未解，治疗应该用表里双解法，如小柴胡汤类方和解表里，透邪外出。如果误用了下法，就会导致邪热内陷或重伤津液，可引起热结胃肠之腹满，甚至引发小便难等。

阳明病，若能食，名中风；不能食，名中寒。【190】

此条论阳明中风、中寒分类及其鉴别。前条已经讨论过阳明病也分“中风”“中寒”。那么，阳明病中风与中寒临床上有什么特点？具体应该如何鉴别呢？原文明确指出：“若能食，名中风；不能食，名中寒。”阳明病中风与中寒的鉴别要点，主要是看胃口怎么样。“能食”，胃口好的，这是偏阳证，就叫“中风”；“不能食”，胃口不好的，这就是偏阴证，就叫“中寒”。我们再看前面那条“阳明中风”的条文，那就是偏于阳的表现，应该是能吃饭。“口苦咽干，腹满微喘”，好像有柴胡汤证的意思；“发热恶寒，脉浮而紧”，好像又有太阳系统病变的意思。但是这里既不是太阳病，也不是典型的少阳病。既然说是“阳明中风”，是阳明病，是不是可以用下法呢？不能用，“若下之，则腹满，小便难也”。因为阳明中风比较复杂，实质上是表里同病，不是单纯的阳明病胃家实。因此，针对这种情况，单纯使用泄下的方法治疗就不合适。经常有人说，太阳病应该用发汗的方法来治疗，阳明病应该清下，少阳病应该和解。这个说法也不完全对。原书在这里就明确说了阳明中风不能用攻下的方法来治疗，也就是说，即使是阳明病，而且是阳证，也不一定都要用下法来治疗。这一条就是讲阳明中风的时候，表现比较复杂，不是一个单纯的胃家实，所以不能单纯用下法来治疗。如果使用了下法，就可能有副作用，会出现“腹满”“小便难”。其实，这也体现了《伤寒论》特别重视“护胃气，存津液”的思想。有人说温病重视“存津液”，好像《伤寒论》不重视“存津液”，实际情况并不是这样。实际上，《伤寒论》处处都透露着“存津液”的思想。前边讲过“发汗利小便已，胃中燥烦实，大便难是也”，就是强调津液不足所以才转属阳明。而在这一条则强调，如果误用下法，就容易伤胃气、伤津液，会出现“腹满，小便难”，就有伤津液的意思。《黄帝内经》曾指出：“小大不利治其标，小大利治其本。”这里出现“腹满，小便难”，就要“治其标”，以顾护胃气、保存津液。“护胃气，存津液”是贯穿《伤寒论》所有条文的一个非常重要的思想。

阳明病，若中寒，不能食，小便不利，手足濈然汗出，此欲作固瘕，必大便初硬后溏。所以然者，以胃中冷，水谷不别故也。【191】

此条论阳明病中寒“欲作固瘕”及其病机。“阳明病，若中寒”，“中寒”而出现“不能食”，又出现“小便不利，手足濈然汗出”，张仲景认为小便利，津液外出，就更容易导致胃中干燥，而出现典型的“胃家实”，即大便干、小便利、手足濈然汗出。如果表现为“小便不利”，则津液可以还入于肠，就是一种特殊的情况，被称为“此欲作固瘕”。这个“固瘕”究竟是什么意思？“瘕者，假也，虚假而可变也”“瘕者，假也，假物以成形也”。“假”是什么意思？“物”又是什么意思？“固瘕”可以理解为肠道有包块，“假物成形”的意思就是假借胃和肠形成了包块，实际上最常见的就是肠易激综合征。肠易激综合征常可以出现胃肠型、蠕动波等。这类胃肠道疾病，不是典型的阳明病胃家实的表现。典型的阳明病胃家实，除了手足濈然汗出以外，应该表现为能食，发热而且怕热，大便不通、干燥。本条阳明病中寒，不能食，虽然有手足濈然汗出，但表现为小便不利，最关键是无大便干燥，而表现为大便初硬后溏。所以是不典型的阳明病胃家实，为里证、实证、热证的表现。为什么会出现这种情况呢？《伤寒论》明确指出是因为“胃中冷，水谷不别”，胃寒，饮食不化，所以引起了肠易激综合征的表现。

阳明病，初欲食，小便反不利，大便自调，其人骨节疼，翕翕如有热状，奄然发狂，濈然汗出而解者，此水不胜谷气，与汗共并，脉紧则愈。【192】

此条论阳明体质为病，邪在表而汗出自解证。“阳明病，初欲食”，即阳明体质之人为病，初起表现为能吃，而“小便反不利，大便自调，其人骨节疼，翕翕如有热状，奄然发狂，濈然汗出而解者，此水不胜谷气，与汗共并，脉紧则愈”是什么意思？一般说，阳明病本身是能吃的，大便干，小便自利，这是典型表现。但是本条文强调刚开始能吃饭，但又出现小便不利，关键是大便自调，这就不是典型的阳明病。本条文的“阳明病”应该理解为阳明体质的人得病。阳明体质的人也可以患寒证，也可以感受风寒，也会得感冒。本条文阳明体质的人得病，身体本来比较棒，得病后容易入里化热，所以出现大便干燥的表现。但本条文的患者表现为大便自调，就是没有变成典型的阳明系统的病变。这时还出现了骨节疼痛、翕翕如有热状、奄然发狂等，实际上，就是有表证的表现。接下来出现“濈然汗出而解者”“此水不胜谷气，与汗共并，脉紧则愈”，说明阳明体质的人，身体比较好，得了感冒以后容易痊愈。只要没有形成典型的阳明病，喝点热米粥或热水，就可能会汗出而解。感觉到全身一热，出点儿热汗，紧接着病就好了。实际上，太阳病也是这样的。太阳体质的人，素体阳气较旺盛的人，患麻黄汤证的话常可以一剂而愈！想想假如是一位工人，身体特别棒，居住的条件比较潮湿，或者夏天在外面乘凉了，是不是除了风寒还会有湿邪。因此，这个人就特别容易出现全身骨节疼痛，那这个时候应该怎么治疗呀？实际上，也常是一汗而解。有一个著名老中医的医案：患者腰痛，针灸效果不好，就去找名老中医看病。名医一看就说：这是太阳经络病。开了麻黄汤，结果一汗腰痛就好了。实际上，就是受点潮湿，出现腰痛，一汗而解很容易解释。阳明体质的人受寒或者湿邪，出现全身关节疼痛，也可以是一汗而解，效如桴鼓！甚至不用药，也可能很快就好的。改革开放初期，著名的电影《少林寺》里就有一位老和尚，感冒之后，打了一套拳，出汗后，病就好了。这个老和尚看起来就是典型的阳明体质——肌肉型男。总体来说，阳明体质的人因为正气充足，得了表证之后很容易痊愈。

阳明病欲解时，从申至戌上。【193】

此条论阳明病欲解时。申是指下午 3 点到 5 点，戌就是晚上 7 点到 9 点，“从申至戌上”就是下午到傍晚的时间段。因为这个时间就是日晡时分。我们说，阳气到了中午最盛，然后开始逐渐衰退。而最典型的阳明病——胃家实，是实热证，也有人说是燥热证，这种实证、热证，在阳气逐渐减退、阴气逐渐恢复的时候，就容易痊愈。所以能够在这个时段，驱邪外出。所以，承气汤证这一类证候应该是日晡时分，从下午 3 点到晚上 7 点这个时间段病退。当然，因为这个时间阴气渐长，阳气渐退，正邪才有机会剧烈交争，所以典型的阳明病胃家实也常会在这个时段症状最突出。大承气汤证“日晡所发潮热”，就是这样的机制。

阳明病，不能食，攻其热必哕。所以然者，胃中虚冷故也。以其人本虚，攻其热必哕。【194】

此条论阳明胃寒体质应用下法的后果。此阳明病应该是阳明体质的人为病，结合下文所论，这个阳明体质应该是说阳明胃寒体质的人。所患的病应该属于阳明病中寒这一类。原文认为：阳明胃寒体质的人，临床出现不能食的症状，此时如果得了外感热病，表面上可能有身热等，那怎么办？有人就说可用泻下的方法。用泻下法治疗之后，患者就会出现“哕”。“哕”，一般认为就是呃逆，但也有人认为是呕吐。因为经常有人说张仲景是河南人，有中原人的口音，这有一定的道理。这个“哕”在河南甚至华北许多地方都当“呕吐”讲。不管是呃逆，还是呕吐，都有胃气上逆的机制，都是因为本来胃里就冷，再用攻热的方法，自然就会导致胃阳进一步损伤，就会导致呕哕。因为本来就虚，胃中虚寒，而用攻热的方法来治疗，这就更虚寒了。这就是所谓“其人本虚，攻其热必哕”。所以说，阳明体质的人并不都是胃热体壮者，也有素体胃寒者。所以，我们倡导的三阴三阳体质分类，主张把阳明体质分成三类：阳明胃热类、阳明胃热阴虚类、阳明胃寒类。实际上，在《伤寒论》里，阳明病也不都是实证、热证的承气汤证，也有寒证的吴茱萸汤证。

阳明病，脉迟，食难用饱，饱则微烦头眩，必小便难，此欲作谷瘅。虽下之，腹满如故，所以然者，脉迟故也。【195】

此条论阳明病谷疸临床特点及其治疗禁忌。“阳明病，脉迟，食难用饱”，说的应该也是阳明胃寒的体质。前一条为什么说的是阳明胃寒呢？因为有“不能食”。这一条是“脉迟，食难用饱”，就是说不能吃太多。如果吃多了，就会出现微烦头眩，并出现小便难。为什么会小便难呢？“此欲作谷瘅”。“谷瘅”就是谷疸。谷疸是黄疸的一种。《金匮要略》将黄疸分为包括有谷疸、女劳疸、酒疸等。《伤寒杂病论》论黄疸，认为一定是有小便难才会发生黄疸。本条是说阳明胃寒体质的人最后变成了黄疸，当然也要以小便难为条件。因为“欲作谷疸”的人，不能吃太多，否则就会心烦头晕，出现小便不利，就可能会发生黄疸。如果有小便难、腹胀满的症状，可以用下法吗？“虽下之，腹满如故”，提示不可用下法！因为用了下法后仍会腹胀，于病无益。因为“阳明病，脉迟”，提示阳明偏有寒的体质与典型阳明病胃家实发病基础不一样。

阳明病，法多汗，反无汗，其身如虫行皮中状者，此以久虚故也。【196】

此条补充不典型阳明病的临床特点。最典型的阳明病是“胃家实”，临床常表现为热证、实证，除了表现为大便不通以外，外证多表现为身热而不恶寒反恶热、自汗出或手足濈然汗出等。而这一条所见，“反无汗，其身如虫行皮中状”，这个人反无汗，而且身如虫行皮中，身体里好像有虫子在走一样，为什么？《伤寒论》指出“此以久虚故也”，说明阳明病也有虚证、寒证。所谓“虚”，应该属于胃阳虚。实际上，与太阴病的脾胃阳虚还是有本质的不同。临床所见糖尿病周围神经病变就常表现为双侧肢体麻木、冷凉、疼痛及“其身如虫行皮中状”，即“蚁行感”，中医学认为此多为虚证，传统强调从血虚论治，但实际上更多是因为气虚血瘀、阳虚血瘀所致。

阳明病，反无汗而小便利，二三日呕而咳，手足厥者，必苦头痛。若不咳不呕，手足不厥者，头不痛。【197】

此条所论仍然是不典型阳明病的临床表现。此阳明病，应该是阳明胃寒体质的人为病，没有表现为身热、汗出，而是表现为“反无汗而小便利”，实质上应当是寒证！因为按常理来说，阳明病，典型的阳明系统病变是胃家实，应该表现为大便干、身热、自汗出。但是这里说无汗，说明可能是寒证，又小便利，说明确实是寒证。原文指出：二三日以后，寒证基础上，出现咳嗽、呕吐、手足厥冷，同时也一定会出现头痛！为什么？因为这些都是寒象，而且还是虚寒表现。大家想想，吴茱萸汤适应证是什么呀？《辨厥阴病脉证并治》篇说：“干呕，吐涎沫，头痛者。”“呕而胸满者，吴茱萸汤主之。”《金匮要略》也是这种说法。《辨少阴病脉证并治》篇指出：“少阴病，吐利，手足逆冷，烦躁欲死者，吴茱萸汤主之。”这个“手足厥冷”“干呕吐涎沫，头痛者”放在一起，不就是“呕而咳，手足厥者，必苦头痛”吗？实际上，这个阳明体质说来说去还是素体胃寒，应该用吴茱萸汤这一类的方子。如果是“不咳，不呕，手足不厥者，头不痛”，就是说如果没有咳嗽、呕吐、手足厥冷，也不会有头痛的症状。实际上，除了咳嗽以外，吴茱萸汤的那些条文所涉及的症状都提到了。另一种意见，是从另一个侧面理解。认为阳明胃热的体质发病后，突然变成了感染性中毒性休克，表现为呕、咳、手足厥冷、头痛，是一种低血压的状态。外感病出现低血压状态的时候，就会表现为呕而咳、手足厥冷、头痛，似乎也有理。但从《伤寒论》的本义来看，还是应该是说阳明胃寒体质的人为病。这类人不出现大便干、身热，反而可出现呕而咳、手足厥冷、头痛，应该是吴茱萸汤证一类。这个应该是阳明胃寒证。与前几条一样，应该都是阳明病中寒这一类。

阳明病，但头眩，不恶寒，故能食而咳，其人咽必痛。若不咳者，咽不痛。【198】

此条论阳明病热证的临床特点。这个条文应该对照上面一条阳明病寒证来看。上面一条说的是阳明病寒证头痛，这个条文说的是阳明病热证头眩，上面一条阳明病寒证是说手足厥冷，这个条文阳明病热证强调的是不恶寒。“故能食而咳”，“能食”提示是阳明中风，是热证，所以“其人必咽痛”。实际上就是感染性疾病，尤其是呼吸道感染。阳明胃热体质的人本身内热就盛，容易感受风热或温热之邪。如果得了呼吸道感染，包括上呼吸道感染、扁桃体炎，自然就会出现咽痛、咳嗽这些症状。因为呼吸道咽喉与肺相连，咽喉与肺都属肺系，密切相关。如果没有咳嗽，没有呼吸道感染，咽部自然也不会痛。上一条和这一条是对照着说，197 条是阳明胃寒体质的人，198 条是指阳明胃热体质的人。阳明胃热体质的人出现头晕、不怕冷、能吃饭，但有咳嗽、咽痛，就是阳明热证的表现。这些条文都是阳明体质不同亚型感受外邪后所呈现出的复杂表现，这些相关条文都应该对比着看。

阳明病，无汗，小便不利，心中懊憹者，身必发黄。【199】

此条论阳明病发黄临床特点。本条条文指出阳明胃热体质的人，如果出现无汗、小便不利，就意味着邪热无出路，则会导致瘀热在里。典型的阳明病胃家实本应该是大便不通、小便利、身热、汗出，而这一条所论却表现为无汗、小便不利、心中懊憹，这种情况就容易导致黄疸。为什么说“身必发黄”呢？这是因为瘀热在里。《金匮要略》有一句话：“瘀热以行，脾色必黄。”没汗又小便不利，则湿热之邪没有出路，脾主土，相应的五色是黄色，脾的黄色外现就会表现出身黄。“瘀热在里”，所以就会表现为心中懊憹。

阳明病，被火，额上微汗出，而小便不利者，必发黄。【200】

此条论阳明病误用火法导致发黄之理。“阳明病”还是指阳明胃热体质之人为病。阳明胃热体质的人本来就有火，患病后也容易导致热证、实证，如果误用了火法，即所谓“被火”，如灸法、温针、火法等，无疑是火上浇油。这在《伤寒论》里提及很多，如《辨太阳病脉证并治》太阳温病误治，误用火法，“微发黄色”的论述。这里是阳明病，误用了火法以后，则可以表现为“额上微汗出，而小便不利”。“额上微汗出”，说明还没有出现典型阳明病胃家实的全身“濈然汗出”；“小便不利”，则邪热没有出路；“瘀热在里”，就会导致发黄。以上这两个条文，实际上都在强调小便不利是黄疸发病中的重要因素，而汗出不彻，汗出得不到位，则热邪难以外解。

阳明病，脉浮而紧者，必潮热，发作有时。但浮者，必盗汗出。【201】

此条论阳明病潮热、汗出等临床表现。这里的“阳明病”依然是指阳明胃热体质之人为病。说阳明胃热体质的人发病后出现脉浮而紧，说明邪正俱盛，进一步发展，邪正交争，就会出现潮热，即定时发热。《伤寒论》很重视阳明病外证的潮热，认为潮热是阳明病的典型表现。但如果表现为“脉但浮”，仅仅是浮脉，浮而不紧，提示病情无紧急进展入里之象，而呈现出邪气往外的趋势。“阳加于阴之为汗”，邪热蒸腾阴液外出就会出现盗汗，这种盗汗可以是阳明系统有热的一种表现，但随着汗出，病邪有时也会自然解除。

阳明病，口燥，但欲漱水不欲咽者，此必衄。【202】

此条论阳明病衄血表现。紧接着上条，阳明病热证除了表现为潮热、盗汗，这一条又补充指出：“阳明病，口燥，但欲漱水不欲咽者，此必衄。”衄血最常见的是鼻衄，也有指肌衄即皮下出血，多是因为血热。阳明病为什么会表现为“口燥，但欲漱水不欲咽”？后世温病学家把“口渴减轻”当作热入营血的典型表现，提示“微微有口渴”是热入营分的症状。热入气分，表现为口大渴或大烦渴不解。而到了血分阶段，就会有口燥的表现，而且往往是以“但欲漱水不欲咽”为表现，也是血分有瘀热，也特别容易热迫血行，从而出现出血的表现。因此，衄血也是阳明病热证出现的常见症状。所以，后世有“阳明为成温之薮”

的说法，于此可见一斑。

阳明病，本自汗出，医更重发汗，病已差，尚微烦不了了者，此必大便硬故也。以亡津液，胃中干燥，故令大便硬。当问其小便日几行，若本小便日三四行，今日再行，故知大便不久出。今为小便数少，以津液当还入胃中，故知不久必大便也。【203】

此条论阳明病大便硬的机理。“阳明病，本自汗出”，意思是说阳明胃热体质之人为病，阳明系统典型病变，本来就应该有汗出，如果复经医生误治，更用发汗的方法来治疗，就特别容易伤耗津液。本来有身痛这些表证的表现，一用发汗的方法以后，表面上这些症状就好像好了一样，但还是有一些头目不清爽，提示病情并没有真正控制住。既然“更重发汗”，那就说明还是有发汗的指征。实际上，就是有阳明病见表证，用发汗的方法后，这些症状确实都消失了，但还是留下一个头目不清爽，“不了了”的这种表现。那是怎么回事？“此大便必硬故也。”意思是说就一定会大便硬。我们一开始就讲，感冒以后，感冒的基本症状消失了，还留一个大便干，好几天拉不出来，尤其小孩很常见这种情况。那为什么大便会硬呀？“以亡津液，胃中干燥，故令大便硬”，因为重发汗后伤了阴液，导致胃中干燥。实际上，里面有内热，能不伤津液吗？不一定非是发汗误治的原因。但无论如何，发汗伤津液，胃中干燥，就可导致大便硬。这个时候“当问其小便日几行”，即小便一天几次？如果说，本来尿的次数是每日三四次，现在一天两次，这就知道大便不久就应该出来了。为什么小便次数少了，就知道大便要出来呀？《伤寒论》说是因为小便次数少了，津液就当还入胃中，“故知不久必大便也”。这种说法是否符合临床实际，本人没有经验，但《伤寒论》确实非常强调这一点，认为大便硬就应该小便利，小便利则大便就更容易硬，即所谓“偏渗膀胱”。这个条文就是例子。《伤寒论》后面论脾约麻子仁丸证条文依然还是这样的精神。

伤寒呕多，虽有阳明证，不可攻之。【204】

此条论外感病，阳明证的攻下禁忌证。“伤寒”泛指外感病。原书认为外感病如果恶心、呕吐比较突出，即使有阳明证，出现类似胃家实的表现，比如说腹胀、大便不通、身热，即使出现这些症状，也不能用攻法。为什么不能用攻法？因为呕吐突出的时候，经常是提示邪气有向上、向外的趋势。大家都学过《黄帝内经》所谓“因其上而越之，因其下而竭之，中满者泻之于内”，实际上就是“因势利导”的意思。《金匮要略》也指出：“宿食在上脘者，当吐之，以瓜蒂散。”意思依然是在上边的就往上走，在下边的就往下走，即“因势利导”的意思。外感病现在表现为恶心呕吐比较突出，即使有肚子胀、大便不通，病位还比较偏上，所以不能用单纯的攻下方法来治疗。

阳明病，心下硬满者，不可攻之。攻之，利遂不止者死，利止者愈。【205】

此条论阳明病心下硬满为攻下法禁忌证。这个条文的意思也和204条一样，认为阳明胃热体质为病，临床表现为心下硬满，不可用攻下治法。因为“心下”，也就是说病位在胃，实际上没在肠道，不是腹痛、腹痛硬满，而是心下硬满，这个部位还是偏上，所以不能用单纯攻下的方法。如果单纯用攻下的方法，就可能导致腹泻。“利遂不止者死，利止者愈”，则再次证明张仲景确实特别重视存津液。“利遂不止者死”，为什么？因为腹泻如果不能停，津液就会严重受伤。“利止者愈”，如果腹泻逐渐停止，就不会继续伤津液。只要津液能保住，人就能活。所以，《伤寒论》处处显示着“存津液”的精神。什么病都需要“存津液”，什么病都需要“扶阳气”，什么病都需要“护胃气”，这才是原原本本的中医临床思维。

阳明病，面合色赤，不可攻之。必发热色黄者，小便不利也。【206】

此条论阳明病面合色赤亦是攻下法禁忌证之一。这个条文就是说，阳明胃热体质之人为病，如果患者面色潮红，就不能用单纯攻下的方法来治疗。为什么呢？攻下法具有严格的适应证，如燥屎、大便硬、腹满痛、腹胀满、潮热、汗出、神昏谵语等。如果仅仅表现为满面红赤，提示将发身热，热邪未必已内结于里，所以还不到采用攻下治法的时机。

"必发热，色黄者，小便不利也"，明确指出会有发热，进一步还可能出现色黄、小便不利，再次强调黄疸一定会有小便不利。可见，张仲景非常强调小便不利在黄疸发病中的重要地位。因为小便不利，瘀热则没有出路，才会出现发热身黄。对于这种面色潮红，又有发热、黄疸和小便不利者，应该用茵陈蒿汤之类，而不能单纯用攻下的方法来治疗。

阳明病，不吐不下，心烦者，可与调胃承气汤。【207】

调胃承气汤方

甘草二两，炙　芒硝半升　大黄四两，清酒洗

上三味，切，以水三升，煮二物至一升，去滓，内芒硝，更上微火一二沸。温顿服之，以调胃气。

此条论阳明病调胃承气汤证。"阳明病，不吐不下，心烦者，可与调胃承气汤。"请注意，这里说的不是调胃承气汤主之，而是"可与调胃承气汤"。意思是说，阳明胃热体质的人，"不吐不下"，没有经过误治，实际上也可以理解为"不吐不下"就是没有腹泻，也没有呕吐症状。现在调胃承气汤证的主症成了"心烦"了，所以我们不要把调胃承气汤想得那么神秘，很多人说调胃承气汤治疗"燥、实"，小承气汤治疗"痞、满"，大承气汤治疗"痞、满、燥、实、坚"，都是以药测证的主观判断。实际上，调胃承气汤适应证很简单。阳明病热证、实证，表现为心烦，就可以用调胃承气汤。大家都知道后世有一个著名的名方叫凉膈散。凉膈散的组成是什么？就是调胃承气汤再加栀子、连翘、黄芩等寒凉药。许多外感热病都可以用凉膈散来治疗。调胃承气汤本身就是一个比较平和的方。《辨太阳病脉证并治》篇就说："当和胃气，与调胃承气汤。"张仲景明确说用调胃承气汤就是和胃的意思。调胃承气汤由大黄、芒硝、甘草三味药组成，在调胃承气汤煎服法中，连通大便这个词都没有说，更没说"得下者，止后服"之类的话。其实，在这里大便通不通没关系，调胃承气汤的着眼点是什么？是"和胃"，是调和胃气，以清泄胃热为目的，而不是泻下通腑为目的。那么怎么和胃气？实际上和胃就是清泄胃热的意思。清解胃肠的热，即可起到和胃气的作用。所以，调胃承气汤不是以攻下为目的，不需要有腹痛，不需要有燥屎。阳

明病，有心烦就可以用调胃承气汤。本人刚当住院医师的时候，我们邯郸地区医院中医科的老主任——杜主任本身是糖尿病患者，长期注射胰岛素，又有肝炎，后来合并胸腔积液，高热不退，39℃以上，许多人都觉得是虚证，后来邯郸市中医学会的专家都来会诊，我们主任也不肯服药。我劝说杜主任服用中药，杜主任请为处方。唯见其本来性格就特别急躁，现烦躁不安，舌暗红苔黄燥，高热不退，达39℃以上，甚至40℃，同时又有胸痛、胸腔积液、呼吸困难、大便不通、脉象弦滑而数，就给开了凉膈散。结果用了3付以后，39℃就变成37.3℃了，高热变成低热。后来老主任神清气爽，认为是结核病胸膜炎，就给自己开了秦艽鳖甲散。西医会诊，加上利福平。几日后出现急性重型肝炎而去世，才49岁。非常可惜！凉膈散这个方的组成非常好，里边有调胃承气汤的意思，能从大便泻下邪热，还有竹叶、连翘、山栀，又能清，又能利，又能泻，可以多途径分消热邪。所以这个方是非常好的治疗感染性疾病的方子。现在大家都领会得不深刻，用得比较少。实际上，这个方非常好，组成非常严密，三管齐下，对内热可起到很好的作用。调胃承气汤就是凉膈散中的基础方，适应证不是什么“燥实”。

阳明病，脉迟，虽汗出不恶寒者，其身必重，短气，腹满而喘，有潮热者，此外欲解，可攻里也。手足濈然汗出者，此大便已硬也，大承气汤主之。若汗多，微发热恶寒者，外未解也，其热不潮，未可与承气汤。若腹大满不通者，可与小承气汤，微和胃气，勿令至大泄下。【208】

大承气汤方

大黄四两，酒洗　厚朴半斤，炙，去皮　枳实五枚，炙　芒硝三合

上四味，以水一斗，先煮二物，取五升，去滓，内大黄，更煮取二升，去滓，内芒硝，更上微火一两沸。分温再服，得下，余勿服。

小承气汤方

大黄四两　厚朴二两，炙，去皮　枳实三枚，大者，炙

上三味，以水四升，煮取一升二合，去滓。分温二服，初服汤当更衣，不尔者，尽饮之；若更衣者，勿服之。

此条论阳明病大承气汤及小承气汤适应证。这个条文是真正论大承气汤证的条文。这肯定是比较典型的阳明病，阳明胃热体质的人得病出现“脉迟”。前文提到“脉迟”提示是虚寒、胃寒，实际上，“脉迟”也可以见于实证、热证。条文还说到汗出，阳明病本身应该有汗出，不恶寒，但是又出现身重，还有短气、腹满而喘、有潮热。这个有潮热更重要！阳明病的外证应该是身热汗出不恶寒，但是阳明病身热、汗出、不恶寒的时候，不一定要用攻下的方法。如果出现潮热了，就是真真正正的里实证，已经再没有表证存在，此即“有潮热者，此外欲解，可攻里也”，所以这个时候才可以用通里的方法治疗。尤其是潮热以外，又出现手足濈然汗出者。前面说的是身濈然汗出，这个地方是“手足濈然汗出者，此大便硬也”。《伤寒论》判断“大便硬”是通过外证来判断的。大便没拉出来，怎么知道“大便硬”呢？就是“大便硬”经常有潮热和手足濈然汗出，这是它的外证。这个时候如果“大便硬”了，就用大承气汤。大承气汤治疗的是什么呀？治疗的是脉迟、腹满、潮热、手足濈然汗出、大便硬。还有腹满，大家看这个条文，并没强调腹痛！说小承气汤治疗“痞、满”，大承气汤治疗“痞、满、燥、实、坚”，其实《伤寒论》条文并不是这样的观点。“大便硬”，同时又有潮热、手足濈然汗出、腹满、脉迟者，就可以用大承气汤。如果是汗多，微发热恶寒者，外未解也。虽然汗出比较多，而且还有发热、怕冷，说明还有表证，“其热不潮，未可予承气汤”。前面说过，“潮热”才是真正的里实证的表现。如果没有“潮热”的表现，就不是典型的承气汤证的证候。紧接着说，“腹大满不通者，可予小承气汤，微和胃气，勿令之大泄下”。大家再看小承气汤和大承气汤有什么区别？二者都能治腹满，但是没出现典型的潮热、手足濈然汗出的表现，没有典型的“大便硬”的表现，就不能贸然应用大承气汤。大承气汤不敢用的时候，就可用小承气汤试验性治疗。“可予小承气汤微和胃气”，就是可微微承顺胃气。这还是在强调攻下不能太过。大家要知道，我们现在讨论的是伤寒。伤寒是一切外感病的总称，不仅是说外感风寒之邪，也不是说单纯的温热病。但是这个与外科的急腹症不是一回事儿。所讲的是以外感病为主，反复强调发热恶寒、汗出，这都不是讨论急腹症的意思，重点讨论的还是外感病。感染性疾病或传染性疾病，如果出现腹满不通，但是又没有那些典型的大承气汤证，这个时候就可以用小承气汤，微和胃气，勿令大泄下。再看大承气汤的方药组成，大承气汤用的是大黄四两，酒洗，厚朴半斤，去皮，枳实五枚，然后加芒硝三合，看下煎煮方法，后下大黄，去滓以后纳芒硝，再用微火煮一两沸，分温再服，实际这个药煎煮方法很复杂！把药渣滓去掉以后，先煮这两味药，然后再加大黄，再煮完以后去了药渣滓再加芒硝，然后再煮一下。“得下，余勿服”，最重要的是应用大承气汤后，一定要通大便，这和调胃承气汤不一样。调胃承气汤不要求通大便，当时不泄下也没关系。大承气汤一定要通大便，“得下，余勿服”。如果大便通了，就不要再吃第 2 付。总体来讲，大承气汤煎服法很复杂。《伤寒论》里基本上所有的方都是煎煮一次，大承气汤熬一遍后再熬一遍，实际上是两煎。所以现在按着这个大黄四两，一两是 15.625g 的话，四两就应该是 60g 大黄，服药后当然可以通大便。现在治慢性肾衰常用大黄，需要长期服用。如果每次都用 60g，显然不现实。所以，不能拿着经方的用量来治现在日常的内伤杂病。那时候张仲景治的那个病是外感病的总称，是伤寒，不是我们常治的慢性内伤杂病，所以不能用张仲景原方的剂量。张仲景就用一副药，用完以后，“得下，余勿服”，中病即止，一副药取效第 2 副就不再吃了。慢性肾衰一服药就是几年、十几年，怎么还能用大黄 60g？所以不要被经方原来大剂量所迷惑，还是要从临床实际出发。再看小承气汤方，小承气汤也是用了大黄四两，厚朴二两，枳实三枚，以水四升，煮取一升二合，去滓，分温两服。看这三味药一起煮的，还是大黄四两，服法要求分成两回服药，而且明确指出“初服汤，当更衣”，就是说第 1 次喝药以后，就应该有腹泻反应。如果是不泻，就把这个药全喝了。如果第 1 次服就泄了，则不要再喝另一半了。看这个意思，原书是不是特别小心？因为这个大黄是与厚朴、枳实一起熬的，所以，小承气汤作用，实际上，要比大承气汤弱。另外，《伤寒论》在此还告诉我们峻药要缓投。临床上，我们应用峻猛的药物，又怕中毒，怕药物副作用太大，就可以分成两次甚至分多次服药。比如说开了一个剂量比较大的方子，如附子 12g，但是又没经验，那就可以让患者一次少喝点！本来该喝两次的，可以让患者分成四次喝。第一次少喝 1/4，喝完 1/4 以后，没事，再喝另 1/4。这样，把有毒的药、峻猛的药，分成多次来服用，就不会立刻中毒，有利于维护医疗安全。学好张仲景《伤寒论》，里面到处是珍宝。其中，不乏中医的临床思维，还有具体中医技术。如果把张仲景的理法，都能落实到自己的临床实践里，一定会明显提高疗效，包括“初服汤，当更衣，不尔者，尽饮之；若更衣者，勿服之”，就是反复强调，大承气汤不敢用的时候，可以试用小承气汤。为什么现在的人都强调大承气汤是“痞、满、燥、实、坚”，小承气汤主治“痞、满”呢？就是以药测证得出的，但以药测证得出的结论往往是靠不住的。以药测证依据的是中药知识，现在对药效的归纳并不是张仲景时代对中药药效的认识。以现在的中药知识测证，厚朴、枳实行气消痞消胀，所以适合于阳明病腹胀满。现在认为，枳实能消痞，厚朴能消胀。诸如此类，实际上都是一些很死板教条的东西，与临床实际离得太远。实际上大承气汤、小承气汤、调胃承气汤就是泻下药三个不同的层次。原书这个方名就起得非常好！大，提示具有攻下作用，药性峻烈；小，提示可以通下，作用不太峻烈；调胃，只是通过清泄结热以调和胃气而已。这是下法的三个不同层次。

阳明病，潮热，大便微硬者，可与大承气汤，不硬者不可与之。若不大便六七日，恐有燥屎，欲知之法，少与小承气汤，汤入腹中，转失气者，此有燥屎也，乃可攻之。若不转失气者，此但初头硬，后必溏，不可攻之，攻之必胀满不能食也，欲饮水者，与水则哕。其后发热者，必大便复硬而少也，以小承气汤和之。不转失气者，慎不可攻也。【209】

此条论大承气汤证及其判别燥屎之法。阳明病，即阳明胃热体质的人得的病，阳明病出现了潮热，潮热是典型的里实证，提示大便微硬，大便硬伴潮热就可以用大承气汤。大便不硬者，不可与之。再次强调，必须要大便硬，才能用大承气汤，常伴见潮热、手足濈然汗出。若不大便，六七天不大便的，提示有燥屎，大肠里有燥屎。如何判别存在燥屎呢？“欲知之法”，那就试着先稍稍用小承气汤。如果用小承气汤后，汤入腹中出现矢气，就是有燥屎，这个时候就可以用大承气汤攻下。如果不转矢气的，提示燥屎未形成，可能仅仅是“初头硬，后必溏”，就不能用大承气汤攻下。这种情况可见于肠易激综合征等，用攻下的方法必然会进一步损伤胃气，导致胀满不能食。这里再次可以看出，张仲景确实非常强调护胃气！这地方就有护胃气的意思。“欲饮水者，得水则哕”，进一步说明胃气受伤严重。“其后发热者，必大便复硬而少也，以小承气汤和之。不转矢气者，慎不可攻也”，再一次强调，“攻之”是大承气汤特有的词汇。只有这个大承气汤才叫“攻”，小承气汤服药反应只能是通下，或曰泻下，“微和之”。临床上，当认证不确定的时候，是否应该用大承气汤不确定的时候，就可以先用小承气汤试试，通过是否转矢气判别燥屎是否已经存在。如果“不转矢气”，说明本身不存在燥屎，甚至可能有虚寒，那就更不能用大承气汤攻下了。如果确定为大承气汤证，有大便硬，又有潮热、手足濈然汗出，那就可以用大承气汤攻下。误用大承气汤攻下，更损伤脾胃，会导致电解质紊乱，酸碱平衡失常。但如果再进一步发展，出现“大便复硬而少”，那又应该怎么办？可用小承气汤“微和之”。

夫实则谵语，虚则郑声。郑声者，重语也。直视、谵语、喘满者死，下利者亦死。【210】

此条论谵语、郑声及其预后。《伤寒论》指出：“实则谵语，虚则郑声。”前面都是讲潮热、手足濈然汗出，到目前为止，始终还没有说精神方面的症状。从这一条开始，就开始涉及精神方面的症状了。“实则谵语，虚则郑声。郑声者，重语也”，这里的“虚实”应该就是八纲辨证里说的“精气夺则虚，邪气盛则实”的“虚实”。其中，“郑声”就是一句话反复说。至于“直视谵语，喘满者，死，下利者，亦死”，意思是说，如果出现神志症状，出现直视、喘满则预后不良。“直视”就是眼球或瞳神固定呀！正常情况下，双侧瞳孔应该等大等圆，对光反射存在。如果“直视谵语”，神志已经昏迷，神昏谵语，瞳神反应都有问题了，又见“喘满”，“满”可能是胸满或可能是腹满，提示可能存在心功能衰竭或呼吸衰竭衰等危重情况，或者胃肠功能衰竭了，当然是预后不良。而“下利者，亦死”，常见于多种危急重症，或为肠道菌群严重紊乱，或存在胃肠功能衰竭，提示胃气大伤，或津液将绝，所以预后不良。

发汗多，若重发汗者，亡其阳，谵语，脉短者死，脉自和者不死。【211】

此条论外感病误治变证预后的判断。“发汗多，若重发汗”，是指曾经反复经过误治，反复误用发汗之法，发汗不仅可以伤津液，更可以损伤阳气，“亡其阳”。如果出现了神昏谵语症状，那一定是病情严重，可见呼吸衰竭肺性脑病及严重电解质紊乱、酸碱平衡失调等。这种情况下，如果出现脉短，就意味着预后不良。为什么？《黄帝内经》指出：“长则气治，短则气少。”神昏谵语与脉短并见，说明心肺气脱或胃气大伤，所以提示预后不良。而“脉自和”者，脉象必然是“有神”“有根”“有胃气”，即使有神昏谵语症状，也存在生机。“脉自和”，提示正气还没完全空虚，胃气还没衰败，阳气还没有到衰竭的程度，津液也还存在着自我恢复的基础，所以“不死”。再次说明张仲景诊治疾病特别重视脉象。同时，此条也体现了张仲景重视护胃气、存津液、扶阳气的精神。实际上，中医学自古就重视精气神的关系。在临床诊治疾病过程中，包括判断预后，特别重视判别有神无神，有胃气无胃气，脉象有根无根，还有阳气虚衰到什么程度，津液亏虚到什么程度，阴阳是不是接近离决，等等。提示诊治急性病，望神察形，平脉辨证，应该注意全方位对病情进行辨识。

伤寒，若吐、若下后不解，不大便五六日，上至十余日，日晡所发潮热，不恶寒，独语如见鬼状。若剧者，发则不识人，循衣摸床，惕而不安，微喘直视，脉弦者生，涩者死。微者，但发热谵语者，大承气汤主之。若一服利，则止后服。【212】

此条论外感病大承气汤证多日不大便、日晡潮热、神昏谵语等。“伤寒”就是外感病，说明不是肠梗阻等杂病。“伤寒，若吐，若下后不解，不大便五六日，上至十余日，日晡所发潮热，不恶寒，独语如见鬼状”，是说外感病反复误治，五六天甚至十来天不大便，日晡所潮热，这是典型的阳明病胃家实热型。所以表现为日晡时段发潮热，是因为此时段阳气减退，阴气渐生，正邪交争最为激烈。“独语如见鬼状”，是出现了严重精神症状。“若剧者，发则不识人”，也就是说精神症状厉害者会出现昏不识人、循衣摸床、惕而不安、微喘直视，这些都是危重证候。针对这种危重证候，如何判断预后？原书指出：“脉弦者生，脉涩者死。”弦脉是阳脉，实证、热证见阳脉，脉证相符，故主生。涩脉是阴脉，实证、热证见阴脉，脉证不符，故而主死。可见，张仲景非常重视脉象。《伤寒论》教材除了三阴三阳篇和《辨霍乱病脉证并治》篇、《辨阴阳易瘥后劳复病脉证并治》篇，还有《辨脉法》《平脉法》《伤寒例》和可下不可下、可汗不可汗诸篇。三阴三阳篇，当然是《伤寒论》的主体，但是在《伤寒论》全书中还不足半本书篇幅。《伤寒论》全书首先是《辨脉法》《平脉法》，体现了重视脉法。《辨脉法》第一句就是脉分阴阳，阴脉是什么？阳脉是什么？然后就说，阳病见阴脉者死，阴病见阳脉者生。而这个地方还是在强调脉证一致者生，脉证不一致者死。阳明病本身是实证，脉弦是实脉、阳脉，如果涩脉是虚脉、阴脉。然后说：“微者，但发热谵语者，大承气汤主之。若一服利，则止后服。”明确地提出，外感病多日大便不通，如果出现潮热的症状，如果出现精神的症状，那就可以用大承气汤治疗。但大承气汤毕竟是攻下之方，不能过用久用，所以还要强调“若一服利，则止后服”。好多人说阳明腑实证等同于肠梗阻，《伤寒论》实在不是这个意思。临床观察发现：许多外感病，包括后世的温热病，如感染性疾病、传染病等，都可以表现为阳明腑实证。

阳明病，其人多汗，以津液外出，胃中燥，大便必硬，硬则谵语，小承气汤主之。若一服，谵语止者，更莫复服。【213】

此条论阳明病大便硬、谵语小承气汤证。“阳明病，其人多汗，以津液外出，胃中燥，大便必硬，硬则谵语”，是指阳明胃热体质之人为病，表现为多汗，津液外泄，胃中干燥，所以可以导致大便硬，大便硬就会表现出神昏谵语。在这里，《伤寒论》论小承气汤也提到谵语，而谵语意味着大便硬。但是这个条文没有强调潮热，而强调其人多汗，多汗意味着津液不足，津液不足就不能再用大承气汤，而应该用小承气汤。假如是大便硬、谵语，又伴有潮热，或表现为手足濈然汗出，那就应该是大承气汤证。“若一服谵语止者，更莫复服。”强调如果喝一次小承气汤之后，谵语的症状消失就不要再喝第2次。体现着应用小承气汤通下也应注意“中病即止”以避免重伤津液的精神。

阳明病，谵语，发潮热，脉滑而疾者，小承气汤主之。因与承气汤一升，腹中转气者，更服一升，若不转气者，勿更与之。明日又不大便，脉反微涩者，里虚也，为难治，不可更与承气汤也。【214】

此条论阳明病小承气汤证。这一条说“阳明病，谵语，发潮热”，是指阳明胃热体质之人，患了典型的阳明系统病变胃家实，表现为大便不通，伴有“谵语，发潮热”，说明邪热入里，已经类似于大承气汤证的表现。“潮热”，这个大承气汤证的典型外证已经出来了，但是出现了“脉滑而疾”。脉滑本身是实证，而脉疾是有虚象。脉跳得快，特别快，“脉滑而疾”，实际上就是实证中有虚象，与前文提到的多汗是一个意思。实证中有虚象的时候，自然就不能用大承气汤，应该要用小承气汤。小承气汤用了之后，如果转矢气的，再让患者再喝，如果不转矢气的，就不要再给患者服药。“明日又不大便，脉反微涩者”，就是里虚，这就难治了，承气汤都不能用了。这说明什么呢？说明这种不大便、腹满、潮热、谵语等，都是大承气汤证典型的症状。如果有燥屎或是大便硬，还有大承气汤之潮热、手足濈然汗出、谵语等外证，就可用大承气汤。如果有多汗伤津液这种虚象，或者表现出脉滑而疾这样的虚脉，这种时候就不能用大承气汤，只能采用小承气汤来试试。可见，治疗外感病用泻下的方法，张仲景确实是非常谨慎的。假如是真有肠梗阻，包括宿食停留，只要存在有形之邪，就不用这么谨慎了。阳明病胃家实，可见于多种感染性疾病、传染性疾病的某一个疾病阶段。外感病，出现大便硬或形成燥屎的情况，与肠梗阻可是不一样的。如果是虚证，就不能乱用大承气汤攻下。

阳明病，谵语，有潮热，反不能食者，胃中必有燥屎五六枚也；若能食者，但硬耳。宜大承气汤下之。【215】

此条论阳明病不能食、燥屎形成的大承气汤证。“阳明病”即阳明胃热体质之人为病，多食欲亢进，而这一条说“阳明病，谵语，有潮热，反不得食者”，这个“不能食”不同于阳明病中寒的“不能食”，是因为胃肠有燥屎阻隔引起的。“胃中必有燥屎五六枚也”。本条的胃是指哪儿呀？胃不仅是胃，还应该包括了肠道。所以一直强调阳明系统是胃肠功能的概括，“胃实则肠虚，肠实则胃虚，更虚更实”。这句话就说明胃包括了肠，“胃中必有燥屎五六枚也”，燥屎也不可能出现在胃，只能出现在肠里！《黄帝内经》有句话，当然这句话用在这里有些牵强附会，即“大肠小肠皆属于胃”。另外，《黄帝内经》还有一个条文，指出：“脾、胃、大肠、小肠、三焦、膀胱者，仓廪之本，营之居也，名曰器，能化糟粕，转味而入出者也。其华在唇四白，其充在肌，其味甘，其色黄，此至阴之类，通于土气。凡十一脏，皆取决于胆也。”这段经文明确地说脾、胃、大小肠、三焦、膀胱，都为土脏，皆属于“器”，凡土脏，皆会取决断于胆。但是这个话是一家之言，似乎与五行学说有冲突，但是《黄帝内经》确实是这么说的。提示胃肠确实关系密切。后边接着说：“若能食者，但硬耳，宜大承气汤下之。”说明如果有燥屎、谵语、潮热或大便硬，而能食，就可以用大承气汤。不能食者，真可能存在肠梗阻了，临床上常需要配合胃肠减压，可以采用中药灌肠疗法。

阳明病，下血、谵语者，此为热入血室。但头汗出者，刺期门，随其实而泻之，濈然汗出则愈。【216】

此条论阳明病热入血室及其治疗。“阳明病”为阳明胃热体质者为病。得了什么病？就是“热入血室”。有关“热入血室”，太阳病篇已经有好几个条文论及。“热入血室”有用小柴胡汤者，有刺期门者。对这个“热入血室”，确实每个人理解得都不一样。我们理解就是女性经期外感。这一条，阳明病就是阳明胃热体质的人也可以得“热入血室”，可以表现为下血、谵语。参考其他“热入血室”相关条文，此“下血”，应该就是阴道出血，或者是说正在月经期，得了外感病。假如真是流脑、乙脑、肠伤寒等春温、暑温、湿温等，热入血分，出现皮下出血，或者便血、尿血，则提示病情是非常严重的。通过刺期门，恐怕治不好温病热入血分证。所以这种“热入血室”，实际上就是妇女月经期得了外感发热的疾病，临床表现为下血，实际上就是阴道出血，并表现为谵语，就是出现了精神症状。因为在人身上只有一个地方出血是生理的，那就是阴道出血。但有时候感冒后鼻子出血，称为“红汗”，也可以理解成生理。但绝大多数出血都是病理性出血。而本条所论“下血”，应该与温病热入血分出血不同。所论“热入血室”，还是应该指阴道出血。阳明病，热入血室，为什么会表现为“但头汗出”？“但头汗出”不同于典型阳明病胃家实“手足或全身濈然汗出”，提示存在着邪热郁结，扰乱心神。邪热郁结怎么办呀？可以从少阳论治，凉肝清热。因为肝主藏血，所以可以针刺肝经的募穴——期门。“随其实者而泻之，濈然汗出而解”，通过刺期门，可以凉血清肝、宣通气机，其后则可表现为“濈然汗出而解”。请大家想想，若是流脑或者肠伤寒的患者，大便便血的话，仅仅通过刺期门可能“濈然汗出而解”吗？所以这里说的还是一个普通的感冒，就是一个经期的外感发热。经期发热以后，因为“热入血室”，就容易出现阴道出血增多，甚或是骤然增多，或者本来月经通畅，一得感冒以后月经立刻就停了，称为“经水适断”。这个条文，正好相反，一感冒以后月经量马上就多了。为什么出现月经量增多呢？因为心主血脉，肝藏血，肝主情志，心藏神，热入血室，自然就容易出现经血这方面的症状了。这个时候就刺期门，“随其实者而泻之”，可以泻肝经郁热啊，通瘀泻热，然后“濈然汗出”，一出汗，病就好了。

汗出谵语者，以有燥屎在胃中，此为风也。须下者，过经乃可下之。下之若早，语言必乱，以表虚里实故也。下之愈，宜大承气汤。【217】

此条论汗出、谵语、燥屎之大承气汤证。“汗出谵语者，以燥屎在胃中”，患者表现为汗出谵语，是因为胃中有燥屎。以“风性开泄”，所以有汗出的表现，故曰“此为风也”。治疗则“须下之，过经乃可下之”。什么叫“过经”？经常说“传经”，包括“循经传”和“越经传”。那么，这个“过经”是什么意思？月经是一个月来一次，所以，“经”是时间周期的概念，而“过经”就是指过了一个时间周期。前面提过一周期不是六天就是七天，六七天之间。现在其他为一个星期，日本分所谓日曜日、月曜日、木曜日、火曜日、金曜日、水曜日、土曜日。东西方都是以六天七天为一个时间周期。六七天这个周期，就是一经，又称一候。此处“过经乃可下之”，就是说过了这个周期之后才能用下法，不能一见汗出谵语就用下法。张仲景在此还是强调外感热病在出现阳明腑实证的时候，用泻下方法需要特别谨慎，“下之若早，语言必乱”。如果下早了，就容易出现胡言乱语的情况。“以表虚里实故也”，意思是说外边有风，表虚汗出，不能心急用下法。当然，因为有燥屎，早晚还得用下法，还得用大承气汤，只是需要再等一个时间周期。强调外感病，外无表邪，内有燥屎，才可用大承气汤。并不是一有燥屎，就可立刻应用大承气汤攻下。

伤寒四五日，脉沉而喘满，沉为在里，而反发其汗，津液越出，大便为难，表虚里实，久则谵语。【218】

此条为外感病误治表虚里实证形成机制。这个“伤寒”就是一切外感病总称。“伤寒四五日，脉沉而喘满”，说外感病得了四五日以后，出现脉沉而喘，脉沉伴有气喘，胸闷或腹胀。脉沉提示是里证，外感病四五日以后，邪热已经入里。“喘满”，有人说是胸闷，有人说是腹胀，都是胃肠热结里证实证的表现。这个时候应该考虑用调胃承气汤之类，如果反而采用发汗的方法治疗，就可导致津液越出，伤表气的同时又伤了津液，大便就更难了。最后就可表现为“表虚里实”，“表虚”是表气受伤，“里实”是胃肠热结。实际上，这也是一种误治的结果。在此，《伤寒论》再一次突显张仲景确实特别重视“存津液”，发汗伤津液还能导致表虚，所以表现为“表虚里实”。“谵语”，即出现了神志症状，病情就更为复杂了。

三阳合病，腹满身重，难以转侧，口不仁，面垢，谵语，遗尿。发汗则谵语，下之则额上生汗，手足逆冷。若自汗出者，白虎汤主之。【219】

此条论三阳合病发热之白虎汤证。这一条就是著名的“三阳合病”的条文。前文大承气汤基本上都讲得差不多了，此条则论名方——白虎汤。很多人都说阳明病有阳明经证、阳明腑证之分，阳明经证用白虎汤，阳明腑证用承气汤。而今我们一条一条地讲下来，可以看出根本不是这样。阳明病篇主要突显的就是承气汤，白虎汤根本就不是什么治疗阳明病的主方。因为在《伤寒论》阳明病篇里白虎汤是出现过，但是白虎汤也出现在太阳病篇、厥阴病篇，在阳明病篇没有什么特殊地位。白虎汤并不是什么阳明病主方。而且，本条所论白虎汤所治也不是单纯的阳明病，所治乃是所谓“三阳合病”。“三阳合病”可表现为腹满身重，难以转侧，口不仁面垢，谵语遗尿。症状比较复杂，涉及全身多个系统，出现这些复杂表现，“发汗则谵语，下之则额上生汗，手足逆冷。若自汗出者，白虎汤主之”，治疗此“三阳合病”，因临床表现比较复杂，可以感觉到实际上是一个全身性的表现，既有阳明系统的表现，又有全身的症状。发汗又重伤津液；泻下可以伤脾阳，导致额上汗出、手足逆冷，可见于感染性疾病和传染病，进入一个危重阶段，即继发休克，表现为“谵语遗尿”等神志症状和小便失禁的症状。针对这种复杂的病情，发汗不可，用下法也不合适，怎么办？方剂可用白虎汤。白虎汤清热，适合于治疗“三阳合病”发热。因为“三阳合病”，虽然症状复杂，但从临床表现看，还是以阳明系统病变为主，只不过不是典型的阳明病承气汤证，所以才称为“三阳合病”。《伤寒论》里面有许多病症名，比如“三阳合病”“阳明中风”“阳明中寒”等，都不要死板教条地理解，这些病症名与内伤杂病胸痹心痛、痰饮等病证名实际上存在不同内涵。有时候，《伤寒论》这些所谓“病”只是一种称谓而已。“三阳合病”，并不是太阳、阳明、少阳同时都得了病，而是以阳明系统病变为主，又有太阳、少阳系统的表现。什么是合病呀？临床表现为多个系统病变的症状，但实际上是以一个系统为主，是一个系统得了病影响别的系统，所以治疗的时候是以治疗一个系统的病变为主。这里的三阳合病就是阳明系统病变为主，影响到全身，即温病学常说的邪热充斥全身！治疗不需要太多考虑太阳少阳，直接用白虎汤清泻邪热即可。典型的阳明病胃家实应该用下法，用承气汤之类。而治疗三阳合病的白虎汤体现的则是清法。大家可以回忆一下，在太阳病篇，太阳阳明合病气喘用的是什么方？是麻黄汤。太阳阳明合病为什么用麻黄汤？太阳阳明合病气喘，实际上还是以太阳病为主！还有太阳阳明合病下利用的是什么方？葛根汤。太阳阳明合病为什么用葛根汤？太阳阳明合病下利，实际上也是太阳病为主！所谓“合病”实际上是一个系统为主，影响到别的系统出现的症状，所以治疗“合病”，应该以治疗一个系统为主。

二阳并病，太阳证罢，但发潮热，手足漐漐汗出，大便难而谵语者，下之则愈，宜大承气汤。【220】

此条论二阳并病转属阳明大承气汤证。什么叫“并病”？“并病”就是两个系统同时得病。这一条，“二阳并病”应该是太阳阳明并病。太阳阳明并病，本来是太阳系统、阳明系统同时得病，后来“太阳证罢，但发潮热，手足漐漐汗出”，就是说太阳阳明同时得病，过了一段时间，太阳系统病变的症状消失，只剩下阳明系统病变症状，而且又出现潮热、手足漐漐汗出、大便难、谵语，已经是典型的阳明病有燥屎的表现，所以这时候就可用大承气汤攻下。“并病”应该是两个系统同时治。本条论二阳并病，太阳证罢，《伤寒论》原书毫不迟疑地选用大承气汤，实际是因为患者表现出潮热、手足汗出、大便难、谵语、有燥屎的相关症状，典型的燥屎外证都出现了，所以用大承气汤攻下就不需要在过多考虑。

阳明病，脉浮而紧，咽燥口苦，腹满而喘，发热汗出，不恶寒反恶热，身重。若发汗则躁，心愦愦反谵语。若加温针，必怵惕、烦躁不得眠。若下之，则胃中空虚，客气动膈，心中懊憹，舌上苔者，栀子豉汤主之。【221】

此条论阳明病栀子豉汤证。这个条文中，“阳明病，脉浮而紧，咽燥口苦，腹满而喘，发热汗出，不恶寒反恶热，身重”，这和“三阳合病”很类似，又有类似于柴胡汤的症状，又有类似于表证的表现，但关键是有发热汗出，所以应该用清法治疗，选用白虎汤这一类。但是却用了发汗的方法，可能因为见到脉浮而紧，所以用了发汗的方法，导致烦躁，甚至表现为心愦愦反谵语，也是伤津液了。然后又用温针法，就更是火上浇油，所以出现“必怵惕，烦躁不得眠”。然后又用了下法，不是承气汤证，用下法容易伤胃气，所以胃中空虚，客气动膈，热邪内扰，最后出现“心中懊憹，舌上苔者”，可用栀子豉汤。大家一定要注意，《伤寒论》对舌诊的描述是不详细的，温病学较之《伤寒论》来说，在望舌方面有较大的发展，还有望斑疹、白㾦之类。《伤寒论》很少论述舌，如承气汤证，舌应该是苔黄厚腻甚至焦黑，这都是温病学所发挥，在《伤寒论》原书里并未提到这些。在《伤寒论》原书里总共就3个条文特别提到舌象，这里就提到栀子豉汤证的舌上苔。如果出现心中懊侬，同时舌上有苔，这个苔到底是白苔，还是黄苔，还是厚苔呀？其实，白苔、黄苔、厚苔都可以用栀子豉汤来治疗。这个栀子豉汤证典型的表现，就是虚烦不得眠，心中懊侬，舌上有苔。可以理解为可以治疗阳明病发热的重要方剂之一。在阳明病篇里，治疗阳明病发热，白虎汤主治阳明病发热的重要变证，栀子豉汤也是主治阳明病发热的重要变证，二者实际上具有同等地位。《伤寒论》原书并不存在阳明经证的问题。后世医家对栀子豉汤的评价非常高。银翘散里有豆豉，神犀丹有豆豉，藿朴夏苓汤、王氏连朴饮等名方也有豆豉，可以理解为是对栀子豉汤学术的传承。名老中医赵绍琴教授治疗外感病发热，更是常用栀子豉汤入方，每有卓效。

若渴欲饮水，口干舌燥者，白虎加人参汤主之。【222】

若脉浮发热，渴欲饮水，小便不利者，猪苓汤主之。【223】

白虎加人参汤

知母六两　石膏一斤，碎　甘草二两，炙　粳米六合　人参三两

上五味，以水一斗，煮米熟汤成，去滓。温服一升，日三服。

猪苓汤方

猪苓去皮　茯苓　泽泻　阿胶　滑石碎，各一两

上五味，以水四升，先煮四味，取二升，去滓，内阿胶，烊消。温服七合，日三服。

此条所论白虎加人参汤、猪苓汤，再加上上一条栀子豉汤，合称阳明病发热三方。这一条紧接着前条，简述了白虎加人参汤、猪苓汤适应证。所论“若渴欲饮水，口干舌燥者，白虎加人参汤主之”，提示白虎加人参汤的适应证——口渴饮水、口干舌燥，这种情况常见于多种感染性疾病所致的发热、烦渴。“脉浮发热，渴欲饮水，小便不利者，猪苓

汤主之”，提示猪苓汤证也是个表现为发热的病，猪苓汤可以兼治小便不利。这个小便不利应该重点是排尿困难，可见于泌尿系感染尿频、尿急、尿痛，未必就是尿少。因为方中猪苓、茯苓、泽泻可以淡渗利尿，阿胶可以养阴，而滑石不仅可以利尿通淋，而且本身就有宣通九窍、退热的作用。临床上猪苓汤用治急性泌尿系感染、肾盂肾炎发热、排尿困难等，常有佳效。糖尿病合并肾盂肾炎、急性泌尿系感染，也会出现发热、口渴饮水、心烦不得眠、呕吐等，实际上就是猪苓汤适应证。刘渡舟教授更常用猪苓汤加益母草、白茅根、丹参等治疗肾炎水肿、血尿等，也有一定疗效。

阳明病，汗出多而渴者，不可与猪苓汤，以汗多胃中燥，猪苓汤复利其小便故也。【224】

此条论猪苓汤禁忌证。所谓“阳明病，汗出多而渴者，不可与猪苓汤”，即阳明胃热体质的患者，如果表现为出汗比较多，而且口渴，为什么就不可与猪苓汤？因为汗多津液外泄，导致胃中燥，猪苓汤具有利小便的作用，所以就不适宜再用猪苓汤。再一次说明张仲景确实特别重视存津液。《伤寒论》不仅重视扶阳气，实际上更重视存津液。请看“汗出多而渴”就不能用猪苓汤，为什么？因为汗多则胃中燥，猪苓汤能利小便。所以，许多人说五苓散是通阳利水，猪苓汤养阴利水，甚至说茯苓淡渗利水，猪苓养阴利水，都是非常错误的。张仲景说得多么清楚，“汗出多而渴者，不可与猪苓汤”。为什么？因为津液已经受伤，猪苓汤复利其小便会进一步损伤津液。《伤寒论》并没有强调猪苓汤的养阴作用。其实，猪苓汤就是个利水的方剂，与五苓散相比，二者均能治疗发热、口渴、小便不利，但五苓散治疗的发热和猪苓汤治疗的发热不一样。猪苓汤的适应证，是阳明病的发热、口渴欲饮水、小便不利，五苓散的适应证是太阳病误治变证，可表现为身热、烦渴或渴饮水即吐、心下痞、小便不利。猪苓汤身热一定是不恶寒，而五苓散可能表现为发热恶寒。所以，泌尿系感染的发热、小便不利，就常可以用猪苓汤，或配合小柴胡汤等，每有卓效。因为猪苓汤里面有滑石，滑石本身就是退热效果非常好的药。《金匮要略》论百合病，指出百合病伴发热者，可用百合滑石散，说明滑石是退热的效药。而且后世许多治疗发热的名方里面都有滑石，如三仁汤、桂苓甘露饮、鸡苏散、六一散、蒿芩清胆汤、甘露消毒丹等。退热名方三石汤，更把滑石与生石膏、寒水石同用。所以猪苓汤有滑石，滑石可与石膏一样可起到退热作用。五苓散治疗发热，又是哪一味药在起作用？桂枝。桂枝和滑石应用的适应证不一样，桂枝是通阳利尿、解表散邪，滑石是清热通淋、宣通九窍。

以上四条，就是《辨阳明病脉证并治》篇治疗发热的三个名方。一个是白虎汤，或者白虎加人参汤，另两个就是猪苓汤、栀子豉汤。这些都是不典型的阳明病。因为典型的阳明病是胃家实，治疗应该用承气汤。而不典型的阳明病发热，则常会用到白虎汤、栀子豉汤、猪苓汤。那怎么理解这个阳明病呢？阳明病就是阳明体质，尤其是阳明胃热体质的人为病，因为本身阳明素有热盛，身体比较壮，患泌尿系感染后，按照现在的常规思路就会用八正散。八正散有大黄，确实适合于阳明体质热淋证。张仲景那个时代没有八正散，主张用猪苓汤治疗。临床体会，一般的尿道炎，用八正散更好，但假如是一个急性肾盂肾炎而表现为发热、口渴欲饮水等，则以猪苓汤为好。如果在猪苓汤的基础上，加上八正散的意思，再加丹皮、栀子，或者芍药、大黄，还有灯心草、通草等，也常会有较好疗效。所以学习《伤寒论》应该既能钻进去，又能够跳出来，钻进去之后出不来是不行的。

脉浮而迟，表热里寒，下利清谷者，四逆汤主之。【225】

此条论“表热里寒”真寒假热四逆汤证。这个条文放在这里，就是为与前几条阳明病发热相对比。前面讨论阳明病发热证，这里又列举了一个发热证，是不是一见到发热就可用白虎加人参汤、栀子豉汤、猪苓汤呢？当然不是这样。因为临床上还常有寒热真假的情况。其中表现为真寒假热者，也可表现为体表发热，但实际上是里有寒，属于里证、虚证、寒证，此条所论就是真寒假热。所谓“脉浮而迟，表热里寒，下利清谷者”，虽然有发热，有脉浮，但本质是虚寒，所以脉浮而表现为浮迟，外边有发热，里边又有寒，表现为下利清谷，即完谷不化。里虚寒证应该怎么办？方可用四逆汤救治。实际上这个条文所论是真寒假热证，所以条文前面没写“阳明病发热”，需要与典型的阳明病热证相鉴别。此条文意思是提醒大家，并不是说所有的发热都要用白虎汤、白虎加人参汤、栀子豉汤、猪苓汤等清热的方子，不是所有的发热都应该用凉药治疗，有时候还要用热药治发热。这个条文用四逆汤治疗表有热里有寒的发热就是这个意思。此表里与后世八纲辨证的表里，内涵不同。

若胃中虚冷，不能食者，饮水则哕。【226】

此条紧接着上条，论胃中虚冷临床特点。里虚寒证，可以表现为脾肾阳衰，也可表现为脾胃阳虚或单纯胃阳虚。脾肾阳衰多为少阴病，或虚阳浮越，或阴盛格阳，常表现为四逆汤、通脉四逆汤证。脾胃阳虚多为太阴病，常表现为理中汤证，或方用四逆辈温中散寒。胃阳虚则可以见于阳明系统病变，或兼有寒实内结，方药可用吴茱萸汤或大黄附子汤治疗。此条所论即"胃中虚冷"，当属阳明病寒证，即阳明病中寒之类，所以表现为不能食。因为胃阳不足，胃失和降，就容易上逆为病，甚至可表现为"饮水则哕"。"饮水则哕"与前面的内容实际上有重复，所以是不是窜入也不好说。

脉浮，发热，口干鼻燥，能食者则衄。【227】

此条论外感病发热、衄血证。这个条文的内容，在前文已经有类似的意思。《伤寒论》原文指出："脉浮，发热，口干鼻燥。"就是说临床症见脉浮、发热、口干鼻燥，如果表现为能食，意味着什么？意味着属于阳明病中风之类，辨证是偏于阳证、热证。而阳证、热证最容易造成热灼血络，络破血溢，就比较容易表现为衄血，也就是鼻出血。实质上，发热、衄血都属于热，就是存在血热。

阳明病，下之，其外有热，手足温，不结胸，心中懊憹，饥不能食，但头汗出者，栀子豉汤主之。【228】

此条进一步讨论阳明病栀子豉汤证。阳明病，即阳明胃热体质之人为病，若误用下法，就可能导致邪热内陷，可以表现为"其外有热"，也就是发热、手足温、不结胸，即症见"心中懊憹，饥不能食，但头汗出者"，乃是热郁胸膈所致。为什么表现为"但头汗出"而不是全身濈然汗出，也不是潮热汗出？因为辨证是内有郁热，也就是现在所说的胸膈有郁热。治疗胸膈郁热应该用什么方？栀子豉汤。栀子豉汤可以清解胸膈之郁热，清热除烦。而栀子豉汤方后注有"得吐者，止后服"这样的说法。实际上，刘渡舟教授在20世纪80年代认为这段是衍文，认为栀子豉汤没有催吐的作用。但《伤寒论诠解》中，刘渡舟教授认为栀子豉汤，有的人喝了会吐，有的人不会吐，即使服药呕吐，也是好现象！因为热郁胸膈，涌吐本身有利于驱邪外出。说明刘渡老从《伤寒论通俗讲话》到《伤寒论诠解》，一直到晚年提出的水郁、火郁，其学术观点不断变化，老先生一生都在学习。实际上，真实情况是吐完了往往是一头汗，吐完后脸也红了，眼也红了，都是向上走的感觉，当然热可能也就退了。所以方后注指出："得吐者，止后服。"中医泰斗秦伯未教授就认为栀子豉汤有催吐作用，栀子豉汤可通过吐起到宣透郁热的治疗作用。赵绍琴教授也特别喜欢用栀子豉汤，其处方本来药味就不多，里面却经常有栀子、豆豉这两味药，而且治疗很多病都用这两味药，医案记录很少有服药呕吐者。其实，吐与不吐还存在使用量的问题，用量小可能不吐，用量大了就可能吐。至于说是不是栀子的炮制问题，可能用量小的生栀子也未必就吐，炒栀子用量大也可能有吐者。

阳明病，发潮热，大便溏，小便自可，胸胁满不去者，与小柴胡汤。【229】

此条论阳明病小柴胡汤证。很多人说小柴胡汤是少阳病主方，实际上这种说法不符合《伤寒论》原书精神，此条所论就是阳明病小柴胡汤证。该条所论与栀子豉汤证一样，都不是典型的阳明病胃家实。难道说阳明胃热体质的人就只能得大承气汤证吗？难道阳明胃热体质就不能受风寒导致麻黄汤证吗？难道阳明胃热体质就不会生气引发小柴胡汤证吗？此条所论，即阳明胃热体质的人得了病，临床表现为发潮热。潮热好像应该是里证，但原文紧接着说没有大便硬，而是"大便溏，小便自可，胸胁满不去"。张仲景经常把大便小便并说，认为小便不通则大便就溏，小便利则大便就硬。现在大便是溏的，小便也自可，只是有胸胁满不去，说明什么问题？说明表邪未解，里有郁热，正邪相搏，结于胁下，所以表现为胸胁苦满。所以治疗当用小柴胡汤，清解郁热，透表散邪。在这里《伤寒论》明确指出阳明体质的人得病，也可以表现为小柴胡汤证。这个条文再一次说明小柴胡汤不是少阳病的主方。这个条文更明确说阳明体质的人有胸胁满症状，也可用小柴胡汤治疗。这就是所谓“有是证用是方”。

阳明病，胁下硬满，不大便而呕，舌上白苔者，可与小柴胡汤，上焦得通，津液得下，胃气因和，身濈然汗出而解。【230】

此条继续讨论阳明病小柴胡汤证及其小柴胡汤作用机制。这个条文在《伤寒论》一书中是非常重要的一个条文。这个条文，全国优秀临床人才考试已经考过两次。实际上，小柴胡汤可以治阳明病，但是这个阳明病是指阳明体质的人为病。阳明体质的人，当然也可以得郁热证，也可以得小柴胡汤证，是不是可用小柴胡汤治疗，主要还是要根据临床表现决定。表现为“胁下硬满，不大便而呕，舌上白苔者”，是阳明体质的人，本身就有大便干的倾向，得了外感病之后，是不是更容易不大便？然后又出现胁下硬满与呕的症状，小柴胡汤证的基本症状已备。至于舌上白苔，实际上就像前面讨论过的栀子豉汤一样，同时应该还有发热。为什么这么说呢？因为后面还有一个“身濈然汗出而解”。实际上，就是论阳明体质的人得了外感病出现了典型的小柴胡汤方证。这个时候就可以用小柴胡汤，用柴胡汤以后会有什么反应？“上焦得通，津液得下，胃气因和，身濈然汗出而解”。因为小柴胡汤能和解表里，宣通三焦气机，清解郁热，宣透表邪。实际上，小柴胡汤是治疗表里同病，大家都说太阳主表，阳明主里，少阳主半表半里，实际上《伤寒论》论小柴胡汤证是“半在里，半在外”。中医泰斗董建华院士，生前就提出了外感热病治疗分三期二十一候，三期是表证期、里证期、表里证期。这小柴胡汤就是治表里同病，既有表证又有里证，所以用柴胡就能解表，用黄芩就能清里。以其既有实的一方面，又有虚的一方面，所以药用人参、半夏、生姜、大枣、甘草等，补泻兼施。既有热的一方面用黄芩，又有寒的一方面用生姜，这是寒温并用。所以，一个小小的小柴胡汤，实际上体现了表里同治、寒热并用、攻补兼施的原则。大家都知道，和解的意思是什么？“攻补兼施之为和，寒温并用之为和，表里同治之为和，平其亢逆之为和”。请看，小柴胡汤就这几味药，是不是把表里同治、寒热并用、攻补兼施、平其亢逆都给突显出来了。所以小柴胡汤是和解方的祖方。正因为小柴胡汤涉及面非常广，又能和解表里，又能寒热并用，又能攻补兼施，所以就可以宣通三焦，上焦得通，津液得下，肺可通调水道，宣发肃降，脾胃运化水湿，为气机升降之枢，上焦一通，肺气也和，津液也通达，脾胃调和，卫气自然也就和顺，自然就可以“濈然汗出而解”了。这其实是很好理解的。临床上很多外感病都是这样的。关于太阳为开，少阳为枢，阳明为合，《黄帝内经太素》的记载是：太阳为关，不是太阳为开。开、枢、阖从文字源头就错了，是关、枢、阖，而不是开、枢、合。为什么叫关？就是说一个门，有门关，有门枢，有门阖，是门的三个部分。实际上，小柴胡汤这个方不是少阳病的主方。该方既可以治少阳病，也可以治太阳病，也可以治阳明病，应用范围非常广。小柴胡汤确实非常好，不仅可解决肝胆病的问题，内分泌病、代谢病、各种感染性疾病、神经衰弱等都可以用。只要用之得宜，都能取得比较好的疗效。小柴胡汤喝了以后会有什么表现？“濈然汗出而解”，提示小柴胡汤有发汗的作用。该方虽然不是麻黄汤、桂枝汤那样发汗，但是吃了药以后，客观上是可以表现为汗出。所以抗战时期，钱信忠就发明了柴胡注射液！那时候缺医少药，许多战士感染发热以后不治而亡。钱信忠就用柴胡提取、蒸馏，制成柴胡注射液，给发热的战士打一针，很多人就可一汗而解。

阳明中风，脉弦浮大而短气，腹都满，胁下及心痛，久按之气不通，鼻干，不得汗，嗜卧，一身及目悉黄，小便难，有潮热，时时哕，耳前后肿，刺之小瘥。外不解，病过十日，脉续浮者，与小柴胡汤。【231】

此条论阳明中风复杂证候之小柴胡汤适应证。阳明中风，属于偏阳证、热证的阳明病，应该表现为“能食”，可以吃饭，但这里说“脉弦浮大而短气，腹都满，胁下及心痛”，就是说腹部胀满得比较厉害，还伴有胁下及心痛。这不就是小柴胡汤证的适应证吗？“久按之气不通”，符合小柴胡汤证腹证的特点，也是小柴胡汤证的意思。“鼻干，不得汗，嗜卧，一身及目悉黄”，已经有黄疸病的表现。“小便难，有潮热，时时哕，耳前后肿”，有小柴胡汤的适应证。“默默不欲饮食，心烦喜呕”“耳前后肿”，也有人认为这是少阳经络相关，所以“刺之小瘥”，应用针刺疗法，有一定疗效。“外不解，病过十日，脉续浮者，与小柴胡汤”，意思是说，外证不解，还有潮热等表现，病程已经十日，脉仍表现为浮脉，说明仍有表证，这个时候就可以用小柴胡汤之类。一方面说明小柴胡汤可以解表，解决外证，一方面小柴胡汤可以用治黄疸。我们常说茵陈蒿汤、栀子大黄汤、栀子柏皮汤、茵陈五苓散是治疗黄疸的常用方，但是实际上小柴胡汤治疗黄疸也可酌情选用。事实上，我们也经常把茵陈蒿汤和小柴胡汤合在一起用来治疗肝病。所以，还是那句话，学习经方不要太过于死板教条，应该结合临床实际来理解《伤寒论》理法。

脉但浮，无余症者，与麻黄汤。若不尿，腹满加哕者，不治。【232】

此条论阳明病中风脉浮之麻黄汤证及其坏病预后判断。这一条，紧接上条，应该还是讨论太阳中风复杂证候诊治。前条说：外证不解，脉续浮，伴有腹满，胁下痛，或一身面目悉黄，可用小柴胡汤。这一条指出：脉但浮，无余症者，与麻黄汤。就是说若仅仅表现为脉浮，没别的症状，如腹满、潮热、胁下及心痛、黄疸等临床表现，就是以表证为主，那就应用麻黄汤。虽然前面说得不详细，但意思还是在说阳明病有时候以表证为主的，也可以用麻黄汤。“若不尿，腹满加哕者，不治”，再一次说明津液亡，胃气绝，就会危及患者生命。“不尿”，就是津液竭。再有“腹满加哕”，就胃气绝，故为不治之症。可见，张仲景确实非常强调护胃气、存津液这一思想。实际上，这种情况说的就是尿毒症！为什么？因为感染性疾病、传染性疾病导致死亡的第一原因就是感染中毒性休克，最常见的并发症就是急性肾衰！“不尿，腹满加哕”，这就常是急性肾衰的症状。感染性疾病与急性传染病出现小便少，出现腹胀呕哕，往往就是急性肾衰尿毒症的表现，古代没有透析，所以肯定就是死证！张仲景已经非常客观地把临床上外感病及其并发症的表现给大家都描述到了，只是大家没有深刻领会，张仲景思想的光辉没有能够直接普照到大家心里头而已。

阳明病，自汗出，若发汗，小便自利者，此为津液内竭，

虽硬不可攻之，当须自欲大便，宜蜜煎导而通之。若土瓜根及与大猪胆汁，皆可为导。【233】

蜜煎导方

食蜜七合

上一味，于铜器内，微火煎，当须凝如饴状，搅之勿令焦著，欲可丸，并手捻作挺，令头锐，大如指，长二寸许。当热时急作，冷则硬。以内谷道中，以手急抱，欲大便时乃去之。疑非仲景意，已试甚良。

又，大猪胆一枚，泻汁，和少许法醋，以灌谷道内，如一食顷，当大便出宿食恶物，甚效。

此论阳明病津液内竭大便不通之蜜煎导方适应证。此条论述阳明病的另一种情况，即阳明病是阳明体质的人为病，尤其是素体胃热阴虚者，本来就有汗，又用了发汗法治疗，更容易伤津液。《伤寒论》论大小便关系，常说小便利则津液外泄，可以引发大便干。这一条就说：小便自利，不利于津液回还大肠，津液内竭，然后就容易发生“大便硬”。这时候不能用承气汤攻下。那应该怎么办呢？还是需要通大便。但是怎么通呢？要用蜜煎导而通之。正如现在常用的开塞露甘油制剂塞肛门通大便一样。而且原书更提出“苦瓜根汁和大猪胆汁皆可为导”，这实际上是发明了灌肠通便的方法。现在都用开塞露，那个时候就知道用蜜煎导！蜂蜜滋润，可以润肠通便。而苦瓜根多汁，大猪胆汁也是凉的，所以都很有效。请看蜜煎导的制作方法，即“于铜器内微火煎，当须凝如饴状，搅之勿令焦着，欲可丸，并手捻作挺，令头锐，大如指，长二寸许。当热时急作，冷则硬。以纳谷道中，以手急抱，欲大便时乃去之”，写得特别仔细！大猪胆汁一枚，用醋调，灌到谷道当中，一顿饭工夫，大便就能排出。我有个博士生牟新现在是杭州红十字会医院内分泌主任，孩子经常大便不通，就自己做这个蜜煎导，一实践效果还挺好！

阳明病，脉迟，汗出多，微恶寒者，表未解也，可发汗，宜桂枝汤。【234】

阳明病，脉浮，无汗而喘者，发汗则愈，宜麻黄汤。

【235】

此两条分别论述阳明病桂枝汤证与麻黄汤证。阳明病而用辛温解表的桂枝汤、麻黄汤，再次说明古人说“六经皆有表证”是个客观情况。因为阳明病本来就是指阳明体质之人为病。阳明体质的人难道就不受风寒了吗？阳明体质的人如果不注意，一样会感受风寒。阳明体质的人，尤其是阳明胃寒体质的人，实中有虚，感受风寒之邪后，表现为“脉迟”有提示“营阴不足”的意思，如果同时见“汗出多，微恶寒”，当然就应该用桂枝汤。如果为阳明胃热体质，体质壮实，感受风寒之邪以后，表现为“脉浮，无汗而喘”，那就应该用麻黄汤发汗。可见，“麻黄汤、桂枝汤是太阳病主方，承气汤是阳明病主方，小柴胡汤是少阳病主方”，这种说法不合适。张仲景明确指出：阳明病表现复杂，一样可表现为麻黄汤证和桂枝汤证；如果有小柴胡汤证表现，一样可以用小柴胡汤治疗。当然，结合后世医家论述，在现代临床上，如果是阳明胃热体质感受风寒之邪，尤其是表现为表里俱实者，方用防风通圣散就更对证。阳明胃热体质感受风热者，则常表现为升降散证、凉膈散证。所以，升降散、凉膈散也是治疗阳明病外感发热的常用有效方剂。

阳明病，发热汗出者，此为热越，不能发黄也。但头汗出，身无汗，剂颈而还，小便不利，渴饮水浆者，此为瘀热在里，身必发黄，茵陈蒿汤主之。【236】

茵陈蒿汤方

茵陈蒿六两　栀子十四枚，擘　大黄二两，去皮

上三味，以水一斗二升，先煮茵陈，减六升；内二味，煮取三升，去滓。分三服。小便当利，尿如皂荚汁状，色正赤，一宿腹减，黄从小便去也。

此条论阳明病瘀热在里之黄疸茵陈蒿汤证。阳明病，即阳明胃热体质之人为病。阳明体质之人，既可以感受风寒之邪，也可以被湿热之邪所伤。这个条文是阳明病黄疸的内容，湿热所致者最为多见。这一条再次告诉大家，只要有发黄，就有小便不利。这与《金匮要略》所谓“治黄不利小便，非其治也”，道理是一样的。《伤寒论》强调小便不利就可

能发黄，如果小便利就不会发黄。不管现在看是不是这样，张仲景那个时代就是这么理解的，认为只要汗出正常，小便又通者，就不会发黄。“但头汗出，身无汗”，就还是汗出不畅。“但头汗出，齐颈而还”，就是说头汗出，再加上“小便不利，渴饮水浆者，瘀热在里”，就会身发黄疸。在这里，《伤寒论》明确提出茵陈蒿汤证的病机是“瘀热在里，身必发黄”。而且，再次强调小便不利、汗出不畅，尤其是强调小便不利的时候，才会出现瘀热在里，才会“身必发黄”。所以请看茵陈蒿汤组成，茵陈用了六两，用量很大，栀子用了十四枚，量也不是太小，大黄二两，相比来说量也就不是特别多了。茵陈能够清热利湿退黄，是治疗黄疸的主药；大黄兼可通大便，泄热解毒退黄；栀子利小便，清利三焦之热，可前后分消湿热之邪。再看煎煮法，“上三味，以水一斗二升，先煮茵陈，减六升；内二味，煮取三升，去滓。分三服。小便当利，尿如皂荚汁状，色正赤，一宿腹减，黄从小便去也”，提示茵陈蒿汤在《伤寒论》中是以清利湿热为主，即《金匮要略》“诸病黄家，但利其小便”之旨，适用于湿热阳黄，包括谷疸小便不利“瘀热在里”之证。后世温病大家吴又可在《温疫论》中也用茵陈蒿汤治疗黄疸，只是强调要加大大黄比例，重视泻热通腑。事实上，现在看来，加大大黄量以后疗效更好。但是张仲景那个时代强调利小便而不是通大便。我们认为大黄不仅能泻热通腑，更能解毒、凉血、活血，所以非常适合于黄疸“瘀热以行，脾色必黄”的病机。张仲景认为，服用茵陈蒿汤，小便通利以后这个尿就像皂角汁一样，又稠又黄，尿的颜色特别深，就是黄从小便出了，所以黄疸好了，小腹部也不胀满了。实际上是这样吗？黄疸是从小便走的吗？为什么吃了茵陈蒿汤以后“尿如皂角汁状色正赤”呢？实际上因为大黄的颜色是黄色的，吃了大黄之后都会尿黄。看《伤寒论》原书里面讨论那些互相“转属”的情况，常强调“误治”，实际上可能就是临床感染性疾病的自然发展过程，但是张仲景都说成是误治引起的。实际上，好多都是传染病自身病程当中疾病发展变化的，误治只是一个条件之一，而不完全都是误治引发，包括结胸、悬饮等，都说是有误治的因素，但并不是都是误治所致。比如悬饮开始就是结核性胸膜炎，虽然表现为恶寒发热这些表证，但本来就是悬饮的早期表现，只是最开始没有表现出典型的症状而已。但是张仲景就是认为这个是误治而来的，该用桂枝汤没用桂枝汤，用了麻黄汤或者误用了下法，所以才变成悬饮。实际上并非如此。在古人那个时代只能通过所见所闻来探知疾病的本质，因此有的时候并不能全面了解这个病。因此遇到悬饮初期仅仅表现为一些表证的时候，古人没能把悬饮发热和感冒发热完全区别开来。古人不是特别清楚，实际也没法搞清楚，现在可拍胸片，可以化验，还有好多手段。但是古人那个时候没有。所以不能苛责古人。

针对黄疸的病机，根据《金匮要略》的说法，就是"瘀热以行，脾色必黄"，提示黄疸病位重点在脾，为瘀热所致，认为治疗黄疸强调重视脾胃，强调清利湿热，可通过利小便、泄下甚至解表之法，以发越内郁湿热之邪，而且还为所谓"治黄先活血，血行黄自灭"提供了理论根据。这种认识是不是比现代人所说的病位在肝胆，湿热熏蒸胆汁外溢更高明呢？而茵陈蒿汤就体现了这种清利湿热为主，兼以分消瘀热之邪、凉血化瘀解毒的治疗精神，所以治疗湿热阳黄疗效非常好。在现在的临床上，茵陈蒿汤依然是治疗湿热黄疸的主方。临床上用于治疗病毒性肝炎，包括急性黄疸型肝炎及孕期母儿 ABO 血型不合等，均有疗效。名老中医关幼波先生有"治黄需解毒，毒去黄易除""治黄需活血，血行黄易灭"诸论，受其影响，今人应用茵陈蒿汤配合蒲公英、板蓝根、连翘、金银花、田基黄、鸡骨草等清热解毒药及赤芍、牡丹皮、丹参等凉血活血之品，确实可以提高疗效。更因肝胆病，尤其是胆囊结石等引起阻塞性黄疸，常有肝胆郁热，所以茵陈蒿汤也可配合大柴胡汤，并加用金钱草、虎杖等。而肝病日久，尤其是过用苦寒，容易损伤脾胃，临床上还常常需要加白术、茯苓、陈皮、半夏、炒麦芽等。早年在邯郸地区医院感染科随张大安主任临证，就常见其用茵陈蒿汤加苍术、白术、陈皮、半夏、丹参、丹皮、连翘、板蓝根等治疗黄疸，屡有佳效。

阳明证，其人喜忘者，必有畜血。所以然者，本有久瘀血，故令喜忘。屎虽硬，大便反易，其色必黑者，宜抵当汤下之。【237】

此条论阳明病蓄血证及抵当汤适应证。阳明证，应该是指阳明系统病变。阳明系统病变，如果表现为健忘、记忆力减退，一定是有蓄血，也就是宿有瘀血。《素问·调经论》指出："血并于阴，气并于阳，故为惊狂。血并于阳，气并于阴，乃为炅中。血并于上，气并于下，心烦惋善怒。血并于下，气并于上，乱而喜忘。”可见，《黄帝内经》也认为气血失调，可以导致惊狂、心烦、喜忘等精神方面的症状。临床表现为“屎虽硬，大便反易，其色必黑者”，可见这个条文说的其实是消化道出血。但是为什么出血还用抵当汤治疗呀？关键问题在于其发病基础是阳明证。这个消化道出血，大便黑，其色必黑，大便反易，其实是阳明证，既往有慢性胃肠道疾病的病史。中医学认为“久病多瘀”“久病入络”，故多见络脉瘀血。所以，活血祛瘀、通络散结应该是一个重要思路。现在治疗消化道出血，都是喜欢用大黄黄连泻心汤。《金匮要略》就曾用泻心汤治疗吐血。大黄是治疗消化道出血最常见最有效的药物。而在抵当汤里面，也有大黄！关键是患者有久瘀血，也就是需要用“通因通用”的思路治疗。《伤寒论》用抵当汤治疗消化道出血所体现出的活血止血的思路，还是非常值得学习的。师祖名老中医董建华院士治疗消化道出血的止血散就是大黄粉、三七粉、白及粉组成。三七既能活血又能止血，就是活血止血的最佳选择。我们传承师祖名老中医祝谌予先生经验，临床治疗糖尿病视网膜病变眼底出血，也常用柴胡汤加葛根、丹参、三七粉等，也是活血止血的思路。临床当用固冲汤配合茜草、乌贼骨及蒲黄、炒蒲黄、五灵脂炭治疗更年期崩漏，也常有较好疗效。

阳明病，下之，心中懊憹而烦；胃中有燥屎者，可攻；腹微满，初头硬，后必溏，不可攻之。若有燥屎者，宜大承气汤。【238】

此条论阳明病心中懊憹而烦有燥屎之大承气汤证。阳明病即阳明体质之人为病，当是典型的胃家实。用下法，未得其宜，病情未能控制，出现了“心中懊憹而烦”，如果“胃中有燥屎”，就应该采用大承气汤攻下。但如果表现为“腹微满，初头硬，后必溏”，就不可用大承气汤攻下。从后半句“不可攻之”所见，当知应用大承气汤攻下一定要具备应用大承气汤的适应证。什么是大承气汤的适应证？“胃中有燥屎”！“胃中有燥屎”应该有大承气汤典型腹证，如腹满不减或腹满痛，按之抵抗，甚至可触及燥屎五六枚等，或具备潮热、汗出、谵语等大承气汤典型外证表现。如果仅仅表现为“腹微满”，那一定不存在“燥屎”，是

"初头硬，后必溏"，所以"不可攻之"。此条明确提出大承气汤攻下的典型适应证应该有燥屎形成。

患者不大便五六日，绕脐痛，烦躁，发作有时者，此有燥屎，故使不大便也。【239】

此条补充燥屎形成的临床表现。前条提出应用大承气汤攻下，需要有"燥屎"是前提条件。这一条指出患者已经五六日不大便，而且出现了"绕脐痛，烦躁，发作有时"，就意味着"此有燥屎"，这是《伤寒论》第一次提到大承气汤证应见腹痛，而且是表现为绕脐腹痛，提示存在胃家实，如果伴见烦躁，发作有时，阵发加重，出现了精神症状就提示燥屎已经形成。应该提醒各位注意的是，这一条文并未明确提到阳明病，提示我们此条所论并不限于外感病，并不仅限于阳明体质之人感受外邪后所引发的阳明系统病变胃家实。外感病以外，杂病当中的肠梗阻等更常见这种绕脐腹痛"有燥屎"的情况。

患者烦热，汗出则解。又如疟状，日晡所发热者，属阳明也。脉实者，宜下之；脉浮虚者，宜发汗。下之与大承气汤，发汗宜桂枝汤。【240】

此条论阳明系统病变胃家实热型及其典型脉象。原文指出"患者烦热，汗出而解"，意思是患者表现为烦热，常见于外感表证，可以通过发汗的方法，解表透热。如果出现了"又如疟状，日晡所发热"者，日晡发潮热，定时发热，是阳明系统病变胃家实的典型热型，提示大便成硬，甚或是"燥屎"形成，所以说"属阳明"。这个时候，应该重视辨脉。如果表现为脉实，脉象有力，就应该用下法，可选用大承气汤。如果表现为脉浮虚，那就提示仍属于表证、表虚证，也可见烦热，甚至定时发热，所以可以用桂枝汤解表发汗，调和营卫。

大下后，六七日不大便，烦不解，腹满痛者，此有燥屎也。所以然者，本有宿食故也，宜大承气汤。【241】

此条论本有宿食、不大便、腹满痛、有燥屎的大承气汤证。这条所论也不仅限于外感病，而且明确说本来有宿食，曾经用下法，用之不得法，导致六七日不大便，而且出现了心烦不解，腹满痛，这是宿食日久化热，提示已经形成了燥屎。因为本来就有有形之邪，也就是宿食，所以应该行攻下之法，方剂可选用大承气汤。外感病用攻下法，一般说应该谨慎对待，而对于杂病尤其是存在宿食等有形之邪者，张仲景用攻下之法往往毫不迟疑！“伤寒下不厌迟”，理解为“外感病无形之邪，下不厌迟”为宜。

患者小便不利，大便乍难乍易，时有微热，喘冒一作怫郁不能卧者，有燥屎也，宜大承气汤。【242】

此条论大便乍难乍易、时有微热、喘冒、不能卧、“有燥屎”的大承气汤证。此条与前条一样，所论也不限于外感病。前条论本有宿食，转为燥屎，腹满痛，烦不解。这一条则论另一种“有燥屎”的特殊表现。患者出现小便不利，大便乍难乍易，也就是大便不调，时干时稀，与前条数日不大便不一样。如果同时表现为“时有微热，喘冒，不能卧”，那就是“有燥屎”，就不是一般的大便异常。实际上，是燥屎形成，“时有微热”，提示全身中毒症状突出，“喘冒，不能卧”，则意味着肝肾真阴受伤，肺气大衰，胃气失和，病情危重。可见于慢性肾衰，合并严重感染引发心肺功能衰竭，或多脏衰急性加重者，稍有不慎，即可危及患者生命。中医学认为燥屎在其中具有重要地位，所以治疗应该给予大承气汤。大便通畅，不仅有利于降肺气，而且也有利于多脏衰病情控制。以上几条都是论外感病以外，“有燥屎”的大承气汤证，目的是在于外感病阳明病胃家实证进行鉴别。

食谷欲呕，属阳明也，吴茱萸汤主之。得汤反剧者，属上焦也。【243】

此条论阳明系统病变胃寒证吴茱萸汤证，即所谓阳明寒证。“食谷欲呕，属阳明也，吴茱萸汤主之。得汤反剧者，属上焦也”，这就是胃寒证吴茱萸汤证条文。吴茱萸汤在《伤寒论》出现 3 次，阳明病篇、少阴病篇和厥阴病篇中都出现过，在《金匮要略》中也出现过，说明吴茱萸汤并不是某一系统即世俗所谓“某一经”病变的专方。其实，麻黄汤、桂枝汤、小柴胡汤也同样不是单一太阳系统病变或少阳系统病变的专方。《伤寒论》中麻黄汤、桂枝汤、小柴胡汤都能用于治疗阳明病，桂枝汤更是能够用于治疗太阴病表证，小柴胡汤也出现在厥阴病篇。所以，说明不能把这些方子认作是治疗某一系统即“某一经”病变的专方。吴茱萸汤作为温阳散寒、化浊降逆的方，无论是哪一系统的病变即所谓哪一经病变，只要属于阳虚，有寒浊上逆的病机，都可以用吴茱萸汤。“食谷欲呕，属阳明也”，意思就是说吃完东西容易呕吐，这与阳明胃肠系统有关。所以说“属阳明”而不说“阳明病”，主要是因为胃寒并非典型的阳明病胃家实。但还是应该属于寒浊聚于胃，或有大便不通的病机，所以谓之“属阳明”。而针对“得汤反剧者，属上焦也”，在这里该如何理解上焦呢？一般认为心肺为上焦，脾胃为中焦，肝肾为下焦。实际上，胃腑本身也分为上中下，针灸学取穴所说的上脘、中脘、下脘，实际上影射着胃腑的不同部位。“脘者，管也”，就是胃本身就是一个管道。背部腧穴，除了心俞、脾俞、胃俞以外，还有一个穴位，胃脘下俞，就又称“胃管下属”，现在多称为胰俞穴，常用来治疗糖尿病。“得汤反剧”者，说明病位在胃部比较靠上的位置，治疗常用吐法。所以，有人认为“得汤反剧”者，实际上也有治疗作用，可以引邪外出。当然主要看是否真的为胃寒，如果真是胃寒，就算服药后呕吐加重，最后的结果也是积极的作用。有人解释为上焦有热，但实际上用吴茱萸汤是不恰当的，也不会取效，甚至导致病情加重。吴茱萸汤方中大枣、人参、生姜的量都不小，尤其是生姜用了六两，桂枝汤中生姜才用了三两。再看这个煎煮法：上四味，以水七升，煮取二升，去滓，温服七合，日三服。看，这是喝 3 次，一看就和大承气汤不一样，大承气汤是得下者，止后服，就仅仅吃一剂药，是治疗急性病的。说明吴茱萸汤在这里是治疗慢性病的。张仲景的《伤寒杂病论》在治疗慢性病的时候，常规服药方法是 1 天喝 3 次。所以，常说《伤寒论》中原方的一两相当于 15.625g，但是古人只熬煮一次，看本方的人参用量为三两，大约 45g，现在常规煎药法是煎煮两次，所以现在用 22.5g 就行了。但是古人常规服药次数是每日服药三次，现在常规服药是每日喝两次，那就再减点量，用 15g 就行了。所以古方上的一两换算成 5g 比较合适。但实际上，临床上不是这样用的，还是按着最保守的用法，一两就相当于 3g，辨证选方也常有卓效。但若要是一两按 5g 来换算，也许疗效更好。

但是现在开的药味多，请看吴茱萸汤一共就4味，现在开了8味，也不一定非用到5g。因为加了别的药，除了吴茱萸原方又加了丁香、砂仁，而丁香、砂仁也有暖胃、和胃降逆的作用。又何必一定要用那么多呢！所以，按最小剂量，一两相当于3g来算，经方用得好的话，照样是有立竿见影的疗效。但是如果按5g用，可能更接近于张仲景，但是5g就超了《药典》规定的用量。当然，临床上，随着用药经验越来越丰富，逐渐可形成自己的用药风格，也可以将来用5g。一两换算成5g应该是更接近张仲景的原意。实际上，也可以用一两相当于7.5克换算法，这样就记着一定要每日分3次喝，要不然一次服药剂量就超了。因为现在都是煎煮两次，而中药有很多药确实是第2煎煎煮出来的成分更多。现在，韩国还在采取古法煎煮，每付药只煎熬一次。但应该指出的是，中药里头尤其是补药，比如人参这种东西，第2煎肯定还能煎出好多成分。

太阳病，寸缓、关浮、尺弱，其人发热汗出，复恶寒，不呕，但心下痞者，此以医下之也。如不下者，患者不恶寒而渴者，此转属阳明也。小便数者，大便必硬，不更衣十日，无所苦也，渴欲饮水，少少与之，但以法救之。渴者，宜五苓散。【244】

此条论太阳病误治变证心下痞、大便硬及五苓散证等。其中，大便硬是讨论太阳病转属阳明的情况。先看这个太阳病，就是太阳体质的人得病，脉象又出现寸缓、尺弱、关浮，有点儿类似于桂枝汤证的意思，结果误用下法，下法以后反倒变“不恶寒”了，那就是化热了，那就“转属阳明”了。“转属阳明”的时候，小便数，大便硬。有的没有“转属阳明”，反倒出现“渴欲饮水”，没有大便硬这些表现，那用什么方治疗呢？这得用五苓散。这强调的是什么呀？五苓散的适应证里头，“渴者，与五苓散”，就是把“口渴”当成五苓散证的首要症状，当成五苓散证的主症。五苓散，大家总认为是利小便的方子，认为适应证是“膀胱蓄水”。实际上并非如此。在《伤寒论》原书里面五苓散的适应证，第一症状就是口渴。当然，除了口渴以外，还有小便不利、发热、脉浮、心下痞，以及水入口即吐的水逆等症状。像这个条文，也是把“口渴”放在最重要的地位。而“小便数者，大便必硬，不更衣十日，无所苦”，则是太阳病转属阳明的表现。如果“渴欲饮水”，那就应该“少少与饮之”。如果单纯地“渴”，那就是五苓散证，强调五苓散适应证主症就是口渴。小便不利而口渴，当然可以用五苓散。如果小便多而口渴，那五苓散还能治不能治呀？一样能治。因为五苓散本身就能宣通三焦，宣通表里，又能解表，又能通里。“心下痞”肯定不是膀胱蓄水，“心下痞”那是胃肠有水，“水入口即吐”提示也应该在胃不在膀胱！所以在五苓散原方里，谁用量最大？泽泻用量最大。泽泻能升能降，降下利水，而升津止渴。当然，桂枝通阳化饮，在五苓散里更是点睛之笔。白术、茯苓、猪苓健脾利湿，输布津液。五苓散主要功用就是能够通阳化饮，宣通三焦。患者服用五苓散通阳化饮以后，能让津液恢复了正常的分布，所以常常是下边小便也通了，上边口渴也好了。这才是该方最大的妙处。仅仅把五苓散证理解成膀胱蓄水证，实在是有点不合适。因为在太阳病篇里边，五苓散条文也是一个再平常不过的条文而已，并没有什么特殊的地位。五苓散不过是外感病变证，出现了口渴、小便不利、发热、心下痞，或者是水入口即吐、头晕目眩等这些表现，这么一种证候而已，没有特殊的地位。五苓散证也是太阳系统病变的一个误治变证。太阳病误治既可以“转属阳明”，也可以变成五苓散证。“转属阳明”，常用承气汤一类。“小便数者，大便必硬，不更衣十日，无所苦也。渴欲饮水，少少与之”。对这个“转属阳明”是不是一定要用承气汤？不一定。比如感冒没好好治，结果感冒好了，就剩下一个大便干燥，好几天不大便，“不更衣十日，无所苦”。这种情况在小孩和年轻人当中很常见，最后还得想法儿让大便通了。怎么通呀？就是“渴欲饮水者，少少与饮之”，多喝水，频频喝水，但不是说一下喝好多水，要是喝好多水，或许就可变成五苓散证。频频地喝水，然后逐渐等待慢慢地津液恢复以后，大便就好了。再次说明仲景非常重视津液的多少，津液的存亡。其实，我们适当嘱患者服用一些蜂蜜水等，当更有益于大便逐渐恢复正常。

脉阳微而汗出少者，为自和也，汗出多者，为太过。阳脉实，因发其汗，出多者，亦为太过。太过者，为阳绝于里，

亡津液，大便因硬也。【245】

此条论多汗津液受伤导致大便硬的机制。《伤寒论》论脉，寸脉为阳，寸脉微提示表气较弱，表邪将退，汗出少提示津液不会受到太大损伤，所以“为自和也”，预示着病情将趋于痊愈。如果出汗多，那就是太过，津液就会伤。如果“阳脉实”，提示表邪盛，表气实，又发其汗，发汗太过，就会导致津液受到严重损伤。这种“太过”，可以导致津液受伤，太过以后就会出现“阳绝于里，亡津液”，就会导致大便干，实际上，这也是转属阳明。在这里，《伤寒论》还是强调“存津液”的思想。

脉浮而芤，浮为阳，芤为阴，浮芤相搏，胃气生热，其阳则绝。【246】

此条论阳明胃热脉象。《伤寒论》论脉，重视脉分阴阳，脉浮为阳脉，提示属于热证，芤脉为阴脉，提示存在虚证。而今脉表现为浮芤并见，提示存在胃热，同时又有阴津不足的一面。胃气生而胃热，则阳气阻结。阳气阻结会有什么表现？应该也是阳明系统病变腹胀、大便不通之类。至于所谓“其阳则绝”，这个“绝”不是“亡失”的意思，是“阻断”的意思。俗语常说“路绝了”，“别把路走绝”，意思就是说路断了，路不通了，不要把路走断，不要把路走不通了。成语“络绎不绝”，就是不断绝的意思。这一条，实际上是在为下一条“脾约”麻子仁丸证做铺垫。

趺阳脉浮而涩，浮则胃气强，涩则小便数，浮涩相搏，大便则硬，其脾为约，麻子仁丸主之。【247】

麻子仁丸方

麻子仁二升　芍药半斤　枳实半斤，炙　大黄一斤，去皮　厚朴一尺，炙，去皮　杏仁一升，去皮尖，熬，别作脂

上六味，蜜和丸如梧桐子大。饮服十丸，日三服，渐加，以知为度。

此条论脾约麻子仁丸证。麻子仁丸方子组成是什么？实际上，里边

有小承气汤的意思，包括大黄、厚朴、枳实。除了小承气汤基本组成以外，又加了麻子仁、芍药、杏仁，还加了白蜜。丸药制作方法及服法，"上六味，蜜合丸如梧桐子大，饮服十丸，日三服"，不行了再加，"渐加，以知为度"，这就是慢性病的服药方法，不够再加量，不够再加量，直到大便通畅为止。这都是告诉我们服用麻子仁丸的具体操作。这里，芍药到底是赤芍还是白芍？学术界也有争议。一般都说是白芍，但实际也不一定对。因为在《神农本草经》里面不分赤芍和白芍，张仲景《伤寒论》里面也没分赤芍和白芍。赤芍和白芍是在陶弘景的书里面才出现，并认为赤芍是偏于泻的，白芍是偏于补的。实际上，白芍是补的，也有通大便的作用；赤芍是泻的，也有通大便的作用。所以在太阴病篇里面就有"本太阳病，医反下之，因尔腹满时痛者，属太阴也，桂枝加芍药汤主之；大实痛者，桂枝加大黄汤主之"，紧接着更有"其人续自便利，设当行大黄芍药者，宜减之，以其人胃气弱，易动故也"，明确说，胃气弱，胃肠易动的时候，应用大黄和芍药减量，就是说芍药本身有通大便的作用。一般说来，白芍按现在的理解作用更缓一些。临床上，本人一般习惯于赤白芍同用。《神农本草经》称芍药"主邪气腹痛，除血痹，破坚积寒热，疝瘕，止痛，利小便，益气"，所论有些作用类似于后世有关赤芍功用的描述。但《伤寒论》时代，毕竟是赤芍白芍未分，所以临床上我们一般都是赤白芍同用。许多人说麻子仁丸所用芍药是白芍，可滋阴润肠，《伤寒论》实际上未必是这个意思。芍药在这个地方，与大黄应该有类似用意。

现在我们再看这个条文所谓"趺阳脉浮而涩，浮则胃气强，涩则小便数，浮涩相搏，大便则硬，其脾为约"，脾约到底怎么理解？前文阳明病篇一开头就已经讲了，阳明病有太阳阳明，有正阳阳明，有少阳阳明，其中太阳阳明就是脾约。那脾约发病到底是什么机制？好多注家都说，脾的功能是为胃行其津液，如果胃气太强，脾为胃行其津液的功能就会受到制约，津液就会偏渗膀胱，偏渗膀胱以后就会出现大便硬，小便数。这是一般解释，本人以前不太认可这个。什么叫偏渗膀胱？不容易理解。后来在临床上发现，确实有好多人尤其是老年前列腺疾病或习惯性便秘真存在这个情况。老年人前列腺增生，习惯性便秘、功能性便秘的人，尿特别多，大便干，小便就是多，这实际上就是麻子仁丸的适应证。确实常表现为大便干，小便多。所以这种“偏渗膀胱”的说法，是有临床依据的，并不是随便说的。

实际上，应该这样理解：趺阳脉浮而涩，浮则胃气强，涩则小便数，就是说胃气强了，确实脾为胃行其津液的能力受到限制了，反过来呢？这个津液得不到输布之后，津液也就走不到大肠了，那大肠传导的大便就硬了，小便就多了。实际上，这种情况也是常见的。包括糖尿病患者也经常表现为大便干，小便数，经常多饮、多食、多尿，大便是干的，小便还多，这种情况也可考虑为脾约的情况。实际上，就是所谓的胃强脾弱，但这也不叫脾弱，有人说是胃热盛，脾阴虚。《金匮要略·消渴小便不利淋病脉证并治》篇里边，还有类似的条文，指出：“趺阳脉浮而数，浮即为气，数即消谷而大坚，气盛则溲数，溲数即坚，坚数相搏，即为消渴。”就非常类似于这个脾约证的条文。足以说明所谓的“胃强脾弱”的机制应该是客观存在的。初学者可能听着不是太满意，但是实际上应该是客观存在的。真的是胃强脾弱以后，脾输布津液的功能受到制约，所以才被称为脾约。翻译成现在的话来理解，就是阴虚内热，内热伤阴是关键。治疗一方面养阴润肠，一方面泻下通大便。那怎么能够达到治好脾约的目的呢？我们一般都把这个麻子仁丸理解成是增液行舟的意思，通过养阴达到通大便的作用。正确的理解正好相反，因为胃强脾弱，关键在胃强，所以治疗还是应该以泻下为主，以清泄结热为主，大便一通，脾为胃行其津液的功能就可得到恢复，得到恢复以后这个尿就不多了，大便也不干了。所以小便和大便的关系在《伤寒论》里真有这么理解：就是认为小便多了，大便就干；小便少了，大便就会变软。这种认识，不管对不对，至少在脾约里边有客观依据。而在别的感染性疾病与传染病中，是不是也是这样，这个就需要通过临床实践来验证。总体说，麻子仁丸的关键还是通大便，清泄结热，通了大便，这个脾约就有希望得到纠正。临床曾用此方治疗糖尿病性便秘、糖尿病神经源性膀胱尿潴留、神经性遗尿等，都取得了很好疗效。

太阳病三日，发汗不解，蒸蒸发热者，属胃也，调胃承气汤主之。【248】

此条论太阳病转属阳明蒸蒸发热的调胃承气汤证。太阳病即太阳体质之人为病，得了外感病表证，当然应该用发汗法治疗。“太阳病，三日以后，发汗不解，蒸蒸发热者，属胃也”，意思是说太阳病，发汗以后没好，又出现了蒸蒸发热的症状，也没说有腹满，也没说有腹痛，也没说有潮热、汗出，只是说有蒸蒸发热，这个时候就当用调胃承气汤。说明了什么呀？“属胃也”。没说转属阳明，但是“属胃也”，本身也有转属阳明的意思在里面。就是说本来是太阳病，结果发汗以后没好，最后就出现蒸蒸发热的症状，实际上已经进入阳明了，属阳明，胃是阳明的意思。病到阳明，影响到胃，这个时候当然就可以用调胃承气汤。再次告诉大家，调胃承气汤不过是一个治外感热病阳明胃热的一个常用方子。许多人说调胃承气汤重点治疗是“燥实”，就是因为方中有润燥软坚的芒硝。其实，我们不能因为调胃承气汤方中有芒硝就说是燥实；小承气汤因为有枳实、厚朴就说能够治痞满；大承气汤因为有芒硝、大黄，又有枳实、厚朴，就认为可治痞满燥实坚，这都是“以药测证”。而“以药测证”往往靠不住，包括前文讲的芍药也是一样，桂枝汤里边芍药一定是白芍，这种说法也是“以药测证”的结果。

伤寒吐后，腹胀满者，与调胃承气汤。【249】

此条外感病吐后变证腹胀满之调胃承气汤证。“伤寒”是泛指外感病，“吐后，腹胀满”，意思是说，外感病误用吐法，外邪不解，邪热内陷，导致腹部胀满。实际上，也是转入了阳明系统，影响胃肠，所以治疗就应该用调胃承气汤这一类方。“腹胀满”实际上是对调胃承气汤证腹证的一个补充，提示我们调胃承气汤证除了可表现为蒸蒸发热等外证以外，也可表现为腹胀、大便不畅等。《伤寒论》这一条明确提出调胃承气汤适应证是“腹胀满”，也是对调胃承气汤适合于“燥实”、小承气汤适合于“痞满”的否定。实际上，胃肠结热，以至于大便硬，或燥屎形成，自然会阻滞气机，形成腹胀，甚至腹痛，哪里有单纯见“燥实”而不“痞满”的道理？

太阳病，若吐，若下，若发汗后，微烦，小便数，大便因硬者，与小承气汤和之愈。【250】

此条论太阳病转属阳明大便硬之小承气汤证。此太阳病，应该说太阳体质之人为病，初期当为表证，应该用发汗法。“太阳病，若吐，若下，若发汗后”，太阳病表证，误用吐法、下法，并且又经过不合理发汗，这就导致了津液受伤，“微烦，小便数，大便因硬”，《伤寒论》再一次说小便数就容易导致大便硬。所以张仲景的这种认识，不管对不对，确实是《伤寒论》的观点。意思是说，小便数，津液就丢了，所以就会导致大便硬。本条文大便硬是太阳病变来的，并不是真正的阳明胃热体质，即正阳阳明胃家实，所以治疗方面不能太激进，不能直接用大承气汤，所以可用小承气汤和之。可见，张仲景在外感热病中应用大承气汤，还是非常小心的。

得病二三日，脉弱，无太阳柴胡证，烦躁，心下硬，至四五日，虽能食，以小承气汤，少少与，微和之，令小安，至六日，与承气汤一升。若不大便六七日，小便少者，虽不受食一云不大便，但初头硬，后必溏，未定成硬，攻之必溏；须小便利，屎定硬，乃可攻之，宜大承气汤。【251】

此条讨论小承气汤、大承气汤适应证与治疗禁忌。“得病二三日，脉弱，无太阳柴胡证”，到底怎么理解？应该是得病后两三天了，脉有点弱，没有太阳病的症状，也没有柴胡汤证的症状，但是也可以理解为太阳病的柴胡证。因为小柴胡汤的主要条文在太阳病篇里也有不少。总体说，还是认为没有太阳病的表现，也没有柴胡汤证的表现。但是现在出现了“烦躁，心下硬，至四五日，虽能食，以小承气汤，少少与，微和之”，就是烦躁，心下硬，四五天以后，如果能食，这个时候就可用小承气汤，令小安，不能用大承气汤攻下。到了六日以后，与小承气汤。“若不大便六七日，小便少者，虽不受食，但初头硬，后必溏，未定成硬，攻之必溏”，意思是说不大便六七日，小便少，大便就软了，大便不硬，就应是承气汤证。《伤寒论》指出：“须小便利，屎定硬，乃可攻之，宜大承气汤。”再一次说小便利则津液外泄，可认为是大便硬的诱因。《伤寒论》明确指出：必须大便成硬，乃可攻之，方用大承气汤。当然，仅仅大便硬还不算，还应该有前边提到的潮热、手足濈然汗出、谵语等外证，或者有燥屎，就可以用大承气汤，或者有宿食，也可以考虑用大承气汤。所以，《伤寒论》认为有形的实邪内阻，燥屎也好，宿食也好，都可以用大承气汤。而外感病治疗，大承气汤决不能轻易应用，一般还是要先用小承气汤探路。张仲景这叫医者仁心！

伤寒六七日，目中不了了，睛不和，无表里证，大便难，身微热者，此为实也，急下之，宜大承气汤。【252】

此条论外感病“目中不了了，睛不和”急下证大承气汤证。下面三条，即所谓阳明病三急下证。实际上，阳明病三急下证，根本就没有提阳明病。这一条指出“伤寒六七日，目中不了了，睛不和，无表里证，大便难，身微热者，此为实也，急下之，宜大承气汤”，根本没提阳明病之名。条文开头说“伤寒”，伤寒是一切外感病的总称。外感病六七日，出现“目中不了了，睛不和”为什么就要急下？原文所论“无表里证”，就是没有腹满，没有腹痛，大便不通，所表现出来的外证也不太典型，仅仅表现为“身微热”，也没有潮热、壮热等。为什么就要急下之，宜大承气汤呢？主要是出现了“目中不了了，睛不和”这样的症状。这种症状实际上就是一看眼睛都直视了，不灵活了。比如说乙脑、流脑这些急性传染病，或严重的有颅内压升高到一定的程度，像脑出血、脑血管病等，就会出现“睛不和”，用西医学的语言来说就是瞳孔对光反射都有问题了，那就很麻烦了，这时候就需要赶紧用下法。“睛不和”，原书一般说明是肝肾精竭，实际上，真实的意思就是已经出现了神志方面的改变，而出现神志的改变就是危急重症，那得赶紧治，所以就得用大承气汤。导师王永炎院士擅长治疗脑血管病，常用星蒌承气汤治疗中风病急性期，尤其是神志恍惚，腹满便秘者，常常是投方即效。大便一通，则神志转清。

阳明病，发热汗多者，急下之，宜大承气汤。【253】

此条论阳明病发热汗多急下证的大承气汤证。阳明病即阳明胃热体质为病，本身胃热就比较盛，得了外感病，邪热充斥一身，就特别容易伤津液。“阳明病，发热汗多者”，又有身热，汗出又多，特别容易导致津液大伤，气随津脱，随时可以危及患者生命。所以必须行急下之法，以清泄结热，急下存阴。结合后世温病学相关认识，实际上可以结合增液汤滋阴增液，即“增液行舟”之法。气随津脱者，可配合生脉散，甚至可用新加黄龙汤，一方面益气养阴，一方面泻热通腑。较之单纯大承气汤攻下，则更有发展，也更加切合于临床实际。

发汗不解，腹满痛者，急下之，宜大承气汤。【254】

此条论发汗不解腹满痛急下证的大承气汤证。“发汗不解”，提示应该还是外感病，或有发热等症状。发汗不解，病情未得到控制，而发汗已经导致津液先伤。这种情况下，如果又出现了腹满痛，腹满痛可是大承气汤腹证的典型特点，这个时候，应用下法就不可再有迟疑，必须急下，采用大承气汤。否则胃肠结热不除，必然会进一步损伤津液，导致津竭液脱，甚至可以导致津竭气脱，可直接危及患者生命。此三急下证，虽为急下之法，但实际上也是重视“存津液”的精神。临床上，我们除了可以用大承气汤急下以外，还可以用清热泻下通腑中药灌肠，也有利于导邪热下行，起到急下存阴之用。

腹满不减，减不足言，当下之，宜大承气汤。【255】

此条论大承气汤证腹满临床特点。前文已经论述过大承气汤证的典型腹证与外证。总体来说，只要是有燥屎或者有宿食等有形之邪，就应该用大承气汤。而外感病，大承气汤腹证主要表现是腹满痛或腹满，按之抵抗感明显，甚或可触及胃中必有燥屎五六枚或大便成硬，伴有潮热、手足濈然汗出、谵语、脉沉实或沉迟有力等。其中，临床表现为腹满者，特点应该是腹胀满持续不解，几乎没有减轻的时候，即使稍有减轻，而减轻的程度也不值一提。《伤寒论》这个条文明确说这种持续的腹满就是大承气汤的适应证。这种情况常见于急重症胃肠功能衰竭者。

阳明少阳合病，必下利，其脉不负者，为顺也。负者，失也，互相克贼，名为负也。脉滑而数者，有宿食也，当下之，宜大承气汤。【256】

此条论阳明少阳合病宿食所致下利证及其治疗。实际上，对这一条文，历来争议比较大。前面我们已经讨论过“合病”的概念，强调“合病”应该是一个系统的病为主，影响另一个系统的病。所谓：“其脉不负者，为顺也。负者，失也，互相克贼，名为负也。”强调说明这个病不但要看临床症状，还要看脉象。脉证一致的时候就是“正”，“正”就是好，就是顺证。脉证不一致，互相克贼的时候就是“负”，“负”就不好，就是逆证。阳明少阳合病表现为下利，但是脉滑而数，实际上是有宿食，有宿食就不用多加考虑，即可投用大承气汤。所以有宿食，就是存在有形之邪，有有形之邪就不用考虑腹胀不胀，痛不痛，有没有潮热、汗出，有没有神昏谵语，有没有手足濈然汗出，不用考虑这些。实际上，这个所谓阳明少阳合病，就是宿食引起的下利，用大承气汤是通因通用的治疗思路。至于为什么叫阳明少阳合病？少阳在哪儿呢？再次跟大家强调，对于《伤寒论》所谓“合病”，不要死板教条地理解，把阳明少阳合病理解为阳明的症状加上少阳的症状。其实，《伤寒论》论“合病”下利，总共有三种：第一种下利是太阳阳明合病的下利，用的是葛根汤；第二种是太阳少阳合病的下利，用的是黄芩汤；第三种是阳明和少阳合病的下利，用的是承气汤。说明什么意思呀？就是一个系统的病，治疗一个系统就可以了，太阳阳明合病治的是太阳系统，太阳少阳合病治的是少阳系统，少阳阳明合病治的是阳明系统。实际上，是张仲景对下利的三种归类方法：一个是葛根汤证，一个是黄芩汤证，一个是大承气汤证，都是治下利的。这就是三个合病下利的条文。阳明少阳合病，实际上就是阳明系统的病变为主，或可兼见少阳系统病变的症状。请看用的是大承气汤，表现是脉滑而数，“下利，脉滑而数”提示有宿食，所以就用大承气汤攻下宿食。

患者无表里证，发热七八日，虽脉浮数者，可下之。假令已下，脉数不解，合热则消谷喜饥。至六七日不大便者，有瘀血，宜抵当汤。【257】

此条论瘀热互结抵当汤证。应该指出的是，下法并不是仅仅可用承气汤。抵当汤作为泄热逐瘀的名方，实际上也属于下法范畴，体现着《素问·阴阳应象大论》所谓“血实者，宜决之”的精神。大家都知道，《伤寒论》当中出现浮数脉的时候，治疗上一般强调先表后里，只要有表证，就不应该用下法。而此条所论“患者无表里证，发热七八日，虽脉浮数者，可下之”，明确指出脉浮数，也可以用下法。为什么呢？那是因为这个患者“无表里证”，实际上是不强调外感病的表里证。虽有发热，而且发热七八日了，但没有明显的高热、手足濈然汗出等，也不具备腹满痛等典型的承气汤证腹证，所以原文虽说可以用下法，但也不能用大承气汤攻下。至于“假令已下，脉数不解，合热则消谷善饥”，这个条文说的情况是血分有热，所以表现为脉数不解，食欲亢盛。结合后世医家所论，可以选用芩连四物汤、清营汤之类。师祖祝谌予教授就常用芩连四物汤，日本汉方医家常称之为温清饮，治疗糖尿病燥热入血证。如果至七八日仍不大便者，那就是“有瘀血”，存在瘀热互结，所以就当用抵当汤来泄热逐瘀。实际上，这种瘀热互结所致的发热，临床上可见于盆腔炎、腹部肿瘤之类。若遇到盆腔炎或腹部肿瘤发热，我们就可以用抵当汤来治疗。

若脉数不解，而下不止，必协热便脓血也。【258】

此条论协热下利便脓血证。肠道疾病除了可以表现为阳明系统病变胃家实腹满、大便不通等症状以外，也有表现为下利即腹泻者。论脉可表现为脉数，提示内有热。胃肠有热，常表现为大便不通，仅“脉数不解，而下不止”，说明了什么问题？实际上这种情况属于“协热利”。协热利就是有发热，同时又有下利，也就是腹泻。如果腹泻表现为大便有脓血，那就见于现在的痢疾，尤其是急性细菌性痢疾重症，比如中毒性菌痢伴有全身中毒性症状的时候，就可以表现为既有发热，又有便脓血。因为有发热，当然就会表现为脉数。这种情况能不能用下法？实际上，痢疾在中医学又称为“滞下”。这种便脓血，又有发热，本身大便就通着的，实际上，也是经常可以用下法的。后世治疗痢疾的常用方是芍药汤。芍药汤里除了当归、芍药与木香、槟榔等调气血的药物外，还有大黄。用大黄的意思就是“通因通用”。《伤寒论》在此之所以要把宿食、瘀血、便脓血这三个情况放到一起，就有互相对比看的意思。前面讲了，张仲景用大承气汤那么小心，又是要有潮热，又要有手足濈然汗出，又要有谵语，还要有大便硬，一会儿说有燥屎、腹胀满、腹满痛、脉沉实，反复地强调，但是后边这几个条文也就是要与这个胃家实大承气汤证进行对照，告诉大家，下法并不是只能用于有燥屎、大便硬。请看像有宿食的，用大承气汤没有什么可迟疑的；有瘀血的，用抵当汤没什么可迟疑的；即使有便脓血的，用下法实际上也没有什么可迟疑的。

有许多中毒性菌痢的患者，表现为高热、神昏谵语、大便不通，更有应该用大承气汤攻下者。

伤寒发汗已，身目为黄，所以然者，以寒湿在里不解故也。以为不可下也，于寒湿中求之。【259】

此条论寒湿发黄及其治疗。“伤寒”泛指外感病，估计初期有表证，所以用了发汗法，采用发汗法治疗以后，如果出现了身目发黄，实际上就是黄疸。临床观察发现：黄疸患者本身常有湿热之邪，但如果患者属于阳虚体质，病邪就可从阴化寒，最终就变成寒湿。所以原书指出“以寒湿在里不解故也”。这种情况，因为存在阳虚的一面，辨证属于寒湿在里，当然不能用下法，下法易伤脾胃，就容易导致病情缠绵，甚至趋于复杂化。结合后世医家的认识，我们在临床上一般会用茵陈术附汤、茵陈四逆汤之类。意思无外乎是一方面要健脾温中阳散寒，一方面要用茵陈清利湿热。这种黄疸，应该是阴黄，多表现为黄色晦暗，或如烟熏，实际上是湿热之邪从阴化寒的结果，所以治疗应该“从寒湿当中求之”。

伤寒七八日，身黄如橘子色，小便不利，腹微满者，茵陈蒿汤主之。【260】

此条论阳黄茵陈蒿汤证。“伤寒”泛指外感病，说“身黄如橘子色”是强调此为典型的阳黄。阳黄一般为湿热外受，湿热内郁所致。《伤寒论》再次强调小便不利，则湿热无下行出路，瘀热在里，就会引起黄疸。而这里的“腹微满”是大便不通所致呢？还是小便不利所致呢？实际上，这个地方强调的“腹微满”，应该是小腹微满，是因为小便不利。茵陈蒿汤方后注曾明确指出服用茵陈蒿汤之后，“小便当利，尿如皂荚汁状，色正赤，一宿腹减，黄从小便去也”。这里的“腹微满”即小腹微满，而所谓“一宿腹减”就是服药后小腹胀满减轻的意思。

伤寒，身黄发热，栀子柏皮汤主之。【261】

栀子柏皮汤

肥栀子十五个，擘　甘草一两，炙　黄柏二两上三味，以水四升，煮取一升半，去滓。分温再服。

此条外感病身黄发热栀子柏皮汤证。“伤寒”泛指外感病。这个条文指出：外感病，如果出现了身黄、发热，就应该用栀子柏皮汤治疗。栀子柏皮汤一共就栀子、黄柏、甘草三味药组成。很多人说这三味药能解决黄疸吗？其实，栀子本身就是一个很好的清解郁热的药，治疗外感病身热是很好的一味药。请看栀子豉汤不也就是两味药吗？另外，黄柏可以除湿热，而且除了能清湿热之外，还有很好的凉血作用。山栀本身也有凉血的作用，像小蓟饮子、导赤散、五淋散等都有栀子。所以栀子柏皮汤主要针对黄疸这种存在血热，表现为身热者。北京中医药大学东直门医院有一位叫宋孝志的老先生，临床经验非常丰富，有一次一位患者咯血，西药已经用过了，疗效不好，后来宋老就用了栀子柏皮汤，结果疗效非常好。至于宋老为什么用栀子柏皮汤治疗咯血，或许是取其清热凉血之用。

伤寒，瘀热在里，身必黄，麻黄连轺赤小豆汤主之。【262】

麻黄连轺赤小豆汤

麻黄二两，去节　连轺二两　杏仁四十个，去皮尖　赤小豆一升　大枣十二枚，擘　生梓白皮，切，一升　生姜二两，切　甘草二两，炙

上八味，以潦水一斗，先煮麻黄再沸，去上沫，内诸药，煮取三升，去滓。分温三分服，半日服尽。

此条论外感病瘀热在里身黄之麻黄连翘赤小豆汤证。什么叫“伤寒，瘀热在里”？“伤寒”还是泛指外感病。“瘀热在里”，我们讲了，黄疸的发病机制就是瘀热在里。如果小便是通畅的，汗出是畅快的，热邪有出路的话，就不会出现黄疸。只有小便不利，出汗不正常，这个时候湿热之邪没有出路，就会郁于血分，就会出现瘀热在里，这种情况就会出现黄疸。这时可以用麻黄连轺赤小豆汤。有的人说麻黄可以往外透邪，连轺即连翘根，配合赤小豆可以清利湿热，有分消湿热的作用。而生梓白皮，现在少用，可以用桑白皮代替。至于麻黄连轺赤小豆汤证，为什么要强调“伤寒，瘀热在里”？应该是因为黄疸患者早期常

表现为恶寒、发热、汗出不畅、头身困重、头身不爽、腰腿酸软等一系列的症状。实际上就是外边有表邪。因为外边有表邪，就会把热瘀在里面。所以治疗一方面可以透表，一方面可以清解瘀热，就可以用这个麻黄连轺赤小豆汤。我们临床上，还可以用麻黄连轺赤小豆汤治疗很多皮肤病，外边有恶风、发热、咽痛，里边又有湿热，表现为大小便不通或小便黄，舌质暗红，舌苔黄腻，就可以理解成有瘀热，都可以用这个方子。一般用连翘代替连轺（也就是连翘根）。另外，有时候麻黄连轺赤小豆汤还可以用于治疗急性肾炎，即中医风水这一类的，尤其是湿热邪毒，疮毒感染，紧接着就出现了肺失宣肃，肾失气化，湿热热毒之邪内陷，损伤了肾络就可以出现水肿、尿血这些表现。这时候用麻黄连轺赤小豆汤，也经常能取得非常好的疗效。当然我们一般还是随方加入金银花、蒲公英、板蓝根等加重清热解毒之力，加入丹参、益母草等活血化瘀之药。当然若水肿严重者，也可加猪苓、茯苓、冬瓜皮、石韦等。尿血症状突出者，还可以加用生地黄、小蓟、白茅根等。实践证明，用之得宜，经常可取得非常好的疗效。

五、辨少阳病脉证并治

少阳系统是人体调节情志、疏利气机、启动阳气功能的概括。在生理情况下，心情舒畅，气机调畅，阳气正常启动。以肝主情志，禀少阳春生之气，主疏泄气机，肝胆互为表里，胆主决断，所以少阳系统功能的正常发挥，主要有赖于肝胆。病理情况下，情志失调，气机郁结，阳郁化热，所以可表现为情志抑郁、口苦、咽干、目眩、耳鸣耳聋及胸胁苦满等症状，即少阳系统病变。

少阳体质之人，具体可分为少阳气虚之人、少阳气郁之人、少阳郁热之人。少阳气虚之人，体质较虚，性喜抑郁，体力差，食欲差，正如《红楼梦》当中的林黛玉，性格内向，敏感多情，患病易表现为胸胁苦满、善太息、嗳气、月经不调、腹满食少等；少阳气郁之人，体质较好，性喜隐忍，正如《水浒传》的豹子头林冲，做事认真，有时也会冲动，患病易表现为口苦、咽干、目眩、心胸烦闷、失眠、胸胁满闷等；少阳郁热之人，体质强壮，爱生闷气，也常有心烦易怒，发病常见头晕、口苦、面红目赤、烦闷易怒、胸胁灼痛、腹满、大便干，正如《三国演义》人物周瑜周公瑾，患者多为肝胃郁热证。

少阳系统病变的发生，最常见的原因是感受外邪，如风寒、风热、温热之邪及湿邪、暑邪等，更常因情志失调而诱发。发病常与患者的体质、性格、心理状态有关。临床上很多精神心理行为疾病，包括所谓心身疾病，常属于少阳系统病变。当然，也可见于多种感染性疾病、传染病等病程之中。

少阳系统病变，可以本系统受邪，也可以由太阳病，或经误治，转化而来。进一步发展，也可以转化为阳明系统病变，或表现为少阴心肾气阴亏虚，或表现为太阴脾虚证候等。总体来说，预后相对较好。

少阳之为病，口苦，咽干，目眩也。【263】

此条论少阳病提纲证。“少阳之为病”的含义就是少阳系统病变。少阳系统生理情况下疏泄情志、调理气机、输布阳气，在病理情况下，就特别容易导致肝气郁结，肝气郁结以后气郁就容易化热，气郁化热的结果就是出现口苦、咽干、头晕目眩这样的症状。所以，口苦、咽干、目眩是典型的少阳系统病变的症状。很多人经常说少阳病主方是小柴胡汤，但小柴胡汤是不是针对少阳郁热的最合适的方剂？少阳病提纲证所述的口苦、咽干、目眩，这种情况如果用小柴胡汤的话，其实处方当中有一些药不一定太合适。所以在此就为这个典型的少阳系统病变，为少阳病提纲证组了一个方叫清解郁热方，主要功效是清解少阳郁热，还是与小柴胡汤类似，药由柴胡、黄芩、沙参、丹皮、山栀、连翘、薄荷、桔梗、甘草等药组成。这个才是针对少阳病提纲证最合适的方子。柴胡、黄芩清解郁热，还是柴胡汤里面的核心配伍，丹皮、山栀实际上是丹栀逍遥散里面的两味药，丹皮不但能够凉血，还能凉肝，山栀不但能清心除烦，还能清火。还有连翘本身也有清心的作用，也有清热的作用。薄荷和连翘在一起就叫翘荷汤。再配上桔梗汤治疗咽干咽痛。因此，这个方就更适合于单纯的少阳郁热病变。而小柴胡汤并不一定是少阳病的主方。小柴胡汤证实际是半在里半在外的证，既可以是阳明病，也可以是太阳病。当然，少阳病有时候，也常可以借用小柴胡汤。

少阳中风，两耳无所闻，目赤，胸中满而烦者，不可吐下，吐下则悸而惊。【264】

此条论少阳中风临床表现及其治疗禁忌。少阳病和别的病一样，也可有中风、伤寒之分。太阳病有中风、有伤寒，阳明病也有阳明中风、阳明伤寒，少阳病也有少阳中风。少阳中风的症状，应是相对偏阳的证候表现。“少阳中风，两耳无所闻，目赤”，出现耳聋的症状，同时又出现目赤的症状。目赤耳聋，这不都是肝胆有郁热的表现吗？“胸中满而烦者”，又出现胸满心烦的症状，那这个应该怎么治？是不是可以用吐法？实际上，当然不能用吐法。内有火，两耳无所闻，又两目红赤，是不是可以用下法呀？实际上也不合适。如果又用下法的话，就会出现悸而惊。因为吐下以后容易伤阴容易伤津液，当然也可以伤气，进一步就可变成惊悸这样的病。实际上，有一些少阳中风没好好治疗，进一步发展变成心肌炎等病，就可表现为这种情况。这个少阳中风，“两耳无所闻，目赤，胸中满而烦”，丰富了少阳系统病变的表现。少阳系统病变的典型表现是口苦、咽干、目眩，除了这个之外，还可以表现为耳聋，还可以表现为眼红，还可以表现为胸闷，还可以表现为心烦。这实际上就是少阳系统病变，比较典型的少阳郁热的表现。那这个少阳中风应该用什么方呀？应该用前面说的那个清解郁热方。因为病情相对来说是偏热偏阳的，内有郁热。所以一方面用清法，一方面用解郁法，解郁就是疏利的意思，采用清热、解郁、疏解的药物，所以叫清解郁热方。用这个方治疗少阳郁热证就比较合适。肝胆郁热实证，肝火盛者，甚至可用龙胆泻肝汤加减。

伤寒，脉弦细，头痛发热者，属少阳。少阳不可发汗，发汗则谵语，此属胃。胃和则愈，胃不和，烦而悸。【265】

此条论外感病少阳证临床特点及其治疗禁忌。这个条文开始就是“伤寒”，已经讲过了，《伤寒论》只要出现“伤寒”两个字在一起的时候，就是一切外感病的总称。“伤寒”，即外感病，出现了什么症状呀？出现了脉象弦细，同时又有头痛又有发热。头痛发热不都是太阳病最典型的表现吗？但是太阳病经常表现为脉浮紧、脉浮缓、脉浮数、脉浮滑。这个外感病也表现为头痛发热了，但脉象是弦细脉，实际上这个弦脉是典型的少阳系统病变的脉象，肝胆的病呀！所以现在这个外感病，头痛发热又出现脉弦细，为典型的少阳病的脉象，这个就属于少阳系统的病变，就不可以发汗，发汗则谵语，就是说不能用桂枝汤、麻黄汤类方子发汗，但并不是说不可以用柴胡汤这一类发汗。这里是强调不能用典型的麻黄汤、桂枝汤那类辛温解表散寒的方药。因为用那些发汗的药就会伤津液，不但伤津液还可以促进病情进一步再变化，伤了津液，邪热又没退，然后就化热入里，入里以后就会出现谵语。出现神昏谵语这说明什么呢？“此属胃”，这就提示已经影响到了阳明。没说阳明，说“此属胃”，“胃和则愈，胃不和，烦而悸”，也就是说如果后面紧接着谵语、发热、大便干等，这些问题解决了，阳明系统病就好了。如果没好好治，失治了，病情进一步发展也可以导致烦而悸。实际上，无论太阳系统病变也好，还是阳明系统病变也好，还是少阳系统病变也好，许多外感病进一步发展都可以出现烦而悸这样的症状。这个“烦而悸”最常见的情况就是心肌炎或病毒感染，不管是肠道的感染还是呼吸道的感染，进一步发展都可能会出现类似于“烦而悸”的表现，包括“伤寒，脉结代，心动悸，炙甘草汤主之”也是类似的情况。炙甘草汤出自“太阳病篇”里面，但实际上“伤寒”是一切外感病的总称，就是指多种外感病失治误治，进一步发展，出现心动悸、脉结代这样的表现。所以，柴胡汤这一类方用好了，治疗心悸等疗效也是非常好的，尤其是柴胡加龙骨牡蛎汤也经常可以用于这种心肌炎的患者，或者是心律失常的患者。请看这个条文，也显示少阳系统病变进一步发展，可发展到阳明，但这不能叫阳明病，应该说是少阳系统病变进一步可以发展到阳明系统病变，而阳明系统病变失治就可以出现烦而悸的这种表现。

本太阳病不解，转入少阳者，胁下硬满，干呕不能食，往来寒热，尚未吐下，脉沉紧者，与小柴胡汤。【266】

此条论太阳病转入少阳的小柴胡汤证。“本太阳病不解，转入少阳者”，就是说本来是太阳病，失治误治之后就转入了少阳。在《伤寒论》里面，不同系统病变互相变化的时候不叫“传”，习惯是叫“转入”，叫“转系”，叫“转属”。上面那个条文是少阳变阳明了，“属胃也”，用了

"属"这个词，没说"转属"而说"属"。这个条文用的是"转入"，从太阳病转换为少阳系统病变，表现为胁下硬满，同时干呕不能食，就出现消化系统的症状，还有往来寒热，这个时候还没有经过吐下，有脉沉紧，就可以用小柴胡汤。实际上，在《伤寒论》少阳病篇里就这么一个条文提到了柴胡汤了，这个柴胡汤治疗的还不是典型的少阳病！那究竟是个什么病呀？是从太阳病失治误治以后变成少阳系统病变的，患者的临床表现为有胁下硬满，干呕不能食，往来寒热。这往来寒热形成的机制本身就是"血弱气尽，腠理开，邪气因入，与正气相搏，结于胁下"，本身有虚的一面。所以，这个时候我们才用小柴胡汤。这种情况不是典型的少阳肝胆郁热，而是所谓"半在里半在外"的情况！临床表现为往来寒热的时候，则是典型的小柴胡汤证。请看 266 条脉象所讲的就不是弦脉，而是脉沉紧。脉沉紧，为什么？沉紧与弦有什么关系？在《伤寒论》平脉法、辨脉法里，专门对弦脉有一个解释，往来转索曰紧，脉浮而紧名曰弦，诸如此类。实际上，紧脉与弦脉也有类似的地方。这些都是古人对脉象的不同态势的一种描述而已，不要把脉象想得那么神秘。

若已吐下、发汗、温针，谵语，柴胡汤证罢，此为坏病。知犯何逆，以法治之。【267】

此条论误治坏病及其治法。这一条紧接上条，本来是小柴胡汤的适应证，应该用和解表里的方法，一方面清解郁热，一方面发在表之邪，应用小柴胡汤治疗。一方面扶正，一方面祛邪，用小柴胡汤和解是最合适的。如果没选对小柴胡汤，该用小柴胡汤没用小柴胡汤，误用吐下的方法，误用了麻黄汤、桂枝汤辛温发汗的方法，甚至用了温针的方法，这温针就特别容易伤阳气伤津液，助火，火上浇油，紧接着就会出现神昏谵语，病情就加重了。实际上，应该与前面第 265 条条文互相联系着看。265 条是说：谵语属胃。不管怎么样，外感病发热，如果真要是出现神昏谵语，总不是什么好事，也可能是病情入里变成阳明病了。这个条文就明确说："谵语，柴胡证罢。"已经没有柴胡证的典型表现，就是上面那些胸胁硬满、干呕不能食、往来寒热等典型症状已经没有了。那这个叫什么？叫坏病，实际上就是变证发生了，是坏病。这个时候怎么办呢？"知犯何逆，以法治之"。如果确实属于典型承气汤证的话，那这个时候就可用小承气汤或用调胃承气汤，甚至可用大承气汤。究竟用什么治法、什么方药，就要根据具体情况给予具体治疗，具体情况具体分析。

三阳合病，脉浮大，上关上，但欲眠睡，目合则汗。【268】

此条论三阳合病"但欲睡眠，目合则汗"。关于"三阳合病"，《伤寒论》共有两个条文，阳明病篇讲过一次，"三阳合病，腹满身重，难以转侧，口不仁，面垢，谵语遗尿"，那是"三阳合病"白虎汤证。这个地方说的也是"三阳合病"，但是没明确到底当用什么方。"三阳合病，脉浮大，上关上"，从哪儿能看出来是"三阳合病"？没描述"三阳合病"表现为什么症状，但是说了这个"三阳合病"的典型脉象，即"脉浮大，上关上"。阳明病，阳明系统病变的典型脉象是脉大。太阳病，太阳系统病变的典型脉象是脉浮。但是现在这个浮大脉出现在什么地方呢？"上关上"。"关"是什么位置？关是肝胆和脾胃的位置。在肝或肝胆这个位置，出现了浮大脉，所以从脉象看这是"三阳合病"。当然，还是应该有一些具体的症状，只是张仲景省略没细说，但是说了一个"但欲眠睡，目合则汗"。这个"但欲眠睡"，在外感病里边如果出现嗜睡的症状，总是困，那也不是什么好事。这个时候并见"目合则汗"，就是说总想睡，一闭眼就出汗。实际上这不就是盗汗吗？外感病出现盗汗的症状，一方面说明这个病变里边有郁热，蒸腾津液外出，另一方面，这种盗汗一般来讲都是一种虚的表现。所以这个时候虽然说是"三阳合病"，实际上，经常是以少阳系统病变为主。这种"三阳合病"以少阳系统病变为主的时候应该怎么办？应该是以治疗少阳系统为主，或者兼以治太阳阳明，或者就干脆主要就治少阳。少阳系统病变解决了，对这个"三阳合病"绝对有好处。实际上，临床上可用柴胡汤加减，就能解决这个所谓的"三阳合病"。王永炎院士主编《中国现代名中医医案精粹》丛书，作为这套书里边被收录的最年轻的医生，其中有我 12 个医案，第一个医案就是"三阳合病"的一个患者。苏某，60 岁的男性，已经发热一个多星期，出现但欲眠睡、精神恍惚、烦躁不安的症状，饭也不好好吃，咳嗽，一看恶寒也有，发热症状挺典型，大便也偏干，好几天没大便，脉象是弦细数。所以，这个患者是“三阳合病”。既有太阳系统的病变，又有阳明系统的症状，但实际上还是少阳系统病变为主。口苦、咽干、目眩、往来寒热，实际是恶寒发热，当时病情已经很严重了，高热不退，神志恍惚，血培养也做了，怀疑是败血症，家里人将后事都准备了，当时用的最好的抗生素，已经用了三代头孢，病情仍没有好转迹象。正好元旦的时候我回邯郸，就被请去会诊。按张仲景原书的意思，“合病”是指一个系统病变影响另外一个或者两个系统，这个叫“合病”。“合病”的时候应该重点治疗一个系统病变就行了。当时就是用柴胡汤为主，同时又加了蝉蜕、僵蚕、炙麻黄、连翘等。这些药实际上是治少阳为主，也兼顾了阳明和太阳。结果服药 3 剂即热退病安，后来又活了 10 年时间。应强调说，遇到一个肺部感染的患者时，到底是按温病风温肺热来辨证，还是应该按所谓的伤寒来辨证？取决于什么呀？不是取决于刚得病时是否受凉了，是春天还是冬天发病。重点是什么？重点还是临床表现。假如临床表现为卫营同病，那当然就应该按风温治疗，假如表现为逆陷心包，那当然应该按温病辨证论治。而刚才举的这个例子，典型表现是什么？口苦、咽干、目眩、恶寒发热、大便干，“三阳合病”，《伤寒论》曾论及这种临床表现。那就应该按伤寒的三阴三阳辨证，按照“三阳合病”来治疗。就是说不要认为感染性疾病细菌感染的就一定是“温病”，病毒感染就一定是“伤寒”，或者说流感的就一定是“温热”，普通的感冒就一定是“风寒”，这个都不好说。关键还是要看临床表现是什么？临床表现是适合三阴三阳辨证，就用三阴三阳辨证；适合用卫气营血辨证，就用卫气营血辨证。没有谁对谁错，一切都是以临床表现作为标准。中医学病因学说最大的特征是“审症求因”，就是要根据外在的临床表现来推测内在的病因和病机。

伤寒六七日，无大热，其人躁烦者，此为阳去入阴故也。【269】

此条论外感病六七日出现烦躁及其转归。历代注家注释《伤寒论》常提到的一个名词就是“传经”。“传经”应该怎么传呢？又有所谓“循经传”“越经传”“表里传”等说法。这个条文说：“伤寒六七日，无大热，其人躁烦者，此为阳去入阴故也。”“伤寒”泛指外感病，就是说这个外感病已经六七天了。六七天意味着什么？以前说过了，《素问·热论》曾提到过诸如一日太阳，二日阳明，三日少阳，四日太阴，五日少阴，六日厥阴，“三阴三阳皆受其病”，就是六七天已经是一个周期了。六七天要么好，要么就加重，是一个关键时间节点。这个人外感病六七天了，没有发现典型的高热，“无大热，其人躁烦者”即出现烦躁的症状，这是没好。那病情会怎么变化？“此为阳去入阴故也”，就是说由表入里了。虽然没有表证，出现躁烦提示病邪入里。假如表现为不了了，没有大热，只有不清爽的感觉，那就好了，六七天病就该好了。但是现在出现了躁烦不安的精神方面症状，就意味着不是什么好事，往往提示病情入里。这里的阴阳应该看作表里的意思。

伤寒三日，三阳为尽，三阴当受邪。其人反能食而不呕，此为三阴不受邪也。【270】

此条论外感病传变趋势及其判别依据。有学者强调说《伤寒论》没受《黄帝内经》的影响，值得商榷。《素问·热论》的三阴三阳虽然和《伤寒论》不完全相同，但张仲景肯定看到过《黄帝内经》的原文，而且受到过重要影响。除了其治病理法源于《黄帝内经》以外，具体内容像这一条就直接引用了《黄帝内经》的内容。在这里，《伤寒论》为什么说“三阳为尽，三阴当受邪”？依据就是《素问·热论》所谓“伤寒一日，巨阳受之……二日阳明受之……三日少阳受之……四日太阴受之……五日少阴受之……六日厥阴受之”。三日，是三阴受邪之期。当然，张仲景并不认为《黄帝内经》的内容完全正确，强调临床上还是需要根据临床表现来具体判断。所以，接着说：“其人反能食而不呕，此为三阴不受邪也。”3天以后发现吃饭还行，也没有呕吐的症状，那就意味着三阴不受邪气。提示《伤寒论》的三阴三阳至少也是与《黄帝内经》的相关内容有传承关系。当然，张仲景的三阴三阳和《黄帝内经》的认识又有不同。按《黄帝内经》的说法，伤寒三天就该入阴了，而张仲景的说法是如果患者能食而不呕，则是三阴不受邪，这个病可能慢慢自己就会好。张仲景是在强调根据临床表现来判断疾病是不是会进入三阴。可见，注家所谓的“循经传”“越经传”，实际上并不是规律，一切都应该根据临床表现和具体情况做出判断。

伤寒三日，少阳脉小者，欲已也。【271】

此条论外感病三日，少阳系统病变欲解的典型脉象。“伤寒”泛指外感病。“伤寒三日”，按照《素问·热论》的论述，应该是少阳受邪之期。但这个条文说：“伤寒三日，少阳脉小者，欲已也。”意思是说，外感病三日，如果出现小脉，意味着病邪不盛，脉象弱说明病邪将退，所以可以判断为病情向愈。假如三日少阳受邪，发生少阳系统病变，应该表现为脉弦，如果进一步转属阳明，就会出现阳明系统病变的典型脉象，也就是脉大，即所谓“伤寒三日，阳明脉大”。今见脉小，提示其病将愈。反之，如果外感病三日不表现为脉小，表现出了脉大、脉沉实、脉沉紧、脉数紧，或脉数急，或有躁烦等，则说明病情不稳定，很可能会进一步进展而生他变。

少阳病欲解时，从寅至辰上。【272】

此条论少阳病欲解时。“少阳病欲解时，从寅至辰上”，寅时是3～5点，辰时是7～9点。3～9点的时间，实际上，就是后半夜到早晨，这个时间是肝气主时，而少阳本来就是肝胆主病，这个时候肝气一疏泄，病就好了。一日分四时，一日之计在于晨，一年之计在于春，寅至辰时正好是阳气升发的时段，所以阳气郁闭的少阳病就容易在这个时间段好转。当然，少阳病也可以在这个时段加重或急性发作。实际上，许多外感病都容易在早晨好起来。《素问·顺气一日分为四时》讲旦慧昼安，夕加夜甚，这是一般规律。少阳病更符合这个规律。也有与肝相关的疾病，如更年期综合征自主神经功能紊乱，就常表现为后半夜或晨起汗出、心悸烦闷等。

以上我们逐条讨论了少阳病篇相关条文。其实，少阳病篇就这么几个条文。从具体条文看，小柴胡汤就出现一次，适应证还是太阳病转入少阳。可见，小柴胡汤并不是什么少阳病主方。小柴胡汤在少阳病篇总共就出现一次，其余大多数条文及柴胡汤类方，如大柴胡汤、柴胡加芒硝汤、柴胡桂枝干姜汤等都是出现在太阳病篇。当然，我们也并不是说小柴胡汤出现在太阳病篇就是主治太阳病。但是小柴胡汤仅仅在少阳篇里借用一下，以治疗太阳病转入少阳的情况却是事实。总之，我们不能把小柴胡汤证理解成少阳病。

六、辨太阴病脉证并治

太阴系统是人体运化水谷、敷布津液、化生气血功能的概括。在生理情况下，水谷运化、津液敷布有常，气血生化有源。以脾胃互为表里，共居中焦，为升降之枢，脾主运化，胃主受纳，“脾胃者仓廪之官，五味出焉”，“小肠者受承之官，化物出焉”，“大肠者传道之官，变化出焉”，所以太阴系统功能的正常发挥，主要有赖于脾胃、大肠、小肠。病理情况下，脾胃运化不行，气机升降失司，大肠小肠受承、传导失常，所以可表现为食少呕吐、腹泻、腹满时痛等症状，即太阴系统病变。

太阴体质之人，具体可分为太阴气虚之人、太阴阳虚之人、太阴脾虚湿盛之人。太阴气虚之人，体质较虚，体力差，食欲差，正如金元名医李东垣容易乏力气短，多言则疲倦，患病易表现为食少、腹满、腹泻等；太阴阳虚之人，体质素弱，食少畏寒，正如宋徽宗赵佶，性格内向，不喜冷食，患病易表现为腹痛腹泻、畏寒肢冷等；太阴脾虚湿盛之人，体形虚胖，皮肤松弛，常见腹型肥胖，发病常见头晕、腹满、大便黏滞不爽等，正如《三国演义》人物刘备刘玄德，容易患脾虚湿阻证。

太阴系统病变的发生，最常见的原因是感受外邪，如风寒、湿邪、暑邪等，更常因饮食失节如过食生冷或过嗜醇酒而诱发。发病常与患者饮食习惯及暑夏季节潮湿多雨等因素有关。临床上很多消化系统疾病，包括急慢性胃炎、消化性溃疡、肠道易激综合征等疾病，常属于太阴系统病变。当然，也可见于多种肠道感染性疾病、传染病，如肠伤寒、病毒性肝炎等疾病病程当中。

太阴系统病变，可以本系统受邪，也可以由太阳病受邪，或经误治，尤其是误下损伤脾胃，转化而来。进一步发展，也可以累及于肾，而为少阴系统病变，甚至可因脾肾阳衰而生厥脱之变。

太阴之为病，腹满而吐，食不下，自利益甚，时腹自痛。若下之，必胸下结硬。【273】

此条论太阴病提纲证。“太阴之为病”，实际是指太阴系统病变。前文已经说过，太阴系统的生理功能是运化水谷、输布津液、分清泌浊、化生气血功能的体现，这是总的生理特点，有病了就会出现脾胃的病变，脾胃气机升降失司，从而出现腹满而吐，恶心呕吐，“食不下”，吃饭也不行了。因为脾胃受损伤，“自利益甚”，就是说出现腹泻。太阴体质的人，本来平常大便就偏稀，所以患病后表现为“自利益甚”。若是得了太阴系统病变就不是一般的大便偏稀，腹泻常很厉害。“时腹自痛”，不仅仅是吃不下饭，还出现腹痛。在太阴病篇里腹痛是很常见的，根本不用太紧张，“时腹自痛”，常表现为时不时就发作腹痛。阳明病腹痛就用大承气汤攻下，要是太阴病，能攻下吗？当然不能。太阴本身脾胃就虚，可表现为脾胃阳虚、脾胃气虚，若用下法则脾胃大伤。“若下之，必胸下结硬”，就是说用下法可能引发胸下结硬。参照结胸病来理解，也是心下硬满本身可能就是西医学的溃疡病，乱用攻下的方法，可能引发胃穿孔，进而导致局限性腹膜炎。可以这么理解，临床确实有这么个情况。如果用下法，更容易损害脾胃阳气，就会出现“胸下结硬”的表现，至于这种情况到底是不是胃穿孔，是不是局限性腹膜炎，那倒不一定。因为张仲景没有说“胸下结硬”就是结胸。如果原文是“若下之，必结胸”，就确定无疑了。“若下之，必胸下结硬”，这只是个临床表现。

太阴中风，四肢烦疼，阳微阴涩而长者，为欲愈。【274】

此条论太阴中风欲愈证。以前已经说过，太阳病篇有中风、有伤寒，阳明病篇有阳明中风、阳明中寒，少阳病篇有中风，太阴病篇里也有中风。中风就是相对偏阳的证候，中寒就是相对偏阴的证候。太阴中风又是什么表现？四肢烦痛。先解释一下“烦”字，“烦”可以理解为烦躁，是心里烦。那四肢烦怎么理解呢？岳美中先生专门考证过“烦”字，认为其当“沉重”讲。所以，“烦”有重、沉重的意思。《素问·痹论》论“心痹者，脉不通”，认为心痹存在脉不通的病机，“烦则心下鼓”，一烦就心下鼓，那不就太怪了！岳美中先生解释，“烦”是加重的意思，就是重了，重了以后就出现心下鼓。以前风心病特别多，二尖瓣狭窄、主动脉瓣关闭不全，诸如此类。风心病最常见的症状是心衰，是房颤，出现心衰以后，是什么表现？如果出现心衰，“烦则心下鼓”，风心病加重就会出现心衰，表现为心下鼓。用西医的术语说是什么？就是上腹部膨隆，实际上就是肝瘀血的表现。那进一步再加重，风心病的心衰急性发作，急性肺水肿就会出现什么表现？“暴上气而喘”。就会出现呼吸困难。“心痹者，脉不通，烦则心下鼓，暴上气而喘”，心痹病情加重，就会出现心下鼓。如果是急性发作，就会表现为上气而喘。急性左心衰或全心衰，常表现为上气而喘的症状。而这个太阴中风，四肢烦痛，就是四肢沉重疼痛，为什么？除了受寒以外，还会有湿，所以才有四肢沉重疼痛。当然，也可以理解成四肢痛而心烦。关键是应重视脉象。“阳微阴涩而长者，为欲愈”，本为“阳微阴涩”，现在变“长”。《素问·脉要精微论》指出：“长则气治，短则气病。”脉变“长”说明是脾胃虚弱的阳气逐渐恢复。恢复就会出现什么？这个病就逐渐痊愈！所以“阳微阴涩而长者，为欲愈”。虽然一开始是阳微阴涩，寸脉只是微弱，尺脉只是涩，但是现在有“长”的表现，长是阳脉，阳脉又说明什么问题？说明阳气逐渐恢复，脾胃之气逐渐恢复。这个时候，就意味着病快好了。至于什么时候好？接着看下一个条文。

太阴病欲解时，从亥至丑上。【275】

此条论太阴病欲解时。“从亥至丑上”，在亥时至丑时欲解，就是说从晚上 9 点到早上 3 点是其病情变化的关键时段。这个时段，正好是从阴中之阴转换到阴中之阳。实际上，就是阴阳交替的过程。到了这个时辰，“从亥至丑上”，阴气逐渐退了，阳气逐渐生了，而太阴病本身多脾胃气虚，脾胃阳虚，所以到了这时候，阳气恢复，得天阳之助，就容易在这个时候表现为病情好转。因为三阴三阳主要是根据阴阳多少而划分，所以三阴三阳欲解时，还是应该尽量用阳气盛衰进退来解释。三阴三阳六系统病变的向愈和加重，应该是与阳气的盛衰进退和阳气的升降出入有关。

太阴病，脉浮者，可发汗，宜桂枝汤。【276】

此条论太阴病表证桂枝汤证。许多人认为桂枝汤是太阳病中风的主方。实际上这种认识并不是以《伤寒论》原文为基础的。因为在《伤寒论》，不仅用桂枝汤治疗太阳病中风，也用桂枝汤治疗阳明病、太阴病及霍乱恢复期等。这一条，“太阴病，脉浮者，可发汗，宜桂枝汤”，也是桂枝汤的另一个适应证。很多注家都不会解释这个条文。以为太阴病是里虚寒证，为什么还要用桂枝汤？实际上，用三阴三阳系统论和三阴三阳体质论解释就特别容易理解。什么叫太阴病？太阴病即太阴体质的人得病。太阴体质是什么样的体质？太阴脾胃阳虚的体质和太阴脾胃气虚的体质。尤其是脾胃阳虚体质，是典型的太阴体质。太阴体质感受外邪，引起发病，如果出现脉浮，那就是得了外感病表证。太阴体质者得了外感病以后，因为脾胃本身就阳虚，胃就怕凉，又感受风、寒、湿邪，得了感冒，能是麻黄汤证吗？不会是！为什么呢？因为身体本来就弱，不可能患麻黄汤证。本身脾胃阳虚，外感病后，能是柴胡汤证吗？也很难是。最容易得的还是桂枝汤证。实际是阳虚外感。只是这种外感不是少阴阳虚，而是脾胃阳虚。所以得了外感病以后，能用麻黄汤来发汗吗？不能。那能用什么呀？用桂枝汤！桂枝汤能外和营卫，内和脾胃。桂枝汤辛甘合阳，酸甘合阴，外和营卫，内和脾胃，所以适合于这种脾胃阳虚又得了外感病的情况。而结合现代临床看，实际上脾胃虚的太阴体质的人，除了容易感受风寒之邪而表现为桂枝汤证之外，更容易感受湿邪，为什么呢？因为脾胃本来就虚，脾虚最容易导致湿邪来犯。所以这种脾胃虚弱的人，一到了夏天的时候，总有很多人爱闹肚子。为什么同样在一起吃饭的人，有的人就拉肚子，有的人就不拉肚子呢？主要还是因为有脾胃素虚容易导致湿邪来犯的基础。本身脾胃虚，饮食失宜，甚至吃根冰棍就可能得病，引起腹泻，而脾胃本身比较棒的就不会腹泻。本身脾胃虚的人，就更容易受湿，尤其是暑夏之交的时候，受到暑湿之邪，实际上更多见的是藿香正气散证、加减正气散证或香苏散证。董建华院士擅治脾胃病，最常用的方就是局方香苏散，组成是苏叶、香附、陈皮、甘草，脾胃不和，湿邪阻滞气机，用香苏散就很有效。

自利不渴者，属太阴，以其脏有寒故也，当温之，宜服四逆辈。【277】

此条论太阴系统病变基本治则与常用方剂。许多人认为太阴病主方是理中汤，实际上《伤寒论》原书并未做如此说。这个条文，“自利不渴者，属太阴”，就是说有腹泻，但不口渴，不口渴说明是虚寒证。这种腹泻，又不口渴，就是“属太阴”，即太阴系统病变，属于脾胃虚寒这一类。张仲景自已说：“以其脏有寒故也。”因为脾胃有虚寒，就是最典型的太阴系统病变。基本治则是什么？应该用温法，温里散寒，温阳散寒，温中散寒。应该吃什么药？“宜服四逆辈”。大家一定要注意，在很多人心中，四逆汤是少阴病主方，乌梅丸是厥阴病主方，理中汤是太阴病主方。实际上并非如此。因为在张仲景原书里，针对太阴，非常明确地说：“当温之，宜服四逆辈。”没说理中汤。当然，如果说用理中汤，行不行？当然可以！理中汤也是很好的方剂，尤其是对这种自利不渴的，腹泻、腹胀、腹部畏寒，当然也可以用理中汤，与四逆汤属于同一类方剂。实际上，这个条文不是针对具体的哪个方证，所以没说有什么脉什么证，具体应当用什么方。这个条文只是一个大原则。总体来说，太阴系统病变里虚寒证，大的治则就是温阳散寒，就用四逆汤这一类的方子。理中汤也是四逆汤这一类，都是温阳散寒的方子，所以也可以酌情选用。在这里，“四逆辈”就是指四逆汤这一类温阳散寒的方子。

伤寒脉浮而缓，手足自温者，系在太阴。太阴当发身黄，若小便自利者，不能发黄。至七八日，虽暴烦下利日十余行，必自止，以脾家实，腐秽当去故也。【278】

此条论外感病系在太阴临床特点及其转归。前文太阴系统病变可以由太阳病误治转化而来，实际上太阴病也可能转变为其他系统病变。这个条文说：“伤寒脉浮而缓，手足自温者，系在太阴。”“伤寒”泛指外感病。外感病出现脉浮缓的表现，好像给人的感觉是桂枝汤证。原文说“手足自温者，系在太阴”，实际上，是说手足不怎么怕冷，或者说怕冷的表现不明显，这种情况为“系在太阴”。“系在太阴”的意思是，不是特别典型的那种“太阴之为病”的感觉，所以说“系在太阴”，但与太阴有关。然后就紧接着说“太阴当发身黄”，为什么“太阴当发身黄”？因为太阴是脾胃，脾胃的颜色就是黄，所以说“太阴当身发黄”。而如果小便自利者就不能发黄。前面已经讲过，张仲景论黄疸，强调小便不利，强调瘀热在里没有出路，不出汗，不小便，尤其是不能小便，这个时候才能发黄。张仲景在这个条文再次说：“若小便自利者，不能发黄。”说脾胃有病，即太阴有病以后，容易发生黄疸。但如果说小便自利，也可以不发生黄疸。然后原书紧接着讲，外感病，“至七八日，虽暴烦下利，日十余行，必自止。以脾家实，腐秽当去故也”，这种情况，比如说有外感病七八天，也是过了一“经”了，突然出现暴烦，暴烦一般不是好事。前文讲了，如果出现躁烦，则有可能是病情由阳入阴，病情进一步加重的表现。而这个条文，“暴烦”前面加了一个“虽”字，“虽暴烦”，虽然表面上“暴烦”让人觉得非常不好，尤其是“下利日十余行”，一天泻十几次肯定也不是什么好事。但是，还是一定会“自止”。腹泻每日十几次不用管自己就自止，为什么？以“脾家实，腐秽当去故也”。原书说这个是因为本来脾胃就比较虚，现在脾胃功能逐渐恢复，脾胃本身主运化水谷精微，脾胃功能恢复以后，这种受纳运化的功能变好，腐秽之物自己就可排出体外。实际上，就是说，腹泻有时可能有利于排邪。我们总说泄泻不能见泻止泻，说泄泻治疗不能过早用补涩之法，就是这个意思。急性痢疾就更不能用固涩之法，初病咳嗽也不能过早用收敛之法，呕吐也不能都用止吐的方法，都是强调这个原则。个人经验，这种排邪的腹泻反应，一般不会有明显的腹痛，更不会有发热恶寒、头身痛甚至四肢厥冷、冷汗淋漓等全身症状，常常是表现为腹泻频频而无所苦。

本太阳病，医反下之，因尔腹满时痛者，属太阴也，桂枝加芍药汤主之；大实痛者，桂枝加大黄汤主之。【279】

桂枝加芍药汤方

桂枝三两，去皮　芍药六两　甘草二两，炙　大枣十二枚，擘　生姜三两，切

上五味，以水七升，煮取三升，去滓。温分三服。本云：桂枝汤今加芍药。

桂枝加大黄汤方

桂枝三两，去皮　大黄二两　芍药六两　生姜三两，切　甘草二两，炙　大枣十二枚，擘

上六味，以水七升，煮取三升，去滓。温服一升，日三服。

此条论太阳病误下转属太阴腹痛桂枝加芍药汤证与桂枝加大黄汤证。实际上太阴病篇里边有方有证的条文就几个条文。前边少阳病篇里，有方有证的条文就一个太阳病转系少阳的小柴胡汤证。而在太阴病篇里有方有证的条文也是一个太阳病转属太阴者，实际并不是真正的太阴病。真正太阴病就一个太阴表证的桂枝汤证。这个条文所论“本太阳病”，即这个本来是太阳病，太阳体质之人为病，外感表证，本来应该用解表的方法治疗，用桂枝汤或者是麻黄汤等，但是误用下法，“因尔腹满时痛者”，就出现腹胀，出现一阵一阵腹痛，就是“属太阴也”。具体说，“腹满时痛”就是说一阵儿一阵儿的痛，不是持续的痛，不同于外科病持续的腹痛。外科的腹痛剧烈，而且常持续不解。内科病虽然也可见腹痛，还是和外科腹痛不一样。若是外科病，如肠套叠、胆道蛔虫症这些急腹症，或者妇科黄体破裂、宫外孕，腹痛这才真叫痛。内科腹痛相对来说，不但腹痛剧烈的程度不够，而且表现为“腹满时痛”，就是说常是阵发的腹痛，一会儿轻一会儿重。本条文因为腹满时痛者属太阴，就是说已经进入太阴了。这个“属太阴”与少阳病篇那个“发汗则谵语，此属胃”意思一样，就是说由于误治，病情已经从太阳逐渐转到太阴，出现了腹满时痛。转太阴以后治疗应该用什么方？当用桂枝加芍药汤。然后原文紧接着说：“大实痛者，桂枝加大黄汤主之。”如果是“大实痛”，就当用桂枝加大黄汤。针对这个条文，自古至今，注《伤寒论》者八百余家，我们很少能看到具有说服力的解释。为什么治疗太阴病的处方中有大黄？对此，我比较推崇李克绍教授的观点。一般讲桂枝加芍药汤，认为把芍药剂量加大，一般认为芍药能缓急止痛，所以桂枝加芍药汤主要治疗脾胃阳虚所致的痉挛性腹痛。那言外之意就是说这个芍药是白芍。因为只有白芍才能缓急止痛。芍药配甘草，即芍药甘草汤，酸甘合阴，缓急止痛。但伤寒大家李克绍教授认为这个芍药不一定是白芍，很可能是赤芍。为什么？因为以前说过，研究《伤寒论》必须把《伤寒论》放到当时那个时代来研究，不能脱离时代背景去解释芍药。因为在张仲景的时代，芍药不分赤芍、白芍，一直到陶弘景的时候，才开始提出可分赤芍和白芍。一般说白芍是偏补的，赤芍是偏泻的，就是所谓白补赤泻。再看看《神农本草经》里边有关芍药的论述，说芍药“主邪气腹痛，除血痹，破坚积，治寒热疝瘕，止痛，利小便，益气”。并没说芍药能补血柔肝，缓急止痛，就是说所论芍药的功效都是偏于泻的。单纯理解为白芍，缺少古代文献依据。所以我在临床上主张赤芍、白芍同用。而对于“大实痛”就用桂枝加大黄汤，加二两大黄。在《伤寒论》原书里大黄用二两就是最小剂量，桂枝加大黄汤、茵陈蒿汤里用的是二两，用二两的时候后面都没写要求通大便。前边讲茵陈蒿汤的时候说过“一宿腹减，尿当如皂角汁色，黄从小便去也”，明确说茵陈蒿汤吃了后是小便黄，没说吃完有腹泻反应，所以桂枝加大黄汤这二两，也不是重在通大便，重点是要让“脾家实，腐秽当去故也”，旨在促进脾胃阳气恢复，以迅速排出腐秽之邪。所以芍药、大黄在这里都有破泄的意思，破泄不一定是攻下，是为了通，通则不痛。

至于如何理解“大实痛”？研究经方的人很多，而对桂枝加芍药汤证“腹满时痛”、桂枝加大黄汤“大实痛”有深刻理解的人其实很少。1987年9月，本人大学刚毕业的时候，按照要求下基层。那时县里食堂的老板姓赵，他的老伴腹痛，经常肚子胀痛，就是腹满时痛，腹痛还怕凉，一摸脉也是细弦脉，我就想这不就是桂枝加芍药汤证的表现吗？当时比较重视腹诊，一摸她肚子，肚子两边有两块竹板一样的感觉，硬邦邦的顶手，实际上就是腹直肌痉挛。日本汉方医家认为，应用桂枝加芍药汤、桂枝加大黄汤、小建中汤，最主要的腹证表现就是肚脐两侧有腹直肌痉挛，摸着很硬。再看她肚子有一个大口子手术疤痕。问她做过什么手术？她说有次下乡，帮农民摘棉花的时候，突然腹痛得特别厉害，就被送到县医院，医生一看她痛得这么厉害，一问大便也不通，就认为很可能是肠梗阻，当时也没什么好办法，就只能剖腹探查，结果检查后什么都没有就又缝上了。这次看病的时候是什么证呢？桂枝加芍药汤证。以前剖腹探查手术的时候是什么病呢？“大实痛”，实际上是桂枝加大黄汤证。实际上，当时要是用桂枝加大黄汤或许腹痛就解决了。当时白挨了一刀，病情也没有完全缓解，腹痛还是会时时发作。所以这个“大实痛”与阳明腑实证的绕脐腹痛、腹满痛和腹部触及燥屎五六枚的腹痛相比，虽然都是腹满痛，而且痛得都很剧烈，但实际上还是存在本质区别。一个是阳明病，一个是太阴病；一个是阳明病阳明腑实腹痛，一个是太阴病“大实痛”。“大实痛”，“大”是什么意思？是剧烈的意思，是厉害的意思。“实”是什么意思？给大家讲过，《伤寒论》里面的虚实好多不是我们今天八纲辨证的虚实，不是“邪气盛则实，精气夺则虚”的虚实。这个“实”经常是腹诊按之实的实。讲过了栀子豉汤证，“按之自濡，为虚烦也”，“按之自濡”就是“虚烦”。结合《金匮要略》论木防己汤指出：“膈间支饮，其人喘满，心下痞坚，面色黧黑，其脉沉紧，得之数十日，医吐下之不愈，木防己汤主之。虚者即愈，实者三日复发，复与不愈者，宜木防己汤去石膏加茯苓芒硝汤主之。”此“虚者”，即心下痞坚初见，或痞坚未实，见于肺心病心衰，投用木防己汤即可治好，如果是“实者”，即为肺心病慢性心衰，肝淤血时间久了，已经变硬了，所以即使投用木防己汤暂愈，但还是会复发，所以更加茯苓、芒硝，也是减轻心脏负荷之意。实和虚，一个是按着实，一个是按着虚。这位患者因为有虚寒的各种表现，所以当时应用桂枝加芍药汤，药味少，剂量也少，也就是桂枝、赤芍、白芍各 9g，结果应手取效。其后，腹满时痛再未发作。可见，经方用对了的话，确实有奇效，简直可以说是立竿见影。

太阴为病，脉弱，其人续自便利，设当行大黄、芍药者，宜减之，以其人胃气弱，易动故也。【280】

此条论太阴病大黄芍药应用注意事项。这一条说：“太阴为病，脉弱，其人续自便利。”本身脾胃就虚，容易腹泻，这种情况下，如果需要用大黄、芍药，则应该减量应用。为什么？因为本身脾胃就弱，再用大黄、芍药就容易导致腹泻更加严重，所以不能用太多大黄、芍药。在此，张仲景公然把大黄、芍药放在一起讨论，说明张仲景认为芍药有通下作用。我们再回忆一下经方都有哪些方剂是大黄与芍药同用？麻子仁丸、桃核承气汤、大黄䗪虫丸、大柴胡汤，都是大黄、芍药同用。其实，大黄和芍药也可以理解成一个对药，有破泄作用。而用的时候都是为了通大便，都是以通为主。事实上，芍药也确实有通大便的作用。先不论赤芍了，白芍尤其是生白芍就有很好的通大便作用。北京中医药大学赵绍琴教授有个验方就是用一味生白芍治疗习惯性便秘。当然赤芍是破泄的，赤芍白芍同时用就更能够通大便。我临床上用芍药，一般是赤芍白芍同用。如果患者本身大便偏干的，那么剂量就稍大些，可用赤芍、白芍各30g。如果大便不是太干，就用赤芍、白芍各15g。如果大便偏稀，一般就不用赤芍了，用白芍也应用炒白芍，一般用量不超过12g或15g。所以痛泻要方又叫白术芍药散，里面用的芍药当然应是白芍，而且应是炒白芍，不可用大量。白芍用多了，不但不能止痛，反而可加重腹泻。临床上，我非常喜欢用芍药来治疗各种疼痛，不论是关节痛、胃痛、心绞痛，各种痛我都喜欢用芍药甘草汤，而且剂量比较大，肾衰、肾炎、糖尿病的治疗也都经常用芍药，所以患者吃完药大便干的很少，大多数都说吃完药大便稀，有的说吃了会腹泻。没用泻药怎么会腹泻？学生看了不理解。有的人本身就脾胃虚弱，再用芍药，即使用量不大，赤芍、白芍各15g，患者腹泻反应也会比较大。尤其是第一次吃的时候可能一天腹泻三四次。可见，芍药确实是有通泄的作用。另外，临床上还有小儿厌食问题，常是由脾胃不调所致，大多数情况下都可用香砂六君子汤、七味白术散等方培补，用保和丸消导可有一定疗效。而上海儿科名医董廷瑶老先生则擅用桂枝汤类方参以调中开胃之品治疗小儿厌食纳呆、积滞等。对于兼有口馋嗜异或恋乳嗜异者，则属于疳积轻症，或表现为脘腹满痛，舌苔稍腻者，则主张给予桂枝加芍药汤；腹满苔润，则主张用小建中汤，常有很好疗效。

七、辨少阴病脉证并治

少阴系统是人体内水火交济、阴阳固秘、积精全神功能的概括。在生理情况下，人体在内的水火交济，阴平阳秘，精神内守。以心主火，肾主水，心藏神，肾藏精，肾又内寓元阴元阳，所以少阴系统功能的正常发挥，主要有赖于心肾功能的正常与协调。病理情况下，心肾不交，阴阳失衡，精神不能内守，就会表现为阴虚火旺或阳虚阴盛，甚至阴阳俱虚之脉沉微细、神疲乏力、精神萎靡等症状，即少阴系统病变。

少阴体质之人，具体可分为少阴阴虚之人、少阴阳虚之人、少阴阴阳俱虚之人。少阴阴虚之人，多体形瘦长，精力充沛，体力差，思维敏捷，正如《三国演义》人物诸葛亮，聪明智慧，平素进食少，而睡眠少，患病易表现为心烦、失眠、五心烦热等阴虚热化证等；少阴阳虚之人，体质素弱，平素畏寒，性趣低，正如历史名人柳下惠能够坐怀不乱，患病易表现为脉沉，腰膝酸冷，畏寒肢冷，阳痿尿频，甚至四肢厥冷等阳虚寒化证；少阴阴阳俱虚之人，体形可瘦，也可见虚胖，平素畏寒，神疲，睡眠时好时坏，发病常见脉微细，神疲乏力，多睡眠等，正如《三国演义》人物东吴张昭，患者容易患阴阳俱虚甚至阴竭阳脱之证。

少阴系统病变的发生，最常见的原因是感受外邪，如风寒、风热、温热之邪等，也常因起居失常，劳心劳神，过度熬夜，或房劳过度而诱发。发病常与患者体质及生活习惯等因素有关。临床上很多疾病，如神经衰弱、性功能障碍及心肾疾病、风湿病等，常属于少阴系统病变。当然，也可见于多种感染性疾病、传染病，尤其是老年或重症患者，或表现为低血容量性休克、感染中毒性休克者，常表现为少阴系统病变。

少阴系统病变，可以本系统受邪，也可以由太阳病、少阳病、阳明病，或经误治，转化而来。太阴病失治，吐下不止，也可进一步发展为少阴系统病变。部分少阴病患者，治疗失宜，病情进一步加重，可发生厥脱之变，从而危及患者生命。

少阴之为病，脉微细，但欲寐也。【281】

此条论少阴病提纲证，是少阴病篇的第一个条文。我们说过，太阳系统主表，主持在表的营卫调和，保持正常体温和正常出汗，这个功能是太阳系统的功能。那少阴是什么功能？少阴系统是主内，主持心肾水火交济，阴阳平秘，精力充沛。《素问·阴阳应象大论》说："水火者，阴阳之征兆也。"所以，少阴系统实际上与心肾关系特别密切。正常情况下，心火下交肾水，肾水不寒，肾水上潮心阴，心火不亢，心肾交济，这样就保持阴不虚，阳也不虚，即阴平阳秘的状态。阴阳固秘，精气内藏，精神自然也就能内守，精力自然就充沛。因为肾藏精，心藏神，精气神本就关系密切。所以在阴阳平衡的情况下，阴不虚，阳也不虚的情况下，水火交济，这个时候人就有精气神。常说积精全神，神是以精作为物质基础的，没有精还谈什么神！如果本身阴阳俱虚，甚至阴阳离决，还怎么可能有精神？病理情况下，要么就是阴虚，阴虚以后就火旺。要不就是阳虚，阳虚以后就阴盛。甚至就是阴阳俱虚，阴阳俱虚自然就没有精气神。所以这一条就说："少阴之为病，脉微细，但欲寐也。”“脉微细”提示少阴系统病变的典型表现是虚证。“但欲寐”怎么理解？与西医“嗜睡”不一样，“但欲寐”就是没精神，神疲很明显。这就是说少阴系统的病变，典型表现是脉象微细，精神疲惫。精神疲惫是其典型的表现。当然，“少阴之为病，脉微细，但欲寐”，是一个高度概括的语言，不是说所有的少阴系统病变都必须表现为“脉微细，但欲寐”。因为阴虚火旺的黄连阿胶汤证就常表现为心烦失眠。这一条，实际上可以理解成少阴阴阳俱虚的典型表现。

少阴病，欲吐不吐，心烦，但欲寐，五六日自利而渴者，属少阴也。虚故引水自救。若小便色白者，少阴病形悉具。小便白者，以下焦虚有寒，不能制水，故令色白也。【282】

此条论少阴病阴阳俱虚提纲证以外的其他临床表现。“少阴病”，即少阴体质的人得病，可以理解成少阴阴阳俱虚体质，除了表现为前条提到的“但欲寐”以外，又见“欲吐不吐，心烦”等表现。心烦可能是阴虚表现，但欲寐是阳虚的表现，提示阴阳俱虚。“五六日自利而渴”，又说明什么问题？太阴病不是表现为“自利不渴”吗？那是纯阳虚。到少阴病的时候表现为“自利而渴”，一般都说是少阴阳虚不能蒸腾津液诸如此类。但不管怎么说，“自利而渴”就是腹泻同时又出现了口渴，说明津液进一步损伤。与太阴病的“自利不渴”不同，少阴病“自利而渴”，说明病情进一步加重。这种情况是少阴病津液不足的类型，所以是饮水自救，那就是偏于阴虚的这种少阴病。要是反过来，“若小便色白者”，如果说小便是清白的，尿色不黄，那就说明是虚寒类型的少阴病，是属于阳虚而不是阴虚火旺。小便清长是因为“下焦虚，有寒，不能治水，故令色白也”。明确提出这个小便清白是下焦虚有寒。可见，在《伤寒论》不但有三阴三阳，也有五脏六腑的内涵。阳明病篇所谓“阳明居中，主土也，万物所归”，本条文这个“下焦虚”的说法，都有藏象学说的影子。“小便白者，以下焦虚，有寒，不能制水，故令色白也”，是不是也有三焦的意思在里面？叶天士《温热病篇》第一句话就说：“辨营卫气血虽与伤寒同，若论治法则与伤寒大异也。”也说《伤寒论》本来就有卫气营血！而从这个条文中我们可以知道，少阴病既可以表现为少阴虚寒，又可以表现为少阴阴虚火旺。

患者脉阴阳俱紧，反汗出者，亡阳也，此属少阴，法当咽痛而复吐利。【283】

此条论少阴病阴阳俱虚咽痛与吐利并见的证候。这一条开始就说："患者脉阴阳俱紧。"就是寸脉和尺脉都是紧脉，这种情况最常见于太阳病麻黄汤证，一般表现为恶寒发热、身疼痛、无汗，但是患者反而出现汗出，汗出就是伤阳的表现，所以这种情况不是太阳病伤寒表实证，"此属少阴"，属于少阴系统病变阴阳俱虚证。有什么临床表现？"法当咽痛而复吐利"，同时还可表现为咽痛，还有腹泻，还有呕吐，实际上就是阴阳俱虚的一种表现。提示少阴病很复杂，既可以表现为典型的"脉微细，但欲寐"，也可以表现为"脉阴阳俱紧，反汗出"，"咽痛而复吐利"。实际上，进一步还可以分为偏阴虚、偏阳虚的，偏阴虚的就是所谓的后世说的那个"阴虚热化证"，偏阳虚的就是所谓的"阳虚寒化证"。

少阴病，咳而下利谵语者，被火气劫故也，小便必难，以强责少阴汗也。【284】

此条论少阴病阴虚热化证及其形成机制。少阴病，就是少阴阴虚体质之人为病。临床表现为"咳而下利"，就是咳嗽与腹泻并见。应该是少阴阴虚体质患了少阴热化证，出现咳嗽、腹泻，更出现谵语，为什么？因为曾经误治，误用了火法，用火法伤人津液，不仅热扰心神，可见谵语，而且因津液受伤还出现小便难，都是"强责少阴汗"的结果。经常说《伤寒论》特别重视存津液，这个条文再一次印证了张仲景确实重视存津液。原文说本来就阴虚体质，再用火法发汗，那就会更伤津液，更伤津液就会出现小便难。这种情况不是很危险吗？与咳嗽、下利、谵语同见，那就更麻烦。下利，也就是腹泻也能损伤津液！谵语说明是热证，出现神昏谵语，不管是什么病，都是病情加重的表现。所以这个条文说的是少阴病偏阴虚的表现。

少阴病，脉细沉数，病为在里，不可发汗。【285】

此条论少阴热化证里虚热证不可发汗。少阴病即少阴体质之人为病。少阴阴虚体质为病，表现为脉细沉数，则提示是里证、虚证、热证，治疗就不能用发汗的方法。像诸葛亮这样体质的人，我们说是少阴阴虚体质的人，这种人容易心烦，睡眠不好，多心思缜密，爱想事儿，体型比较瘦长，本身就阴虚，要是得了感冒以后，表现为阴虚外感。那容易感受什么外邪？更容易感受风热之邪，或者燥热之邪。因为本身阴虚，所以要得了外感风热应该用什么治疗？应该用银翘散去荆芥加细生地大青叶玄参方。那少阴阴虚体质有没有可能感受风寒之邪呢？也可能有，但比较少见。总得说还是感受风热之邪的多，感受燥热之邪的更多。因为本身就阴虚火旺，到了秋天的时候不就容易感受秋燥吗？若是得了肺部感染不就容易表现为清燥救肺汤证吗？若是得了白喉什么的，那不就容易表现为养阴清肺汤证吗？就是这种本身阴虚火旺的人，更容易出现这些风热、燥热，或者热毒外感的证候。如果出现了这些证候，养阴清肺汤也好，清燥救肺汤也好，这些方都不是仅仅以发汗为主的方剂。方里只有一些宣透的药！养阴清肺汤里有薄荷、丹皮，银翘散去荆芥加细生地玄参汤，有辛凉透表的意思在里边，但均不是单纯用发汗的方法来治疗。张仲景强调，如果本身阴虚，发病后表现为脉细沉数，则提示病为在里，治疗就不可发汗，尤其是不能用桂枝汤、麻黄汤等辛温之药发汗。

少阴病，脉微，不可发汗，亡阳故也。阳已虚，尺脉弱涩者，复不可下之。【286】

此条论少阴病阳虚与阴阳俱虚证治疗禁忌。这一条与前条论少阴阴虚热化证相对而言，重点论少阴阳虚证。少阴病即少阴体质之人为病，此处当是少阴阳虚体质之人为病。“少阴病，脉微，不可发汗”，此“脉微”，实际上是阳虚的表现，强调本身少阴阳虚体质的人不可发汗，发汗就容易引起亡阳变证。常见一些老年人，本身就是阳虚。存在阳虚，不是脉沉，就是脉微。这个时候如果患感冒能乱发汗吗？当然不能。为什么？如果发汗的话就可能损伤阳气，严重者就可以导致亡阳危候。临床常见许多老年人因为冬季感冒，就可能危及生命。说明《伤寒论》所论非常符合临床实际。至于“阳已虚，尺脉弱涩者”，意思是说本来阳就虚，又见尺脉弱涩，此尺脉虚弱而涩，那就提示阴也，说明已经是阴阳俱虚。阳虚或者阴阳俱虚，这种人就不可以攻下。因为攻下可以伤阴竭液，进一步可能导致阴竭阳脱之变。

少阴病，脉紧，至七八日，自下利，脉暴微，手足反温，脉紧反去者，为欲解也。虽烦，下利必自愈。【287】

此条论少阴病阳虚外感及其预后判断。这个“少阴病”，就是少阴体质的人得了病，结合上下文，应该是少阴阳虚体质之人为病，应该是素有阳虚又受了寒，所以就表现为脉紧、腹泻等。得病七八天了，六七天、七八天就是病情要变的时候。这个时候出现“下利，脉暴微”，难免让人担心！其实这与太阴病篇“虽暴烦下利，日十余行”，具有类似机制。“下利，脉暴微”，是不是很危险？但是后边说“手足反温，脉紧反去者，为欲解也”，明确指出：虽然出现腹泻、脉暴微，这些不好的症状，但是没有表现为手足厥冷，而是表现为手脚变温，而且脉紧反去，说明什么问题？寒邪将去故也。这与少阳病篇“少阳脉小者，欲已也”，是一样的意思。“脉紧反去”说明寒邪走了。手足反温说明没发生休克，没有低血容量性休克。而且可提示阳气来复，寒邪将去。所以这个时候病就快好了。此条所论与太阴病篇那个“虽暴烦下利，日十余行”，出现“烦”一样，都意味着阳气逐渐恢复。

少阴病，下利，若利自止，恶寒而踡卧，手足温者，可治。【288】

此条论少阴病阳虚证下利“可治”证。本条及后边这几个条文都是论少阴病预后比较好的情况。“少阴病，下利”，就是指少阴阳虚体质的人，出现腹泻。这类人本身就容易拉肚子，腹泻以后，如果过两天腹泻停了，究竟是不是好事？如果是腹泻太厉害以至于没有东西可泻了，当然很危险。如果腹泻自止，即腹泻逐渐停止。同时表现为“恶寒而踡卧”，因为本身就是阳虚，所以表现为恶寒而踡卧。“手足温者，可治”，还是强调手足温，提示阳气来复。阳气逐渐恢复，病情自然就可向愈。所以，《伤寒论》谓之“可治”。

少阴病，恶寒而踡，时自烦，欲去衣被者，可治。【289】

此条也是论少阴病阳虚证“时自烦，欲去衣被”佳兆。少阴病，即少阴阳虚体质为病，因为存在阳虚，所以表现为“恶寒而蜷”。这种情况下，如果又见“时自烦，欲去衣被”，患者发自内心地感觉自己身上有热，“时自烦”，就是一阵儿一阵儿地“烦”，又想把衣被蹬掉，这也是阳气来复的表现，所以说“可治”。其实，不知道大家有没有这样的体会，得了风寒感冒的时候，如果觉得心里烦，有时候就意味着感冒就要好了。或者说感觉头晕晕沉沉，然后鼻子痒要出血那也就快好了。实际上，这条所论“时自烦”，也是这个意思，就是说患者本来是恶寒，突然觉得心里烦，原来被子盖得多，现在把被子都掀开，这就意味着阳气逐渐恢复，自然可以判断为“可治”。

少阴中风，脉阳微阴浮者，为欲愈。【290】

此条论少阴中风“欲愈”证。太阳病、阳明病、少阳病、太阴病、厥阴病都有中风，少阴病也有少阴中风，即少阴病中相对偏于阳的证候。少阴病当中相对偏阳的，应该是阴虚热化证，阴虚热化证本质上就是阴虚火旺。请看“脉阳微阴浮者”，“阳微”就是寸脉变弱，“阴浮”就是尺脉渐起，寸脉变弱说明火将退，尺脉变浮说明阴渐复。少阴阴虚热化证，本来是阴虚火旺，现在火渐退，阴渐复，则病将愈。

少阴病，欲解时，从子至寅上。【291】

此条论少阴病欲解时。“少阴病，欲解时，从子至寅上”，“从子至寅”就是子时到寅时，即晚上 11 点到第 2 天早晨的 5 点。这个时段是阴阳交接的时间段。太阴病欲解时是更早，从晚 9 点到早晨 3 点，而少阴病欲解时是从晚上 11 点到早晨 5 点。《黄帝内经》讲太阴是阴中之至阴，少阴是阴中之阳。《易经》上讲老阴老阳、少阴少阳，少阴在《易经》是嫩阴，而太阴就是老阴。太阴是老阴，欲解时是从晚 9 点到早晨 3 点；少阴是嫩阴，欲解时则是从晚 11 点到早晨 5 点。我们可以这样理解：典型太阴病是太阴脾胃阳虚，典型少阴病是少阴心肾阳虚或阴阳俱虚。所以，太阴、少阴都在阴尽阳生的时段欲解。三阴三阳欲解时，是《伤寒论》相关疑难问题之一。从一日分四时解释也好，脏腑分十二时辰解释也好，采用五运六气学说解释也好，怎么都没有一个对三阴三阳圆满的解释。没有谁能把三阴三阳顺顺当当地说清楚。到底该怎么解释？我们理解还是用阳气进退、升降出入来理解比较好。因为阳虚的患者在阳气渐生、阴渐退的时候欲解，阴虚的患者在阴气渐生、阳渐退的时候欲解。这样的解释相对较为顺畅。

少阴病，吐利，手足不逆冷，反发热者，不死。脉不至者至一作足，灸少阴七壮。【292】

此条论少阴病吐利预后判断。少阴病是指少阴体质之人为病。原文说："少阴病吐利，手足不逆冷，反发热者，不死。"还是前文讲的意思。前文不是说"手足温者，可治"吗？现在手足不逆冷，反而出现发热，一般说出现发热总不是好事，但是毕竟没有出现手足逆冷，没有手足逆冷就意味着没有发生低血容量性休克或感染中毒性休克，自然也就没有生命危险。"脉不至者，灸少阴七壮"，主张用灸法救治。应用灸法意味着什么？估计可能是阳虚，提示这个少阴病实际上应是少阴阳虚体质的人，又吐又泻。这个情况下，该怎么办呢？原书认为应该用灸法。因为存在阳虚，所以应用灸少阴救治。如果是阴虚，那就不能用灸法，不能用火法。因为张仲景已经说过，"强责少阴汗"则"小便必难"。

少阴病，八九日，一身手足尽热者，以热在膀胱，必便血也。【293】

此条论少阴病阴虚热化热在膀胱尿血证。前条刚讨论了少阴病阳虚证，这一条紧接着讨论少阴阴虚证。原文说："少阴病，八九日，一身手足尽热。"此少阴病，当为少阴阴虚体质之人为病。少阴阴虚体质发病八九日，病程已经比较长了，超过了六七日一"经"之期，表现为"一身手足尽热"，手脚发热类似于今天常说的"五心烦热"，提示是阴虚火旺。本身是少阴阴虚体质的人出现五心烦热，比较好理解。"热在膀胱，必便血也"，指出：如果热在膀胱的话，就可能出现便血。但是这个"便血"到底是尿血还是大便出血呢？这个也有争议。因为以前说尿血经常说"溲血"，一般不说"便血"。但是如果说本条文是大便出血，那为什么说热在膀胱？也不好解释。如果把便血理解成尿血，就很好理解。好多泌尿系感染的患者，不都可以表现为阴虚火旺、少腹结热吗？"热在膀胱"导致血淋，这不就很好理解吗？针对这种阴虚基础上发生的“热结膀胱”血淋，临床上我们常用猪苓汤、导赤散，或用滋肾通关丸加生地黄、金银花、连翘、白茅根、白花蛇舌草等，屡有佳效。

少阴病，但厥无汗，而强发之，必动其血，未知从何道出，或从口鼻，或从目出者，是名下厥上竭，为难治。【294】

此条论少阴病阴阳俱虚动血证及其预后。前条少阴病说的是阴虚，这一条少阴病应该是阴阳俱虚。“少阴病，但厥无汗，而强发之，必动其血，未知从何道出，或从口鼻，或从目出，是名下厥上竭，为难治”，这种少阴病就是最难治的一种情况。前面第一个是少阴阳虚体质得病，第2个是少阴阴虚体质得病，现在第3个是阴阳俱虚体质得病。少阴阴阳俱虚的这种体质多见于老年男性，这类人本身就阴阳都虚，“但厥无汗”，有手足厥冷的症状，无汗出。这个时候，如果用发汗的方法治疗，容易伤津液，损阳气，还能够动血。动血以后就出现口鼻出血、眼出血，这叫“下厥上竭”。实际上就是各种外感病，包括感染性疾病、传染性疾病病程当中经常会出现的应激性溃疡，实际上是凝血机制障碍的弥散性血管内凝血（DIC），就是这样，“下厥上竭”。现在DIC都不好治，东汉那个时代怎么能治好呢？所以张仲景说得非常明确，也就是“为难治”。阴阳俱虚，阴竭阳脱，紧接着就是死证，实际就是外感病重症合并应激性溃疡，即DIC的表现。

少阴病，恶寒，身踡而利，手足逆冷者，不治。【295】

此条论少阴病手足逆冷不治之症。“少阴病，恶寒身踡而利”，即少阴阳虚体质的人出现恶寒、身蜷、腹泻等症状，如果表现为手足逆冷者，则为不治之症。为什么？前文刚已经说了，“手足温者，可治”，这地方说“手足逆冷者，不治”，这是对比着讨论。为什么手脚凉就是不治之症？实际上，假如是个虚寒的腹泻，手足冷就不能治了吗？肯定不是。这一条所讲的是少阴阳虚体质的人得了一个非常严重的疾病，表现为恶寒，身踡而腹泻，这个严重的疾病如果又出现手足厥冷，经常就是低血容量性休克或者是感染中毒性休克。现在低血容量性休克可以补液，可以用升高血压药，而古代只能用中药汤剂，就很难取效。即使没有感染，就是一个腹泻患者，如果是个阳虚体质的人，但是腹泻严重，可以导致脱水，最后阴竭阳衰，阳随阴脱，最后手足逆冷，出现低血容量性休克，最后也就是死证，所以，《伤寒论》原书谓之“不治”。

少阴病，吐利，躁烦，四逆者，死。【296】

此条论少阴病吐利烦躁四逆死证。前文首先讨论了少阴病预后比较好的病证，而后讨论少阴病多种难治之证。而从这一条开始，则重点讨论少阴病死证。所以说，张仲景这个条文的排列次序，确实有内在的联系。注家要错简重订那必然会把《伤寒论》的思想打乱。这一条“少阴病，吐利，烦躁，四逆者死”，明确地说，少阴阳虚体质之人为病，表现为呕吐、腹泻同在，就容易造成血容量不足。这种情况下，如果又出现躁烦，就是要出现休克的早期症状，躁烦就是休克的精神症状。“四逆”，出现手足厥冷了，就是低血容量休克了。这在当时就是死证，若要是感染、中毒性休克就更难治，所以说是死证。

少阴病，下利止而头眩，时时自冒者，死。【297】

此条论少阴病下利止而眩冒死证。这个少阴病，就是少阴阳虚或阴阳俱虚体质为病。“少阴病，下利止而头眩”，前文讲了，腹泻突然停止，究竟是好事还是坏事？有时候是好事，阳气来复，病就好了。有时候是没得可拉了，津液将竭，血容量低到一定程度，亡津液，自然就不是好事。而这一条所谓“下利止而头眩，时时自冒者，死”，这里是出现头眩和时时自冒，什么意思？实际是低血压状态了，吐泻导致的低血压状态，紧接着就会发生低血容量性休克。这种状态在张仲景那个时候当然也是死证。

少阴病，四逆，恶寒而身踡，脉不至，不烦而躁者，死。【298】

此条论少阴病四逆、无脉、躁扰死证。少阴病，就是少阴阳虚或阴阳俱虚体质之人为病，临床表现为四逆，恶寒而身踡，表现为手足厥冷，绝不是一般的阳虚寒证，而是阳气欲脱重症。这个时候如果出现“脉不至，不烦而躁者”，脉都摸不到了，提示属于危候。“不烦而躁”，就是出现了躁扰不宁的症状，所谓“不烦而躁”，一般说，凡清醒状态，心中烦躁，叫“烦”，没有意识的乱蹬被子，那叫“躁”。这个“躁”呢？就是说出现了这种燥扰不宁，不只是一般的神志表现，是神不内守了，这是休克的表现。脉摸不到，又出现休克的神志症状，那不就是死证吗？所以说“死”。在大学本科实习的时候，我有一次跟着老师在医院值班，有一个发热患者就得了颌下淋巴结炎，颌下淋巴结肿大，首诊的女老师比较慌张，听到肺底湿啰音，但仅诊断为颌下淋巴结炎，没诊断肺炎。结果晚上，巡视病房，发现患者高热躁扰不宁，呼叫不应，患者本身还挺胖，特别像睡得沉，实际是昏迷，发现意识不对，一量没血压。抢救了半天，后半夜还是死了。所以大家一定要小心，因为医生责任大呀！另外，中西医术语使用一定要规范。中医学有关症状、体征的描述都不是随便说的，西医的体格检查阳性所见，就更不是随便说的。每个症状、体征都有其科学内涵。我总和科室里的大夫说：喷射式呕吐不是形容呕吐得厉害，是特指脑膜炎、脑出血等导致颅内压增高的脑膜刺激征！肺听诊湿啰音，那就可能存在肺炎。肺底听诊有细小湿啰音，那就是急性左心衰。这些都是有其特定内涵。这个患者，听到肺湿啰音，仅仅诊断为颌下淋巴结炎，显然存在漏诊。颌下淋巴结炎与肺炎，预后可是不一样！本条文“不烦而躁”，实际上是感染中毒性休克的神志症状，所以不能不重视。

少阴病六七日，息高者，死。【299】

此条论少阴病“息高”死证。少阴病本身就是少阴阳虚或阴阳俱虚体质的人得了重病，如果六七日到了一个时间周期还不好，而且还出现了“息高”，《伤寒论》认为那就是死证。那么，如何解释“息高”？为什么说“息高者，死”呢？“息”是气息，就是呼吸！“息高”就是气喘息促，呼吸困难的意思。典型的特点应该是呼多吸少，呼吸无根，就是老百姓常说的“倒气儿”的表现。实际上，就是出现严重的呼吸衰竭。在古代，没有呼吸机辅助呼吸，自然就是死证。这种情况，如果是现在，中西医综合救治，有的还是有希望救活。中药方可用参附龙牡汤加味，可重用红参 15g 以上，另加山茱萸 30g 以上，益气扶阳，纳气固脱。也可以随证加用中药注射液——参附注射液、生脉注射液等。

少阴病，脉微细沉，但欲卧，汗出不烦，自欲吐，至五六日自利，复烦躁不得卧寐者，死。【300】

此条论少阴病神疲“烦躁不得卧寐”死证。少阴病，提示本身就是少阴阳虚或阴阳俱虚体质的人，患重病后表现为脉又微细而且沉，“但欲卧”就是没精神，说明阴虚阳脱已经影响到神了。这种情况下，表现为“汗出不烦”，说明不是热汗是冷汗，实际应该是类似于四肢厥冷那种冷汗。然后“自欲吐”，又有恶心的感觉，到了五六天的时候又出现腹泻，这样就容易更伤津液。此时如果再出现“烦躁，不得卧寐”，依然是有精神症状，但精神症状有变化，可以理解为休克早期的神志表现。少阴病好多死证，都是多种感染性疾病、传染性疾病里边非常严重的情况，不是一般的脾胃虚寒，也不是一般的肾阳虚，而是阴竭阳脱，少阴阳脱，所以病情危重，治疗困难。这个“烦躁不得卧寐”，实际上就是休克早期的神志表现。

少阴病，始得之，反发热，脉沉者，麻黄细辛附子汤主之。【301】

麻黄细辛附子汤

麻黄二两，去节　细辛二两　附子一枚，炮，去皮，破八片

上三味，以水一斗，先煮麻黄，减二升，去上沫，内诸药，煮取三升，去滓。温服一升，日三服。

此条论少阴病阳虚表证麻黄细辛附子汤证。少阴病即少阴阳虚体质的人为病，如果感受了风寒之邪，就是阳虚外感，治疗自然就应该用麻黄附子细辛汤扶阳解表。“少阴病始得之，反发热，脉沉者，麻黄细辛附子汤主之”，说少阴阳虚体质的人得病，刚得的时候出现了发热。一般来说外感发热是不是应该脉浮？但是这个条文说是脉沉。为什么脉沉？说明患者本身阳气就虚，阳虚外感，感受外邪以后，脉沉，阳气鼓动不起来。所以，当用麻黄细辛附子汤扶阳解表，鼓舞阳气，助其透邪外出。很多人都说麻黄细辛附子汤治疗太少两感，这完全是错误的认识。张仲景明确地说本条文是“少阴病”，怎么硬说是太阳少阴两感呢。“太少两感”按照《黄帝内经》的说法就是死证，应用麻黄细辛附

子汤还能治好吗？另一方面，为什么注家会认为是太少两感？就是因为被太阳主表、少阴主里局限了思路。其实，太阳病表现为表证，阳明病、少阳病、太阴病也有表证。少阴病也一样有表证。少阴阳虚体质的人，如果得了风寒表证表现为发热脉沉的话，这个时候正好就可用麻黄细辛附子汤。请看原方用的麻黄量比较小，这里麻黄用了二两，然后细辛二两，炮附子一枚，要求先煮麻黄减二升，撇去上沫，然后再把别的药放上，再煮取三升，再去药渣，温服一升，1 天喝 3 次。用药比较谨慎。这种服药方法，就是张仲景这个时期的常规服法。在这里，原方没有强调炮附子久煎，会不会有问题呢？应该不会有问题。因为原方用的是炮附子，要求破八片。炮附子经过炮制，毒性已经大大降低。附子和乌头炮制工艺很复杂。盐附子需要水浸泡几日，每日换二三次水。乌头常用的两种炮制方法，一个是蒸，一个是煮。炮制乌头的时候，已经是蒸 6 ～ 8 小时，煮 4 ～ 6 小时了。通过规范炮制，乌头碱含量多少、乌药碱含量多少，都有科学数据支持。

临床上，凡老人、虚人外感风寒，表现为阳虚风寒表证，均可用麻黄细辛附子汤治疗。其他疑难杂病，如病态窦房结综合征、哮喘等，有阳虚寒阻病机者也常有很好的疗效。针对心动过缓，一般可配合生脉散，或加用黄芪、丹参、淫羊藿等，共奏益气活血、通阳复脉之功。北京中医药大学东直门医院以前有个特别有名的院内制剂，复窦合剂就专门治疗病态窦房结综合征。病态窦房结综合征经常有心动过缓，或表现为快慢综合征，心脏跳得特别慢要装起搏器了，这个时候可用复窦合剂。复窦合剂有什么药物组成呢？就是麻黄细辛附子汤，再加上黄芪、丹参、淫羊藿等，益气温阳，活血化瘀，疗效非常好。那时候全国各地都有患者到北京东直门医院来买这个复窦合剂，口碑很好。麻黄本身就有升高心率的作用，对这种缓慢性的心律失常疗效很好。《金匮要略》里就专门有半夏麻黄丸，那里面也有麻黄，也可治疗心动过缓。如果本身心脏就跳得快，那用了麻黄之后，就可能跳得更快。所以对于心动过速者，应用麻黄就需要特别小心。

少阴病，得之二三日，麻黄附子甘草汤微发汗。以二三日无证，故微发汗也。【302】

麻黄附子甘草汤方

麻黄二两，去节　甘草二两，炙　附子一枚，炮，去皮，破八片

上三味，以水七升，先煮麻黄一两沸，去上沫，内诸药，煮取三升，去滓。温服一升，日三服。

此条论少阴病得之二三日表证未解麻黄附子甘草汤证。紧接着上一条，继续讨论这种少阴病的阳虚外感。前一条是“少阴病，始得之”，而这一条是“少阴病，得之二三日”，二三日以后，只要表证仍在，当然还是应该解表。但用药就更应该温和一些，所以改用较之麻黄细辛附子汤更温和的麻黄附子甘草汤治疗，以微微发汗，以防止因发汗太过而导致亡阴亡阳。原文说得很清楚。“麻黄附子甘草汤微发汗，以二三日无证，故微发汗也”，明确指出应当用麻黄附子甘草汤微发汗，较之麻黄细辛附子汤，把散寒祛邪的细辛去了，加了功专调和能够扶正益气的甘草，服法类似，而作用更为和缓。

少阴病，得之二三日以上，心中烦，不得卧，黄连阿胶汤主之。【303】

黄连阿胶汤方

黄连四两　黄芩二两　芍药二两　鸡子黄二枚　阿胶三两，一云三挺

上五味，以水六升，先煮三物，取二升，去滓，内胶烊尽，小冷，内鸡子黄，搅令相得。温服七合，日三服。

此条论少阴病心烦失眠黄连阿胶汤证。前两条论少阴病阳虚外感，紧接着是论少阴阴虚相关病证。“少阴病，得之二三日以上，心中烦，不得卧，黄连阿胶汤主之”，这个少阴病就是少阴阴虚体质之人为病，可以是内伤病，也可以是外感病。实际上，真有外感病患者用这种黄连阿胶汤的时候。云南有一位著名医家叫吴佩衡就曾用黄连阿胶汤治疗一例外感病，取得了很好的疗效。而内伤病用这个方子，用之得宜，疗效更是特别好。主症就是“心中烦，不得卧”，“不得卧”就是睡不着的意思，不是不能平卧的意思。我们常用于治疗神经衰弱，治疗睡眠障碍，但失眠应该是以“心中烦”不好入睡为特点。心中烦代表什么？有火，

阴虚火旺。实际就是肾水不足，心火亢盛。所以吴鞠通说用黄连阿胶汤中黄芩、黄连能“刚以御外侮”，白芍、阿胶“柔以安内主”。用黄连、黄芩清火，用白芍、阿胶滋阴，所以才能滋阴降火。特别是鸡子黄，有人把这鸡子黄说得很神，内蕴元阴元阳，诸如此类。不管是不是能补元阴元阳，确实疗效非常好。但是就是吃药的时候，是以水五升，先煮三物，取二升，去渣滓，加阿胶，烊化，放凉，然后再放鸡子黄，再搅令相得，然后再温服七合，每日 3 次。再次告诉大家，《伤寒论》服药法常规是 1 天吃 3 次，实际上煎煮了一次，现在都是熬煮两次。实际上熬煮一次肯定是很浪费药材的，但是古人确实是熬煮一次。所以要用原方原量的话减一倍是非常合理的。因为原来是煎煮一次，现在是煎煮两次。这个黄连阿胶汤的妙处就在于，要先放阿胶，还要小冷，太热了一加鸡蛋黄就变成蛋花汤了，必须是放凉了再加鸡蛋黄才行。就是特别难喝，又苦又涩，但效果确实特别好。1988 年我在邯郸地区医院曾治过一个姓叶的老太太，70 多岁，来住院的时候是肩周炎和颈椎病，也有冠心病的心慌症状。一开始，就开了一个治颈椎病的验方，就叫强筋壮骨汤，川断、寄生、丹参诸如此类的药物。吃了以后效果特别好，症状改善了，后来我就给患者肩周炎加了一些药，玉竹、白术、茯苓、豨莶草等。肩周炎的症状也改善了，那时候没有要求床位周转，一次住院四五十天。但是还不走，为什么？因为失眠特别严重。那就换方吧！先开的酸枣仁汤效果不好。后边又开了知柏地黄丸，效果还是不好。最后一想，心烦失眠，还是改用黄连阿胶汤吧。因为有比较典型的舌红绛少苔，结果就开了黄连阿胶汤，吃了 3 剂药后这个患者的失眠就完全好了，原方基础上，还加了沙参、麦冬、五味子，因为失眠以外还有心慌的症状。结果，长期的失眠问题得到了解决。这个医案因为前面换两个方都没效，改用这个方迅疾起效，所以印象特别深刻。黄连阿胶汤这个方确实非常好。黄连阿胶汤就是经常说的辨方证的方。酸枣仁汤证也是心烦不得眠的表现，可见于虚劳。两者有什么不一样呢？酸枣仁汤是虚劳为前缀，这个黄连阿胶汤是少阴病为前缀，是患者的体质类型不同。遇到少阴阴虚体质的心烦失眠患者，必须用黄连阿胶汤不能用酸枣仁汤。如果该用黄连阿胶汤而用酸枣仁汤，就是把酸枣仁改成 90g，一样难以取效。因为不针对少阴阴虚体质。酸枣仁汤的体质和黄连阿胶汤的体质不一样，都是心烦不得眠，酸枣仁汤是虚烦不得眠，黄连阿胶汤是心烦不得卧。实际上心烦是有程度上的区别。最关键还是体质不一样。用方关键还是要抓主症，心烦不得卧就是黄连阿胶汤证的主症，但有时候主症不一定是患者说的主症，有时主症是医生根据问诊的内容进行提炼和分析后得出的。患者来了是以胁痛为主症来，但是医生把它理解成口苦、咽干、目眩是主症，用清解的方法治疗，用经验方清解郁热方，用了以后也好了，有这种情况。胡希恕老先生说辨方证是辨证论治的捷径，刘渡舟教授说抓主证是辨证论治的最高水平。实际上，印会河教授更强调抓主症。印会河有 30 多个抓主症的重要处方。《中医内科新论》，我给大家推荐过好多次，是非常不错的书。刘渡舟老先生就用黄连阿胶汤治过一个青春期女孩的功能性子宫出血。本身就是青春期的小女孩，长期崩漏，月经淋沥不尽，颜色也特别红，然后吃了好多妇科大夫的药效果也不好。后来找刘渡舟老先生的时候，刘老一看她舌尖红绛，舌苔薄黄，脉象沉细而数，一问她睡眠怎么样，她说我根本就睡不着觉，然后又问她心烦不烦，女孩说她心烦、睡不着，所以刘老说她的主症是心烦不得卧，就用黄连阿胶汤原方，一吃药，失眠好了，月经就正常了，这是刘渡老的经验。我的意思是想告诉大家，抓主症也不是你想象的那样，她是以崩漏来的，当然从主诉来说她还是崩漏，但是从医生角度来讲，黄连阿胶汤虚烦不得卧是主症，所以抓住黄连阿胶汤的主症之后，用黄连阿胶汤就能把崩漏治好。受刘老这个经验影响，我也曾用黄连阿胶汤治疗青春期血热崩漏，确有疗效。

少阴病，得之一二日，口中和，其背恶寒者，当灸之，附子汤主之。【304】

附子汤方

附子二枚，炮，去皮，破八片　茯苓三两　人参二两　白术四两　芍药三两

上五味，以水八升，煮取三升，去滓。温服一升，日三服。

少阴病，身体痛，手足寒，骨节痛，脉沉者，附子汤主之。【305】

此两条论少阴病阳虚寒凝附子汤证。前条说完少阴阴虚体质的人为病，少阴阴虚热化证，紧接着说少阴阳虚体质的人为病，少阴阳虚寒化证。少阴阴虚体质的人容易得黄连阿胶汤证，少阴阳虚体质的人就容易得附子汤证。“少阴病，得之一二日，口中和，其背寒者，当灸之，附子汤主之”，紧接着“少阴病，身体痛，手足寒，骨节痛，脉沉者，附子汤主之”，这个少阴病，就是少阴阳虚体质的人为病。素体阳虚，感受寒邪，或者感受寒湿之邪之后，就会引起阳虚寒凝或阳虚寒湿凝滞证。本身肾阳虚或者脾肾阳虚，就容易感受寒邪或寒湿之邪，发病后容易出现背恶寒，周身疼痛，手脚疼痛，手脚凉等。“脉沉”，再次暴露了本身有肾阳虚的发病基础。我们经常说东北寒冷，得关节炎的人多，但东北也不是所有人都得关节炎。本身阳虚的人，才更容易得寒湿性质的疾病。这个时候就经常可以用附子汤。附子汤里面附子的量很大，附子是两枚，麻黄附子细辛汤里只有一枚，此处用了两枚，也破八片，然后加茯苓三两，人参二两，而白术用得也多，白术用了四两，《伤寒论》白术用四两的时候也比较少，一般都用三两，芍药用的是三两。白术用的量大是什么意思呢？可能有祛湿的意思在里面，附子用量大说明温经散寒止痛的意思在里面。这个方的组成比较单纯，健脾温阳益气，温经祛湿散寒，散寒除湿的作用也比较明确。但是这里面大家最应该注意的是“少阴病，得之一二日，口中和”。“口中和”是最重要的用方眼目。不仅仅提示附子汤应该是这样，所有温阳的方也该是这样。选温阳散寒方的时候，最重要的原则就是用纯温阳的药，如附子、肉桂、干姜这些，用这些药的时候一定要注意“口中和”。“口中和”的意思就是嘴里面没有不好的感觉。如果嘴里面是苦的、甜的、辣的、黏滞等，就都不能用单纯的温阳药物来治疗。那柴胡桂枝干姜汤能不能用呢？那里面除了桂枝、干姜还有黄芩，不属于单纯温阳散寒的方药。但如果要用单纯温阳散寒的药，一定要注意“口中和”，即嘴里面没有不好的感觉。口甜不是有热吗？口苦不也是有热吗？口酸不也是有热吗？单纯用温阳的方法治疗就是火上浇油！所以用温阳药的时候“口中和”非常关键。如果不是“口中和”，也不是附子、肉桂不能用，但一定要配伍黄连、黄芩等寒凉的药物。以附子汤能够温阳散寒除湿，因此临床上凡寒湿痹证（包括风湿、类风湿）、“老寒腿”（腰椎间盘突出症、坐骨神经痛、梨状肌综合征）及阳虚外感风寒、妊娠腹痛、妇科杂病等，都可考虑用附子汤。

少阴病，下利便脓血者，桃花汤主之。【306】

桃花汤方

赤石脂一斤，一半全用，一半筛末　干姜一两　粳米一升

上三味，以水七升，煮米令熟，去滓。温服七合，内赤石脂末方寸匕，日三服。若一服愈，余勿服。

此条论少阴病腹泻便脓血桃花汤证。少阴病即少阴阳虚体质的人为病，也属于阳虚寒化证。这个条文所论，也是在阳虚基础上出现的病证。不过不是表现为关节疼痛的附子汤证，而是表现为下利便脓血的桃花汤证。“少阴病，下痢便脓血者，桃花汤主之”。少阴阳虚体质的人出现腹泻，大便里有脓血，实际上就是虚寒痢疾，经常见于溃疡性结肠炎等。许多复杂的肠道疑难病也经常见虚寒的表现，都可以考虑用桃花汤治疗。

少阴病，二三日至四五日，腹痛，小便不利，下利不止，便脓血者，桃花汤主之。【307】

此条论少阴病腹痛、下利、便脓血桃花汤证。少阴病，即少阴阳虚体质为病，这里出现腹痛，又出现小便不利，下利不止，便脓血，即虚寒痢疾。这个时候就应该用桃花汤。桃花汤这个方用赤石脂一斤，然后用干姜一两，还有粳米一斤。请看是怎么煎煮？“上三味，以水七升，煮米令熟，去滓。温服七合，内赤石脂末方寸匕，日三服。若一服愈，余勿服”，先用赤石脂、干姜配粳米煎药。为什么加粳米？《伤寒论》白虎汤有石膏配合粳米，这里桃花汤有赤石脂配合粳米，据说有利于矿石类药物成分的溶出。然后，再冲服赤石脂的药末。用的是多少呀？“方寸匕”，就是一方寸的量器，1天喝药3次，实际上喝的是干姜赤石脂大米汤，再送服赤石脂面。后面说“若一服愈，余勿服”，说明这个方子效果特别好。另一方面，也说明用固涩药治疗痢疾，不可过用久用。现在临床上，大家治痢疾的时候，尤其是治疗肠道菌群紊乱的

腹泻，经常用的是蒙脱石散。蒙脱石就是与赤石脂一样的药理作用，就是一种收敛固涩的药物。请看蒙脱石用的是散剂，张仲景用的桃花汤冲服也是散剂。只是桃花汤用了米汤送服而已。这条桃花汤，不就是干姜配上米汤吗？干姜才用了一两。实际上重点就是赤石脂在起作用，所以叫桃花汤。实际上，冲服赤石脂散，治疗痢疾效果也非常好。那为什么叫桃花汤？里面有没有桃花？没有。主要是因为赤石脂是粉色的，加入米汤一看就像桃花一样，所以叫桃花汤。也有说便脓血似桃花的，只能算一家之言吧！

少阴病，下利便脓血者，可刺。【308】

此条论少阴病阴虚湿热痢便脓血可刺证。上条论虚寒痢疾，这一条应该是少阴病，阴虚热化证，痢疾，便脓血。“少阴病，下利便脓血者，可刺”，这就是少阴阴虚的体质，阴虚的时候容易夹有湿热，就是湿热痢、阴虚痢，可以用针刺的方法治疗。实际上，西医《实用内科学》这一套书编得是非常好，以前临床大夫都是把《实用内科学》当成临床必备书籍。本人年轻时，作住院医师时肯定会买那个最新版的《实用内科学》摆在案头，可以随时翻看。那个时代的《实用内科学》细菌性痢疾这一篇，治疗方案里第一句话不是抗生素，不是喹诺酮类药如诺氟沙星，也不是磺胺药如复方新诺明，第一句话就是针刺治疗。可见，西医都知道菌痢最有效的治疗方案就是针刺。《实用皮肤科学》针对变应性血管炎，在介绍激素治疗等方案之后，最后也提到可以用中药治疗，选用四妙勇安汤等方。就这么一句话，实际上就是中医学最精髓的东西。曾遇到一个变应性血管炎的女性患者，经常出现身上顽固性的荨麻疹，球结膜充血，眼红，我一看这不就是中医说的瘾疹吗？不就是有风热吗？不就是有瘀吗？就给她凉血、活血、疏风、解毒药。开了方以后也有疗效，但是我总根治不了，疗效不是太满意。后来西医院里的一个皮科大夫一眼就看出来应诊断为变应性血管炎，投用中药四妙勇安汤应手而瘥。就这么神！在此，从这个“少阴病，下利便脓血者，可刺”，想到四妙勇安汤，其实就是强调辨病的思路。可见辨病和辨证都很重要。徐大椿《兰台轨范》指出：“一病必有主证，一证必有主方，一方必有主药。”也在强调辨病的重要性。实际上，有针对病的药，有针对证的药，有针对症状的药，都很重要。至于针对少阴病阴虚湿热痢疾的针刺治疗，一般可采用气海、天枢、上巨虚等穴为主，发热者可配合合谷、曲池，手法为紧提收按与捻转等。如法行针，常有佳效。

少阴病，吐利，手足逆冷，烦躁欲死者，吴茱萸汤主之。【309】

此条论少阴病阳虚寒化证吐利、四逆、烦躁吴茱萸汤证。上一个条文是阴虚的痢疾，便脓血的可以用针刺的方法，这个条文说的是阳虚的吐利。少阴病即少阴阳虚体质者为病，发病即为少阴阳虚寒化证，表现为吐利，又出现手足厥冷，烦躁欲死，那就应该用吴茱萸汤，温阳散寒，降逆和胃。少阴阳虚体质，出现吐泻，这种吐泻肯定就不是痢疾。腹泻，同时有呕吐，而且又出现手足厥冷、烦躁欲死，显然这个是阳虚比较厉害，应该用什么方？《伤寒论》指出可用吴茱萸汤来治疗。为什么用吴茱萸汤呢？吴茱萸汤不但能治腹泻，还能治吐。请大家回想一下，吴茱萸汤在《伤寒论》里边出现几次？总共3次。可以治“食谷欲呕，属阳明也”“得汤反剧者，属上焦”，在阳明病篇里出现过。后边厥阴病篇里边还要出现，即“干呕吐涎沫，头痛者，吴茱萸汤主之”。在少阴病篇里边，这一条也出现了。那就不好解释。为什么少阴病用吴茱萸汤而不用四逆汤？其实，讲了半天少阴病，还没开始出现四逆汤呢？这说明了什么？说明说四逆汤是少阴病主方也不可信。这种阳虚体质，吐利，四肢厥冷，肯定不是休克那种吐利、手足厥冷，虽然也出现了手足厥冷，甚至表现为烦躁欲死，实际上还是个普通的吐泻患者。本身是个少阴阳虚体质，得了一个虚寒的腹泻呕吐，然后又出现手足厥冷，又有烦，并不是什么危急重症，这种情况才能用吴茱萸汤。如果要真是那种低血容量性休克手足厥冷那种，可能就需要用什么通脉四逆汤之类回阳救逆。实际上这个少阴病，是说少阴阳虚体质的人得病，所论吐利、四逆、烦躁，并不是那种阳气欲脱的危急证候。

少阴病，下利，咽痛，胸满，心烦，猪肤汤主之。【310】

猪肤汤方

猪肤一斤

上一味，以水一斗，煮取五升，去滓，加白蜜一升；白粉五合，熬香；和令相得。温分六服。

此条论少阴阴虚下利、咽痛、胸满、心烦猪肤汤证。前文刚说完阳虚吐利，紧接着就说阴虚下利。因为阳虚这个是吐利，阴虚也可见下利。“少阴病，下利，咽痛，胸满心烦者，猪肤汤主之”，少阴病，就是少阴阴虚体质发病，出现腹泻，咽痛，又出现胸闷、心烦，那就说明有热，存在阴虚。阴虚用什么方？用猪肤汤。五行对应五畜，肾水对应的是猪。以阴补阴，可用猪肤汤。那实际上类似于猪皮冻。猪肤一斤，煮取五升，然后一斗水煮取五升，然后去了渣加白蜜，再加白粉五合，熬香，和令相得，分温六服。看这“和令相得，分温六服”，喝的次数很多，实际上就是一种食疗方，除了猪皮以外，又是加白蜜，又是加白粉。所以，是很好吃的东西，适应证是腹泻、咽痛、胸满、心烦。腹泻的时候能乱吃肉吗？吃肉可能会加重胃肠负担。但猪皮冻可以吃。此方药性偏凉，包括加了白蜜，很有营养。本人这里还真有一个医案，分享一下。老家有一个一辈子没结婚的老人，侄子继承了他的财产，关系处得不是太好。春节前后得了痢疾，卧床不起。过年那天，侄媳妇就给他送来一大碗熬菜罩猪肉，就是熬白菜、粉条、海带丝，上面再罩上猪肉片。又给了一个馒头，直接摆到床头。等他醒来的时候，虽然肉菜已经结冰，但还是要试着吃。结果就这么一碗带冰碴的肉菜，神奇般地治好了老人的痢疾。说明并不是所有的腹泻都禁食生冷。猪肉炖菜有时也能治痢疾。说白了，这一条所论少阴病，就是少阴阴虚，表现为下利、咽痛、胸满、心烦，是典型的少阴阴虚热化证，所以可用猪肤汤养阴清热。

少阴病二三日，咽痛者，可与甘草汤，不差，与桔梗汤。【311】

甘草汤方

甘草二两

上一味，以水三升，煮取一升半，去滓。温服七合，日二服。

桔梗汤方

桔梗一两　甘草二两

上二味，以水三升，煮取一升，去滓。温分再服。

此条少阴病阴虚咽痛甘草汤、桔梗汤证。前条是论少阴病咽痛下利，这一条则是论少阴病单纯咽痛。这里的少阴病，应该就是少阴阴虚体质为病，如果发病二三日，出现了咽痛，这个时候我们就可以用甘草汤。如果服药后还不好，就可用桔梗汤。请注意，甘草汤、桔梗汤，所用甘草都是生甘草。实际上，《伤寒论》原书里边只有甘草汤、桔梗甘草汤用的生甘草，别的全是炙甘草，包括常用的麻杏石甘汤、苓桂术甘汤、炙甘草汤、麻黄汤、桂枝汤、调胃承气汤、小柴胡汤、四逆汤等，甘草都是用的炙甘草。因为张仲景用炙甘草不是为了解毒，而是为了调和诸药，是为了护胃气。“护胃气，存津液”是《伤寒论》最精髓的扶正的思想。应用发汗、泻下、和、温、清、消、补等治法，也无论用热药、凉药，都需要跟炙甘草配合，这样才能护胃气，至少药也就没那么苦了。实际上，药用炙甘草既有矫味的意思，也是护胃气的意思。但是在甘草汤里就用了生甘草。生甘草是二两，一天喝了两回。而桔梗汤呢？甘草再加上桔梗一两，甘草二两，桔梗比甘草还少。大家一般就不注意甘草、桔梗的比例，我也是桔梗、甘草用一样的剂量，但实际上原方里面生甘草量大。生甘草到底是什么功效？一般都说甘草能清热解毒。所以甘草在这里能解毒。但日本人就认为甘草主要还是解痉缓急止痛的意思。日本人认为甘草汤、桔梗汤的适应证不是一般的咽痛，应该是咽痛得特别厉害的那种。因为这个地方只强调咽痛，不强调别的症状。所以要想治疗特别严重的咽痛，用大剂量甘草非常有道理。当然按照一般的换算方法，一两按 15.625g 计算的话，甘草二两应该是 30g。甘草汤喝两回，也是煎一次。这个本人实践过，有一次我咽痛剧烈，当时就想看看，到底一味甘草能不能治咽痛，故意就吃一味甘草，看看有没有效。自己煎煮生甘草 30g。晚上喝一次，第 2 天早上咽痛消失。只是这个生甘草煮水真是太难喝了，甜得受不了！所以现在不是有喜欢大剂量用药的医家吗？治疗很多疾病都强调剂量要加大，也有合理的一面。但临床上，用药的时候一方面要注意尊重法规，一方面也要根据病情的具体情况应用。实际上，我并不是说反对大剂量，我只是提醒大家在没经验的时候不要乱用大剂量，要胆大心细。经常小心翼翼，经验才能积累得越来越多。擅用大剂量的人都是原来用过小剂量，然后经验越来越多，最后逐渐加大剂量的结果。所以说最开始的时候还是要按规范来，等临床经验逐渐丰富了，就熟能生巧了。所以经常强调“熟读经典勤临床，多拜名师悟性强”。为什么多拜名师？就是多跟一些老师抄方学习，时间久了就会发现，有的老师善用这些药，有的老师善用那些药。只有看见别人用了自己才敢用，要是连看都没看见过，仅仅是书上写的就敢用，那胆子可是太大了。说到底，大剂量好还是小剂量好？一切都是应该从病情出发，针对具体患者该剂量大就大，该剂量小就小。什么时候该剂量大，什么时候该剂量小，全靠临床实践中一点儿一点儿地积累经验。为什么要多跟老师？就是因为不同的老师有不同的经验。如果真是说没见过别人用土茯苓 60g，可能感觉 15g 就已经算大剂量了。一看老师经常用 30g，那你就知道可以用 30g；看见老师用 60g，你也就敢用 60g。临床考核的时候，针对风寒感冒有考生开了个荆防败毒散，荆芥 10g，防风 10g，羌活 10g，独活 10g，陈皮 10g，桔梗 10g，这种情况，一看就知道没有临床经验。看一看人家王绵之王老的处方，灯心草 1.5g，桔梗 4.5g。处方已经精细到了 0.5g。处方用量方面，哪一味药是君药，哪一味药是臣药，哪一味该大剂量，哪一味该小剂量，都有规矩所循，不能全都一样用量。积累经验是一个缓慢的过程，不能心急。“多拜名师悟性强”，也不是要求成为名师的入室弟子，是强调融合众家之长才能学到更多的间接经验。

少阴病，咽中伤，生疮，不能语言，声不出者，苦酒汤主之。【312】

苦酒汤方

半夏洗，破如　枣核，十四枚　鸡子一枚，去黄，内上苦酒，着鸡子壳中

上二味，内半夏著苦酒中，以鸡子壳置刀环中，安火上，令三沸，去滓。少少含咽之，不瘥，更作三剂。

此条论少阴病咽中生疮失音之苦酒汤证。前文讨论了少阴病阴虚热化证的咽痛，这一条继续讨论少阴病咽喉相关病证。当然这一条少阴病，说的还是少阴体质的人得了咽喉病，咽中生疮，不能说话，声不出者，这个时候就应该用苦酒汤主之。苦酒汤用的是半夏、鸡子。这里用法也特别讲究。半夏 14 枚，鸡蛋去掉蛋黄，再加上苦酒，就是醋。把醋加进去，再把半夏加进去，在火上烤，烤完之后，再把渣滓去掉，稍含咽之，就是含化的方法。西医治疗咽喉病也有很多含化治疗的方法。实际上，古人就有含化治疗的方法。张仲景的给药剂型是非常丰富的，如治疗便秘用栓剂，治疗咽喉病本条用含咽的方法，很有意思。至于苦酒，可不是酒，应该是醋。古人说："做酒不成反成醋。"所以醋又称苦酒，古代又称"醯"。山西人爱吃醋，所以被称为"老醯儿"。

少阴病，咽中痛，半夏散及汤主之。【313】

半夏散及汤方

半夏，洗　桂枝，去皮　甘草，炙

上三味，等分，各别捣散已，合治之。白饮和服方寸匕，日三服。若不能散服者，以水一升，煎七沸，内散两方寸匕，更煮三沸，下火令小冷，少少咽之。半夏有毒，不当散服。

此条论少阴病阳虚客寒咽痛之半夏散及汤证。咽痛阴虚热结为多，但也有阳虚者。"少阴病，咽中痛，半夏散及汤主之"，这就是阳虚客寒所致的咽痛。这个咽痛，治疗可用半夏、桂枝、甘草，当然不可能是阴虚内热咽痛。方后注：上三味，等分，捣碎，然后用白开水送下去。如果不能服散剂，也可煮了之后喝。具体要求：下火，令小冷，少少咽之。治疗咽部疾病都是要求慢慢咽，以使药物更好地作用于局部。对此，张仲景已理解得很深刻。我们现在治疗咽喉疾病的时候，也要注意让患者慢慢咽下。张仲景的这些具体方法都是可操作的，临床很实用。具体用法说得很详细，很到位。有人怀疑辛温药物能不能治疗咽中痛，实际上这些怀疑没有必要。绍派伤寒代表人物之一，范文虎先生就常用大黄附子汤治疗乳蛾红肿，常有佳效。数年前，我有一位女博士生患扁桃体炎，素体阳虚畏寒，患病后有寒实证表现，于是就给她用了大黄附子汤合桔梗甘草汤，结果还真是取得了很好的疗效。

少阴病，下利，白通汤主之。【314】

白通汤方

葱白，四茎　干姜一两　附子一枚，生，去皮，破八片

上三味，以水三升，煮取一升，去滓。分温再服。

此条论少阴病阳虚下利之白通汤证。前文几条都是讨论少阴病咽痛，这一条开始讨论下利，也就是腹泻。“少阴病，下利，白通汤主之”，这个少阴病，就是指少阴阳虚体质的人为病。得了什么病呢？患了阳虚下利。阳虚下利怎么治疗？方可用白通汤主之。这个白通汤里最有特色的药就是葱白四茎。曾有一次在顺义参加国家中医药管理局人教司的一个命题会，因为冷气原因，胃痛，腹泻，周身畏寒，身边没有药，于是赶紧用大葱白切丝配合咖喱饭佐餐，还真能解决问题。这就是药膳！白通汤处方，就是葱白四茎，外加干姜一两，附子一枚。请注意，这里附子用的是生附子，说明这个下利可能比吴茱萸汤证更严重。服用方法要求分温再服。白通汤可以通阳止利，回阳救逆。

少阴病，下利，脉微者，与白通汤。利不止，厥逆无脉，干呕烦者，白通加猪胆汁汤主之。服汤脉暴出者死，微续者生。【315】

白通加猪胆汁汤

葱白，四茎　干姜，一两　附子，一枚，生，去皮，破八片　人尿，五合　猪胆汁，一合

上五味，以水三升，煮取一升，去滓，内胆汁、人尿，和令相得。分温再服。若无胆，亦可用。

此条论下利、脉微白通汤与白通加猪胆汁汤证及其预后判断。上条论少阴病下利白通汤证，这一条又补充“脉微”这一用方指征。“少阴病，下利，脉微者，与白通汤”，结合前一条文，为什么要用白通汤？因为它下利很严重。除了腹泻以外，一定也有全身的症状，比如脉象的变化，“脉微”及四肢厥冷等。证候应该比较复杂，这里只是没有一一

列举而已。而紧接着下文直接说“利不止，厥逆无脉，干呕烦者”，意思是说腹泻不止，又表现为手脚冷凉，四肢厥冷，脉都摸不到了，还有干呕烦，这就是很难治的危急重症，有阴盛格阳的一种趋势，所以不能再用白通汤，应该用白通加猪胆汁汤。一般说白通加猪胆汁汤是专门治疗阴盛格阳，用猪胆汁性寒，有反佐的意思。原文指出：如果吃了这个药，脉慢慢恢复，就意味着阳气渐生，就有生的希望。如果“脉暴出”，脉象突然出来，当为弦紧、洪大之类，就意味着可能是阳气浮越，就有阳脱、亡阳的趋势。所以，在白通加猪胆汁汤里也是用生附子。生附子急救回阳作用较强。更加猪胆汁和人尿，一般认为是反佐，也有认为是补充津液的意思。人尿，现在一般都说用童子尿，古人常用于救急。实际上，现在临床上已经很难找到猪胆汁，危急之际也找不到人尿，可用黄连、黄芩替代。现在我们在应用白通汤的同时，可以配合补液，可以配合参附注射液、生脉注射液静脉点滴。实际上，白通加猪胆汁汤，也是寒温并用的方剂。

少阴病，二三日不已，至四五日，腹痛，小便不利，四肢沉重疼痛，自下利者，此为有水气。其人或咳，或小便利，或下利，或呕者，真武汤主之。【316】

真武汤方

茯苓三两　芍药三两　白术二两　生姜三两，切　附子一枚，炮，去皮，破八片

上五味，以水八升，煮取三升，去滓，温服七合，日三服。若咳者，加五味子半升、细辛一两、干姜一两；若小便利者，去茯苓；若下利者，去芍药，加干姜二两；若呕者，去附子，加生姜，足前为半斤。

此条论少阴病阳虚寒化证之水气病真武汤证。前文咱们已经提到少阴病有阴虚、有阳虚、有阴阳俱虚，少阴体质包括阴虚体质的人、阳虚体质的人、阴阳俱虚体质的人。少阴阴虚体质的人可能出现甘草汤证、猪肤汤证，也可能出现黄连阿胶汤证。少阴阳虚体质的人可能出现附子汤证、吴茱萸汤证，少阴病下利的白通汤证、白通加猪胆汁汤证。紧接着本条论述的是少阴病出现水气病的情况。这个水气病主要就

是真武汤证。所谓“少阴病，二三日不已”，就是少阴阳虚体质的人得病，二三日以至于四五日还没有好，出现腹痛的症状，而且还有小便不利，还有四肢沉重疼痛，自下利。这个四肢沉重疼痛就是提示有水气！小便不利又与自下利同见，更说明有水气。所以张仲景明确说“此为有水气”。水气病结合着《金匮要略》来理解，《金匮要略》里有“辨水气病脉证并治”专篇，所以水气病和水肿密切相关，但是同时还可能兼有咳嗽，或表现为小便利，主症里有小便不利，但也有小便利者，或者下利、腹泻的症状突出，或有呕吐的症状。那怎么治呢？真武汤主之。就是少阴阳虚体质的人，又同时出现水气病。有水气，不仅仅会表现为小便不利，也可兼有腹痛、肢体沉重疼痛、泄泻、呕吐等复杂的表现。那这该怎么治？真武汤主之。真武是北方镇水之神，本来应该叫玄武，因为避宋真宗所谓“圣祖”赵玄朗的讳，所以被改称真武。真武汤药物的组成，包括茯苓三两，生姜三两，芍药三两，白术二两，还有炮附子一枚。实际上，这个方子不仅能温肾阳，还能温脾阳，行水，化饮。生姜用三两，生姜本身也有温肺化饮的功效。煎服法是这五味药一起煮，温服七合，日三服。这里面附有加减法：如果伴咳嗽，加五味子半升，细辛、干姜各一两，这就是著名的姜、辛、味，即干姜、细辛、五味子。干姜温肺，细辛辛温散寒，五味子能够敛肺。姜、辛、味配伍，是著名的小青龙汤方的核心配伍。我们经常讲“形寒饮冷则伤肺”，外面受凉，里面又喝了凉水，这种情况就特别容易导致咳、喘，尤其是小青龙汤证这一类，外寒内饮。外面受风寒，里面有水饮，饮邪内停，这时候就应该用小青龙汤来治疗。小青龙汤除了外解表邪，就有所谓的姜辛味，干姜温肺化饮，细辛也是辛温散结，然后又加上五味子能够敛肺。所以一般讲，咳嗽在早期的时候，不能用收敛的方法，不能过早用止涩，但这也不是绝对的。小青龙汤治疗的咳喘，就是外有表证内有水饮，就用了五味子敛肺。有时候这个禁区就是自己设定的。强调咳嗽早期不能用收敛，意思是一定要辨清楚邪气，看它是寒邪还是热邪。不能见咳嗽就治咳嗽，不能见腹泻就止泻。小青龙汤用五味子就是很典型的例子。发病时间很短，一出现咳喘，就用上收敛的药了。事实上呢？小青龙汤临床常用治寒哮，即外有风寒，里面有水饮，出现哮喘者，除了射干麻黄汤以外，是饮邪所致，经常用小青龙汤来治疗。这个寒哮最多见于什么病？是过敏性哮喘里面的那种没有感染的类型，有感染的就经常出现咳唾黄痰黏痰，就经常是肺热，那就是麻杏石甘汤或定喘汤的典型证候。所以病房里典型的小青龙汤证就不如麻杏石甘汤证常见。为什么？住院的患者经常在哮喘的基础上还合并肺部感染。单纯的过敏性哮喘急性发作，在急诊用点儿药经常就能解决问题。需要收入病房治疗的经常就是支气管哮喘等合并肺部感染，多半都是饮邪化热或者干脆就是热哮。所以，寒哮的时候可用五味子。国医大师吕仁和老师的老师，就是我的师祖祝谌予教授有个著名的方子——过敏煎，过敏煎里就有五味子。实际上好多民间验方、秘方，都常与经典的知识不谋而合。我们推崇经方，但别说后世方不好，民间验方不好。推崇民间验方，也不要忘记经典名方。许多理论都是相通，都是我们中医药文化宝库里面的重要组成部分。咳嗽就加干姜、细辛、五味子，为什么呀？治咳嗽的药，当然重点是肺寒的咳嗽。因为咳嗽在呼吸系统疾病里面还是因为外受风寒，内有寒饮，这种情况应该是比较多见。所以，张仲景特别主张加干姜、细辛、五味子。包括柴胡剂里的或然证，四逆散里的或然证加减里面也都是咳嗽，即加干姜、细辛、五味子这一类。说明干姜、细辛、五味子这一类药治疗咳嗽效果比较好。现在这个是阳虚证，本身就是在阳虚体质的基础上，又有一个水气病，所以加用干姜、细辛、五味子就更合适。如果是小便利呢？本身小便利就可以去茯苓，那意思是说真武汤里面茯苓虽然是放在第一位的药，但实际上如果是小便利的话，也可以去茯苓。所以，不能把经方神秘化。桂枝汤加减方还有去桂的时候呢！桂枝去桂加白术茯苓汤，桂枝汤都去了桂枝了，还叫桂枝汤类方吗？但是《伤寒论》当中就有桂枝去桂加白术茯苓汤。真武汤里边用茯苓利尿，同时又说小便利者就可以去茯苓。所以不要把经方想得太神秘，认为经方不能变，一味药也不能减。因为张仲景反复地讲过，经方可以加减，以至于主药都可以减掉。真武汤中，小便自利者，茯苓都可以减掉，如果下利就去芍药。大家想想我们讲太阴病篇的时候，说“其人续自便利，设当行大黄芍药者，宜减之，以其人胃气弱，易动故也”，这不是再次印证了芍药的通泻作用吗？如果腹泻就要把芍药去掉。因为芍药有通大便的作用。那腹泻怎么办呢？可加干姜二两。干姜能守而不走，最善于温中散寒，所以干姜治腹泻效果是非常好，尤其是脾胃虚寒的这种腹泻用干姜就非常好。原方去掉芍药加干姜二两，可治疗腹泻。如果要是呕吐，就去掉附子，再加生姜足成半斤，呕吐就大剂量用生姜，说明生姜是治疗呕吐的效药。焦树德教授曾明确指出：如果吃了药以后恶心得厉害，可以通过两个手段解决，一个手段就是用生姜汁来送服这个药，另一个手段就是可以用到大黄甘草汤来送服这个药。在《伤寒论》里边，显然是把生姜作为呕吐对症治疗最有效的药物。当然，辨证肯定应该是寒证，若是热证用生姜就不太合适。张仲景认为治呕吐效果最好的就是生姜，治咳嗽效果最好的就是五味子、干姜。可见，真武汤总共五味药，除了白术以外，都可以去掉。说明应用经方完全可以根据具体情况灵活加减，而且主药都可以加减。有一个人曾经说赵老师经常讲《伤寒论》三阴三阳，临床上是不是经常用经方？好像是对我喜用经方有怀疑。告诉大家，我每天都在用经方，不能说百分之百，基本上 80% 以上的处方里都有经方的理法。只是我用经方，不主张死板教条，比如说我开了一个治疗中风病的方——补阳还五汤，又加了炮附子、生姜、白术、茯苓，是不是真武汤已经在这个方里了？决不要把经方理解得那么神秘！现在有些中医对《伤寒论》没有进行深刻地研究，认为经方绝对不能变，这都是因为没有真正领会《伤寒论》的精髓。因为在《伤寒论》原书里边张仲景已经明确给大家做出了示范，经方可以加减，甚至经方主药都是可以减掉的。所以说，学习《伤寒论》有四个层次。第一个层次是用经方；第二个层次是掌握张仲景的理法，就是可以用它的理法，但不一定非得用那个原方；第三个层次是学会张仲景的治学思路；最高层次则是学会张仲景悲天悯人、不求名利、惟求博济的高尚情怀。不要认为念了几天《伤寒论》，就觉得彻底理解了。施今墨先生、祝谌予教授、吕仁和教授，实际上也常用经方。学习经典，既要能钻进去，又要能跳出来。前面说的第二个层次就是用张仲景的理法不一定要用张仲景的原方，施其法不一定非要用其方，这已经高过了单纯用经方的这个层次。所以从这个真武汤的加减就足以看出经方没有什么神秘，可以加减，甚至连主药都可以加减！真武汤作为温阳利水名方，我们临床常用其治疗慢性肾脏病肾病综合征水肿阴水证及慢性心衰水肿等，屡有佳效。治疗肾病水肿，一般可加用黄芪、当归、川芎、丹参、防风、猪苓、车前子、土茯苓、石韦、穿山龙、大腹皮、冬瓜皮等，可益气活血化瘀、利水消肿。而治疗慢性心衰，则加用人参、丹参、桃仁、红花、猪苓、车前子及炒葶苈子、桑白皮、石韦等，益气活血，通阳化饮，泻肺利水。

少阴病，下利清谷，里寒外热，手足厥逆，脉微欲绝，身反不恶寒，其人面色赤，或腹痛，或干呕，或咽痛，或利止脉不出者，通脉四逆汤主之。【317】

通脉四逆汤方

甘草二两，炙　附子大者一枚，生用，去皮，破八片　干姜三两，强人可四两

上三味，以水三升，煮取一升二合，去滓，分温再服，其脉即出者愈。面色赤者，加葱九茎；腹中痛者，去葱，加芍药二两；呕者，加生姜二两；咽痛者，去芍药，加桔梗一两；利止脉不出者，去桔梗，加人参二两。病皆与方相应者，乃服之。

此条论少阴病阳虚下利清谷阴盛格阳之通脉四逆汤证。此少阴病即少阴阳虚体质的人为病，临床出现了下利清谷，一般可用白通汤治疗。如果下利清谷很厉害，阳气虚衰，阴盛格阳，出现了里寒外热，表现为“手足厥逆，脉微欲绝，身反不恶寒，其人面色赤，或腹痛，或干呕，或咽痛，或利止脉不出者”，就应该用通脉四逆汤主之，这就是著名的通脉四逆汤证条文。我们讲里寒外热时已经说过，张仲景这里是说，里面本质上是真寒，阴盛格阳在外边表现为热象，实质上是真寒假热。张仲景这个里外，与现在八纲辨证的表里不是一个概念，这个里寒外热实际上就是真寒假热的意思。实际上是里有寒，因为阳虚，阳虚就有里寒，但表现在外边的是热。为什么会表现在外边是热呢？那就是所谓虚阳浮越，所谓的阴盛格阳！针对阴盛格阳就得从治，看到有外热，但是还要用温阳散寒的方法来治疗。现在表现为手足厥逆，脉细欲绝，这显然都是阳虚有里寒的表现，但身反不恶寒，其人面色赤，出现不怕冷的表现，出现面色红润，这就是外热。这外热是因为阴盛格阳所致。阴盛格阳，因为阴寒太盛，所以虚阳浮越，这是阴盛格阳于外，所以出现身反不恶寒，其人面色赤。同时也可能兼有腹痛，干呕，咽痛，“或利止

脉不出者”，或者是严重腹泻都没得可拉，脉也摸不到了，条文前半部分说的是脉微欲绝，这边干脆脉都不见了，这个时候怎么办呢？用通脉四逆汤。虽然有不恶寒和面色赤的这种外热的表现，但本质是里寒，我们就需要透过现象看本质，要抓住本质，针对里寒来用药，用什么方法？用通脉四逆汤。通脉四逆汤里边用炙甘草二两，附子大者一枚，那就说明在仲景那个时期附子有大有小，是不是？没法说到底是多大量，很难说。现在的附子长得与以前附子是不是一样？也很难说。在这里我们要强调理解经典原文的精髓。这个条文的精髓就是一般治疗阴寒内盛的病用炮附子一枚。若要是重症的时候就得加大剂量，附子大者一枚，最关键的地方是通脉四逆汤里边附子是生用。附子生用很厉害。后世有三生丸、三生汤，治疗重症才用生附子。干姜三两，强人可以用到四两。实际上，药物组成还是四逆汤的三味药，只是剂量有所改变，炮附子换成了生附子。方后注指出：以水三升，煮取一升二合，去滓，分温再服。当时一般都是每日 3 次，常规服法。附子汤、真武汤治疗的都是一般的病，一般的病都是喝 3 次。假如病情严重的，就要分温再服，喝两次即为加大了单次服药量。“其脉即出者愈”，本来脉摸不到了，喝药后其脉即出，现在一用通脉四逆汤脉就出来了，这就是佳兆。这实际上就是休克一类的病，都是重症，低血容量性休克等吃了通脉四逆汤以后很快脉出来了，血压也就上来了，患者也就得救了。古代的时候没其他办法，现在就可以用参附注射液静脉点滴，纠正低血压状态。如果没有感染，仅仅是单纯的低血容量休克的话，那效果就更好。往往补上液，血压就上来了。接着看加减法：面色赤者，加葱 9 根，这量也挺大的。如果腹中痛者，去葱加芍药二两，提示芍药治疗腹痛是效药。如果是虚寒胃痛、虚寒腹痛，该用什么方？《中医内科学》教材里面，虚寒胃痛主方是黄芪建中汤，中脏虚寒腹痛主方是小建中汤。你说用理中汤可以不可以呀？好像也可以，理中汤也是针对虚寒证的方。但教材选的是黄芪建中汤、小建中汤。为什么没选理中汤、附子理中汤？因为理中汤也好，附子理中汤也好，温中散寒，重点是治疗虚寒腹满腹泻等。而黄芪建中汤、小建中汤，方里面有芍药，长于治疗腹痛。腹中痛者，加芍药二两，意味着芍药有止痛的作用。至于芍药到底是赤芍还是白芍，我们说赤芍、白芍都对腹痛有好处。因为白芍配甘草能缓急止痛，能够解决不荣则痛的问题，能够解决拘急而痛的问题。赤芍本身有活血化瘀的作用，能够解决不通则痛的问题。所以赤芍、白芍同用，再加上通脉四逆汤里面本身有甘草，就能解决疼痛，尤其是平滑肌痉挛所致的腹痛。其他，如各种绞痛，都是筋脉拘急而痛，都有不通则痛、不荣则痛的意思。芍药甘草汤不仅可以解决不通则痛，还能解决不荣则痛，还能解决拘急而痛，所以就是治疗腹痛最好的一个药。所以张仲景说如果腹中痛的就不用葱，再加上芍药二两。如果呕吐的，再加生姜二两。再次说明在张仲景心中，生姜就是治疗呕吐最好的药。对症治疗，针对呕吐症状就加生姜，针对腹痛就加芍药，这就是张仲景也有对症治疗的思路。咽痛者，去芍药加桔梗一两。桔梗是治疗咽痛的要药。利止脉不出者，去桔梗加人参二两。加人参很重要！为什么加人参？加人参不就是参附汤、参附注射液的意思吗？因为脉都摸不出了，肯定是气脱阳亡休克，或者是心衰，所以这个时候必须加人参大补元气，益气固脱。所以加人参非常重要。这个加减法说明了什么问题？说明了张仲景用药的时候不但有辨证用药，实际上还有对症治疗的精神。我们国医大师吕仁和教授有“六对论治”的思路。什么是六对论治呀？包括：①对症治疗。就是有这个症状，就用这个药，这就是对症治疗。②对病治疗。是有这个病就用这个药。③对症辨证治疗。对症状进行辨证治疗，比如都是呕吐，有寒饮的用生姜，如果有热的就用大黄甘草汤。④对病分期辨证治疗。⑤对症辨病与辨证相结合治疗。⑥对病辨证论治。这叫作“六对论治”。实际是病、证（证候）、症（症状）并重的精神。对症治疗也很重要。病重要不重要？当然重要，患者来找你是干什么来了，是治病来了。证候重要不重要？重要。因为你不辨对证，就选不好药，就不可能有疗效。辨证论治是中医最基本的、最重要的特色。症状重要不重要？也重要。患者来了不就是要解决这个痛苦的症状吗？所以，并不是说仅仅强调辨证论治，实际上，病、证（证候）、症（症状）都很重要。所以吕仁和教授提出“六对论治”，其中就有对症治疗。在这个对症治疗里面，张仲景就说，如果是腹痛，那就加芍药；呕吐就加生姜；咽痛就加桔梗；利止脉不出者加人参。实际上，这个就有对症治疗的意思在里面。这个加减法启发我们，一方面强调经方可以加减，另一方面强调张仲景也重视对症治疗，不是仅仅强调辨证论治。很多观念，都是我们自己把自己思路给困住了，就好像说咳嗽就不能用五味子这种收敛药之类，不是非得是几十年的咳嗽才能用五味子，短期的咳嗽有时候加用五味子也能提高疗效，尤其像小青龙汤这种方证。

少阴病，四逆，其人或咳，或悸，或小便不利，或腹中痛，或泄利下重者，四逆散主之。【318】

四逆散方

甘草，炙　枳实，破，水渍，炙干　柴胡　芍药

上四味，各十分，捣筛。白饮和服方寸匕，日三服。咳者，加五味子、干姜各五分，并主下利；悸者，加桂枝五分；小便不利者，加茯苓五分；腹中痛者，加附子一枚，炮令坼；泄利下重者，先以水五升，煮薤白三升，煮取三升，去滓，以散三方寸匕，内汤中，煮取一升半。分温再服。

此条少阴病阳虚体质气滞证之四逆散证。这是一个非常有争议的条文。所谓"少阴病，四逆，其人或咳，或悸，或小便不利，或腹中痛，或泄利下重者，四逆散主之"，困扰了研究伤寒的学者几千年。为什么少阴病用四逆散来治疗呢？因为从四逆散的药物组成看，就是炙甘草、枳实、柴胡、芍药，显然不是温肾阳的方药。张仲景为什么用行气疏肝的四逆散治疗少阴病呢？许多注家就进行了发挥。有的人说少阴病写错了，应该写成少阳病，少阳病再用柴胡来疏肝就很好理解了。所以，有人认为四逆散应该在少阳病篇，应该是治疗少阳病。这种观点当然是不能让人信服的，为什么？阴和阳两个字繁体字形不同。写错阴阳，就好像说男女搞错了一样。有人说，四逆散不是治疗少阴病，放在少阴病篇主要是为了与前边的通脉四逆汤、四逆汤、白通汤进行鉴别。但这种说法不能说通。为什么呢？为了鉴别没有必要声称为少阴病！说"四逆，其人或咳，或悸"即可，为什么要说少阴病四逆呢？张仲景原书明确把四逆散证称为少阴病，说不是少阴病难以让人信服。还有的人解释说三阳之中，太阳为开，少阳为枢，阳明为合，三阴之中，少阴为枢，枢就是枢机不利就得用柴胡。以前已经讲过，开、枢、合字都搞错了，所以不能让人信服。那么究竟这个少阴病是什么？我们已经讲过了，所谓的

少阴病就是少阴体质的人得了病。那么四逆散证这个条文，又是什么样的少阴体质呢？是少阴阳虚体质的人得了病。少阴阳虚体质的人得了病了，可以表现为水气病那就是真武汤证，当然也可以兼有气滞证那就是四逆散证。试着想想，你身边是不是既有阴虚体质的人，又有阳虚体质的人，阴虚体质的人可以生气，阳虚体质的人就不生气吗？少阳气郁体质的人爱生气，少阴阳虚体质的人就不会生气吗？人活天地之间，不如意之事十有八九，说谁能不生气？无论是富商明星，还是高官权贵，还是普通老百姓，谁能天天心情那么舒畅？如果是少阴阳虚体质的人要是生了气之后，自然也引起肝气郁结。少阴阳虚体质的人也可以出现肝气郁结的证候，依然还是应该称为“少阴病”。因为少阴病，本来就是少阴体质的人为病。少阴阳虚体质的人就爱出现手脚发凉，这就是“少阴病，四逆”。并不是一般理解的只要气郁就会出现手脚发凉或者热厥，阳气郁结的厥。当然理解为气郁或热厥，也有实际临床价值，只是如此解释四逆散证条文就不合适。因为好多青年女性，实际上并不是阳虚体质，但她也常表现为手足发冷，使用逍遥丸就把手脚发凉解决。临床有这种情况。就是说气血瘀滞不能布达于四肢，气郁的厥证、热郁的厥证，临床上确实存在。但是张仲景这里的“四逆”不是这个意思。原文还是说少阴阳虚体质的人就爱出现手脚发凉，同时又可表现为咳嗽，或者心悸，或者小便不利，或者肚子痛，或者泻痢下重等复杂症状。这个时候，应该用什么方治疗呀？因为是气郁为主，所以应该用四逆散来治疗。怎么就知道这个少阴病就是少阴阳虚体质，这个四逆是本身阳虚手脚发凉，而不是气郁，或者是热厥手脚凉。因为加减法在这里已经告诉我们了，四逆散是用白饮和服用，是用热水而不是用凉水送服。然后紧接着说：咳者加干姜、五味子。如果要是咳嗽就加干姜、五味子，要不是阳虚能加干姜、五味子吗？说明干姜、五味子是治疗咳嗽最常用的药。如果悸者，加桂枝五分。因为桂枝有利水的作用，有平冲降逆的作用。《伤寒论》本身在好多方子里都有桂枝，如木防己汤，主治心下有支饮的面色黧黑的，心下痞坚，脉沉紧，木防己汤也有桂枝。桂枝甘草汤、苓桂枣甘汤也都可用治心悸。实际上，张仲景治疗心悸时对桂枝比较青睐。桂枝在张仲景治疗心悸的时候是比较常用的一味药。小便不利者加茯苓五分，说明在张仲景常用茯苓利尿。腹中痛加炮附子一枚，炮附子还要掰开，加炮附子一枚就是温中散寒止痛的意思。若泻利下重，就加水五升，再加薤白三升。薤白又叫小蒜，又叫野蒜，薤白本身就能治疗腹泻，泻利下重实际应该是痢疾的意思。因为一般的下利，即腹泻没有里急后重。这个泻利下重，虽然没有说便脓血，但是实际上有里急后重的意思。腹泻或痢疾的食疗方中大蒜最好，大蒜又叫中药的青霉素，有抗菌的作用，所以痢疾的时候可以吃蒜调马齿苋。马齿苋本身清利湿热，可以治痢，再加上大蒜，大蒜本身能消毒杀菌。腹泻常用大蒜调理肠胃，尤其在缺医少药的时代，可以说是屡用屡验。所以说这里用薤白或者也有这个意思在里面。总体说，四逆散加减法加的这些药，无论是桂枝、五味子，还是茯苓也好，还是附子、薤白也好，这些药的药性都是温性。说明这个“少阴病四逆”有阳虚的基础。少阴阳虚体质得病后，表现为肝气郁滞证，虽然要用四逆散针对肝气郁结这个病机疏肝理气，但因属于少阴阳虚的体质，所以选用加减法的时候，可以适当选用些温通类的药物。很多人扩大这个方子的应用范围，比如龚志贤先生，一位重庆的名老中医，也在中国中医科学院工作过，龚志贤老先生就经常用一个方子有枳实、芍药，再加上红藤、败酱草、薏苡仁，治疗阑尾炎，效果很好。我就用这个方子治疗过一个阑尾炎患者，中年女性，效果确实不错。所以说四逆散是治疗少阴阳虚体质的人得四逆散证，方子组成就能解释得通了。但是四逆散就不能用于阴虚吗？当然更常用。像我们最常治疗的糖尿病患者，就大量运用四逆散。本身就有阴虚体质，甚至就是阴虚证，又生气了，就可表现为四逆散证，还是要用四逆散。但考虑其又有阴虚体质，就再加上些知母、黄柏、生地黄、玄参这些药。后世的逍遥散、柴胡疏肝散，都包括柴胡、芍药核心的配伍。我读本科的时候，河北省中医院，有一位老中医——李祖培，这位老先生，鹤发童颜，70多岁，女患者特别多，跟他几次门诊，常见用的方子就是：柴胡9g，陈皮9g，白芍12g，半夏12g，党参12g，白术12g，茯苓12g，焦三仙各90g，甘草6g。这就是柴芍六君子汤，很多患者都是用这个方子。如果来一个冠心病可再加上瓜蒌。当时在省中医院里面，他的患者最多，就说明这个疏肝和胃的治法适应证非常广。不管是妇女病，还是肝胆病、胃肠病、脾胃病、精神病，都可用这个方子。有人说中医太难学了，实际上中医很好学。如果想变成一个一般医生很容易，要想变成一个好医生就很难。中医好入门，不好深造。《医林改错》中血府逐瘀汤也是有四逆散的意思在里面，治疗的疾病范围很广，从头到脚都能治，不是仅可治疗心绞痛。我在邯郸实习的时候有一个老中医，原来是骨科大夫，后来年龄大了，门诊看内科病。临床只认三个处方。患者来了，只要是部位靠上的病，不论是咳嗽还是喘，不论是咽痛还是头痛，不论是耳鸣还是心烦，都用防风通圣散原方。只要是部位靠中间的病，不论是肝癌还是肝炎，不论是胃炎还是溃疡病，都用血府逐瘀汤。只要是部位靠下面的病，不论是妇科病、男科病、腰腿痛，都用六味地黄丸。他的患者不是很多，但也有人说疗效很好。国医大师方和谦最擅用两个方：滋补汤、和肝汤。和肝汤是逍遥散的加减，滋补汤是十全大补与六味地黄丸的加减，疗效特别好。说明调肝这个治法在临床上特别常用。纵观《方和谦医案》，最常用的就是这两首方。所以说强调和肝这一治法。四逆散特别常用，少阴阳虚体质、少阴阴虚体质、少阳气郁体质的人都可用四逆散。厥阴肝旺体质的人呢？也可以用，改变剂量，把芍药加大量，少用点柴胡就可以了。四逆散是一个特别好的方，向大家强烈推荐。四逆散原方每一味药剂量是一样的，甘草、枳实、柴胡、芍药，“各十分，捣筛，白饮和服方寸匕”，但现代医家用的时候都不一样。国医大师吕仁和教授也特别喜欢用这个方。一般会用炙甘草 5 ～ 6g，并且枳壳、枳实同用，各 6g 或各 9g，15g，30g。因为吕老师师从施今墨，施今墨爱用对药，枳壳、枳实就是一对药。枳实有破气消痞的功效，枳壳有行气宽中的功效。枳实劲儿大，枳壳劲儿小，而二者实际上是一个药源。枳实是生的，没有成熟的时候摘下来，成熟后干了以后叫枳壳，一个成熟，一个不成熟，就像青皮与陈皮，青皮是未成熟的，陈皮是后来成熟了放久了的。一般都是生的劲儿大，放得久了劲儿就小了。所以陈皮不如青皮劲儿大，枳壳不如枳实劲儿大。吕老师经常枳实、枳壳同用。芍药也是赤芍、白芍同用，各 12g 或各 15g，或各 30g。我与吕老师用的剂量差不多。虽然并不是按照张仲景四逆散原方用量应用，但一样能取得较好的临床疗效，强调要根据临床实际来决定。比如一个人大便干燥，要用四逆散的话，肝气郁结，肝胃气滞，肝脾气滞，又大便干燥，就可把枳壳、枳实加大量至各 12g，赤芍、白芍加大量至各 30g，就可治疗大便干燥。如果是腹泻的患者就不可用这么大的量了。所以四逆散不仅仅可用于少阴病的四逆，其应用范围很广。吕老师经常用四逆散治糖尿病并发症，也用于治泌尿系感染等。大家都学习过“气淋”，气淋实证，《中医内科学》教材论其主方是“沉香散”。沉香价格贵，且性温，临床应用四逆散治疗气淋也很好。而针对气滞的癃闭，教材也是用沉香散治疗，实际上也可以用四逆散加味。我临床就经常把四逆散配上滋肾通关丸，治疗泌尿系感染或者尿潴留，常有很好的疗效。我的一位硕士研究生毕业论文曾开展泌尿系感染肝气郁结证舌象的研究，有特异性的舌象，表现为舌边多有浊沫。舌边是肝胆的分野，在此处出现浊沫就意味着有肝气郁结。她把泌尿系感染的患者按照肝气郁结证的判断标准，选择出来，进行统计，看有没有胸胁苦满、少腹胀痛、嗳气、呃逆、善叹息这些症状，最后统计的结果是“舌边多有浊沫”是最常见最典型的表现，比“胸胁苦满”“嗳气”“乳房胀痛”“少腹胀痛”对诊断肝气郁结证贡献度都高。田德禄教授主编的《中医内科学》教材，“淋证”那一节是我执笔，气淋实证这一证候的舌象中写的是舌苔边多有浊沫，脉弦者，可用沉香散治疗，当然也可用四逆散。四逆散配滋肾通关丸治疗癃闭、前列腺疾病、泌尿系感染效果都是很好。大家都知道，泌尿系感染女性比男性常见。因为中年妇女心情不舒畅非常常见。所以有一句话，治疗女性妇科病“早年治肾，中年调肝，晚年健脾”，就是强调中年女性肝气郁结最常见，那四逆散就是最常用的方。泌尿系感染中年女性也很多见，正适合于用四逆散加减治疗！如果有郁热，就应该用柴胡汤、柴苓汤、柴芩汤了。当然四逆散就更平和中正，郁热不厉害的也可以用四逆散治疗。四逆散是治疗气淋非常好的一个方。糖尿病的视网膜病变，糖尿病的胃轻瘫，糖尿病合并便秘，都可以用四逆散加味。就算是普通的便秘，实秘中不是有热秘、有气秘、有湿秘吗？气秘也常是用四逆散的适应证。再把枳实、枳壳同用，剂量大点，赤芍、白芍一起用，剂量大点儿，赤芍、白芍各 30g，枳壳、枳实各 12g，就可通大便。如果再通不了大便，也可加炒莱菔子 30g，或者加木香、槟榔 6 ～ 12g，大便就通了。所以治疗气秘，四逆散也是非常好的一个方。张仲景用四逆散治下利后重，这与后世芍药汤类似。治疗痢疾的名方芍药汤也有芍药配甘草。大家要是感兴趣，还可以看《串雅内编》，里边有个援绝神方，专门治疗痢疾百药不治，也是有芍药、枳壳这些药。还有《傅青主女科》里治痢疾的处方也有这些药。刘河间所谓“行血则便脓自愈，调气则后重自除”，就是调气血的思路。所以四逆散这个方确实是适应证非常广的一个方，可以用于治疗肝胆疾病，也可用于胃肠病，还有糖尿病、泌尿系统疾病、精神病等。这是因为肝气郁结太常见了。四逆散，若再加上桃红四物汤，就是血府逐瘀汤，适应证也很多。所以我们还是要强调要灵活地用经方，要用其理法。这样就能用得更好、更广。

痤疮是临床常见的损容性疾病，对爱美的女性常构成很大的心理损害。西医学认为：痤疮的发生主要与内分泌失调、雄性激素分泌过剩有关。其严重者可继发感染，甚至形成瘢痕疙瘩。所以，治疗应注意调理内分泌。有应用雌激素治疗者，起效虽快，但往往容易导致反弹，并且还存在许多不良反应。中医药治疗痤疮，传统治法重视清解肺胃之热，清热解毒，有一定疗效。但我们在临床观察发现：痤疮发生常与气血失和有关。气血瘀滞，血分郁热，则容易发生痤疮。热毒壅郁，则痤疮更可继发感染。所以治疗当重视调理气血之法，应用四逆散加丹参等，常可取得一定疗效。曾经治疗过 1 例痤疮患者：丁某，女，26 岁，北京航空航天大学学生。颜面潮红，痤疮时起时落 1 年。患者心烦咽干，月经不调，健忘，腰痛，少腹满，尿频，排尿不舒。西医诊断为泌尿系感染。诊查：舌质暗舌尖红，苔薄腻，脉左弦右沉。按左侧少腹有压痛。尿检白细胞高倍镜下 5 ～ 6 个。辨证：热毒内郁，气血失和。治法：清热解毒，调理气血。方药：柴胡 12g，赤芍、白芍各 25g，枳壳 9g，丹参 30g，野菊花 12g，金银花 15g，蒲公英 15g，紫花地丁 15g，生地黄 15g，牡丹皮 12g，酒大黄 9g，红藤 15g，甘草 6g，桂枝 6g，茯苓 12g。每日 1 剂。服药 14 剂，精神好，服药后无新发痤疮，排尿畅，月经下血块较多。原方去桂枝、茯苓、酒大黄、红藤，加白花蛇舌草。每日 1 剂。服药 28 剂，自述精神好，体力增，痤疮渐平。停药观察无复发。此例患者痤疮，伴有心烦咽干，月经不调，健忘，腰痛，少腹满，尿频，排尿不舒，舌质暗舌尖红，苔薄腻，脉左弦右沉。左侧少腹有压痛。中医辨证属于肝郁气滞血瘀，血瘀有化热之势，郁热下迫膀胱，膀胱气化不行，所以，治疗用四逆散、桂枝茯苓丸疏肝解郁、活血化瘀，加凉血活血、清热解毒之药，取得了一定疗效。其中，丹参一味，功同四物，可养血、凉血、活血，重用最适合于痤疮发病病机，有时可配合紫草、茜草等，也有佳效。而对于痤疮有瘢痕形成者，临床观察发现，可加用薏苡仁、浙贝母、莪术、夏枯草等散结之品，屡取卓效。

而泌尿系感染多为湿热之邪致病，以“风伤于上，湿伤于下”故也。因湿性黏滞，所以其致病常缠绵难愈，而转为顽固泌尿系感染。病情缠绵或与宫颈糜烂也有关系。临床观察发现：这种情况最多见于妇女，尤多见于少阳体质（肝郁），性情喜抑郁者。患者症见尿频，热涩不爽，伴见胃脘胀满，少腹胀痛，常具有典型气机郁滞病机。以肝郁气滞，肝气横逆犯胃，故见胃脘胀满，湿热下扰膀胱，下焦气机郁结，故见少腹胀痛，尿频热涩不舒。所以治当重视疏肝理气，可以用四逆散为主方。曾治疗一例此类患者，姚某，女，23 岁，尿频不爽，反复 1 年余。患者曾经中西医多方诊治，服用多种抗菌消炎药无效。既往有宫颈糜烂病史。刻下：尿频数，尿道热涩不爽，兼见胃脘胀满，少腹胀痛，痛苦异常。舌质暗，苔薄腻，脉象弦细，尿检高倍镜下白细胞 10 ～ 15 个。为肝郁气滞，肝气横逆犯胃，湿热下扰膀胱。治以疏肝和胃、理气散结、清热利湿。方药用柴胡 10g，赤芍、白芍各 25g，枳壳 10g，陈皮 10g，香附 9g，苏梗 6g，香橼 6g，佛手 6g，百合 30g，乌药 10g，丹参 30g，马鞭草 15g，刘寄奴 10g，石韦 15g，土茯苓 15g。7 剂后尿频不爽症状减轻，仍述胃胀，尿检高倍镜下白细胞 3 ～ 6 个。治法不变，调方如下：柴胡 10g，赤芍、白芍各 25g，枳壳 10g，百合 30g，乌药 10g，丹参 30g，当归 15g，浙贝母 10g，苦参 9g，地肤子 25g，蒲公英 15g，白英 15g，甘草 6g。再服 7 剂，精神状态良好，胃胀、少腹胀痛消失，仅夜卧前尿频。尿检白细胞阴性。查舌淡暗，苔薄白，脉沉细。改方清心莲子饮加味。处方：生黄芪 12g，沙参 10g，麦冬 10g，地骨皮 12g，石莲子 12g，柴胡 6g，黄芩 5g，茯苓 12g，车前子（包煎）12g，乌药 10g，白花蛇舌草 15g，蒲公英 25g，白英 15g。坚持服药 3 个月，尿检持续阴性。停药 5 年后随访，病情未反复。此例初诊即用四逆散疏肝理气为主，以香苏散调中和胃；更有验方百合丹参饮，善于养阴柔肝而和胃，行气活血以除满；配合马鞭草、刘寄奴、石韦、土茯苓，则取其清热利湿、解毒散结之用。二诊加用了金匮当归贝母苦参丸，即可散结解毒，配地肤子兼可利湿止痒。三诊诸症消失，当重视扶正，以防止病情反复，所以改方清心莲子饮加味，益气养阴，兼清余毒。治疗过程中，随方加用蒲公英、白英、马鞭草、刘寄奴、石韦、土茯苓、白花蛇舌草等味，皆清热解毒或利湿解毒之剂。临床体会对于顽固病例，具体用药选用较生僻的药物如凤尾草、爵床、白英、马鞭草、半枝莲、半边莲、土牛膝、猫爪草等，有时可取得较好疗效。

妇女更年期综合征，肾虚是其最基本的病机。但古人有“女性以肝为先天”之说，肝郁病机也非常突出。所以，其治疗不离肝肾。临床观察发现妇女更年期综合征临床表现十分复杂，更与糖尿病、高血压病、骨质疏松症、外阴阴道炎、泌尿系感染等有密切关系。患者常因情志因素诱发病情加重，表现为头晕目眩，疲乏无力，烘热汗出，易寒易热，胃脘痞满，支撑两胁，牵及少腹，腰膝冷痛，双下肢浮肿，伴有口苦、咽干、心烦、失眠、月经不调，症状较为繁杂。但仔细分析仍不外肾虚、肝郁两端。肾虚，阴阳失和，故见头晕、疲乏、烘热汗出、腰膝冷痛、双下肢浮肿；肝郁，肝气犯胃，气滞血瘀，郁热扰心，故见胃脘痞满，支撑两胁，口苦、咽干，心烦、失眠，月经不调。所以治疗当肝肾并治，气血两调，阴阳双补。方用四逆散、二仙汤加味，常可取得较好疗效。

另外，痛风临床多发，常以脚痛为主症，有时也常有风寒、潮湿为诱因，但发病的主因则是湿热内郁，与长期的生活习惯有关。患者多阳明体质、太阴体质、少阳体质，过食甘肥，内生湿热，加以情绪波动，气郁化热，湿热下注，阻痹经络，故见脚痛关节红肿，郁热上熏，故见口苦、咽干、目眩、眼干涩等，胃肠通降不行，故大便不畅。所以，方可用四妙丸清热除湿，加威灵仙、秦艽舒筋活络，可用四逆散加大黄等，疏肝解郁，清泄结热，或更可加金钱草、萆薢、土茯苓等清利湿热，也常有卓效。

少阴病，下利六七日，咳而呕渴，心烦不得眠者，猪苓汤主之。【319】

猪苓汤方

猪苓去皮　茯苓　阿胶　泽泻　滑石各一两

上五味，以水四升，先煮四物，取二升，去滓，内阿胶烊尽。温服七合，日三服。

此条论少阴病阴虚热化夹水气证之猪苓汤证。前文已经谈过少阴阳虚寒化证附子汤、白通汤、通脉四逆汤证，尤其是阳虚加水气病真武汤证，这里开始谈少阴阴虚热化证夹水气之猪苓汤证。原文指出“少阴病，下利六七日，咳而呕渴，心烦不得眠者，猪苓汤主之”，这个就是典型的少阴阴虚体质的人为病。少阴阳虚水气病，可见腹痛、小便不利、四肢沉重疼痛、下利。少阴阴虚体质的人如果夹有水气，也可以出现下利，下利以外还有咳嗽，还有呕吐，还有口渴，还有心烦不得眠。这与黄连阿胶汤证有点儿像。与黄连阿胶汤证有什么不一样？“下利六七日，咳而呕渴”，这些在黄连阿胶汤证表现里面没有。黄连阿胶汤只是说“心中烦不得卧”，没说“咳而呕渴”。为什么会出现“下利六七日，咳而呕渴”？因为阴虚基础上，还夹有水气。猪苓汤能利水，也能清热养阴，所以猪苓汤也是可以治疗少阴阴虚体质的人为病，水热互结者。临床上，包括泌尿系感染的患者、肠道感染的患者，都可以表现为猪苓汤证。本身就是阴虚体质的人，又得了肺部感染、肠道感染、泌尿系感染，就会出现咳嗽、呕恶、心烦、睡眠不好、小便不利、尿频、尿急、尿痛这些症状，就可以用猪苓汤治疗。如果没有泌尿系感染，仅仅表现为腹泻、呕吐、心烦不得眠，也可以用猪苓汤。猪苓汤中有阿胶、滑石。阿胶能滋阴养血，还有润肺止咳的作用；滑石可以利尿通淋，又能退热，还有治下利的作用。《神农本草经》谓滑石可治疗“身热泄澼”，《本草新编》指出“滑石非止渴之药也，藉其利膀胱而去湿热耳。夫湿热积于膀胱，则火必上升而作渴，利其湿热，则火随湿解，而膀胱之气化自行。膀胱之气化既行，则肺气清肃，不生火而生阴，而津液自润矣。此滑石所以利尿而止渴也”，认为滑石可以通过清利膀胱湿热而起到止渴的作用。《金匮要略·脏腑经络先后病脉证》篇指出：“夫诸病在脏，欲攻之，当随其所得而攻之，如渴者，与猪苓汤。”意思是说脏有病，如肾阴亏虚，同时夹有湿热，如果要用攻邪之法，就应当针对其相对应的腑——膀胱而行攻法。如渴证患者是肾阴虚，就可通过清利膀胱湿热而起到育阴止渴的作用。可见，《伤寒论》与《金匮要略》确实关系密切。临床上，常用猪苓汤治疗阴虚水肿，少阴阴虚体质的人又得了泌尿系感染等，屡有佳效。现在临床上，更常把猪苓汤与知柏地黄丸一起用。对那种泌尿系感染反复发作，阴虚，或兼见眼睑、肢体的浮肿，或心烦失眠，就可以用知柏地黄丸再加上猪苓汤一起用。为什么要把知柏地黄丸用上？因为是少阴阴虚体质，知柏地黄丸本身就能滋阴清热，对于这种阴虚体质很适用。若再加上猪苓汤的这几味药，清利湿热，利水消肿，那就更好。所以对于经典条文，不要死板教条。

少阴病，得之二三日，口燥咽干者，急下之，宜大承气汤。【320】

少阴病，自利清水，色纯青，心下必痛，口干燥者，可下之，宜大承气汤。【321】

少阴病，六七日，腹胀，不大便者，急下之，宜大承气汤。【322】

这三个条文就是论所谓的少阴三急下证。这三个条文也是自古至今注《伤寒论》者八百余家、近千家，谁都解释不好的条文之一。为什么“少阴病，得之二三日，口干咽燥者”，就要急下之？“少阴病，下利清水，色纯青，心下必痛，口干燥者”，下利清水，为什么还要急下之？“少阴病，六七日，腹胀不大便者”，仅仅腹胀满，为什么就要急下之？请看阳明病篇，我们已经讲过了，用大承气汤多么小心！为什么到少阴病篇，张仲景就这么随便，动不动就“急下之”，不用小承气汤，也不用调胃承气汤，直接就用大承气汤呢？不是说麻黄汤、桂枝汤是太阳病主方，小柴胡汤是少阳病主方，大承气汤是阳明病主方吗？怎么这一条少阴病却要用大承气汤呢？不管怎么说，大承气汤也是泻下腑实之方。既然有腑实证就应该是阳明病！为什么叫少阴病呢？其实这里的少阴病，就是少阴体质的人为病。少阴阳虚体质的人为病，容易表现为白通汤、白通加猪胆汁汤证。少阴阴虚体质的人为病，则可表现为胃肠腑实证大承气汤证。临床阴虚便秘最常见。阴虚便秘，老年人好几天不大便，不大便时间长了，就容易引起肠梗阻。假如一个阴虚体质的人，又得了外感热病，就更容易引发便秘。少阴阴虚这种体质类型甚至比阳明胃热体质，更容易出现腑实证。实际上，因本身是少阴阴虚体质，所以称为少阴病，而不叫阳明病。《伤寒论》里太阳病、阳明病、少阳病、太阴病、少阴病、厥阴病，更多的是当体质发病讲。三阴三阳既是生理六系统，又是人群六类体质。《伤寒论》在这个地方主要是讲体质，少阴病等这三个字在一起的时候大多数情况都是当体质讲的。就像少阴病四逆散证，是少阴阳虚体质的人得了四逆散证。这三个条文的少阴病大承气汤证，就是少阴阴虚体质的人得了大承气汤证。少阴阴虚体质的人本来就阴虚，现在又出现口干咽燥，说明津液已经受伤。如果不积极地选用下法，很快就会继发休克，亡阴亡阳。所以就得急下之，宜大承气汤，急下存阴。一般来说，在阳明病篇中，如果患者表现为好几天不大便，或虽然好几天不大便，但还能挤出来点水，这两种情况究竟哪个更不好？在《伤寒论》中认为“热结旁流”能挤出点儿粪水还是比完全挤不出来为好。而在这里，表现为“自利清水，色纯青”，实际上里边是大便不通，这种大便不通，如果是在阳明病肯定不能来了就用大承气汤，应该先用小承气汤试试。但是在少阴病里就不行，如果表现为“心下必痛，口干燥者”，就应该“急下之，宜大承气汤”，需要赶紧用大承气汤急下存阴。还有“六七日，腹胀不大便”，如果阳明体质的人就应该用小承气汤。因为只有出现燥屎，腹有燥屎五六枚，腹胀痛，绕脐腹痛，并出现潮热谵语汗出，手足濈然汗出，还得表现为脉实，才能用大承气汤。但对于这个少阴体质的人，出现腹胀不大便，六七天不大便，就得急下存阴用大承气汤。为什么？因为患者本身是阴虚体质，这种人如果治疗慢了，等腹胀痛、形成燥屎五六枚的时候，人已经快死了，所以就得急下之。如果是外科大夫就更清楚，老年人得了肠梗阻，与青年人的肠梗阻治疗思路是不一样的。当然，在《伤寒论》里讲的不一定都是肠梗阻，更多的可能是外感热病中出现不大便的危急情况。如果本身是阴虚体质的话，治疗就应该更积极，用下法就应该更积极。实际并不存在什么“伤寒下不厌迟，温病下不厌早”的情况。关键要看患者体质怎么样？体质本身是阴虚，那就得赶紧攻下，应用攻下法就不能等的时间太长了。我这里有两个病例，给大家分享。一个是水利部有一个工程师，59岁那一年，因本身有帕金森病综合征，长期吃苯海索等药，这类药容易导致便秘、出汗，最后得了肠梗阻。不但有肠梗阻，还有低热，同时又有低血压状态，已经快休克了，到北京一个最有名的医院急诊科住院，到那儿也没人敢给他手术。为什么呀？因为患者有帕金森这个基础病，而且关键是还处在低血压状态。后来，患者的夫人是西医大夫，就请我去会诊，到那儿以后我一看腹胀，低血压状态，口干舌燥，一摸脉，脉也不是实证实脉而是脉细而数，这是阴虚！如果要按《伤寒论》的意思，就应该是“少阴病六七日，腹胀不大便”，治疗应该急下之，宜大承气汤。但是我也害怕，担心大承气汤用完后低血压状态变成休克了。因此，当时先给患者把参麦注射液输上，然后给他开的增液承气汤，就是在承气汤基础上又加了生地黄、天花粉、炒莱菔子，诸如此类的药。并告诉患者家属，大便一通立刻就喝西洋参水。结果，患者就抢救过来了。相比较来说，温病学派运用承气汤比张仲景用承气汤更灵活，新加黄龙汤、增液承气汤、宣白承气汤、陷胸承气汤、导赤承气汤，可以说把承气汤已经用活了。这些变方比单纯的承气汤往往疗效更好，副作用更小，应用更安全。所以，实际上我是运用了温病学的增液承气汤的意思，但不是用了增液承气汤的原方。与这个患者相似的还有一个女患者，也是帕金森病合并不完全的肠梗阻，当时我在香港开会，她住在北京最有名的医院里急诊科。正好这家医院中医科主任我认识，说这个患者西医没办法了，又没人敢做手术怎么办？我说你可以用中医的办法，请中医科会诊吧！确实给患者开了类似于承气汤的处方，给予灌肠治疗。这也是很好的思路呀！但是灌肠可能不太到位，大便还是不通。后来又用理疗的方法让大便往外排，效果还是不好。我回北京后就去会诊。当时已经肠道不通十几天了，我说既然可以喝水，可以吃西药，那就可以弄点儿大黄粉灌胃了。既然下边灌肠不行，上面吃药还可能有效。最后并没有采用这个方法，结果在 10 天后去世了，年龄也是 50 多岁。同样的两个病情相似的患者，为什么一个治疗成功一个失败呢？信任很关键，用药时机也很关键。两位都是所谓的少阴病，少阴阴虚体质为病，胃肠热结腑实证，再发展就阳虚了，最终阴阳俱虚，亡阴亡阳，人也就没了。这就是所谓“当断不断，必有后患”！为什么说中医应该胆宜大心宜小？胆大心细，就是既要想得全面，谨慎小心，又要当断得断，该用药不用药很快患者就死了。所以，这就是张仲景要强调“急下之，宜大承气汤”的原因。张仲景的意思并不是说所有的患者只要不大便六七天，也有腹胀就必须急下，只是强调这种少阴阴虚体质的人，就像这种本身有基础病，如糖尿病、老年病、心脏病，还有帕金森病这种病，本身就有慢性病，假如治疗还当断不断，很快就会危及生命。所以说张仲景强调急下之，良有深意。对这三个少阴三急下证条文，实际上自古至今所有的《伤寒论》注家都没解释清楚。有的说是“中阴溜腑”，就是说邪中的是少阴，但是溜到阳明这个腑了。实际上不过是少阴阴虚体质的人，又得了一个胃肠壅实的大便不通的腑病实证而已。有少阴体质的人得了一个腑实证，应该称为少阴病，而不能称为阳明病。如果阳明胃热体质的人得了一个胃家实的病，那才能叫阳明病。所以这是少阴病，强调少阴阴虚体质的人为病，表现为大承气汤证。所以理解了三阴三阳是六个生理系统，理解了三阴三阳是人群六类体质，《伤寒论》里所有的疑难问题便迎刃而解了。

少阴病，脉沉者，急温之，宜四逆汤。【323】

此条论少阴病阳虚重症脉沉四逆汤证。前三条是少阴病急下证，这一条是少阴病急温之四逆汤适应证。“少阴病，脉沉者，急温之，宜四逆汤”，少阴病就是少阴阳虚体质的人为病，脉沉是少阴病典型的脉象。少阴病又出现脉沉，就要“急温之，宜四逆汤”。为什么少阴病脉沉，就得“急温之”，用四逆汤呢？脉沉，不还可以用麻黄细辛附子汤的吗？想来这条文写得有点儿太简单。但是意思是对的。本来就是少阴阳虚体质的人，得了外感病以后，症状不典型，但是脉特别沉，这意味着什么？意味着阳虚比较厉害，不好好治疗，很快就会导致阳气虚衰，进一步发展就可能导致亡阴亡阳，所以要“急温之”。这就是少阴病，脉沉者是少阴阳虚或阳衰体质的人，感受外邪，阳气很快就会虚衰，甚至会发生亡阴亡阳，所以需要很快回阳救逆，用四逆汤。一般的年轻人得了感冒，不管你发热多高，恶寒，全身关节疼痛，吃一片解热镇痛药，第 2 天早上就又去上班了。如果要是老年人呢？如果是少阴阳虚体质的老年人，一片解热镇痛药，出一身汗，就可能导致虚脱。热退了，人没了。为什么要扶阳解表？像这种少阴病，脉沉，甚至扶阳解表都来不及了，需要直接就给四逆汤了。总体说，这个条文表述过于简单，意思在于强调少阴阳虚体质的人，得了外感病以后，特别需要重视用温法和急救回阳这个思路。

少阴病，饮食入口则吐，心中温温欲吐，复不能吐。始得之，手足寒，脉弦迟者，此胸中实，不可下也，当吐之。若膈上有寒饮，干呕者，不可吐也，当温之，宜四逆汤。【324】

此条论少阴病阳虚寒化证之膈上寒饮四逆汤证及其鉴别。“少阴病，饮食入口则吐，心中温温欲吐，复不能吐”，意思是说少阴阳虚体质的人，发病后表现为饮食入口即吐，心中温温欲吐，又吐不出来。怎么治疗？进一步应该根据症状做出决定。一种情况是想吐又吐不出来，如果“始得之，手足寒，脉弦迟者，不可下也，当吐之”，实际上是有痰涎在胃里存着，那就应该用吐法，这依然是之前我们说过的因势利导之法。中医学强调“因其上而越之，因其下而竭之，中满者泻之于内”，既然这是痰涎，是“胸中实”，痰涎所在的这个病位比较靠上，所以说是“胸中实”，脉弦迟，不是虚象，虽然出现手足冷，但不同于少阴阳衰四肢厥冷，但是心里面难受，想吐又吐不出来，实际上就是与宿食在上，当吐之，宜瓜蒂散的意思是一样的。这个痰涎的病位比较靠上，所以可以用吐法来治疗。但如果是少阴阳虚，同时膈下有寒饮，因有这个寒饮而出现干呕的症状，那就不可用吐法，而应该用温法，宜四逆汤。实际上，原文是说这种想吐又不能吐的情况有两种情形：一种情形是真正的胸中实，不管有痰涎还是其他什么，治疗当吐之；还有一种情况是真正的阳气虚，膈下有寒饮，治当温阳，就不应该再用吐法。寒饮在胸膈的时候是支饮。《金匮要略·痰饮咳嗽病脉证并治》篇指出：“其人素盛今瘦，水走肠间，沥沥有声，谓之痰饮；饮后水流在胁下，咳唾引痛，谓之悬饮；饮水流行，归于四肢，当汗出而不汗出，身体疼重，谓之溢饮；咳逆倚息，短气不得卧，其形如肿，谓之支饮。”这里明确说“膈上有寒饮”实际上就是肺心病心衰或心包积液等，这一类病当然不能用吐法，要用四逆汤这一类温阳补气。张仲景《伤寒论》都是临床所得，如果不结合临床来深入理解，那就理解不了其真正内涵。所以这种温温欲吐的表现，既可以是实证，也可以是虚证，要真是阳气虚衰表现为寒饮的话，那就只有用四逆汤或真武汤等温补方来治疗，而不能用吐法。只有真是有东西如痰涎在胸中的时候才可以用吐法，即因势利导的意思。

少阴病，下利，脉微涩，呕而汗出，必数更衣反少者，当温其上，灸之。【325】

此条论少阴病阳虚下利灸法适应证。“少阴病，下利，脉微涩”，少阴病意思就是少阴阳虚体质的人，腹泻，微涩脉，而且还出现呕吐、出汗的症状，那就都不是好事，都有伤津液的意思，就是说除了阳虚以外，还有伤津液的表现。尤其是还出现“更衣反少者”，腹泻严重到一定程度，再也拉不出来了，这是重症，提示阴液将竭，就是阴虚的同时还出现阳脱的病变，即成阴竭阳脱的病变。怎么办？应该用温灸法治疗，以回阳救逆。一般来说，就是灸神阙。因为灸神阙最能回阳救逆。所以我们说《伤寒论》既重视扶阳气，也重视存津液。反过来说也对，存津液重要，扶阳气也很重要。少阴阳虚腹泻，关键时刻还得用灸法，扶阳气！少阴阴虚，大便不通，治疗当急下之，强调存津液。这个条文，腹泻严重得都已经拉不出来了，提示津液将竭，而阳气欲脱，所以这个时候应该用温灸法。“当温其上”，也有认为当温灸百会穴者，如此则有升提阳气、升阳举陷的意思。至于这个时候少阴病应该理解成少阴阳虚体质，还是少阴阴虚体质呢？总体看来，理解为阴阳俱虚体质更有道理。理解成阳虚体质，用灸法，更是合情合理。那阴虚体质是不是就绝对不能用灸法？阴虚一般不用灸法。但如果是腹泻严重，将要阴竭阳脱的时候，还是可以用灸法。总体说，扶阳气也是非常重要的。学习和理解经典著作，就是要结合临床来理解，如此就可发现其中更深刻的内涵。

八、辨厥阴病脉证并治

厥阴系统是人体控制情绪、潜藏阳气、平衡气机功能的概括。在生理情况下，情绪稳定，阳气潜藏，气机条达。以肝主情志，主木，主疏泄，体阴而用阳，而脾胃主土，共为升降之枢，肾主水，主藏精，所以厥阴系统功能的正常发挥，主要为肝所主，也与肾及脾胃密切相关。病理情况下，情绪失控，肝阳上亢，或肝气横逆，克伐脾胃，脾胃失和，就会表现为头晕目眩、烦躁易怒、口渴多饮、胃脘灼热疼痛、饥而不欲食、进食则吐等症状，即厥阴系统病变。

厥阴体质之人，具体可分为厥阴肝旺体质之人、阴虚肝旺体质之人、阳虚肝旺体质之人。厥阴肝旺体质之人，身体壮实，性情暴躁易怒，正如《三国演义》的张飞，性格暴躁，患病易表现为头晕头痛、面红目赤、胃灼痛反酸、胁痛、呕血、痛泻等；厥阴阴虚肝旺之人，体质稍弱，控制情绪能力差，正如《三国演义》人物祢衡，遇到不平，敢于击鼓骂曹，患病易表现为头晕目眩、烦躁易怒、五心烦热、腰膝酸软等；厥阴阳虚肝旺之人，体质较弱，性格内向，深藏不露，而又容易冲动，发病常见头晕，畏寒肢冷，急躁易怒，胸胁痛，腰膝酸冷，正如《三国演义》人物曹操曹孟德，发病常表现为阳虚或阴阳俱虚，虚阳浮越之证。

厥阴系统病变的发生，最常见的原因是感受外邪，如风寒、风热、温热之邪及暑热之邪等，更常因情绪波动而诱发。发病常与患者的体质、性格、心理状态有关。临床上很多精神心理行为疾病，包括所谓心身疾病、消化道溃疡病、高血压病、脑血管病，常属于厥阴系统病变。当然，也可见于多种感染性疾病、传染病等病程之中。

厥阴系统病变，可以本系统受邪，也可以由太阳病、少阳病、少阴病失治误治，转化而来。进一步发展，也可以转化为阴竭阳脱危证，而成厥脱之变。

厥阴之为病，消渴，气上撞心，心中疼热，饥而不欲食，食则吐蛔，下之利不止。【326】

此条论厥阴病提纲证。“厥阴之为病，消渴，气上撞心，心中疼热，饥而不欲食，食则吐蛔。下之，利不止”，这个条文也是自古至今，许多注家解释不清楚的条文。在三阴三阳提纲证中，本条文也是字数最长的提纲证条文，反而最不好理解。那到底厥阴系统病变是什么临床表现？我认为厥阴系统是人潜藏阳气，控制情志功能的概括。什么意思？我们说少阳系统是调节情志、疏理气机、敷布阳气功能的概括，厥阴系统是潜藏阳气、平衡气机、控制情绪功能的概括。大家都知道后世学者大多认为肝体阴而用阳，主疏泄情志。实际上，疏泄情志既可以表现为疏泄不及也可以表现为疏泄太过。疏泄不及是少阳病，疏泄太过就是厥阴病。生理情况下厥阴能够平衡情绪、控制情绪、平衡气机，有潜藏阳气的功能。病理情况下阳气不得潜藏，肝气不能得到平衡，失去抑制，那就是阴虚阳亢了。如果肝气失去制约，就会横逆，肝气横逆就容易克伐脾胃。若是从情绪方面来说，控制情绪能力差，就表现为容易冲动，性急易怒。所以厥阴系统病变的典型表现首先为消渴。“消渴”强调口渴多饮，随饮随消，说明厥阴病阴虚常见，阴虚多有热。“气上撞心”，就是肝气横逆，肝气横逆克伐脾胃，就会表现为“气上撞心”。“心中疼热”，“心中”在胃，不在心也，就是说“心中疼热”其实就是胃痛，就是胃脘灼热疼痛。为什么灼热疼痛呀？因为阴虚有热，肝气横逆克伐脾胃，就是灼热疼痛。然后说“饥而不欲食，食则吐蛔”，就是说有饥饿感但不想进食，进食后，就可能吐蛔。现在蛔虫症很少了，我们小时候蛔虫症很多，所以都有亲身体会。蛔虫症，确实像好多注家说的那样，本来蛔虫在体内与人相安无事，与人体内环境相适应，你饿了它也饿了，你吃饭的时候它也吃，所以蛔虫已经成为体内环境的一部分，就相安无事。得了外感病，发高热了，内环境有所改变，蛔虫也会受到影响，然后蛔虫活动，甚至可出现吐蛔的症状。用西医学知识解释就是应激状态下，蛔虫受到扰动，甚至被排出，表现为吐蛔或大便排出蛔虫。这个观点是符合临床实际的。但因为现在蛔虫症很少。当然就看不到了，吐出来的就不是蛔虫了，吐出来的就应该是别的胃内容物了。校注中医古籍，需要很多知识，版本学、音韵学等，其实，《金匮要略》《脉经》《备急千金要方》等，都是校注《伤寒论》的重要参考。查看《脉经》《千金翼方》及其不同版本，发现“食则吐蛔”有作“食则吐”者，更符合现代临床实际。《金匮要略·呕吐哕下利病脉证治》指出：“食已即吐者，大黄甘草汤主之。”在张仲景看来，吃完饭就吐，这种症状为胃肠结热通降不行所致，最典型的治法就应该用泻胃清热的方法，采用大黄甘草汤，应用通下的方法来治疗。所以后文才说“下之利不止”，本来胃中热疼，还有“气上撞心”，又不想吃饭，还有“食已即吐”，似乎应该用通泻的方子，而用大黄甘草汤之类的药方来治疗，结果就导致“下之利不止”，不但没治好吐，反倒出现腹泻，导致利下不止。还有一个校注版本，“下之利不止”，是“下之不肯止”。《金匮要略·消渴小便利淋病脉证并治》篇中也有这个条文，也可以互参。在《金匮要略》中就有“食则吐，下之不肯止”，而非“食则吐蛔，下之利不止”。其实，不管是不是吐蛔，是“下之利不止”还是“下之不肯止”，都说明不得用下法来治疗厥阴系统病变。再顺一遍：厥阴系统病变的典型表现是阴虚内热，常见消渴，多饮多尿，随饮随消，可表现为气上撞心，胃脘灼热疼痛，饥而不欲食，食则吐或食则吐蛔，采用下法不太合适。如果用下法，不仅病情难以控制，还可能进一步损伤脾胃，导致腹泻不止。前文说太阴病也不能用下法，太阴病是下之“必胸下结硬”，厥阴病用下之就“利不止”。那么，厥阴系统病变到底该用什么方呀？在张仲景原著里面没说，我就像在少阳病篇里面为大家分享的一个处方叫清解郁热汤一样，在厥阴病篇里面也为大家分享一个经验方叫百合丹参饮。药物组成是百合 15 ～ 30g，乌药 9 ～ 12g，丹参 25 ～ 30g，赤芍、白芍各 15 ～ 30g，陈皮 9 ～ 12g，半夏 9 ～ 12g，厚朴 9 ～ 12g，白术 9 ～ 12g，茯苓 9 ～ 12g，鸡内金 9 ～ 12g，炙甘草 6g。这个处方特别像焦树德教授治疗胃病的经验方——三合汤。三合汤的处方就是百合乌药散配合丹参饮，再配合良附丸，叫三合汤。如果有寒就用良附丸，有热就用金铃子散。焦老这个方很有名的。但我这个方不是从焦老这儿学来的，是从邯郸一个地方名医李世珍那里学来的，这个人已经去世了。李世珍老先生讲课传授的原方里面还有砂仁、乌头、白芷，是治疗虚寒胃痛的。我把他这个方改造成现在这个百合丹参饮，也是有百合乌药散合芍药甘草汤再加理气健脾和胃的药物组成。百合本身能够养胃阴，针对厥阴之为病，消渴阴虚内热的病机。乌药能够顺气，疏肝顺气。丹参能够活血化瘀。重点还是芍药，重用芍药意在强调厥阴病出现肝气横逆克伐脾胃的病机。既然肝气疏泄太过，横逆犯胃，那就要柔肝敛肝。柔肝敛肝哪个药好呢？排第一位就是白芍。肝气横逆克伐脾胃，还应该怎么办？一方面和胃，一方面健脾。和胃用什么呢？用陈皮、枳壳、厚朴理气，用白术、茯苓健脾，更用鸡内金消导，炙甘草调和诸药，有利于脾胃功能恢复。所以这个方子就体现出肝病“忌刚宜柔”的法则。养阴柔肝之外，配合理气活血、和胃健脾，除了没用清热药，可以说照顾得已经很全面。临床上，如果肝胃有热，也可以配合黄连、黄芩、蒲公英、白花蛇舌草等药物。若要是《金匮要略》中，“厥阴之为病，消渴，气上撞心，心中疼热，饥而不欲食，食则吐，下之利不止”出现在消渴病篇，我们就可以把它解释成糖尿病酮症酸中毒。糖尿病酮症酸中毒表现为多饮多尿而食欲减退，同时还会出现恶心呕吐、胃痛等。呕吐、上腹部疼痛，这是糖尿病酮症酸中毒典型的表现，就是厥阴消渴的表现。《金匮要略》这个条文重新出现在“消渴病篇”，论厥阴消渴实际上就是糖尿病酮症酸中毒。而古人都说不能用下法治疗。因为糖尿病酮症酸中毒在古代的时候是死证，就是在没有胰岛素产生以前，糖尿病酮症的死亡率是百分之百。医圣张仲景看到这个厥阴病消渴以后，也认为这个病不能治。试着用下法，结果还是不能治好。所以张仲景说：“下之不肯止。”实践证明，糖尿病酮症酸中毒不仅仅恶心呕吐，不仅仅胃痛，还易腹泻，大便不调。有时稍一用泻药，就会导致腹泻不止。这是糖尿病酮症酸中毒特有的表现。所以把这个条文理解成糖尿病酮症酸中毒再贴切不过了。而且张仲景明确地说：“下之利不止。”“下之不肯止。”就是说没法治。所以，本人把《金匮要略》的这个条文称为张仲景猜想，就是像哥德巴赫猜想似的。厥阴消渴到底该怎么治呢？张仲景没说。一直到 1921 年加拿大医生班廷发明了胰岛素，然后把糖尿病酮症解决了，才有了答案。据说第一个用胰岛素的女孩叫伊丽莎白，发高热，长大疮，马上就要死了，然后这个班廷医生用了胰岛素，女孩被救活。这就解决了张仲景这个猜想。所以，在美国内分泌领域最大的奖项就是这个班廷奖。班廷与他的学生也因为发明胰岛素获得了诺贝尔奖，成为糖尿病治疗历史上最伟大的人物之一。我们中医治疗这种厥阴消渴，则可以用百合丹参饮再加一些药。比如说可以加用生地黄、玄参、黄连、陈皮、半夏、芦根、竹茹等。因为糖尿病常有阴虚或气阴两虚，加滋阴的药、清热的药，就会有比较好的疗效。这个百合丹参饮加味方，虽然说独用不能解决糖尿病酮症，但百合丹参饮配合胰岛素，可以更快地改善患者的症状，减少患者的痛苦，尤其是适合于阴虚肝旺，肝气上逆，克伐脾胃，表现为咽干口渴、胃脘灼热疼痛、饥不欲食、呕吐的患者。当然，厥阴系统病变并不仅仅是可见于糖尿病，还常见于消化系统疾病，大家经常看到的胃溃疡病是不是也会有这样的表现？急慢性胃炎是不是也会有这样的表现？胃痛，又有呕吐，又有胃脘灼热，实际上，溃疡病、胃炎甚至合并消化道出血都可有这种表现。所以，百合丹参饮适用于治疗脾胃病，即消化系统病，如溃疡病、慢性胃炎，是非常有效的一个方子。刚参加工作的时候，曾治过一个邯郸拖拉机厂的厂长，因胃脘灼热疼痛来就诊，一看舌质红有点儿少苔，有点儿舌心少苔，意味着胃阴受伤，这个人讲话性格也比较急，表现为典型的口渴多饮，气上撞心，心中疼热，那就应该是厥阴病，给他开的百合丹参饮，加了清热药，因为舌红苔少而薄黄，结果吃了一个多月药以后症状完全消失了，就要出院了，我还是不放心。因为曾听人说舌苔少可能是萎缩性胃炎和癌前病变之类。所以，还是让他临出院查了胃镜，发现是胃窦癌，所以赶紧把他送到普通外科做手术去了。说明百合丹参饮不但可以治疗溃疡病、胃炎，还可以缓解胃癌的疼痛。但还是要强调辨病，辨病是非常重要的，不能满足于这个方有疗效，能改善症状就止步不前。著名伤寒大家李克绍老先生，曾经对“厥阴之为病”这个条文，发表过独到见解。李老是山东牟平人，在济南的大学里教书，过节回老家的时候，有老乡胃痛、呕吐、口渴，吐黑豆汁状物，李老就认为是典型的厥阴病，开了一个养胃阴柔肝、降逆和胃的处方，用完以后这个人效果特别好，胃痛也好了，呕吐黑豆汁的症状也好了。后来，又有另一个老乡到济南找李老看病来了，他就询问度假期间治的患者现状，结果这个老乡说已经去世，最后诊断的是胃癌。后来，李老就把这个医案发表在 20 世纪 80 年代《北京中医学院学报》。一般医家都是报告验案，李老就非常伟大，把这失败的医案写出来，总结教训，启发后学。李克绍先生这篇文章的主题思想就在于强调辨证必须结合辨病这种思路。这个在中医大家里实在是属于难能可贵的。普通溃疡病的消化道出血和胃癌的消化道出血，通过呕吐物的望诊、闻诊，可能看出区别。古人可能已经观察到这个问题。当然，病情已经到了消化道出血，癌性溃疡出血的程度，就是查了胃镜最后明确诊断，可能也是无济于事。但无论如何，李老说的这个辨病和辨证相结合的思想，还是非常有教育意义的。本人大学期间私淑刘渡舟、李克绍等，是真心最佩服他们！论用经方，刘渡舟老很有经验，而论理法李克绍水平也非常高。所以在此热情推荐李克绍先生的著作——《伤寒解惑论》《伤寒百问》《伤寒论串讲》等书。看了就知道，真是不一般。

厥阴中风，脉微浮为欲愈，不浮为未愈。【327】

此条论厥阴中风通过脉象判断预后之法。前面讲过了，所谓“六经”都有中风、中寒。太阳病有中风、伤寒，阳明病有中风、中寒，少阳病有少阳中风，太阴病有太阴中风，这里是论厥阴中风。厥阴病当中，厥阴中风应该是相对偏阳证的情况。我们说过，厥阴病本身就肝旺，常具有阴虚的一面，得了外感病或其他什么病之后，就容易表现为偏于阳证或阴虚阳亢之类的证候，就叫厥阴中风。治疗用什么方？实际上，如果是外感病，尤其是外感风热、燥热，就应该用桑菊饮或翘荷汤。厥阴肝旺或阴虚肝旺体质的人，如果得了感冒，得了风热感冒的话，那应该用桑菊饮和翘荷汤。我有个经验方叫桑菊翘荷汤，实际上就是桑菊饮和翘荷汤加减方，药用桑叶、菊花、黄芩、连翘、薄荷、丹皮、桔梗、甘草等。厥阴体质，阴虚肝旺的体质，或者本来就是个高血压患者，得了风热感冒后就更容易有头晕头痛，这个时候用桑菊翘荷汤正合适。原文说“脉微浮为欲愈，不浮为未愈”，为什么脉浮者为欲愈？因为本身有阴虚肝旺体质，脉浮而不是说脉弦数，提示实际上就是阴虚有恢复的趋势，人体有鼓动病邪外出的能力，所以病就快好了。如果脉不浮，还是个细脉，或者细弦脉、弦数脉，病就没好。如果表现为脉数急，则提示病情进展。

厥阴病欲解时，从丑至卯上。【328】

此条论厥阴病欲解时。“丑至卯上”，是什么时间段？就是后半夜，后半夜到天亮的时候，凌晨 1 点到早上 7 点天将亮的时候。后半夜到天亮这个时间段是阳气渐升的阶段，讲少阳病的时候已经提到，实际上是肝胆之气生发的时间。厥阴病就与肝关系最为密切。与肝相关的厥阴病，在肝所主的时段欲解，比较好理解。实际上，与肝相关的疾病，包括厥阴病，也常常在这个时段病情加重或急性发作。由此就想到，大家记得有一个病叫五更泻。为什么到五更的时候就腹泻呀？一般认为是阳气当升而不升。阳虚腹泻，为什么不在阳气最虚的时候腹泻，而要在当升而不升的时候腹泻呢？不能自圆其说。因为阳虚腹泻，应该在最阴的时候即阴中之至阴，子时以前腹泻。现在后半夜阳气已经开始升发，反倒腹泻，于理不通。李克绍先生认为后半夜到天亮，就相当于一年里面的春天，一年之计在于春，后半夜是肝气的主时，肝体阴而用阳，主疏泄，而肾主闭藏，脾主统摄。实际上肝与肾、肝与脾之间都是一种对立统一的矛盾关系。如果到后半夜的时候，肝气要升的时候，脾统摄和肾封藏的功能相对不及，所以，这个时候就容易出现腹泻。所以，五更泻的病根不仅仅是肾阳虚的问题，更重要的是存在着肝气亢盛的病机。所以，五更泻的治疗用四神丸。四神丸的药物组成，包括吴茱萸、补骨脂、五味子、肉豆蔻。药用吴茱萸，那为什么不用干姜呀？干姜是治疗阳虚腹泻的第一要药，为什么不用干姜，而用吴茱萸？就是因为干姜只能暖脾胃，但没有平肝逆的作用，吴茱萸温中散寒的同时，还有平肝降逆的作用。所以，四神丸用吴茱萸来平抑肝气，对后半夜的病就疗效非常好。当然，五更泻本身存在着脾肾阳虚，肾气不固，所以当然要重视温补脾肾，固摄精微，选用补骨脂、五味子、肉豆蔻。这里就强调吴茱萸本身既能温中散寒，又能平肝。大家如果有人从事妇科或内分泌研究的话，当知道好多更年期综合征的人经常后半夜烘热出汗，一睁眼一身汗，经常有这个症状。如果大家从事男科研究的话，当会知道小伙子遗精的事，经常是后半夜梦遗。如果是从事儿科研究的，应该知道神经性遗尿的小孩也常是后半夜尿床。其他如女子梦交等，也都是后半夜为多。所以不管是遗精也好，还是遗尿也好，还是烘热汗出也好，还是五更泻也好，都是后半夜更多见。为什么会出现这种情况？就是因为肝气疏泄太过，肾封藏和脾统摄相对不及。那治疗应该怎么办？就是强调平肝、柔肝、敛肝这样的治疗思路。有一位侨办工作人员的家属，男性，经常后半夜出汗，有人说是男性更年期，说一睁眼立刻就出一身汗，一身汗就能把睡衣都湿透，出汗特别厉害的那种，所以说是不堪其苦。用什么方来治疗？就给他用了柴胡龙骨牡蛎汤、二仙汤。应用龙骨、牡蛎，大剂量的白芍、乌梅，以上药物可以柔肝、敛肝、平肝。当然该补肾还得补肾，所以要用二仙汤。结果用了效果特别好。后来我又把这个思路扩展到治疗神经性遗尿、遗精，都用平肝、柔肝、敛肝的方法来治疗，确实能明显提高疗效。应该说这是很好的治疗思路。还有一个糖尿病患者，她本身是一个脑外伤的患者，已经不认识人，但行动自如。就是每天后半夜大便，不是五更泻，而是正常排便。她老伴是国贸中心的总工程师，不堪其苦。家庭的其他成员的生活也受到干扰，非常痛苦。本人就用养阴、益气等治疗消渴病的思路，还特意给她加了煅牡蛎、炒白芍、乌梅柔肝、敛肝、平肝，结果用了这些药，眼看着排便时间从3点多到5点多，从5点多到7点多。结果，她老伴非常高兴。可见，这个厥阴病欲解时，解释为后半夜是肝气主时，实际上是有临床基础的，对临床实际很有指导价值。厥阴病欲解时，从丑至卯上，这么理解，就让问题变得很有意思。

厥阴病，渴欲饮水者，少少与之愈。【329】

此条论厥阴病渴欲饮水及其调护。“厥阴病，渴欲饮水者，少少与之愈”，应该与前文那个“厥阴中风”联系起来。这个厥阴病本来是有阴虚的一面，所以经常有口渴欲饮水的表现。渴欲饮水，是不是就要喝很多水呀？不是那样。《伤寒论》里经常有这样一句话，就是口渴欲饮水，稍稍与饮之。就是说，当口渴时，少少地喝水，这是张仲景在论述调护的重要性。实际上，在《伤寒论》里经常强调口渴就少少喝水。能大量喝水吗？大量饮水，尤其饮用大量冷水，这样会造成停饮。在《金匮要略》和《伤寒论》里都有这样的思想，可能古人喝冷水应该比较多见。中国人现在常喝热水，外国人爱喝冷水。估计我们古人尤其是普通老百姓也都是喝冷水，这是当时条件限制，所以喝冷水导致的病也就比较多见。《金匮要略》常提到过喝冷水的事。《黄帝内经》也提到“形寒饮冷则伤肺”等。所以不能一下子喝太多水，应少量慢慢喝，等津液逐渐恢复了，这个病慢慢也就好了。说真的，厥阴病确实不好理解，原因就是冠以厥阴病的条文太少。除了刚刚讲的这几个条文是关于厥阴病之外，其他都已经不是典型的厥阴病。而就以上这几个条文所谓的厥阴病来看，临床最常见的高血压病、胃病中的溃疡病等实际上都已经论及。厥阴系统病变既可见于外感病，也可见于高血压病、溃疡病等内伤杂病。我们学伤寒，学温病，也不是仅仅为了治疗感染性疾病、传染病。厥阴病篇明确冠以厥阴病的条文，到此就讨论完了，下面的条文主要包括厥热胜复，即四肢厥冷和发热交替发作的情况，还有厥证、呕吐、下利等，实际上已经不是典型的厥阴病了。

诸四逆厥者，不可下之，虚家亦然。【330】

此条论厥证四肢厥冷为下法禁忌证。“诸四逆厥者，不可下之，虚家亦然”。意思是说，临床上各种表现为四肢逆冷的厥证患者，不能用下法治疗。为什么不能用下法？因为四肢厥冷的人最多见的依然是阳虚，多属于虚寒证，所以不能用下法。患者本来虚冷，再用下法就会更伤阳气。对这种虚损的人就用补，应该温补，怎么能用下法呢？所以这个比较好理解。尤其是“虚家亦然”这四个字，实际上提示前边的“诸四逆厥者”，本质也是虚。虚证当然不能用泻下治法。但实际上，表现为四肢逆冷的厥证，也有实证、热证所致，治疗可用下法者，则不属于此条所论“厥证”的范围。

伤寒，先厥后发热而利者，必自止，见厥复利。【331】

此条论外感病厥与发热下利及其预后判断。从这一条开始，《伤寒论》开始讨论所谓“厥热胜复证”。这个条文所论“伤寒”，当是一切外感病的总称。“伤寒先厥，后发热而利者，必自止”，先出现四肢厥冷，再出现发热和腹泻，必自止，就一定能自愈。“见厥复利”，如果又出现手足厥冷，再出现下利，也就是腹泻，这就是厥和下利、发热同时存在的病。先是手足厥冷，后来发热又腹泻，实际就可见于胃肠道感染所引起的休克。如果出现手足厥冷是休克的表现，后来又出现发热、腹泻，是原发病显露出来了，总的趋势就是其病向愈。如果“见厥复利”，就是又出现四肢厥冷的情况，那就意味着休克病情未稳定下来，就是病未愈，所以会再出现腹泻。大家知道有一个病叫中毒性菌痢，儿科也经常有这种病，尤其是暑夏之际，容易出现中毒性菌痢，临床表现常是全身中毒性症状，首先是发热、四肢厥冷，甚至抽搐、神昏谵语这些症状，基本上不表现为腹泻，所以就容易误诊。因为小孩比较多见，成人比较少见，所以在内科临床更容易出现误诊。比如有一家著名医院院长的母亲患发热已经很严重，出现休克，甚至已经出现多脏衰，结果 20 多天没有诊断出什么病，最后请多方会诊才诊断出中毒性菌痢。说明中毒性菌痢非常容易误诊。为什么容易误诊呢？就是因为没有典型的腹泻、便下脓血的症状。首先表现出来的常是四肢厥冷，表现出的是发热。但是如果是表现厥冷以后，紧接着出现发热，又出现腹泻，这不就说明原发病是肠道感染性疾病吗？细菌性痢疾是常见病，不治也不一定会死人。中毒性菌痢患者也不是个个都有很严重的结果。如果不厥冷了，由四肢厥冷变成发热，原发病露出来了，休克消失，这不就说明病情好转了吗？如果是本身发热、腹泻，结果进一步又变成四肢厥冷了，这就意味着病情加重，实际是由感染导致休克了，那就是病情加重了。“见厥复利”，如果又出现厥，又出现休克的症状，那这个腹泻就还是没治好。所以，这就是“厥热胜复”的意思，就是感染中毒性休克之类。后面的许多条文都是这一类。

伤寒，始发热六日，厥反九日而利。凡厥利者，当不能食，今反能食者，恐为除中。食以索饼，不发热者，知胃气尚在，必愈，恐暴热来出而复去也。后日脉之，其热续在者，期之旦日夜半愈。所以然者，本发热六日，厥反九日，复发热三日，并前六日，亦为九日，与厥相应，故期之旦日夜半愈。后三日脉之而脉数，其热不罢者，此为热气有余，必发痈脓也。【332】

此条论厥、热、下利并见的“厥热胜复证”预后判断。伤寒就是一切外感病的总称，本条文开始发热六天，厥九天，就是休克状态维持的时间更长，所以这个时候又有四肢厥冷又有腹泻，本身病情比较重，应该不能吃饭的，结果反倒是能吃饭，未必就是好事。联系到中毒性菌痢，常表现为噤口痢。重症痢疾，那还怎么吃呀？一般就不能吃饭了，结果这个人反倒能吃饭，能吃就不一定是好事。所以张仲景就说恐怕是“除中”，就是说胃气将绝。怎么鉴别？就让患者吃索饼。如果不发热的就是胃气尚在，就一定会好。那个时候没有抗生素，也照样能好。索饼，古人有好多解释。实际上，饼本指面食，索饼就是拉面，就是面条。河北和山西交界的地方，太行山区的人比较爱吃醋，得了大病以后就吃面条。因为以前在平常的时候吃不起面条，当然，有了病腹泻的时候，一般就是给拉面加醋。江浙地区比如杭州临安地区至今还有类似的面食，只是面线特别细，像挂面龙须面之类，比较容易消化，适合腹泻患者食用。如果三天以后还在发热，就意味着旦日夜半愈。为什么说旦日夜半就能好呀？因为前面发热了六天，手足厥冷了九天，现在又热了三天，加到一起就是九天对九天，说来说去就是发热的时间比厥冷的时间多的时候就是好事，《伤寒论》认为是好事，提示病情向愈。反过来，如果是厥冷的时间多发热的时间少，那就是坏事，提示病情加重。现在是九天对九天，所以是“与厥相应”，旦日夜半愈。结果又过了三天，摸脉还是数，还有发热不退，那就是热气有余，必发痈脓也。这次露了真相了。为什么又发热，又四肢厥冷，那是因为有感染。哪有感染呀？有痈脓！那可能就是一个脓毒血症，感染中毒性休克。这个痈脓在哪呢？一般从表面字义上讲，这个痈脓还应该是身上长疮，但是也有可能就是中毒性菌痢这一类。便脓血不也是痈脓吗？也可以是内痈，也可以是普通的菌痢。菌痢也可以便脓血！所以这个痈脓可以理解成中毒性菌痢，也可以理解成一般的严重的化脓性感染。实际上就是化脓性感染，一会儿发热，一会儿手足厥冷。若是休克的时间短，发热的时间较长，就是以原发病的表现为主的时候，那一般就是好事。如果休克的时候多，发热的时间短，那一般就是坏事。

伤寒脉迟六七日，而反与黄芩汤彻其热。脉迟为寒，今与黄芩汤复除其热，腹中应冷，当不能食，今反能食，此名除中，必死。【333】

此条文论“除中”表现及其预后判断。实际上，前条已经讨论过“除中”。这个条文继续讲“除中”到底是怎么回事。“伤寒脉迟六七日，而反与黄芩汤彻其热。脉迟为寒，今与黄芩汤复除其热，腹中应冷，当不能食，今反能食，此名除中，必死”，就是说，外感病六七日，因看见发热就用黄芩汤，但是脉迟是寒证，用黄芩汤除热，能行吗？这个本身是寒还用黄芩汤，这就是错了。然后出现“腹中应冷，当不能食，今反能食，此名除中，必死”，这就是“除中”，“中”就是胃气的意思，就是脾胃生气的意思，无胃气就一定会死，就应这么理解。这个条文加上前边的条文，虽然强调的是厥、热，但是这与厥阴病没关系。只是强调感染性疾病中休克与原发感染性疾病临床表现之间交互存在，这个时候怎么判断预后？这就是所谓“厥热胜复”。厥阴病篇的主要条文都是谈“厥热胜复”。这些条文全被冠以“伤寒”这两个字，都没有称之为厥阴病。

伤寒，先厥后发热，下利必自止，而反汗出，咽中痛者，其喉为痹。发热无汗，而利必自止，若不止，必便脓血，便脓血者，其喉不痹。【334】

此条论形成厥热的原发病及其判断。紧接着前条，这个条文继续讨论厥热相关病证。“伤寒，先厥后发热，下利必自止，而反汗出，咽中痛者，其喉为痹。发热无汗，而利必自止，若不止，必便脓血。便脓血者，其喉不痹”，以伤寒开头，还是在讨论外感病。“先厥后发热”，与上一条一样，然后后面不一样了。实际上，是强调感染中毒性休克可以有多种原发病。既可以是中毒性菌痢，表现为大便里有脓血，又可以是急性化脓性扁桃体炎及急性咽喉炎，表现为咽中痛，实际也可以是皮肤软组织的感染表现为疮痈疔毒等。这些感染都可能引起感染中毒性休克。当然，这些感染不可能在一个人身上同时出现，又有化脓性扁桃体炎，又有中毒性菌痢，又有皮肤软组织的痈脓。所以讲“先厥后发热，利必自止”，不止的就便脓血，把原发病露出来了，就是菌痢之类。“便脓血者，其喉不痹”，就是说，如果是便脓血的中毒性菌痢就不可能有咽中痛的呼吸道感染。如果不是中毒性菌痢等严重肠道感染引起的手足厥冷休克，那就应该是化脓性扁桃体炎等严重的呼吸道感染引起的手足厥冷休克。因为大家要知道，张仲景那个时代没有抗生素，如果患了严重感染，抵抗力强的人可能会逐渐好转，而其他人可能就会因继发感染中毒性休克致死。当然，以前的化脓性感染，在没有抗生素的时候，也并不是所有人都会致死。但如果没有抗生素，化脓性感染的死亡率确实会很高。

伤寒一二日至四五日，厥者必发热。前热者后必厥，厥深者热亦深，厥微者热亦微。厥应下之，而反发汗者，必口伤烂赤。【335】

此条论外感病厥与热的关系及下法适应证。“伤寒一二日至四五日，厥者必发热，前热者后必厥，厥深者热亦深，厥微者热亦微。厥应下之，而反发汗者，必口伤烂赤”，为什么厥者必发热？因为感染中毒性休克一定要有原发病，发热是因为存在感染性疾病，而严重的感染性疾病才会引发感染中毒性休克。这个原发病越严重，这个感染中毒性休克就越严重，这就是所谓“厥深者热亦深，厥微者热亦微”的内涵。针对这种情况，应该怎么治？看这里原文是“厥应下之”。前边的条文，刚刚说过“诸四逆厥者，不可下之”，这里又说应该用下法，这是不是自相矛盾呀？不矛盾。刚才提到的“四逆厥者，不可下之”是虚寒。这里说的是厥热，是由热引起的厥，或者是便脓血，或者咽中痛，或者有痈脓，当然应该用下法。大家都知道，中医治疗中毒性菌痢第一要方是什么吗？是大承气汤。大家知道西医治疗中毒性菌痢首先要干什么吗？用开塞露塞肛，并留取大便，查一下便常规，一化验大便里面有红细胞、白细胞，就可以明确诊断菌痢。因为大家都欠缺这方面的知识，同时这个病的发病率又比较低，所以容易误诊。因为患者未见便脓血，常仅仅表现为全身中毒性症状。实际上，有很多青少年儿童在夏天的时候，出现高热、神昏谵语，都容易被误诊为脑炎等。这种情况下，经常是中毒性菌痢。现在大家都比较讲卫生，菌痢的发病率比以前降低，就更容易误诊。治疗方面，针对这种中毒型菌痢等，“厥应下之”，理所当然就应该用承气汤。大便一通，脓血便排出，则病情向愈。痢疾古称“滞下”，只要邪气有出路，即使不能痊愈，日久可能拖延成复杂疾病，但不会是死证。问题是中毒性菌痢一开始时，脓血不会顺利排出，导致中毒性休克，就很危险。“而反发汗者，必口伤赤烂”，有人认为这是阳复太过，未必。阳气是人体正气，怎么存在恢复太过呢？实际上，许多感染性疾病后期，抵抗力降低，余热未尽，都容易出现口舌生疮等症状。

伤寒，病厥五日，热亦五日，设六日当复厥，不厥者自愈。厥终不过五日，以热五日，故知自愈。【336】

此条论厥热症状持续时间及其临床意义。“伤寒”，依然是外感病的总称。外感病过程中，出现厥热症状，厥和热相对比的时候，一般说，厥的时间长就不好，热的时间长就好。因为这里厥代表着休克，而热代表原发病的表现。例如比较严重的蜂窝织炎，如果有破溃流脓的表现，一般就不会发展成脓毒败血症。这条是古人实践经验的总结，并不是信口乱说。休克状态持续了五天，发热状态也持续了五天，第六天又出现了厥，当然意味着病情加重。如果第六天，没有出现厥，那就意味着病情未进一步恶化，就会趋于好转，最终病归痊愈。以上，这些条文就是“厥热胜复”的问题。这个解释实际上是受到著名中医时振声先生的启发，我自认为具有重要的理论意义与临床价值。再往后，《伤寒论》就开始讨论各种厥证的治疗，内容也很丰富。

凡厥者，阴阳气不相顺接，便为厥。厥者，手足逆冷者是也。【337】

此条论厥证形成的核心病机。“凡厥者，阴阳气不相顺接，便为厥”，意思是说，临床上各种表现为四肢逆冷的厥证患者，形成的机制都是阴阳二气不能相顺接所致。生理情况下，阴阳互根互用，阴气内涵，阳气固秘，阴部于内，阳部于外，所以四肢温暖，不过冷也不过热。病理情况下，阴阳失去和谐平衡之常态，或因于正虚，阳气虚不能布达于四肢，或因于邪实，阳气被遏不能布达于四肢，皆可导致四肢厥冷。而且还有实证热证，阳气盛，格阴于外者，也可表现为四肢厥冷。所有这些情况，实际上都可归类于“阴阳气不相顺接”。至于厥证的表现，《素问·厥论》包括四肢厥冷与四肢厥热。《中医内科学》论厥是突然昏厥。《伤寒论》在这里明确指出：“厥者，手足逆冷者是也。”《伤寒论》所谓厥证，主要是手足厥冷，不包括手足厥热，也不是昏厥的意思。

伤寒脉微而厥，至七八日肤冷，其人躁无暂安时者，此为脏厥，非蛔厥也。蛔厥者，其人当吐蛔。令病者静，而复时烦者，此为脏寒，蛔上入其膈，故烦，须臾复止，得食而呕，又烦者，蛔闻食臭出，其人常自吐蛔。蛔厥者，乌梅丸主之。又主久利。【338】

乌梅丸方

乌梅三百枚　细辛六两　干姜十两　黄连十六两　当归四两　附子六两，炮，去皮　蜀椒四两，出汗　桂枝去皮，六两　人参六两　黄柏六两上十味，异捣筛，合治之，以苦酒渍乌梅一宿，去核，蒸之五斗米下，饭熟捣成泥，和药令相得，内臼中，与蜜杵二千下，丸如梧桐子大。先食饮服十丸，日三服，稍加至二十丸。禁生冷、滑物、臭食等。

此条论脏厥、蛔厥的临床特点及蛔厥的治疗。“伤寒，脉微而厥，至七八日肤冷，其人躁无暂安时者，此为脏厥”，这里的“脏厥”，实际上就是外感病继发的多脏衰或休克的表现。如脉微而厥，肤冷，烦躁不安，就是休克。休克的早期表现就是烦躁不安，尤其是持续的躁扰不宁，最有诊断意义。与此类似的还有一种病叫蛔厥，蛔厥与脏厥，都可表现为四肢厥冷、烦躁不安，但实际上存在本质不同。蛔厥，“其人当吐蛔”，这是胆道蛔虫症，常可见吐蛔虫，其烦躁也是一阵儿一阵儿的，“静而复时烦”。疼痛阵发，烦躁自然也是阵发，至于四肢厥冷实际是疼痛所导致。休克是疼痛性休克，并不是多脏衰的休克。“蛔厥者，乌梅丸主之，又主久利”。《伤寒论》在此明确指出：乌梅丸是治疗蛔厥的主方，而没有说可以治疗厥阴病。当然，乌梅丸还能借用于治疗慢性痢疾等。现在治疗溃疡性结肠炎最常用的方子就是乌梅丸。由此可见，有人说乌梅丸是厥阴病的主方，不太恰当。《伤寒论》原书中没有提到乌梅丸证、蛔厥与厥阴病有关系。我们不能因为治疗蛔厥的乌梅丸出现在厥阴病篇就主观地认为乌梅丸是厥阴病主方。后文治疗热厥的白虎汤也在厥阴病篇，治疗胸中有寒厥证的瓜蒂散也在厥阴病篇，难道白虎汤、瓜蒂散也是厥阴病主方吗？实际上，中医看病经常存在理错方效的情况。比如有人用乌梅丸治疗后半夜发作的多种疑难疾病，就常取得较好疗效。但这并不能说明乌梅丸是厥阴病主方。其实，乌梅丸方主要就是乌梅，最擅于敛肝，对于因为肝气疏泄太过的多种后半夜加重的病证，当然可能会取得较好疗效。尤其是本身存在寒热错杂病机者，则疗效更好。临床上本人就常用乌梅丸治疗溃疡性结肠炎，一般配合桃花汤，或加用炒薏苡仁、败酱草等，或配合六神丸内服，常有卓效。本人舅父久患溃疡性结肠炎腹痛、腹泻，就是通过“寒温并用”“内治外治结合”而获愈。

伤寒，热少微厥，指头寒，嘿嘿不欲食，烦躁，数日小便利，色白者，此热除也，欲得食，其病为愈。若厥而呕，

胸胁烦满者，其后必便血。【339】

此条论外感病“热少厥微”预后判断。前条论脏厥、蛔厥，现在又回到“厥热胜复证”。“伤寒，热少厥微”，是与“厥深热深”相对，发热与厥逆都相对轻微，仅仅表现为指头寒，伴有默默不欲饮食、烦躁等。这种情况下，因为有热，应该表现为小便赤涩、尿色黄等。如果几天后，表现为小便畅快，而且尿色清白，则提示邪热已除。古人经常通过看小便到底是黄还是白，来分辨是寒证还是热证。如果是“小便利，色白”，那就意味着“热除也”。如果能吃饭了，那都是好事儿，胃气恢复，提示其病情向愈。如果表现为“厥而呕，胸胁烦满者”，提示原发病应是该消化系统相关疾病，“其后必便血”。这种情况，可见于西医学肠伤寒，即中医学的湿温病。便血作为湿温病的并发症，常可成为感染中毒性休克或低血量性休克的发病基础。

病者手足厥冷，言我不结胸，小腹满，按之痛者，此冷结在膀胱关元也。【340】

此条论厥证冷结膀胱关元证临床特点。厥证种类繁多，病因繁杂，除了前文提到过的蛔厥和脏厥以外，还有一种手足厥冷是冷结在关元的一种表现。这种厥证，除了四肢厥冷以外，还常表现为“小腹满，按之痛”。这个冷结在膀胱关元，可能是男性，当然也可见于女性。女性的膜性痛经，尤其是痛经发作的时候，也可以表现为“小腹满，按之痛”这个症状。结合《金匮要略·妇人产后病脉证并治》论恶露不尽“热在里，结在膀胱”，此“冷结在膀胱关元”，当是指下焦部位，包括妇女胞宫及其附件等在内。我早年在邯郸地区中医院曾治疗一位子宫内膜异位症严重的痛经患者，她自己就是一位著名儿科医师，40多岁，多年来，每次来月经都会发生剧烈疼痛，并伴有呕吐腹泻、四肢厥冷、冷汗淋漓，甚至引发心绞痛，自述有濒死感，应该就属于这种“冷结在膀胱关元”，曾用血府逐瘀汤、归脾汤等无效，当时投用《妇人大全良方》的温经汤，结果应手而愈。

伤寒，发热四日，厥反三日，复热四日，厥少热多者，其病当愈。四日至七日，热不除者，必便脓血。【341】

此条仍是论厥热预后判断及原发病。“伤寒”，泛指外感病。“伤寒，发热四日，厥反三日，复热四日，厥少热多者，其病当愈”，意思与前文有关厥热预后判断的思路一致。就是说外感病发热，身热的天数多，厥的天数少，就意味着病情向愈，所以病慢慢就好了。“四日至七日，热不除者，必便脓血”，也与前文所论是一个观点。意思是说如果厥逆消失后，多日热不除，并出现“便脓血”，实际上还是提示原发病是中毒型菌痢之类。许多人认为这个“便脓血”是阳复太过，于理不通。

伤寒，厥四日，热反三日，复厥五日，其病为进。寒多热少，阳气退，故为进也。【342】

此条依然是论外感病厥热证预后判断。“伤寒”即外感病。“伤寒，厥四日，热反三日，复厥五日，其病为进”，这就是上条的意思，认为只要是发热的时间长，厥的时间短，就是好事儿，提示病情将退。而厥的时间长，发热时间短，就是坏事儿，提示病情进展。为什么呀？张仲景自己解释为“寒多热少，阳气退，故为进也”。假如手足厥冷多，发热的时候少，就是阳气退，就意味着病情进展。所以这条还是论“厥热胜复”，就是论感染中毒性休克和感染性原发病之间的关系。在此，重点讨论的就是中毒性菌痢等所致的感染中毒性休克的预后。下文开始重点讨论外感病厥热下利的死证。

伤寒六七日，脉微，手足厥冷，烦躁，灸厥阴，厥不还者，死。【343】

此条论外感病，“脉微，手足厥冷，烦躁”死证。“伤寒”就是泛指外感病。“伤寒，脉微，手足厥冷，烦躁”，说外感病出现脉微，又出现了手足厥冷，又出现了烦躁。其实，这就是休克，当属于感染中毒性休克，治疗应该灸厥阴。为什么要“灸厥阴”？因为伤寒六七日，一个时间周期已经接近结束，按《素问·热论》的说法：伤寒六日，厥阴受之。所以此时治疗应该灸厥阴。至于灸厥阴哪个穴位？许多注家认为应该是灸太冲，但灸太冲对这种厥逆救治未必可行。结合临床看还是应该灸关元或灸百会，可以回阳固脱、升阳举陷。神阙为任脉穴，百会为督脉穴，何以谓之“灸厥阴”？那是因为足厥阴之脉，可至小腹，夹胃旁边，属于肝，络于胆；向上通过膈肌，分布胁肋部，沿气管之后，向上进入颃颡，连接目系，上行出于额部，与督脉交会于头顶。《灵枢·经脉》篇云："陷下则灸之。"故阳气虚陷可用灸疗。灸疗尤其灸关元、百会，不仅可以起到益气温阳、升阳举陷，灸百会穴更可提升阳气，即所谓"推而上之"。如果灸厥阴，四肢厥冷仍不好转，手足不变暖，那就意味着休克未能纠正，所以是死证。

伤寒，发热，下利，厥逆，躁不得卧者，死。【344】

此条论外感病发热、下利、厥逆，躁不得卧死证。"伤寒"，在这里依然是泛指一切外感病。外感病出现发热、下利也，同时也出现了厥逆，结合西医学来分析，很可能是处于感染中毒性休克，或低血容量性休克的前期。这个时候，如果有出现"躁不得卧"，就是说出现了烦躁不安，以致躁扰不宁，"不得卧"是不能安睡，说明了什么？说明紧接着就会出现神昏等休克重症的表现，所以提示预后不良。所以说是死证。大家请注意，这里说"躁不得卧"，而不说"烦不得卧"，乃是休克早期的精神症状，应该与黄连阿胶汤"心中烦，不得卧"存在本质区别，可以理解为阴竭阳脱重症，阳气浮越，属于死证的表现。

伤寒，发热，下利至甚，厥不止者，死。【345】

此条论外感病发热、下利重症，"厥不止"死证。前文已经说过，"伤寒"是一切外感病的统称。外感病最容易表现为发热，也容易进一步发展成厥证，出现四肢厥冷表现。前文讨论厥热胜复证已经说过，如果厥的时间少于发热的时间，就提示病情向愈；如果发热的时间少于厥的时间，则提示预后不良。这一条，外感病，有发热，"下利至甚"，意思是说腹泻特别严重，严重腹泻就可能存在脱水等，可导致低血容量性休克，当然也不能排除感染中毒性休克，当然属于危急重症。这种情况下，如果"厥不止"，四肢厥逆始终不缓解，那就意味着病情恶化，所以说是死证。再一次体现了《伤寒论》重视"存津液"的精神。

伤寒，六七日不利，便发热而利，其人汗出不止者，死。有阴无阳故也。【346】

此条论外感病发热而利“汗出不止”死证。“伤寒”就是外感病。六七日已经过了一个时间周期，古人认为外感病病情常会在此时段发生变化。“伤寒，六七日不利，便发热而利”，本来六七天不大便，现在表现为腹泻伴见发热，最常见的情况依然是中毒型菌痢等肠道传染病。这种情况下，如果出现了汗出不止，就特别容易伤津液，进一步就可以导致阴竭阳脱，亡阴亡阳死证。在这里，张仲景已经明确说，为什么说汗出不止者是死证呢？“有阴无阳故也”，亡阳了。大汗淋漓是休克最常见的表现。可见，张仲景重视存津液，扶阳气，最重视顾护人体的“生生之气”。

伤寒五六日，不结胸，腹濡，脉虚，复厥者，不可下，此亡血，下之死。【347】

此条论外感病厥证下法禁忌证。“伤寒五六日，不结胸，腹濡，脉虚”，意思是说外感病五六日，没有像太阳病篇所述的情况那样，邪热内陷而成结胸，腹诊摸肚子是软的，不像结胸病那样“心下痛，按之石硬”“从心下至少腹硬满而痛不可近”，而且脉象也是虚的，提示属于虚寒证。“复厥者”，虚寒证又出现四肢厥冷，那就意味着阳气欲脱，当然与中毒性菌痢那种因热而厥“厥热胜复证”不同，所以绝不可再用下法。虚寒厥逆用下法，可更伤津液，也就是“亡血”，进一步就会发生阴竭阳脱死证。张仲景在这里不仅强调了存津液、扶阳气的重要性，实际上也有与前文“厥应下之”适应证“因热而厥”进行鉴别的意思。

发热而厥，七日下利者，为难治。【348】

此条论发热而厥兼下利难治证。前几条都是论外感病危急重症，此条表现为“发热而厥”应该也是外感病重症。“厥”意味着阳气欲脱。现在临床表现为发热与四肢厥冷并见，第七日又出现了“下利”，也就是腹泻。腹泻更容易伤津液。又有发热，又有下利，又有四肢厥冷，是阴竭阳脱，所以这个就不好治。以上几个条文，都是讲厥热下利重症以致死证。总体说，体现了张仲景重视存津液、扶阳气的精神。因为只有“阴平阳秘”，才能“精神乃治”。“阴阳离决，精神乃绝”，生命就将宣告完结。至此，厥热胜复证及厥热下利证就算讨论完了。接下来将讨论的主要是各种各样的其他厥证的治疗。而这些厥证发生的机制，还是开头说的那个“凡厥者，阴阳气不相顺接便为厥”。只是引起“阴阳气不相顺接”的病因不同而已。

伤寒脉促，手足厥逆，可灸之。【349】

此条论外感病寒厥脉促灸法适应证。“伤寒”应该是指外感病。外感病发病过程中，出现了脉促、手足厥冷，应该属于阳虚的寒证，所以可以用灸法，温补阳气。大家都知道，促脉表现为数中一止，《伤寒论》太阳病篇葛根芩连汤证条文曾论及“脉促胸满”，所以临床上我们常用葛根芩连汤加丹参等。但这一条，脉促与手足厥逆并见，应该属于阳虚，所以可用灸法。如果开汤药，则可用保元汤、参附龙牡汤等，温阳益气、养心安神。如果表现为胸闷气短，动则加重者，还可配合《医学衷中参西录》之升陷汤加味。

伤寒，脉滑而厥者，里有热，白虎汤主之。【350】

此条论热厥白虎汤证。《伤寒论》白虎汤证相关条文，一共就3个条文。太阳病篇的一个，即“伤寒，脉浮滑，表有热，里有寒，白虎汤主之”；阳明病篇有“三阳合病，腹满身重……白虎汤主之”；再加上“伤寒脉滑而厥者，里有热，白虎汤主之”这个条文。“伤寒”就是说外感病。外感病，又出现脉滑而厥，出现脉滑，实际上提示是个实热证，但是又出现手足厥冷，为什么呀？那是因为“里有热”。“里有热”而四肢厥冷，可以理解为里热盛，格阴于外，所以当以白虎汤主之，即《黄帝内经》“从治”之法。再看太阳病篇白虎汤条文中，“伤寒脉浮滑，表有热，里有寒，白虎汤主之”，这两个条文是不是存在矛盾？这个地方写的是“里有热，白虎汤主之”，那个地方写的是“表有热，里有寒，白虎汤主之”，那究竟哪个对呀？当然是这个“里有热”对。那个“里有寒”是错的。“表”和“里”两个字搞错了。实际上，这个地方也是“里有热，表有寒”，只是没说表有寒而已。怎么叫“里有热”？因为脉滑，所以里有热。怎么叫“表有寒”？手足厥冷就是表有寒。我反复强调，张仲景《伤寒论》这个原书里的表里，不是现在八纲辨证的表里。“里有热”是里边有真热。而所谓的“表有寒”是外边有手足厥冷，或有“背微恶寒”，或者“时时恶风”，这些东西都叫“表有寒”，不是表证当中的表有寒邪。针对这种热厥，这个条文提出可用白虎汤治疗，实际上热厥也可见于承气汤证。名老中医蒲辅周先生就曾用小承气汤治疗一例乙型脑炎表现为发热、神昏、腹满、大便不通和四肢厥冷的患者，结果用小承气汤后一下而解。这就是热厥。

手足厥寒，脉细欲绝者，当归四逆汤主之。【351】

当归四逆汤方

当归三两　桂枝三两，去皮　芍药三两　细辛三两　甘草二两　炙通草二两　大枣二十五枚，擘。一法，十二枚

上七味，以水八升，煮取三升，去滓。温服一升，日三服。

若其人内有久寒者，宜当归四逆加吴茱萸生姜汤。【352】

当归四逆加吴茱萸生姜汤方

当归三两　芍药三两　甘草二两，炙　通草二两　桂枝三两，去皮　细辛三两　生姜半斤，切　吴茱萸二升　大枣二十五枚，擘

上九味，以水六升，清酒六升和，煮取五升，去滓。温分五服。一方，水酒各四升。

此两条论血虚寒厥当归四逆汤证、当归四逆加吴茱萸生姜汤证。除了乌梅丸常被认为厥阴病主方以外，也有好多人认为当归四逆汤是厥阴病主方。实际上，这也未必正确。从这个条文在厥阴病篇所处的位置就可以看出与上一条白虎汤证条文一样，并没有什么特殊地位。这个当归四逆汤证条文在治疗厥证里也是很平常的一个条文。所论，只不过是厥证的一种而已。临床表现为手足厥寒、脉细欲绝，意味着是寒厥，血虚寒厥，所以治疗当用当归四逆汤。如果“其人内有久寒者”，可以理解为胃中素有沉寒痼冷，或者是胞宫素有沉寒痼冷，可表现为胃脘冷痛反复发作，可见于消化性溃疡等，或表现为妇女痛经，腰痛、腹痛剧烈，甚至伴有四肢厥冷、冷汗淋漓、呕吐腹泻等，可见于妇女子宫内膜异位症患者。这个时候，治疗就应该用当归四逆加吴茱萸生姜汤。厥证有多种多样，有热厥、寒厥、痰厥、饮厥、食厥、水厥等。热厥上一条说过

了，紧接着就介绍这一条是寒厥。这个寒厥，表现为手足厥寒脉细欲绝，是血虚寒凝。所以用当归四逆汤，此方实际上就是桂枝汤加味，就是桂枝汤加当归，再加通草、细辛，提升处方温通之力。《伤寒论》当中的通草，可不是现在用的通草，是木通，是白木通。一定要注意：可不能用关木通！关木通有肾毒性。关木通是马兜铃科植物，可以导致肾间质损伤，可以导致慢性肾衰，甚至发生急性肾衰。所以千万记着不要用关木通。如果内有久寒，可以是胃肠有久寒，也可以是子宫有久寒，这个时候就可以用当归四逆加吴茱萸生姜汤。吴茱萸能温中散寒、温经止痛，温经汤里就有吴茱萸。而生姜呢？也能暖胃、降逆、温阳、化饮。所以内有久寒，就用当归四逆加吴茱萸生姜汤。临床上，经常有人用这个方来治疗血虚寒凝厥证。这种情况，实际上大家都知道，西医学有一种病叫雷诺综合征，除了雷诺综合征还有雷诺病。雷诺综合征可见于多种结缔组织病，如皮肌炎、硬皮病，甚至狼疮、类风湿、干燥综合征等，都可能出现四肢厥冷，遇冷变苍白、变青紫的症状。尤其是皮肌炎、硬皮病这些病，经常出现这种手足厥寒，脉细欲绝，所以当归四逆汤就是非常好的一个方子。我经常就把当归四逆汤再加上黄芪、桃仁、红花、鹿角片、淫羊藿、鸡血藤诸如此类的药，来治疗结缔组织病而表现出雷诺综合征的这些症状，非常有效。当然也有人用治冻伤，包括治疗妇女的寒凝血虚的痛经，都很有疗效。有的学者，把大鼠放血后冰冻来制作当归四逆汤证动物模型，可以说是用心良苦，但实际上不过是冻伤模型而已，与当归四逆汤证完全不是一回事。总体说，当归四逆汤是非常好的处方。但是若要把当归四逆汤说成厥阴病的主方，那也不合适。为什么呀？因为它本来就是很平常的一个治疗厥证的处方而已，与白虎汤是一样的，热厥就用白虎汤，寒厥就用四逆汤，血虚寒凝的寒厥用当归四逆汤。后边紧接着还要讨论多种厥证的临床特点及其治疗，自然就会理解这层意思。应该指出的是，《伤寒论》所论各种厥证，都是指手足厥冷的厥证。

大汗出，热不去，内拘急，四肢疼，又下利、厥逆而恶寒者，四逆汤主之。【353】

大汗，若大下，利而厥冷者，四逆汤主之。【354】

此两条论阴竭阳脱寒厥四逆汤证。《伤寒论》论寒厥，除了有血虚寒凝厥证当归四逆汤、当归四逆加吴茱萸生姜汤以外，还有“大汗出，热不去，内拘急，四肢疼，又下利厥逆而恶寒者”。那大汗出，热不去，最容易伤津液，阴津不足，筋失其柔，所以会出现“内拘急，四肢疼”。又表现为“下利”，津液还会进一步受伤。如果兼见“厥逆而恶寒”，则提示不仅存在阴津大伤，更存在阳气虚衰。总体说是阴竭阳脱危急重症。而“大汗，若大下，利而厥冷者”，大汗先伤津液，再加以大下之，更伤津液，又伤脾胃阳气。如果表现为“利而厥冷者”，则提示脾胃受伤，阳气欲脱，所以治疗当用四逆汤主之。总之是寒厥，都是讲阴阳俱虚，或者阴竭阳脱，都必须急用四逆汤回阳固脱。原文强调了大汗出，失治就有亡阴亡阳之虞。不管是亡阳，还是阴阳俱脱，救治都应是以回阳为主。为什么呀？这个叫“有形之血不能速生，无形之气速当急固”。所以，就得赶紧回阳救逆。现在就有参附注射液，静脉输注治疗效果就很好。配合参麦注射液，益气救阴，当然更好。

患者手足厥冷，脉乍紧者，邪结在胸中，心下满而烦，饥不能食者，病在胸中，当须吐之，宜瓜蒂散。【355】

瓜蒂散方

瓜蒂　赤小豆

上二味，各等分，异捣筛，合内臼中，更治之。别以香豉一合，用热汤七合，煮作稀糜，去滓取汁。和散一钱匕，温顿服之。不吐者，少少加，得快吐乃止。诸亡血虚家，不可与瓜蒂散。

此条论痰厥瓜蒂散证。厥证有好多种。这个条文就是论痰厥，或饮厥。“患者手足厥冷，脉乍紧者，邪结在胸中，心中满而烦，饥不能食者，病在胸中，当须吐之，宜用瓜蒂散”，瓜蒂散证也能表现为厥，为什么呀？因为有痰或饮等有形之邪在胸中，可以痹阻阳气，阳气不能布达于四肢，就会出现手足厥冷，伴有心下满而烦，饥而不能食，病在胸中。这个情况下，治疗就当须吐之，宜用瓜蒂散。对这个本人自己有体验，只是没用瓜蒂散。有一次在农村，浇地的时候太渴了，随便弄点冷水就喝了，喝完以后就出现这个症状，出现心中满而烦，饥不能食，尤其是头晕目眩突出，时时欲吐，手足厥冷，烦躁不得卧，睡不着觉，辗转反侧，一夜没休息好，后来就觉得这也是吃东西吃得不合适了，是不是有宿食呀？当时，就觉得有宿食，那就下宿食吧！先吃槟榔四消丸，结果吃了以后拉了好几次，症状却一点也不减轻，晃晃悠悠，特别难受，一天又过去了。到傍晚的时候，实在是难受得受不了了，四肢厥冷，很烦，头晕头沉，不能抬起头来，恶心，后来突然想起《金匮要略》讲："宿食在上脘，当吐之，宜瓜蒂散。"那怎么办呢？瓜蒂哪儿找去呀！就盐汤探吐吧！结果一吐而解。当时就神清目爽，安然而卧，睡着了就好了，就这么简单。为什么开始用槟榔四消没效？就是因为病位靠上，本来就头晕目眩，手足厥冷，恶心欲吐，病位偏上。古人认为邪在胸中，实际上应该还是在胃，古人认为是在胸中，就是病位偏上，应该用吐法，因势利导，"因其上而越之"。用槟榔四消丸，大便通了，停饮也好停食也好还是没能够排出来。而用吐法，一吐而解，病全好了。所以虽然不是用的瓜蒂散，但吐法治厥的意思是一样的。所以就感叹，"纸上得来终觉浅，绝知此事要躬行"。"宿食在上脘，当吐之，宜瓜蒂散"，条文熟得很，真遇到该吐的证候还是没想起来，等后来误治了，才想起来应该用瓜蒂散。槟榔四消丸，内含槟榔、大黄、牵牛子这一类的，用完以后拉好几次都没用，头晕加重。这个条文所论瓜蒂散证，也是厥证的一种表现，"病在胸中"，可以理解为有一种实邪在胸中。

伤寒，厥而心下悸，宜先治水，当服茯苓甘草汤，却治其厥。不尔，水渍入胃，必作利也。茯苓甘草汤。【356】

茯苓甘草汤方

茯苓二两　甘草一两，炙　生姜三两，切　桂枝二两，去皮

上四味，以水四升，煮取二升，去滓。分温三服。

此条论水厥茯苓甘草汤证。"伤寒"泛指外感病。"伤寒，厥而心下悸者，宜先治水，当服茯苓甘草汤，却治其厥""厥而心下悸"，外感病出现了四肢厥冷，同时伴有心下悸，这种情况为水厥，厥是因于水。因为存在水饮内停，水饮阻痹，阳气不能布达于四肢，而导致四肢厥冷。

水是关键因素，所以治疗当先治其水，方剂当服茯苓甘草汤，“却治其厥”，然后再解决厥证。为什么要先治水呢？《伤寒论》明确指出：“不尔，水渍于胃，必作利也。”因为是水厥，如果不先用茯苓甘草汤通阳化饮利水，水邪就会影响到胃，脾胃不和，就会引起腹泻等。水厥用茯苓甘草汤，实际上还是“治病求本”的精神。

伤寒六七日，大下后，寸脉沉而迟，手足厥逆，下部脉不至，喉咽不利，唾脓血，泄利不止者，为难治，麻黄升麻汤主之。【357】

麻黄升麻汤方

麻黄二两半，去节　升麻一两一分　当归一两一分　知母十八铢　黄芩十八铢　葳蕤十八铢。一作菖蒲　芍药六铢　天门冬六铢，去心　桂枝六铢，去皮　茯苓六铢　甘草六铢，炙　石膏六铢，碎，绵裹　白术六铢　干姜六铢

上十四味，以水一斗，先煮麻黄一两沸，去上沫，内诸药，煮取三升，去滓。分温三服，相去如炊三斗米顷，令尽，汗出愈。

此条论虚实寒热错杂厥证升麻麻黄汤证。原文指出：“伤寒六七日，大下后，寸脉沉而迟，手足厥逆，下部脉不至，咽喉不利，唾脓血，泄利不止者，为难治，麻黄升麻汤主之。”前文已经讨论过热厥、寒厥、痰厥、水厥，而这个麻黄升麻汤证，是一个寒热错杂的厥证。“伤寒”泛指外感病，外感病六七日，已经过了一个时间周期，病该好了但没有好。这是因为曾经大下，伤阴耗液的同时还伤了脾胃，造成了脾胃阳虚甚至脾肾阳衰，所以表现为手足厥逆、下部脉不至、泄利不止。“下部脉不至”，提示脾肾阳衰较为突出，所以说“难治”。而此时更有邪热内郁于上焦，气血壅滞可腐败为脓，所以临床表现为“寸脉沉而迟，咽喉不利，唾脓血”。“寸脉沉而迟”是邪热壅郁所致，而非上焦阳气不足。所以治疗重点应为清热解毒、发越阳郁，同时可兼以护阴津，扶阳气。麻黄升麻汤药用麻黄、升麻、当归为主，配合石膏、知母、黄芩、芍药，即可宣透阳邪，清热解毒，活血消痈，再加上玉竹、天冬即可养阴生津，桂枝、茯苓、白术、干姜、炙甘草即可健脾温阳。至于麻黄升麻

汤临床应用，古今医家有经验的人并不多。张长恩教授《伤寒论临证指南》曾治疗1例，谢某，男，38岁，有肺结核病史，感冒后咽喉红肿疼痛，咽部溃疡，应用抗生素后出现腹痛，泄利不止，胸闷，咳嗽，痰黄量多，四肢厥冷，舌淡边红苔薄腻，寸脉浮滑，尺迟无力，辨证为阳气内郁，肺热脾寒，虚实互呈。投用麻黄升麻汤，3剂腹痛止，14剂病愈。此病案对麻黄升麻汤临床应用具有一定的启发作用。更有学者借用升麻麻黄汤加味治疗肺癌等，也取得了较好疗效。

伤寒四五日，腹中痛，若转气下趋少腹者，此欲自利也。【358】

此条论外感病腹痛下利临床表现。前文重点讨论各种厥证，从这一条开始讨论下利、呕吐之类了。实际上，厥阴病篇就是这样，先论厥阴病及其欲解时等，接着讨论厥热胜复证，然后开始讨论各种厥证，各种厥证说完以后，现在开始讨论下利、呕吐，先说下利，接着就说呕吐。“伤寒四五日，腹中痛，若转气下趋少腹者，此欲自利也”，“伤寒”就是外感病。外感病四五日，出现腹中痛，而且有转气下趋少腹的感觉，类似于腹中鸣响的意思，实际上排便前常有的一种自我感觉。一旦出现这种感觉，就意味着要排除大便了。

伤寒本自寒下，医复吐下之，寒格，更逆吐下，若食入口即吐，干姜黄芩黄连人参汤主之。【359】

干姜黄芩黄连人参汤

干姜 黄芩 黄连 人参，各三两

上四味，以水六升，煮取二升，去滓。分温再服。

此条论寒格干姜黄芩黄连人参汤证。“伤寒本自寒下，医复吐下之”，就是说外感病本身就是个腹泻，而且是个虚寒证，又误用吐法、下法，结果就导致了“寒格”，“更逆吐下”，复经误治，从而出现了恶心、呕吐，食入口即吐，呕吐比较厉害。这种情况是如何形成的呢？是因为误用吐下方法之后，外邪入里就化热了。本来是个虚寒，现在又有外邪入里就化热，于是形成寒热错杂之证。这时候该用什么方治疗呢？

干姜黄芩黄连人参汤主之。看这个方和泻心汤类似，但是没有半夏。干姜黄芩黄连人参汤一方面用干姜辛温能够温阳散寒，黄芩、黄连苦寒能够清热坚阴，更加人参能够大补元气，益气扶正，辛开苦降，可用于这种寒热错杂的“寒格”，表现为饮食入口即吐者。实际上，如果把这个方借用于治疗糖尿病及糖尿病性胃轻瘫等，也常有良好疗效。该方有黄芩，有黄连，又有人参，还有干姜，所以不会因寒凉太过导致脾胃受伤，所以适合于糖尿病患者较长期服用。

下利，有微热而渴，脉弱者，今自愈。【360】

此条论下利微热而渴自愈证。下利，也就是腹泻，“有微热而渴”，提示津液受伤，表现为“脉弱”，则意味着邪气不甚突出，脉证相应，所以提示预后良好，当可自愈。下利的同时，有点儿低热，又出现口渴，如果表现为脉弱，脉证相应，就是好事。如果表现为脉弦、脉数急、脉紧、脉大呢？那就不好了，说明病邪还很厉害，意味着病情进展。现在表现为脉变弱，说明邪气比较弱，邪气已退，所以病情就逐渐好转。

下利，脉数，有微热汗出，今自愈。设复紧为未解。【361】

此条论下利、脉数预后判断。前条论“下利，有微热而渴，脉弱者”，为病情向愈，这一条也是论下利，而表现为“脉数，有微热汗出”，也是与前条差不多，也是微热不是高热，同时又有汗出，《伤寒论》指出“脉数”提示可以自愈。如果出现脉紧，紧就是有弦脉的意思，实际上是有弦数、数急之象，这就说明出现病邪仍然比较突出，提示病还不能痊愈。这个条文与前一条应该互相参考着理解。我们只有按照顺序逐条审读，才能理解《伤寒论》真实意思，才能知道乌梅丸本就是治疗蛔厥，当归四逆汤本就是治疗血虚寒厥。乌梅丸、当归四逆汤等，都不过是厥阴病篇一个普通的治疗厥证的方剂而已。

下利，手足厥冷，无脉者，灸之不温，若脉不还，反微喘者，死。少阴负趺阳者，为顺也。【362】

此条论下利、手足厥冷、无脉的预后判断。前两条论下利，伴有微热，根据脉象是弱，是数，还是紧，来判断预后。而这一条，论下利，伴有四肢厥冷，脉象则是摸不到，一般说病情应该比较危急。必须急救，可以采用温灸之法，以回阳救逆。如果经过采用灸法之后，仍然无脉，则提示病情危重。如果仍然摸不到脉，反而出现“微喘”，则提示休克未能纠正，或存在呼吸衰竭倾向，所以说应是死证。“少阴负趺阳者，为顺也”。少阴属水，而趺阳脉主要是候脾胃，脾胃属土。少阴负趺阳，即水负于土，也就是土可胜水，所以为顺。

下利，寸脉反浮数，尺中自涩者，必清脓血。【363】

此条论下利、便脓血证。上一条论“下利，手足厥冷，无脉”，此条论“下利，寸脉反浮数，尺中自涩者”。“必清脓血”，就是便脓血的意思。寸脉浮数，但是尺脉涩，这意味着什么？意味着外邪未解，下焦热毒壅郁，所以就容易表现为便脓血。当然，也可以伴有发热等全身症状。

下利清谷，不可攻表，汗出必胀满。【364】

此条论虚寒下利清谷不可攻表。原文指出：“下利清谷，不可攻表，汗出必胀满。”这个应该是比较重要的一个条文，当是表里同病。“下利清谷”，提示脾肾阳气虚衰，不能腐熟水谷，当存在里虚寒证。《素问·标本病传论》上有“大小不利治其标，大小利治其本”的论述。意思是说，大小便不正常就必须救急，而这个“下利清谷”，就是大小便严重不正常，所以急当救里。这个条文实际体现了张仲景表里先后的治疗思想。张仲景《伤寒论》针对表里同病，一般是先解表，后治里。但是也经常有先治里，后治表的情况。当表里同病而里虚寒证突出的时候，一般就不太主张先解表，常常是要求先给予温中散寒之法，先治里而后治表。强调不能盲目攻表，如果盲目发汗攻表，则阳气就会进一步损伤，脾肾阳衰就会表现为腹胀满等。若见于危急重症，则常是胃肠功能衰竭的表现，提示治疗困难。

下利，脉沉弦者，下重也；脉大者，为未止；脉微弱数

者，为欲自止，虽发热，不死。【365】

此条论下利可见到的不同脉象及其临床意义。这一条紧接着上条，还是讨论下利，重点讨论下利的脉象。“下利，脉沉弦者，下重也”，“下重”就是里急后重，是痢疾的特有表现。“脉大者，为未止”，与前文“脉弱者，今自愈”“脉数，有微热汗出，今自愈”是相对而言。脉大者病邪盛，病情不稳定，所以说“为未解”。学习《伤寒论》本就应该上下文互相联系着看，这样我们就可以知道张仲景到底想说什么。“脉微弱数者，为欲自止，虽发热，不死”，还是重复前边条文的意思，那就是脉弱，提示邪气不盛，病情趋于向愈。而脉越大，越紧，越弦，越数急，就意味着病情越不稳定，病情很可能还要进展。如果表现为脉微弱数，脉略微稍弱点儿，略微数点儿，而不是那种脉数急，不是那种脉弦紧，不是那种脉大，就是好事，就意味着病邪不盛，病情趋于好转。虽然可能有发热，也不至于是死证。可见，张仲景非常重视通过脉象尤其是脉证是否相符判断疾病预后。

下利，脉沉而迟，其人面少赤，身有微热，下利清谷者，必郁冒汗出而解，患者必微厥。所以然者，其面戴阳，下虚故也。【366】

此条论下利戴阳证。“戴阳”一般说有虚阳浮越的病机，按理说应该属于所谓“真寒假热”的范畴，预后较差。临床常表现为郁冒、面色赤甚至面红如妆等虚阳浮越的症状。那么，这个条文所论的戴阳预后怎么样呢？实际上这个地方并没有强调是预后差。大家都知道，许多病在要好的时候，也经常除了有脉象比较平和以外，也有反而出现有点烦躁、面色有点儿红、全身有点儿痒等症状，那往往意味着是病要好。临床上，大家可能也有这个体会。这个病就是这样的。“下利，脉沉而迟，下利清谷”，提示是脾肾阳虚里虚寒证。“面色赤，身有微热”，提示似有虚阳浮越之机。只是本条文所论的“戴阳”，虽然是脾肾阳虚于下，却仅仅表现为“微厥”，提示病情并不危重，实际上应该是阳气将复，或有虚阳奋起抗邪之意，应当不同于一般说的虚阳浮越、真寒假热的“戴阳”。所以原文紧接着明确表示：“必郁冒汗出而解。”

下利，脉数而渴者，今自愈。设不差，必清脓血，以有热故也。【367】

此条论下利脉数而渴预后及便脓血的性质。解读这个条文，依然要联系上下文。实际上，厥阴病篇里面好多条文都是讨论的细菌性痢疾。“下利，脉数而渴者，自愈”，前文已经数次解释过，因为是脉证相应，应该能趋于向愈。但如果病情未能治好，就一定会出现便下脓血。为什么会出现便下脓血？“以有热故也”。邪热壅郁气血，则可腐败为脓血。腹痛、里急后重、便脓血，这是典型的痢疾三大主症。

下利后，脉绝，手足厥冷，晬时脉还，手足温者生，脉不还者死。【368】

此条论下利、脉绝、手足厥冷预后判断。“下利后，脉绝，手足厥冷”，发生腹泻以后，出现手足厥冷，都没脉了，肯定不是好事儿，实际上还是休克的意思，可能是低血容量性休克，但也不能排除感染中毒性休克。病情非常危重。如果“晬时脉还，手足温者”，晬读作 zuì，意思是一整天，一整天以后，脉出来了，而且手足厥冷好转，手足变温，那就意味着休克状态得以纠正，病情向愈。如果依然是无脉，那就意味着休克未能纠正，所以预后不良。实际就常是死证。

伤寒，下利日十余行，脉反实者，死。【369】

此条论外感病下利日十余次脉实死证。“伤寒”就是外感病。“下利日十余行”，提示腹泻病情特别严重。腹泻严重，就会耗伤津液，脉象就应该表现出虚象。张仲景在这里，与前边所讨论过的条文一样，还是强调下利脉实的不好，脉弱的好。厥热胜复证，厥时间长了不好。下利证，脉实的不好，这是张仲景的意思。因为腹泻每日十余次，脉若要是弱的，这就是脉证相应，而现在“脉反实”，那就是脉证不相应，提示邪盛正虚，预后不良。在《伤寒论·平脉法》《伤寒论·辨脉法》已经明确地提出过脉证相应是顺证，脉证不应是逆证。今腹泻每日十余次，还表现为脉实，严重的脉证不符，所以常提示是死证。重视脉证相应，重视通过脉辨析疾病预后，这是张仲景一贯的临床思维。

下利清谷，里寒外热，汗出而厥者，通脉四逆汤主之。【370】

此条论下利里虚寒证真寒假热通脉四逆汤证。“下利清谷”，意味着脾肾阳气虚衰，不能腐熟水谷，是真正的里虚寒证。在这种情况下，如果发生阴盛格阳，就可表现为“里寒外热”，或可表现为面红如妆、身发热、烦躁不宁等。再次证明了“里寒外热”的意思就是里有真寒，外热是皮肤肌表有热，实际上就是真寒假热。既然是真寒假热，那就应该温阳，所以治疗当用通脉四逆汤救急。《伤寒论》这个“里外”的意思，实际上是里面有真寒，体表有热，如出现发热、面色赤等症状。“汗出而厥者，通脉四逆汤主之”，临床表现为汗出、手足厥冷，已经不是前条论“戴阳”那个“微厥”了，提示病情危重，属于阴盛格阳、里寒外热、真寒假热重症，所以需要用通脉四逆汤，用比四逆汤更厉害的方剂。因为这个条文所论的证候是危急重症，下利的危急重症。

热利下重者，白头翁汤主之。【371】

白头翁汤方

白头翁二两　黄柏三两　黄连三两　秦皮三两

上四味，以水七升，煮取二升，去滓。温服一升，不愈，更服一升。

此条论热利下重白头翁汤证。“下利”也就是腹泻，有重症，也有轻症，有变证，更有常证。这一条所论“热利下重”就是临床常见病。“下重”即里急后重。“热利”而见里急后重，实际上就是我们今天说的痢疾。前文讲了半天的“下利”，现在终于讲到典型的痢疾。痢疾是什么临床表现？原文明确提出热利、下重，就是说这种痢疾的特点可见里急后重。“热利下重”，首先有发热或口渴烦热等症状，“利”本身就是腹泻的意思，同时又有里急后重的症状。针对这种情况，怎么治疗呢？“热利下重者，白头翁汤主之”，方可用白头翁汤。白头翁汤里面有秦皮、黄柏、黄连等苦寒药。白头翁汤是张仲景治疗菌痢的一个名方，主要适用于普通菌痢。临床上，更有借用此方治疗泌尿系感染者，也有疗效。更有基于白头翁汤出自厥阴病篇就说该方可以清厥阴肝经血分郁热，借用以治疗妇女更年期综合征，表现为烘热汗出、心烦失眠、性急易怒，尤其是阴部汗出、湿痒者，或加上女贞子、旱莲草、合欢花、夜交藤等，歪打正着，也常有较好疗效。

下利，腹胀满，身体疼痛者，先温其里，乃攻其表。温里宜四逆汤，攻表宜桂枝汤。【372】

此条论下利里虚寒证表里先后治疗思路。“下利腹胀满，身体疼痛者，先温其里，乃攻其表。温里宜四逆汤，救表宜桂枝汤”，此条应该与前边的“下利清谷，不可攻表，汗出必胀满”联系着看。这个条文也见于《金匮要略》，实际上体现了张仲景表里先后治则的基本精神。张仲景针对表里同病，一般是先治表证，再治里证。但是这里说的是先治里证，“先温其理”。因为这种情况，“下利腹胀满，身体疼痛者”，是里面有虚寒，大便出现异常，提示病情比较重。里有虚寒，就应该先温里后攻其表。当然，也有桂枝人参汤那样的扶阳解表并行的方剂。“温里宜四逆汤，救表宜桂枝汤”，这种先温里后治表的思路，也是张仲景解决表里同病的一个重要理法。

下利，欲饮水者，以有热故也，白头翁汤主之。【373】

此条论白头翁汤口渴表现。这个条文，与前边“热利下重”条文联系着看，进一步解释热利的内涵，并补充白头翁汤证常见的症状。什么症状？就是口渴欲饮水的症状。为什么会表现为欲饮水？“以有热故也”。因为有热，热可伤津液，所以常见口渴欲饮水。提示白头翁汤的适应证，应该是痢疾里面的热痢，临床表现应该包括腹泻、里急后重、便脓血，并可伴有口渴欲饮水等症状。经常有人说白头翁汤可治疗厥阴病下利，未必妥当。厥阴病篇的内容并不都是讨论厥阴病。许多条文讨论的本身就是厥证呕吐下利。先讲厥，蛔厥用乌梅丸，水厥用茯苓甘草汤，痰厥用瓜蒂散，寒厥用四逆汤，热厥用白虎汤，血虚寒凝的用当归四逆汤。说完厥证怎么治，接着说下利怎么治？有寒有热，有用四逆汤、通脉四逆汤者，有用白头翁汤者，后边还有用小承气汤、栀子豉汤等方者。白头翁汤证典型适应证实际上就是痢疾。

下利，谵语者，有燥屎也，宜小承气汤。【374】

此条论燥屎内停所致下利小承气汤证。《伤寒论》在此提出下利里面，还有一种特殊情况，那就是燥屎内停所致的腹泻。“下利，谵语者，有燥屎也，宜小承气汤”。虽然有燥屎存在，表现为谵语，但是还有下利，表现为腹泻，为什么？应该就是因为有燥屎，导致的热结旁流。结合西医学来讲，肠梗阻患者多伴有肠道功能紊乱，会有很多液体渗入肠腔，从而表现为腹泻。表面看大便是通着的，有腹泻，但燥屎还是拉不出来，怎么办？用小承气汤泻下燥屎，就不会热结旁流，如此则腹泻自然消失。我们可以请教一下外科医生，肠梗阻患者究竟是表现为腹泻好，还是完全不通好。《伤寒论》的意思应该是热结旁流也比大便完全不通要好，因为大便通着表现为腹泻的时候，即使有燥屎也不需要用大承气汤，应用小承气汤就可以解决。只是这种表现为下利的原因，更容易造成误判。

下利后更烦，按之心下濡者，为虚烦也，宜栀子豉汤。【375】

此条论下利后虚烦栀子豉汤证。这一条是论下利以后出现了心烦的症状。腹诊所见，“按之心下濡”，就是腹部是软的，这就是“虚烦”。这就是《伤寒论》有关腹诊的内容。事实上，张仲景特别重视腹诊，是选方用药的重要依据。此条论腹泻以后出现了心烦，现在一摸肚子心下这个位置是软，这叫什么呀？这是“虚烦”。用什么方？用栀子豉汤可清热除烦。如果一摸是实的、硬的，那用什么方呀？那就应该用调胃承气汤了。“按之心下濡者，为虚烦也”，再次告诉大家，张仲景《伤寒论》的虚实不是八纲的虚实，表里也不是八纲的表里。这里的“虚烦”就是“按之虚”的意思，不是“精气夺则虚”的“虚”。如果是虚弱的虚，怎么还能用清热祛邪的栀子豉汤呢？栀子豉汤证的病机是邪热内郁，而栀子豉汤证的典型腹证是按之心下濡软。

呕家有痈脓者，不可治呕，脓尽自愈。【376】

此条论呕吐有痈脓的治疗思路。前边几条重点讨论下利，而从这一条开始重点讨论呕吐。“夫呕家有痈脓，不可治呕，脓尽自愈”，“呕家”

或为素有胃病常见呕吐症状的人，有内痈可出现呕吐脓血之类的症状，可见于吞服强酸、强碱等腐蚀剂，肿瘤化疗药物引起的急性腐蚀性胃炎及细菌感染引起的急性化脓性胃炎等。临床可伴见吞咽疼痛、困难，或剧烈腹痛，寒热等。这种情况，一般应该禁食，同时给予静脉补液等。从中医学角度来理解，毒物为外来之物，脓血为有形之邪，都当以自然排出体外为宜，所以不能见呕止呕。作为古人能够做的，只能是静观其变。待到脓液完全排尽，则病归安和。

呕而脉弱，小便复利，身有微热，见厥者，难治，四逆汤主之。【377】

此条论呕而脉弱、微热而厥四逆汤证。这一条论“呕而脉弱”，呕吐又见脉弱，本来没有什么可怕。但“小便复利”，不仅是小便通，而且很可能是强调小便量多，会导致津液受伤。这种情况下，如果又出现“身有微热，见厥者”则提示阴竭阳脱，所以说难治，应该急用四逆汤回阳救逆。结合现代临床，这种情况实际可见于休克继发急性肾衰多尿期。所谓“见厥者，难治”就是说休克包括低血容量性休克、感染性中毒性休克，治疗困难。在科学昌明的今天，虽然有多种强有力的抗生素抗感染，但严重感染合并休克或继发急性肾衰，死亡率仍然非常高，说“难治”一点儿不错。

干呕，吐涎沫，头痛者，吴茱萸汤主之。【378】

此条论干呕、吐涎沫、头痛的吴茱萸汤证。吴茱萸汤证在厥阴病篇也是一个很普通的条文，本来就是用来治疗干呕、吐涎沫者，实际与厥阴病没有任何关系。引起呕吐的病因很多，有寒有热，吴茱萸汤不过是治疗寒证呕吐的一个有效名方而已。上一条也是治疗寒证呕吐，但上条所论呕吐是阴竭阳脱重症，伴有小便利、微热而厥，所以治疗当用四逆汤回阳固脱。而这一条，干呕、吐涎沫、头痛并不是什么危急重症，发病机制是寒邪上冲，胃气上逆所致，常常是胃中有寒，或者肝胃有寒，或者夹有寒湿浊邪。这种情况下就适合用吴茱萸汤温中散寒，和胃降逆，或兼以平肝逆，和胃气。至于此条所论“头痛”，常被理解为颠顶痛，主要还是因为该条文出自厥阴病篇，让人联想到厥阴经头痛的特点。其实，只要具备虚寒证有寒邪上冲、胃气上逆或肝胃气逆的病机，无论头痛有无，头痛是颠顶痛还是全头痛，是头晕还是头沉，都可选用吴茱萸汤治疗。

呕而发热者，小柴胡汤主之。【379】

此条论呕而发热的小柴胡汤证。除了胃寒呕吐吴茱萸汤证以外，郁热呕吐小柴胡汤证也很常见。如果要说吴茱萸汤是治疗厥阴病，那小柴胡汤不也治疗厥阴病了吗？其实，张仲景最重视辨方证，强调“有是证，用是方”。吴茱萸汤可用治阳明病“食谷欲呕”，也可用于少阴病“吐利，四肢逆冷，烦躁欲死者”。吴茱萸汤并不是什么厥阴病专方。小柴胡汤主要出现在太阳病篇，也可用治太阳病转入少阳，“胁下硬满，干呕不能食，往来寒热”，也可用治阳明病“胁下硬满，不大便而呕，舌上白苔者”。小柴胡汤也不是什么少阳病主方。张仲景的临床思维主要是在辨病的基础上再辨方证，是一种辨体质、辨病和辨证相统一的临床思维。请看《金匮要略·胸痹心痛短气病脉证治》《金匮要略·痰饮咳嗽病脉证并治》，就是先辨病，再辨方证。现在厥阴病篇怎么辨？原书是先辨为厥证，辨下利，辨呕吐，并在此基础上，再辨方证。此条就是论辨呕吐基础上，进一步再辨小柴胡汤方证。大家都知道，《伤寒论》论小柴胡汤有一句名言，那就是“但见一证便是，不必悉具”。这一证，实际上并非专指某一个症状或某几个症状，而是指“热入血室”“呕而发热”“本太阳不解，转入少阳者，胁下硬满，干呕不能食，往来寒热，尚未吐下，脉沉紧”这些。当然，这些证也是有特定内涵，不能仅从字面理解。比如暑温也就是乙型脑炎等可见呕吐、发热，就不是小柴胡汤适应证。因为乙型脑炎除了表现出呕吐、发热以外，还有头痛如劈、神昏谵语、痉厥抽搐等特殊表现，与小柴胡汤适应证“呕而发热”病机存在本质不同。

伤寒，大吐大下之，极虚。复极汗者，其人外气怫郁，复与之水，以发其汗，因得哕。所以然者，胃中寒冷故也。【380】

此条论外感病误治变证哕证胃中寒病机。“伤寒”泛指外感病。外感病大吐大下之后，就容易导致正气大虚。本来经过误治，津液严重不足，“复极汗者”，即不合理地过度发汗容易导致“外气怫郁”，体表之气宣透不正常，就可表现为汗出不畅、烦热等。这个时候，如果再让患者喝那么多水，或者想让患者出些汗，结果就会导致“哕”。什么是“哕”？一般认为“哕”就是呃逆，也有认为是呕吐。为什么会出现“哕”？“胃中寒冷故也”。因为胃中寒冷，胃气上逆，所以会发生呃逆。普通的胃寒引起的呃逆，我们可用丁香柿蒂汤治疗。但如果是外感病变证，阴竭阳脱重症出现了呃逆，则往往提示元气大伤，胃气将绝，多预后不良。

伤寒，哕而腹满，视其前后，知何部不利，利之即愈。【381】

此条论外感病哕而腹满前后分消治法。外感病又出现腹胀伴见呃逆的话，那怎么治疗呢？原文指出应该“视其前后”，先看看患者大便怎么样？小便怎么样？问二便，这是问诊必问的内容。本人看慢性肾衰患者，第一句话，就是问大便怎么样？夜尿几次？最重要的就是“视其前后，知何部不利”，看看是大便不通，还是小便不通。“利之则愈”，或是通大便，或是利小便，这个病就解决了。实际上，哪有那么容易！大家看，又有哕，又有腹满，又大小便不通，这不是个小病。好多情况就是外感病，包括各种严重传染性疾病、感染性疾病突然出现急性肾衰的表现。《伤寒论·平脉法》云：“寸口脉浮而大，浮为虚，大为实。在尺为关，在寸为格，关则不得小便，格则吐逆。”《证治汇补·癃闭》云：“若脉象既关且格，必小便不通，旦夕之间，陡增呕恶，此因浊邪壅塞，三焦正气不得升降。所以关应下而小便闭，格应上而生吐呕，阴阳闭绝，一日即死，最为危候……若吐不出，以二陈汤加槟榔、大黄、枳壳、浓朴、木香、木通、杏仁、泽泻降之。”虽然认为通大便、利小便是基本治法，但实际上治疗起来困难非常大。现代临床针对慢性肾衰，也常表现为呃逆、呕吐、大小便不通，这个时候就可以用“视其前后，知何部不利，利之则愈”的思路来治疗。本人治疗肾病的总思路，叫“三维护肾”。“三维护肾”是什么意思？“上下同治，前后同治，内外同治”。虽然肾病是下焦病，但是还要重视上面的咽喉、肺。虽然肾病是个里面的病，但是要注意皮肤、肢体、经络。虽然肾病是个泌尿系统病，是前窍的病，但实际上还要重视后窍。后窍，排大便和脾胃关系很密切！所以遇到“哕而腹满”，就要视其前后，看何部不利。利小便当然也很重要，更重要的是通大便。治疗肾衰有个思路，即“护胃气即所以护肾元”“泄浊毒即所以保肾元”。已经肾元虚衰了，这时候补肾还有什么用？这个时候就需要健脾和胃，通过健脾和胃，以后天养先天，起到保护肾功能的作用。已经肾元虚衰了，仅仅是补能补上来吗？肾的脏真之气都受伤了，那怎么补呀？泄浊毒，通过祛邪，通过排毒，通过通大便，通过利小便，前后分消，来排泄浊毒。祛邪扶正，通过泄浊毒，即可以起到护肾元的作用。所谓“三维护肾”当中的“前后同治”就是受《伤寒论》“视其前后，知何部不利，利之则愈”的影响。此条虽然冠以“伤寒”二字，是论外感病出现“哕而腹满”治疗思路，实际上对多种内科杂病、各科疑难病、现代难治病治疗，都可提供有临床价值的启示。

总体说，厥阴病篇除了几个典型的谈厥阴病的条文以外，主要是讲厥热胜复证及相关杂病如厥证、下利、呕吐、哕等。除了厥热胜复证，厥阴病篇重点讨论了厥证怎么治疗，呕吐怎么治疗，下利怎么治疗。这个呕吐、利、哕的条文，基本上在《金匮要略》里面还有重复出现。为什么厥阴病会成为千古疑案？为什么说“祧子万家宗一脉，纷纷井底各言天”？就是因为厥阴病篇明确为厥阴病的条文太少。少阳病和太阴病篇的条文也不多，但是毕竟还有几个条文提到了太阴和少阳的字眼。但是在厥阴病篇里面，就那四五个条文提到了厥阴病，别的全与厥阴病没直接关系，所以厥阴病到底是什么就不好理解。本人把厥阴病病机理解成肝不能潜藏阳气，肝气横逆克伐脾胃，阴虚肝旺。这样理解就有利于将厥阴病篇相关理论，联系到现代难治病里排在最前列的常见多发病，如高血压病、糖尿病，还有消化系统疾病中最常见的消化性溃疡、慢性胃炎等。至此，厥阴病就已经不再是千古疑案。我曾经发表过一篇文章专门论述厥阴病，大家感兴趣的话可以查阅《山东中医药大学学报》外，相关著作《〈伤寒论〉与中医现代临床》也可以参看。

九、辨霍乱病脉证并治

问曰：病有霍乱者何？答曰：呕吐而利，此名霍乱。【382】

此条论霍乱病典型表现。霍乱病在《伤寒论》里独立成篇。“病有霍乱者何？答曰：呕吐而利，此名霍乱”。什么叫霍乱呀？典型临床表现为呕吐而利。就是说霍乱最典型的表现就是吐泻交加，既有呕吐又有腹泻，吐泻同在，就称为霍乱。西医学所谓的霍乱病是霍乱弧菌感染以后导致的那种烈性传染病，那叫霍乱病。西医这个霍乱病，实际上就是在翻译霍乱传染病时，借用了中医“霍乱”病名称，以至于“霍乱”已经成为烈性传染病的代称！霍乱弧菌感染引起的表现为吐泻交迫的霍乱病非常严重。《伤寒论》的霍乱，应该包括了西医的霍乱病，但实际上还包括急性胃肠炎、食物中毒等表现为吐泻并见的疾病。因为西医的霍乱病也好，急性胃肠炎、食物中毒也好，病情都比较急，常常因为表现为剧烈吐泻，短时间内就可以导致脱水及电解质紊乱等，即所谓顷刻之间，挥霍缭乱，故称“霍乱”。

问曰：病发热头痛，身疼恶寒，吐利者，此属何病？答曰：此名霍乱。霍乱自吐下，又利止，复更发热也。【383】

此条紧接着又问：“病发热头痛，身疼恶寒，吐利者，此属何病？”实际上除了霍乱弧菌引起的烈性传染病可以有吐泻交加以外，现在临床上更常见吐泻交加的病是什么呀？就是食物中毒！急性胃肠炎和食物中毒等，也经常出现呕吐和腹泻同在的情况。在古代因为没有显微镜，不可能分清什么是急性胃肠炎、食物中毒，什么是霍乱弧菌引起的霍乱。不仅仅张仲景时代的古人分不清，到了明清时期依然分不清。大家都知道清朝名医王孟英所著的《霍乱论》，是论述霍乱的专书。看看王氏《霍乱论》，里边好多内容也未必就是真正的霍乱弧菌引起的烈性传统病——霍乱病，好多也是食物中毒、急性胃肠炎这一类病。古人主要根据临床表现进行诊断，所以只要是呕吐、腹泻交加，而且腹泻比较厉害，就经常诊断为霍乱。这是典型的霍乱的表现，既包括了西医学霍乱弧菌引起的烈性传染病——霍乱，也包括了食物中毒、急性胃肠炎等以吐泻交加为主要临床表现的疾病。再看看原文，“病发热头痛，身疼恶寒，吐利者，此属何病”这一句所说的病，除了可见霍乱的吐泻交加的临床表现以外，同时又出现了发热头痛、身疼恶寒，这是什么病？回答说：“此名霍乱。”那就是说霍乱病除了吐泻交加以外，可以兼有发热，可兼见头痛、身痛及恶寒等。“霍乱自吐下，又利止，复更发热也”，意思是说：按道理讲，霍乱自当吐下并见，本来就应该有呕吐和腹泻即吐泻交加的症状，“又利止，复更发热”，有时候腹泻停止，又出现发热症状，实际上是说腹泻剧烈，没得可拉了，同时出现发热的症状，这种霍乱就可能是说霍乱弧菌感染的霍乱病。但是实际上急性胃肠炎感染也有出现发热的时候，也经常有脱水的情况。所以霍乱病吐泻交加很厉害，非常容易导致所谓的发热症状。为什么叫“霍乱”？就是说这个病发展得特别快，一发病很快就上吐下泻，紧接着就变证蜂起，甚至可危及生命。所谓“挥霍缭乱”就是这个意思。这两个条文实际上就是论述了霍乱的典型临床表现：一个是吐泻交加，一个是吐泻交加以外，伴有身热头痛、身疼恶寒等这些临床表现。

伤寒，其脉微涩者，本是霍乱，今是伤寒。却四五日，至阴经上，转入阴必利，本呕下利者，不可治也。欲似大便，而反失气，仍不利者，此属阳明也，便必硬，十三日愈，所以然者，经尽故也。下利后当便硬，硬则能食者愈，今反不能食，到后经中，颇能食，复过一经能食，过之一日当愈。不愈者，不属阳明也。【384】

此条论外感病下利与霍乱下利预后转归不同。对我们理解《伤寒论》所谓“经”具有特别重要的意义。首先开头不是讲霍乱，直接说伤寒。伤寒就是一切外感病的总称。“伤寒，其脉微涩者，本是霍乱，今是伤寒”，看来这个伤寒与霍乱不完全是一回事儿，或者说霍乱虽然可以理解成是外感病里边的一个特殊类型，但是却不同于一般的外感病。“伤寒，其脉微涩者，本是霍乱，今是伤寒，却四五日”，就是过了四五天以后，“至阴经上，转入阴必利，本呕下利者，不可治也。欲似大便，而反失气，仍不利者，此属阳明也，便必硬，十三日愈。所以然者，经尽故也。下利后当便硬，硬则能食者愈。今反不能食，到后经中，颇能食，复过一经能食，过之一日当愈。不愈者，不属阳明也”。这个“经”到底是什么意思？《伤寒论》原书里边确实是时间周期的内涵。所谓“过经”，“过经十余日”，“过经二三日”，所谓“经”都是时间周期的意思，就好像妇女 28 天规律性阴道下血一次被称为月经。通过这个条文，就可以知道，“经”确实是时间周期的意思。本来是外感病，脉微涩，现在又吐，又泻，那应该就是霍乱。如果不是霍乱，只是外感病的话，到了四五天就会怎么样？“至阴经上”，什么叫“至阴经上”？《素问·热论》曾说过：伤寒一日，巨阳受之，二日阳明受之，三日少阳受之，这就是在阳经上。四日太阴受之，五日少阴受之，六日厥阴受之，那就应该是“至阴经上”。实际上就是说，四五天，就是应该三阴受邪的时候，转入三阴时间段，应该出现下利的症状。本来就吐泻，到现在还吐泻，这么多天还不好，那就可能是霍乱本病，不好治。“欲似大便，而反矢气，仍不利者”，没有发生腹泻，这是怎么回事呢？那就是一般的外感病。外感病到这时候大便不通，大便排出不畅，有排气，这是怎么回事？“此属阳明也”，这与阳明密切相关。《伤寒论》指出：“阳明居中，主土也，万物所归，无所复传。”传到阳明以后，大便就会硬，硬了以后，十三日愈，就是再过一个“经”，再过一个周期，就该好了。十三日不就是两个六天了吗？十三日就好了。“所以然者，经尽故也”。因为时间周期该结束了。所以这个地方的“经”，非常明显，就是时间周期的概念。“下利后当便硬，硬则能食者”，这还是说属于伤寒阳明病。如果要是一开始腹泻，还有呕吐，后来变成大便干，大便硬还能吃东西，这说明胃气来复，本身胃气存在，所以自己就好了。如果反不能食，不能吃，吃饭不行，“到后经中”，就是到了下一个时间周期，不能食逐渐变成能食，复过一经，又过了一个时间周期，还是能食，从一开始有点儿能吃到逐渐能吃，那么就提示逐渐好了，十三天就好了。这段明确了“到后经中”，“再过一经”的意思，明确了“经”是个时间周期的概念。“至阴经中”，亦即到了三阴的时间点上。所以在《伤寒论》只要提到“经”，必然会同时提到时间。比如说，“过经十余日”，“过经二三日”，都是时间的概念，因此，“经”应该是时间周期的意思。非常典型的

“却四五日，至阴经上”，然后是“十三日愈，所以然者，经尽故也”，“凡不能食，到后经中，复过一经能食，过之一日当愈”，这都是说时间周期的意思。“不愈者，不属阳明也”，就是说伤寒阳明病，从一开始又有吐，又有泻，到最后变成大便硬，这就叫阳明病，十三日就好了。如果是霍乱，又有吐，又有泻，怎么也不好，就不会变成大便硬，这个是典型的霍乱。典型的霍乱就很难治。实际上，这个条文是在强调外感病下利和霍乱的转归和预后不一样。外感病的下利，尤其是阳明体质，本身胃气就比较强的话，完全是可以逐渐自我缓解，或者说吃药以后病情逐渐向愈。如果是霍乱的呕吐而泻，预后就不好，很难自愈。“本呕下利者，不可治也”，不可治是说霍乱下利的预后特别差，而普通外感病的腹泻预后比较好。这个地方主要是强调“经”是时间的概念，是时间周期的概念，“到后经中”就是到后一周期，再过“一经”就是再过六七天，再过一个时间周期。外感病下利，经两个周期以后，逐渐就会恢复，胃气恢复以后吐泻就可消失。如果是霍乱的下利，又有腹泻，又有呕吐，治疗起来难度就非常大，预后就非常不好，非常难治。

恶寒，脉微而复利，利止，亡血也，四逆加人参汤主之。【385】

此条所论是霍乱里面严重的证候。临床表现不但见脉微、怕冷，而且又出现腹泻，泻得又非常剧烈，剧烈到一定程度以后，甚至拉都拉不出来了，说明了什么问题？“亡血也”。实际上就相当于现在的脱水，病情已经很严重，血容量已经严重不足。这个时候必须急用四逆加人参汤救治。古人有一句话叫“有形之血不可速生，无形之气所当急固”。就是说在这个危急时刻，只是用补阴血、补津液的方法无法迅速挽救生命！古人又不会输液，不会输血！“无形之气所当急固”，赶紧用四逆加人参汤，实际上有参附汤的意思，独参汤的意思。急用人参大补元气，益气固脱。实际上，《伤寒论》用人参不仅是益气固脱的意思，人参本来就有益气生津的作用。所以看白虎加人参汤，口渴欲饮水、口干舌燥的，可用白虎加人参汤。提示人参不但补气，还生津液。所以四逆加人参汤适合于霍乱重症已经脱水，已经亡津液，病情已经严重到一定程度，存在严重血容量不足，“亡血”重症。治疗关键是要回阳救逆，益气固脱生津。所以只用四逆汤不行，还得加人参，有益气固脱、益气生津的意思在里面。此条为后世治疗厥脱重视回阳救逆、益气固脱，提供了重要借鉴。

霍乱，头痛发热，身疼痛，热多欲饮水者，五苓散主之；寒多不用水者，理中丸主之。【386】

五苓散方

猪苓去皮　白术、茯苓各十八铢　桂枝半两，去皮　泽泻一两六铢

上五味，为散，更治之。白饮和服方寸匕，日三服。多饮暖水，汗出愈。

理中丸方（下有作汤加减法）

人参　干姜　甘草，炙　白术各三两

上四味，捣筛，蜜和为丸，如鸡子黄许大。以沸汤数合，和一丸，研碎，温服之，日三四，夜二服；腹中未热，益至三四丸。然不及汤，汤法，以四物依两数切，用水八升，煮取三升，去滓，温服一升，日三服。若脐上筑者，肾气动也，去术加桂四两；吐多者，去术，加生姜三两；下多者，还用术；悸者，加茯苓二两；渴欲得水者，加术，足前成四两半；腹中痛者，加人参，足前成四两半；寒者，加干姜，足前成四两半；腹满者，去术，加附子一枚。服汤后如食顷，饮热粥一升许，微自温，勿发揭衣被。

此条是论霍乱辨证治疗。原文指出“霍乱，头痛，发热，身疼痛”，一开始就讲霍乱的典型表现，除了呕吐而利以外，还可能有恶寒、发热、头痛、身疼痛。这个地方再一次这么讲！“热多，欲饮水者，五苓散主之”，意思是说，如果有发热，偏于发热多，恶寒不突出，又表现为想喝水的时候，可用五苓散主之。如果寒多，不欲饮水者，怕冷比较厉害，口不渴，就可用理中丸主之。《伤寒论·辨霍乱病脉证并治》虽然是霍乱专篇，但有关霍乱的治法论述得并不是特别多，有方有证的就这么几个条文，但是为霍乱治疗提供了两种不同治法。前条四逆加人参汤是救急，此条用五苓散、理中丸是普通治法。理中丸做成丸剂服

用，腹部不觉得热，再加量，还不觉热，再频服，还不热，丸药改成汤药，1天喝3次，总之就是喝完后腹部感觉热乎乎的，腹泻也就停止了。之后还有加减法，即"若脐上筑者，肾气动也"。如果肚脐上觉得跳，就是肾气动，就要去白术加桂四两。古人认为桂枝能平冲降逆，说脐上悸就与苓桂枣甘汤、苓桂术甘汤、桂枝加桂汤一样。如果吐多者，加生姜三两。我们知道治吐，张仲景认为最有效的就是生姜。"下多者还用术"，腹泻还是要用白术。"悸者，加茯苓二两"，如果心慌加茯苓二两。实际上《伤寒论》里不仅强调茯苓有利水的作用，还重视茯苓有安神的作用。茯苓四逆汤也是治疗烦躁一类，情绪不好有精神症状的时候常可加茯苓。"渴欲得水者，加术，足前成四两半"，如果口渴又想喝水的加大白术的剂量。"腹中痛者，加人参，足前成四两半；寒者，加干姜，足前成四两半。腹满者，去术，加附子一枚"，乃是基于"脏寒生满病"，"虚气流滞"的精神，加大人参剂量以补气，加大干姜剂量或更加附子以温中散寒、温补脾肾的意思。"服汤后，如食顷，饮热粥一升许"，就是说喝了汤药后有一顿饭工夫还要再喝热粥。这时候感觉如果腹部有热乎乎的感觉就提示是病情向愈的表现。原文这个时候还强调"勿揭衣被"，为什么呀？还是里虚寒证需要保暖的意思。这样病情就会逐渐好转。事实也是这样。理中汤也好，附子理中丸也好，服药后腹部立刻会有热乎乎的感觉。实际上，包括有干姜的其他方剂，如黄连汤、半夏泻心汤，喝了都会有这种感觉。如果没有感觉到肚子热乎乎，说明这药还没到位，怎么办呀？加大剂量，再一个办法，增加服药次数，就能起到这样的作用。理中丸就是温中散寒健脾的方剂。后世李中梓《医宗必读》归纳治泻九法，实际上在《伤寒论》里面都可以找到原始的依据。就这一条，就体现了温补与分利两种治法。为什么说张仲景《伤寒论》奠定了中医临床的基础？实际上，后世的许多治法都是对《伤寒论》理法的合理发挥与传承创新。后世的好多方剂来源于《伤寒论》。著名的治泻九法，实际上在《伤寒论》都有论及。五苓散利小便是渗利之法，理中丸为温中健脾散寒治法。固摄的治法有没有呀？在《伤寒论》里面，桃花汤、赤石脂禹余粮丸就是！有没有解表的治法？有麻黄汤、葛根汤！治疗太阳阳明合病下利不就是用了葛根汤？有没有清利的方法呀？有黄芩汤，还有治痢疾的白头翁汤。有没有辛开苦降的方法？

和解的方法？有泻心汤类方、黄连汤。有没有升提的方法呀？虽然没有补中益气汤、升阳益胃汤，但《伤寒论》通过灸百会来治疗腹泻，可理解为升提的方法。有没有补肾的治法？有四逆汤、通脉四逆汤，就有温肾阳的意思。真武汤的加减法也可以用治腹泻。实际上，后世的治泻九法，在《伤寒论》里都能找到其源泉，所以说《伤寒论》奠定了中医临床医学的基础一点也不为过。

吐利止，而身痛不休者，当消息和解其外，宜桂枝汤小和之。【387】

此条论霍乱恢复期调治方法。原文所论“吐利止而身痛不休者，当消息和解其外，宜桂枝汤小和之”，应该是霍乱等疾病经过治疗吐利停止后，仍有身痛不休的症状，原因是吐泻导致人体脾胃受伤，体表营卫失和，治疗可用桂枝汤内和脾胃、外和营卫。因为桂枝汤以调和为功能，所以说“宜桂枝汤小和之”。再次说明桂枝汤外和营卫，内和脾胃，的确功擅调和。说它是解表剂没错，但也可以说它是和解剂，以其有调和之用。原文所论本身当为脾胃虚寒，或有腹满下利，同时又见身疼痛，就是说，里面有脾胃虚寒，外面有风寒表证。这个时候，应该是先治表还是先治里？按张仲景表里先后治则，当然应该是先温其里，先用四逆汤救急，然后解表再用桂枝汤。经过治疗，吐利逐渐好了，但还有身痛的症状，说明表证还没完全好，所以就适当地调理调理，这个“消息”就是调理的意思，“和解其外”，就是用桂枝汤调和营卫，解决体表的营卫不和。实际上，这里的霍乱不一定就是西医学的霍乱，也可能是食物中毒、急性胃肠炎！病好了后还有身体不适的症状，这时候就可以“用桂枝汤小和之”。如果结合临床看，急性胃肠炎吐泻，除了寒湿以外，暑湿最常见。暑秋之交的时候胃肠炎、食物中毒患者最多。所以医院肠道门诊经常是夏天满员，甚至有的医院冬天就把肠道门诊关了，到夏天再重新开就是因为这个。所以所谓的霍乱更常用的还是藿香正气散一类！藿香正气散也好，加减正气散也好，都可以用于这一类情况。临床上应用正气散类方治疗急性胃肠炎、食物中毒，常有卓效。而《伤寒论》治疗霍乱，不论五苓散和理中丸，还是救急的四逆加人参汤好，确实药性偏温，主要还是“寒霍乱”。但临床不仅有“寒霍乱”，也有“热霍乱”，尤其是暑夏之交出现的霍乱更多的是湿热，湿热再用理中汤就不合适。所以，王孟英《霍乱论》就发明了连朴饮，也是芳香化湿、清利湿热、苦寒清热药同用，主要适合治疗湿热所致的霍乱。实际上，在《霍乱论》里，王孟英列举了好多医案，列举了好多调理的方法，包括民间验方等。当然了，最有特色的还是发明了连朴饮治疗霍乱，为中医治疗霍乱增添了新的思路。但实际上霍乱至今还是一个非常难治的病，即使中西医结合来救治，死亡率仍然比较高。而就食物中毒、急性胃肠炎而言，中医治疗就非常有效。不管是用王氏连朴饮、理中丸，还是用加减正气散也好，疗效都非常好！西医学霍乱狐菌感染所致的霍乱，非常难治。而一般外感病引起的吐泻交加，包括外感寒湿、暑湿、湿热，中医治疗都很有优势。郝万山教授经常讲的一个医案，说刘渡舟教授去一个工地，工人不知道发生什么中毒，好多人都在吐，而且还有发热。也不知道中的是什么毒，刘渡老根据《伤寒论》所论“呕而发热者，小柴胡汤主之”，处方小柴胡汤，大锅煮药，然后让大家每人喝一碗，结果喝完以后大多数人病愈。可见，小柴胡汤治疗这种中毒也有疗效。

吐利汗出，发热恶寒，四肢拘急，手足厥冷者，四逆汤主之。【388】

此条论霍乱重症四逆汤证。以下三条，是讨论霍乱的一些重症。这一条是论“吐利汗出，发热恶寒，四肢拘急，手足厥冷者，四逆汤主之”。吐泻可以伤人正气，又出现汗出，汗出也容易伤津液，进一步就很容易导致气随津脱，阴脱阳亡。“发热恶寒”，则说明全身症状比较突出。“四肢拘急”又说明什么问题？提示津液大伤。霍乱与所谓“瘪螺痧”，其实都是吐泻脱水的表现。“四肢拘急”就是肢体抽动痉挛。四肢拘急、手足厥冷，也是伤津液，属于吐泻脱水所致的低血容量性休克表现。这个时候怎么办呢？四逆汤主之，也就是回阳救逆，“无形之气，所当急固”。

既吐且利，小便复利，而大汗出，下利清谷，内寒外热，脉微欲绝者，四逆汤主之。【389】

此条紧接上条，也是论霍乱重症。“即吐且利，小便复利，而大汗出，下利清谷，内寒外热，脉微欲绝者，四逆汤主之”，意思是说，既有呕吐又有腹泻，这不就是吐泻交作吗？这不就是霍乱的表现吗？“小便复利，而大汗出”，提示津液大伤。以前讲过，在《伤寒论》总说小便利就容易伤津液！“小便复利，而大汗出”，大汗出也容易伤津液，这就是重伤津液！这个时候，如果再见下利清谷，并出现“内寒外热”，实际上就是一个真正的里虚寒证，阴寒格阳于外，所以就出现“内寒外热”！如果又出现“脉微欲绝”，这时候就应该用“四逆汤主之”，旨在回阳救逆。少阴病篇的通脉四逆汤证，不也是这个意思吗？实际上有阴盛格阳的机制，这都是霍乱重症的表现。

吐已下断，汗出而厥，四肢拘急不解，脉微欲绝者，通脉四逆加猪胆汤主之。【390】

此条也是讨论霍乱重症，即通脉四逆加猪胆汁汤证。所谓“吐已下断，汗出而厥，四肢拘急不解，脉微欲绝者，通脉四逆加猪胆汁汤主之”，与上条所说的那个很类似。请看这个出现“吐已下断”，就是脱水。脱水以后，也就腹泻停止。吐也吐不出来，拉也拉不出来。然后又出现大汗出，津液还在继续往外脱呀！然后就该液脱阳亡了！最后又见四肢厥冷，还有四肢拘急不解，就是阴津大伤，筋脉失于濡养。实际上就是脱水，电解质紊乱。“脉微欲绝”者，提示阴阳俱脱。这个时候怎么办？当急用通脉四逆汤，更加猪胆汁干什么？猪胆汁能够防止阴盛格阳，或为“阴中求阳”的意思，一般认为是“反佐”的意思。所以通脉四逆汤治疗的都是一些比较重的病。这一条所论，还有上面这几个条文都应该是霍乱重症。当然，也可以将其理解成真正的西医学霍乱狐菌所致的霍乱病。典型的霍乱病，常有剧烈的呕吐、剧烈的腹泻、剧烈的腹痛，这些症状以外，典型的霍乱病还经常见大便如米泔水样，很快就会“挥霍缭乱”，紧接着就出现腿抽筋、眼窝塌陷，即“瘪螺痧”症状。实际上，就是脱水，进一步可引起低血容量性休克。这些重症确实可在霍乱里边出现。而遇到这些重症，中医治疗不外乎就是用四逆汤、四逆加人参汤、通脉四逆汤、通脉四逆加猪胆汁汤等。实际上，这些情况都是吐利重症脱水，以致低血容量性休克的一些表现，治疗就应用回阳救逆的基本思路。

吐利发汗，脉平，小烦者，以新虚不胜谷气故也。【391】

此条论霍乱恢复期表现，所论和387条“桂枝汤小和之”相类。“吐利发汗，脉平，小烦者，以新虚，不胜谷气故也”，就是说吐泻、发汗后，病情最后逐渐趋于稳定，这个时候如果表现为“脉平”，提示病情向愈。中医非常重视这个脉！一看脉势平和，就意味着是好事。张仲景非常重视脉，认为脉象平和，说明病邪气已去，正气将复，所以即使觉得略微有点烦，也没有什么可怕的，不用惊慌。在《伤寒论》里边，提到略微有点儿烦，略微有点儿身痒，略微有点儿面发红发热，往往都是阳气来复，都是预后比较好的表现。而躁扰不安，烦躁不宁，那是休克的前期症状，那就不好治了。所谓“不烦而躁者，死”，就是预后不好的精神症状。这个“小烦”就是觉得微微有点儿烦，这是病情向愈的一些表现。关键前面还有一个定语，叫“脉平，小烦”。一定是脉势逐渐和缓，而见“小烦”。《伤寒论》里边，张仲景最反感这个“脉数急”，脉跳得特别快，有躁急之象。只要表现为是脉数急者，就意味着“病进”，提示病情进展。如果脉平和、脉和缓，则叫“病退”，提示病情稳定。“脉平”意味着什么？实际上意思就是说邪气将去，正气将复，所以出现微微发烦。这是什么意思呀？这是“新虚不胜谷气故也”。比如说略微吃点东西，可能就难受。可以想想，刚吐完，刚泻完，能吃得太多吗？不能吃太多，吃太多了，病又犯了！就是要喝小米粥，恢复恢复胃气！还得是热的小米粥。喝完以后即使觉得胃里边略微有点儿难受，也没什么了不起。但如果吃太多，就可能引起吐利再次加重。所以，此条与前文“当消息和解其外”用桂枝汤是一个意思。桂枝汤外和营卫，内和脾胃，本身就是一个调理之方。喝小米粥也是恢复期的调护的一个重要措施。实际上，治疗霍乱是这样，治疗普通的腹泻也是这样。治疗普通的急性胃肠炎、食物中毒都需要用这种思维方式来进行调护。张仲景论这个霍乱病，虽然叫霍乱，实际上包括的病证很多，不能等同于西医的霍乱弧菌感染。需要声明的是，西医的霍乱病就是借用我们中医霍乱的病名，西医的淋病也是借用我们中医淋证的病名，西医的肠伤寒、斑疹伤寒也是借用我们中医伤寒的病名。只是西医作为强势文化，“霍乱”“淋病”“伤寒”都变成了西医病名。现在老百姓反倒不理解中医

“霍乱”“淋证”“伤寒”是什么意思了。说明中医的科普非常重要。比如说口腔溃疡，患者第一反应不是上火了，而是想到维生素缺乏，立刻想到炎症。可见，西医学作为强势文化，维生素缺乏与炎症这些概念已经融入了现代人的心中。因此，我们经常需要借着西医的道理去解释中医，包括讲课中也会提到西医的概念如食物中毒、急性胃肠炎等。

十、辨阴阳易瘥后劳复病脉证并治

《伤寒论》在三阴三阳病篇与霍乱病篇之后，专设《辨阴阳易瘥后劳复病脉证并治》，重点讨论外感病后期调治。原书虽然以“瘥后劳复”作为病名，但从讨论的具体内容看，其实并不局限于“劳复”。这个“劳”应该包含很多种“劳”，不仅包括劳力，还应该包括劳心、劳神、劳房及“食复”。多种外感疾病各种原因所导致的病情反复，都是在这个篇章要讨论的内容。而“阴阳易”这个内容，古今医家认识都不一样。之所以如此，那是因为大家对此方面的经验比较有限。以至于翻遍古书，很难找到一个用烧裈散治疗阴阳易的医案。

伤寒，阴阳易之为病，其人身体重，少气，少腹里急，或引阴中拘挛，热上冲胸，头重不欲举，眼中生花，膝胫拘急者，烧裈散主之。【392】

此条论外感病后“阴阳易”临床特点及其治疗。首先，我们要先强调“伤寒”，应该是一切外感病的统称。得了外感病之后大家都会觉得身体虚，然后过早性生活，就容易得“阴阳易”这个病。所谓“阴阳易之为病”，这与“太阳之为病”“阳明之为病”等三阴三阳提纲证是一样的意思。“太阳之为病”是脉浮、头项强痛而恶寒，“阳明之为病”是胃家实。“阴阳易之为病”是表现为身重就是身体沉重，少气就是气短、乏力，少腹里急就是少腹拘急。“或引阴中拘挛”，大家一定要重视这一句话，意思就是说，有的人会出现少腹拘急，牵引到会阴，包括阴茎、睾丸等。少腹拘急，牵引阴中拘挛，这个症状很难受。另外，还有一个症状就是“热上冲胸”，前面讲到过“气上冲胸”，这里是“热上冲胸”，就是自觉有“热气往上冲”。还有就是“头重不欲举”，就是觉得头沉，甚至不能抬起头。"眼中生花"，就是头晕眼花。"膝胫拘急"者，就是膝关节和腿部肌肉紧张或酸痛抽筋等。原书认为遇到这种情况就需要用烧裈散治疗。那么，"阴阳易"到底是个什么病呢？《素问·调经论》指出："夫邪之生也，或生于阴，或生于阳。其生于阳者，得之风雨寒暑；其生于阴者，得之饮食居处，阴阳喜怒。"其中的"喜怒"指的是情志，"阴阳"则是指的就是性生活。所以这里"阴阳易"应该是指与性生活，也就是与房劳相关的疾病。其中的"易"，有交易、交换的意思。所以"阴阳易"实际上是男女之间通过性生活相互交接而导致的疾病。临床上，应该更多表现为男性病后，身体比较弱，发生性生活后，病又犯了或者又出现新的症状。或者女性得病之后，身体比较弱，发生性生活后，病又犯了或者又出现新的症状。实际上，"阴阳易"，未必一定是一个人传给另一个人，而更可能是房劳导致的一种"劳复"。所以《伤寒论》原书才把"阴阳易"和后面的"瘥后劳复"放到一起讨论。原书在这里论述"阴阳易"，就说明该病是伤寒病后劳复的一种表现。这个"劳复"在"阴阳易"，当然是指房劳。这个房劳的原因一方面是男女双方本身有病，身体虚弱，经过性生活后，劳累过度，疾病又出现了新的症状。另一方面，"阴阳易"也有可能出现男女互传的情况。比如说，丈夫有病，病刚刚减轻，房劳以后，妻子得病了，这种情况应该也是有的。但是这种可能性比较小，更多的还是患者自己又出现症状加重！因为上面还有"伤寒"两个字呢！本身是外感病，外感病的患者房劳之后出现了"阴阳易"。而导致"阴阳易"之后的表现，就是身体重，是乏力，是少气，是少腹里急，引阴中拘挛，是热上冲胸，头重不欲举，眼中生花，膝胫拘急，出现了一系列的症状。这些表现是不是很怪异呀？确实很怪异。很多人都认为这个病是怪病，而且是"阴阳易"嘛！这个"易"有交换的意思。所以认定是传染病，是可以传染的，甚至是可以广泛流行的。据说，在古代的海南岛，经常有一个村的男人得了这个病，一个一个都病死的情况。为什么呢？大家认为是瘟疫！那就有一个病名，就是"缩阳"。老张得了这个病，隔壁的老李接着也得了这个病。然后，隔壁老李的隔壁老王也得了这个病。结果没过多久，这个村的男人就都死于这个病。这就是极度恐惧所引起的疾病。实际上，并不是这个病可危及生命，而是因为这个病引起的极度恐惧可危及患者生命。外感病后，本身就觉得身体特别差，然后又发生房事，紧接着出现身体重，少气，尤其是“引阴中拘挛”，就是“缩阳”！再加上热上冲胸，头重不欲举，都是一些虚弱的人常出现的一些复杂的自主神经功能紊乱的症状。所以这个时候怎么能治好？患者本身就特别恐惧，所以只有用一种强烈暗示的手段，才能治好这个病。什么能让患者得到最强烈的暗示？因为患者自己认为是由于房事所致，那治疗还是要从房事上着眼。男的得病，就用女性内裤的近阴处这块布，烧成灰服用。女的得病，就用男性内裤的近阴处这块布，烧成灰服用。试想，这块布烧成灰服用，能有什么药理作用？或许没有什么药理作用。但是为什么张仲景要立了这个方？医圣不骗人，立的方都应该有效。实际上就是一种暗示的治疗方法。治疗就用内裤近阴处这块布烧成灰，然后让患者服用，会对患者形成强烈的暗示。问题是这个方自古很少人用过。刘渡舟教授在其代表作《伤寒论诠解》里面说山西李翰卿先生曾用过这个手段，但未见具体记载。本人有一个医案，但是不是用这个方，给大家介绍一下。这个患者是一个军官，开大会的时候，天气比较冷，在主席台上坐久了，回去之后就感觉身体不太好，正好夫人从外地来，房事过后，就出现了外感症状。于是就去输液。输液的过程当中，可能出现输液反应，就感觉特别难受，停了液体之后，就出现了这个最典型的“缩阳”症状。自觉得腹痛，阴茎往肚子里缩，手足厥冷，头重不欲举，眼中生花，正如“阴阳易”所见的少腹里急疼痛、引阴中拘挛、少气、手足厥冷、冷汗淋漓、心慌这些症状。虽然患者并不是得了什么严重的外感病，或许就是小小的感冒，但输液的过程中又出现输液反应，然后就出现了这些症状。于是，请了一位著名经方名家为其诊治。一看这个病，手足厥冷、冷汗淋漓、心悸，显然是个四逆汤证，就开了四逆汤，没给开烧裈散。结果用了以后效果也不好。没有办法，远道来京。嘱其先看急诊，查查心电图、电解质等，结果发现各项指标全部正常。只有窦性心动过速。待到接诊之时，一摸脉，脉象弦数，又弦又数，一伸出舌头，舌苔黄腻，舌暗红，舌边还有沫。问口苦不苦？说口苦很明显。问是否有头晕耳鸣？说有头晕耳鸣。那不就是“少阳之为病，口苦咽干目眩”吗？开什么方？看患者毕竟还有手足厥冷，腹部冷凉，所以处方柴胡桂枝干姜汤。当时喝的是颗粒剂，柴胡桂枝干姜汤喝完以后，据说当时就感到腹中温暖，紧接着腹痛消失，阴缩的症状缓解。第一次服药，症状立刻好转。后来坚持调理了一个多月，还是用柴胡桂枝干姜汤的意思，又配上五子衍宗丸和酸枣仁、合欢皮等，一方面健脾温肾，一方面清解肝胆郁热，病归痊愈。很有意思的是，三年以后又复发，还是这些症状。又治了一个多月，还是小柴胡汤清解肝胆郁热再配上桂枝、干姜，配合五子衍宗丸，再次获效。虽然说这个医案不是典型的“阴阳易”，却是个典型的“缩阳”患者。事实证明，“缩阳”并没有这么可怕。但是为什么用四逆汤治不好？“脉”是很重要的一个方面。中医中药有效，自有其科学内涵。柴胡桂枝干姜汤有效，一定有其科学作用机制与物质基础。这应该也不仅仅是暗示的作用。当然，暗示也会起一定作用。患者开始就认为赵教授这么年轻，就是博士生导师，实在了不起。实际上，也有暗示作用。患者刚来的时候，两个人架着，冷汗淋漓、四肢厥冷、心惊肉跳的这些感觉在服用中药 7 天后全部消失，患者笑逐颜开。所以，我们认为，“阴阳易”不过是外感病以后，人体虚的时候房劳诱发的“劳复”，包括房劳诱发出的一系列复杂症状。实际上，这种复杂症状，不治也可以好。但是要是特别害怕的话也能够吓死人。所以，曾记得有一次跟一个老中医出诊，求诊者也是这种“缩阳”的患者。老中医一切脉，“哎呀！肾虚得厉害呀！”就这一声感叹，患者立刻就瘫在椅子上了。所以，中医治病有一句话叫“不失人情”！医者诊病一定要考虑患者的心态。以前有个名老中医经常爱说，这个病保好！让人感觉很不严谨。后来随着阅历增多，发现这句不严谨的话也有其实际意义。这个“保好”对患者是一个良好的心理暗示！促使患者坚持吃药，而能够坚持吃药，慢慢就能取得疗效。如果说这种病根本不能治，服药试试吧！患者吃完 3 付药没效就不来了，又怎么可能通过长期服药缓缓取效？医生看病就是要做到“不失人情”！

大病瘥后，劳复者，枳实栀子豉汤主之。【393】

枳实栀子豉汤方

枳实三枚　炙栀子十四枚，擘　豉一升，绵裹

上三味，以清浆水七升，空煮取四升，内枳实、栀子，煮取二升，

下豉，更煮五六沸，去滓，温分再服，覆令微似汗。若有宿食者，加大黄如博棋子大五六枚。

此条论外感病瘥后劳复的枳实栀子汤证。这个“大病瘥后”，“大病”应该是指外感病，“大病瘥后”，就是说外感病好了以后，又出现劳复。劳复以后，有什么表现？或有心胸烦热等症状，但原书这个条文特别简单。实际上肯定应该有遗漏的内容，因为不可能只要是劳复就用枳实栀子豉汤。这个枳实栀子豉汤所治的劳复，实际上更多见的应该是食复，就是说因为吃饭不注意导致的病情复发。为什么这么理解呀？因为这个方，用的药及方后注的解释，都提示应该是食复为主。请看大病瘥后，用枳实三枚，栀子十四枚，豆豉一升绵裹，上三味，以清浆水七升，清浆水就有帮助消化的意思，空煮取四升，然后再加上枳实、栀子。先煮清浆水，然后再加枳实，栀子，煮取二升以后再加上豆豉，豆豉以后再更煮五六沸，煮半天了还去了药渣，温分再服，再服以后“覆令微似汗”，然后再蒙上被，微微出点汗，就是用枳实栀子汤想让患者微微出点汗。后边还有一句话叫“若有宿食者，纳大黄（就是加入大黄）如博棋子大五六枚，服之愈”。这就是说，如果又有宿食，就再加上五六片大黄，像棋子大的五六片大黄。提示这个劳复最少包括食复。因为明确写了有宿食者加大黄！那就说明这个劳复本身包括这个食复。为什么要蒙上被子微微出点汗？说明这个瘥后劳复的性质还有点儿发热的症状，有点儿低热，或者全身不舒服，或者有点儿烦躁等。因为栀子豉汤治疗的就是心中烦、心中懊侬，即所谓虚烦这一类的。枳实本身能够化滞，豆豉能清热除烦，清浆水有帮助消化的意思。说来说去，这个劳复应该包括食复。如果不是这种一般的食复，已经有“宿食”了，那就没有什么可考虑的，应该加大黄下宿食。在《金匮要略》讲，宿食在上脘的，那就用吐法，用瓜蒂散；宿食偏下，用大承气汤。存在有形之邪，张仲景用大黄从来是毫不犹豫。如果是无形之邪才小心翼翼，调胃承气汤、小承气汤先试试，最后才用大承气汤。也就是说，外感病不要轻易使用泻法。但如果真有宿食，存在有形之邪，使用大黄不必有太多的顾忌。所以，“大病瘥后劳复”这个条文虽然简短，但实际上还告诉大家劳复包括食复用枳实栀子豉汤这种化滞、清解、清宣的思路，也是治疗劳复非常常用的思路。前面讲的霍乱病篇中病后使用桂枝汤调理，本篇论瘥后劳复使用枳实栀子豉汤，也就是说针对病后的调理，张仲景的手段很多，除了饮食要注意以外，也可以使用桂枝汤、枳实栀子豉汤等药物调理。

伤寒瘥以后，更发热，小柴胡汤主之。脉浮者，以汗解之；脉沉实者，以下解之。【394】

此条外感病瘥后发热的治疗方法。实际上，这个条文还是基于中医学“司外揣内”的基本思维方式，在强调“观其脉证，知犯何逆，随证治之”的思想。“伤寒瘥以后，更发热”，即外感病本来病瘥，因多种原因，再次出现“发热”，该怎么办呢？最常用的还是应用小柴胡汤退热。为什么？因为外感病瘥后劳复，一般有正气虚的一面，在正气虚的同时，常有余热留恋，小柴胡汤可以扶正散邪，清解郁热，所以比较合适。但具体针对外感病瘥后劳复发热的治疗，还是应该在辨证的基础上，给予针对性的治法。如果表现为“脉浮”，则提示有表证，治当解表散邪，即所谓“以汗解之”。如果表现为“脉沉者”，则说明在里有实热，那就可以用通下的方法来治疗，可用承气汤类方清泄结热，即所谓“以下解之”。所以，我们学习张仲景辨阴阳易和瘥后劳复，不要局限在学习其方，更应该注重学习其理。应该重视理解张仲景的理法，而不要仅仅拘泥于张仲景的具体用药。

大病瘥后，从腰以下有水气者，牡蛎泽泻散主之。【395】

牡蛎泽泻散方

牡蛎，熬　泽泻　蜀漆，洗，去腥　葶苈，熬　商陆根，熬　海藻，洗，去咸　瓜蒌根各等分

上七味，异捣下筛为散，更入臼中治之，白饮和服方寸匕。小便利，止后服，日三服。

此条论外感病后继发腰以下水肿的治疗及牡蛎泽泻散证。“大病瘥后”，这里的“大病”还是指外感病，即伤寒。原文所论外感病好了之后，又出现“从腰以下有水气”，就是表现为下半身水肿。这个时候，应该用什么方子治疗呢？张仲景提出应该用“牡蛎泽泻散主之”，临床

上，这个处方原方很少用。具体适应证，实际上就是一个外感病继发的水肿，实际就是西医学所说的肾炎之类。治疗肾炎水肿，越婢汤、麻黄连翘赤小豆汤都很常用，验案很多。但牡蛎泽泻散就太不常用，那是不是该方没有临床意义呢？当然不是。牡蛎泽泻散的组成有牡蛎、泽泻、蜀漆等。蜀漆是什么？就是常山的嫩枝。该药在《本经》中记载可以治疗“咳逆寒热，腹中痞结，结聚邪气”，实际上就是有散结的作用。还有葶苈子、商陆根、海藻、瓜蒌根，各等分，分别捣碎，用的是散剂，服法是“白饮和服方寸匕，日三服。小便利，止后服”。处方里面的药物好像不是很好理解。葶苈子可以利水，但是一定要用炒葶苈子，因为其攻邪的力量比较强。商陆的攻邪作用也比较强，既能利小便，又能通大便。所以疏凿饮子里面也有商陆。现在大夫都不敢用峻烈的药物，所以商陆也不常用了。再就是商陆有肝肾毒性。水肿不是肾病，就是肝病，所以不常用了。实际上，商陆暂时用于治疗水肿是很有效的。那牡蛎泽泻散的意义在哪里呢？我们看其组成，商陆能从前后分消，葶苈子能泻肺利水。除此之外，最大的特色是牡蛎与海藻。牡蛎和海藻都有软坚散结的作用。对于病程较长的水肿，经常是单用宣肺、利水等方法效果不好，往往还需要散结！大家都知道国医大师吕仁和教授提出了肾病的“微型癥瘕”形成学说，实际上就是强调肾脏久病不愈，痰、瘀、热等诸多的病理产物就会在肾脏的络脉中形成“微型癥瘕”，所以治疗上就要重视散结，包括化瘀散结、化痰散结、清热散结、软坚散结等治法。牡蛎和海藻就有很好的散结的作用。另外，蜀漆有治疗积聚的作用，也可散结。泽泻，泽是敷布的意思，泻是有向下的意思，能升能降，分清降浊。方以牡蛎泽泻散为名，良有深意。大家都知道，有一个治疗肾衰的中成药叫海昆肾喜，就是海藻提取物，治疗肾衰有一定疗效。其实，散结的方法也是现在治疗肾病的一个热门思路。除牡蛎、泽泻、海藻这些药以外，还可用鳖甲煎丸、三甲散软坚散结。有一个治疗肝硬化的药，大概叫“软坚护肝片”，就是以鳖甲作为主药治疗肝纤维化。其实，肾纤维化何尝不可用鳖甲煎丸治疗？虽然牡蛎泽泻散原方不常用，但用散结的方法治疗腰以下水肿的思路，对临床还是有重要的指导意义。所以，可以认为医圣张仲景最先提出了散结法治疗水肿的思路。20 世纪 80 年代的天津中医学院第一附属医院，本人的硕士导师全国名中医黄文政教授就研发了一个治疗肾炎的药叫“肾炎2号片”，组成是黄芪、防风、蝉蜕、海藻、牡蛎，采用的就是“益气活血、祛风散结”的思路。该院还有一位国医大师、著名中西医结合专家阮士怡教授，早年毕业于北京大学医学院，现已百岁高龄，仍然在出门诊。阮士怡教授曾提出“健脾补肾，涤痰散结”治疗动脉硬化的思路。阮老在天津的地位，就像董建华院士在北京中医药大学东直门医院的地位一样，所以，天津中医治疗肾病、胃癌、胃炎等都常用散结的方法。黄文政老师的团队就常用散结的方法治疗肾病。黄文政老师较早的时候提出慢性肾炎“久病入络，络脉瘀结”的病机理论，认为一般活血药治疗效果不好，常需要应用散结的方法。吕仁和教授更明确地提出了糖尿病肾脏疾病“微型癥瘕”的病机学说，认为消渴病等疾病久病入络，热邪伤阴耗气，气阴两虚，阴阳俱虚，诸多的病理产物，如痰、湿、热、毒，互相胶结，在络脉中形成“微型癥瘕”，使肾体受损，肾用失司所致。也就是说，肾小球的结构发生了改变，肾脏的功能发生了异常。肾主水、主藏精、主一身之气化，肾不能主藏精，则会出现蛋白尿；不能主水，则会出现水肿；不能主一身气化，湿浊邪毒内生，则会出现恶心呕吐、大小便不通，日久即为关格危候。所以吕老在治疗糖尿病肾脏疾病，尤其是早期糖尿病肾脏病，特别强调散结，具体说可以包括理气散结、化痰散结、清热散结、活血化瘀散结等多种治法。虽然说吕老不一定是因为这个条文才提出“微型癥瘕学说”，但至少说明张仲景时期应用散结法治疗水肿的这一理念具有实际临床价值。所以说读经典很重要。

大病瘥后，喜唾，久不了了，胸上有寒，当以丸药温之，宜理中丸。【396】

此条论外感病瘥后阳虚“喜唾”证的治疗。“大病瘥后”，应该是外感病治好以后，临床表现为总是爱吐唾沫，好长时间也不好。为什么会这样？张仲景认为“胸中有寒”，治疗当用理中丸温之。实际情况是，外感病虽然治愈，但阳气受伤，阳虚寒饮不化，就会出现总想吐唾沫的症状。张仲景说是“胸上有寒”，结合瓜蒂散证“胸中痞硬，气上冲喉咽不得息者，此为胸有寒也”，此“有寒”应该不仅仅是无形寒邪，更当是指胸上有寒痰内停。“脾为生痰之源，肺为贮痰之器”，治疗当用温化寒痰之法，可用理中丸温中健脾，兼可温肺散寒。其实，针对临床表现为多唾，或咳痰清稀量多，或呕吐痰涎量多者，张仲景都喜欢用干姜或生姜等，如甘草干姜汤、小青龙汤、小半夏汤、大半夏汤等，方中都离不开姜。其实，临床观察发现：外感病后，不仅可能喜唾，更容易遗留咳嗽。好多人外感以后觉得嗓子痒，觉得胸闷，或者一遇凉或喝凉水咳嗽就会加重。这个时候应该怎么治？也是这个思路。典型的风嗽可以用止嗽散。临床常用一个经验方叫疏风止嗽汤，即本人主编的国家“十三五”创新教材《中医内科学实用新教程》所介绍的处方，治疗风嗽疗效非常好！是在止嗽散的基础上加荆芥、防风、薄荷、钩藤、蝉蜕、僵蚕、陈皮、枳壳等。前年春天，湖南浏阳地区感冒大流行，外感病后医生护士都得了咳嗽，就是典型的风嗽，用这个方，效果非常好。但要注意如果寒证，即一遇凉胸闷咳嗽就都出现了，有一个经验是喝点儿生姜红糖水就会好。这实际上与理中丸治疗“喜唾”是一个道理。所谓“大病瘥后，喜唾，久不了了，胸上有寒”与大病瘥后，总想咳嗽，一遇冷空气、一吃凉东西就咳嗽胸闷，道理是一样的，都是有寒或有寒痰，就需要温中散寒，所以用生姜红糖水就能解决这个问题。实际上，还是理中丸的意思。所以《伤寒论》的学习尊崇其理法很重要。但临床观察发现：“喜唾”的患者很多，并不仅仅是寒证，也有很多很复杂的证候。最近治疗一个浅表性胃炎的患者，长期喜唾，症状不复杂，就是唾液特别多，当时想用理中丸，但并不是典型的寒证，后来用了百合丹参饮，配合桔梗甘草汤、半夏厚朴汤的思路，采用的是调和肝胃的方法，用了以后“喜唾”的症状有所改善。观察发现：或是胸上有寒，或是风嗽，好多病关键就在咽喉这个地方。嗓子一痒就咳嗽，实际上是平滑肌痉挛的结果。平滑肌痉挛就应解痉，配合桔梗甘草汤就有解痉的意思在里面。

伤寒解后，虚羸少气，气逆欲吐，竹叶石膏汤主之。【397】

竹叶石膏汤方

竹叶二把　石膏一斤　半夏半升，洗　麦门冬一升，去心　人参三两　甘草二两，炙　粳米半升上七味，以水一斗，煮取六升，去滓，内粳米，煮米熟，汤成，去米，温服一升，日三服。

前条论“大病瘥后，喜唾”理中丸证，是阳气受伤，阳虚生寒，此条论“伤寒解后，虚羸少气，气逆欲吐”竹叶石膏汤证，是津液受伤，气阴两虚夹热。扶阳派学者经常说张仲景重视扶阳气。但从本篇所见，张仲景不仅重视扶阳气，同样重视存津液。原文“伤寒”，当是一切外感病总称。外感病后期，病基本好了，临床出现虚羸少气的症状，出现恶心想吐的症状，提示余邪未尽，气阴已伤。治疗应该用什么方？最典型的处方应该是竹叶石膏汤。竹叶石膏汤的验案特别多。好多名医尤其经方家都喜欢用这个方。而且这个方加减化裁以后，用来治疗消渴病即糖尿病，也常有疗效。《医宗金鉴》论消渴病治疗，方仅数首，其中就有竹叶黄芪汤，即为竹叶石膏汤加减变来的方。为什么？想这个方里又有人参，又有麦冬，又有石膏这些药，本身就与消渴病用白虎加人参汤一个道理。当然，治疗外感病后期气阴两伤，效果就更好。著名中医刘渡舟教授就治疗过一个化脓性乳腺炎后期的患者，出现舌苔少，低热，怎么也好不了。西医说是细菌感染，混合感染，效果也不好，后来刘老一看，这不就是一个典型的热伤气阴吗？又有胃气不和，就用竹叶石膏汤。竹叶石膏汤原方治疗化脓性乳腺炎后期的低热，很快体温正常，症状改善，病情缓解。所以这个竹叶石膏汤是很好的一个方。一方面益气养阴，一方面清解余热，又有和胃降逆的作用，临床很好用。

患者脉已解，而日暮微烦，以病新瘥，人强与谷，脾胃气尚弱，不能消谷，故令微烦，损谷则愈。【398】

此条论大病初愈饮食调护的原则。原文指出“患者脉已解”，提示病情基本已经痊愈。张仲景特别强调切脉，《伤寒论》总是以“辨某病脉证并治”分篇，而且脉在前证在后，提示张仲景特别重视脉象。当然，《伤寒论》本是张仲景述，王叔和撰次，而王叔和是脉学之宗，著《脉经》，尤其重视脉学。原书把《平脉法》《辨脉法》列在《伤寒例》之前，放在三阴三阳篇前边，都说明张仲景或王叔和非常重视脉。而此条原文，“患者脉已解，而日暮微烦”，应该不是什么大问题。因为我们在前面已经说过，在《伤寒论》作者看来，微微有点儿汗，微微有点儿烦，微微有点儿痒，往往都是好事。为什么这么说？原文指出“以病新瘥”，就是说病刚刚好，“人强与谷”，又给那么多饭吃，就不太合适。因为这个时候，“脾胃气尚弱，不能消谷，损谷则愈”。脾胃功能还没有完全恢复，消化功能尚差，不适合吃太多。得了大病以后刚好，如果吃太多了就会出事，就会导致“食复”。“故令微烦，损谷则愈”，结合治疗劳复的枳实栀子豉汤，有宿食就加大黄等，更可见“劳复”本身就有“食复”的意思。病后本来就有点儿虚，病刚好，吃的东西太多，“脾胃气尚弱，不能消谷”，所以就“微烦”，这种情况下，只要减少吃的东西，问题就可解决。以前河北省中医院曾收治一个乙型脑炎的患者，本来身热已退，病情控制，后因看见旁边病友那里放着牛肉，一下把牛肉全给人家吃掉了，结果出了大事，出现惊狂的症状，打人骂人，嬉笑怒骂，不避亲疏，那怎么办呀？最后还得用白虎汤、承气汤。白虎汤、承气汤一泻，病情渐趋稳定。这个病案也是说明病刚好的时候不能吃得太多。其实，《黄帝内经》也是这样说的。《素问·热论》就有“食肉即复”的论述。说明张仲景《伤寒论》与《黄帝内经》学术一脉相承。毕竟张仲景《伤寒论》原序曾说过“撰用《素问》《九卷》《八十一难》《胎胪药录》”。《黄帝内经》本来就非一人一时之作，内容极其丰富，观点时有互相矛盾之处。而《伤寒论》毕竟还是张仲景所述，王叔和撰次，相对来说比较系统完整。如果因为《伤寒论》具体认识有与《黄帝内经》不一致处，就无视张仲景对《黄帝内经》学术的传承，实在是有失公允。事实上，《伤寒论》许多地方都能反映出曾受到《黄帝内经》的巨大影响。只是张仲景爱讲事实，不爱讲太多道理而已。张仲景不爱讲太多道理，但并不是不讲道理，更不是张仲景心里没道理。张仲景的道理是在所讲的事实背后藏着，没有明说而已。其实，也正因为张仲景没有明说，才导致了后世“祧子千家宗一脉，纷纷井底各言天”的局面。所以，后世医家如薛生白著《湿热病篇》、吴鞠通著《温病条辨》都在条文之后，加以自注，可谓用心良苦。

下篇

《伤寒论》相关疑难问题

《伤寒论》属于中医学四大经典之一。古人有“半部《论语》治天下”的说法，在中医界也有“半部《伤寒》治天下”之说法，这无疑是对《伤寒论》学术地位的充分肯定。但应该指出的是，虽然中医界对医圣张仲景，对《伤寒论》都非常尊崇，但对《伤寒论》学术内涵的具体理解，包括对三阴三阳实质、三阴三阳辨证、合病与并病、传经与转属、厥阴病内涵等最基本的问题，都存在诸多争议。以下，我们就在系统讲解《伤寒论》三阴三阳篇及霍乱病篇、阴阳易瘥后劳复病篇所有条文之后，针对长期困扰《伤寒论》学术研究的诸多疑难问题进行进一步辨析，愿各位同道能基于原文结合临床实际对这些问题进行认真思考。

一、关于“六经皆有表证”问题

太阳主表，阳明主里，少阳主半表半里。这些说法，似乎早就已经成为中医界的共识。但通读《伤寒论》原书，认真学习其中的每一个条文，我们就会发现这些观点并不是《伤寒论》本身的思想。关于所谓“六经皆有表证”问题，从《伤寒论》原文来看，确实如此。太阳病表证自不待言。阳明病有中风、中寒，也有麻黄汤证、桂枝汤证，也存在表证。少阳病有中风、伤寒，治疗常用发汗法，小柴胡汤服药反应也常常是濈然汗出而解。太阴病有桂枝汤证汗法适应证。少阴病则有麻黄附子细辛汤证和麻黄附子甘草汤证。厥阴病也有厥阴中风之名。上述这种情况在过往的注家那里是很难解释的。因为一般来说太阳主表，阳明主里，少阳主半表半里，太阴、少阴皆主里虚，厥阴阴尽阳生、寒热错杂。阳明、少阳、太阴、少阴、厥阴，尤其纯粹主里的阳明、太阴、少阴，怎么会出现表证呢？注家难以回答，只好避而不谈，有的注家虽然勉强解释了一番，难免有牵强附会之嫌。

那么我们又如何认识这个问题呢？根据三阴三阳系统论和三阴三阳体质论来解释“六经皆有表证”，就非常顺理成章。因为三阴三阳是人体固有的六个生理系统。而缘于三阴三阳六个生理系统功能在人群不同个体又存在着不平衡，这就决定了人群可分为三阴三阳六大类体质。我们根据阴阳学说，把人群体质理解为三阴三阳六大类，而《伤寒论》所谓太阳病、阳明病、少阳病、太阴病、少阴病、厥阴病，即是指太阳体质之人为病、阳明体质之人为病、少阳体质之人为病、太阴体质之人为病、少阴体质之人为病、厥阴体质之人为病，而不是太阳之为病、阳明之为病、少阳之为病、太阴之为病、少阴之为病、厥阴之为病，即太阳系统病变、阳明系统病变、少阳系统病变、太阴系统病变、少阴系统病变、厥阴系统病变。太阳病表证自不必说，我们在这里仅对阳明病、少阳病、太阴病、少阴病、厥阴病等相关条文简单予以解释。

阳明病，《伤寒论》阳明病篇有阳明中风和阳明中寒之名。如 190 条、191 条主要是根据能食、不能食而划分中风和中寒。231 条阳明中风见腹满、胁下及心痛、鼻干、无汗、嗜卧、发黄、小便难、潮热、耳前后肿者，可以用小柴胡汤治疗。234 条更明确指出："阳明病，脉迟，汗出多，微恶寒者，表未解也。可发汗，宜桂枝汤。"意思是说，阳明体质的人感受外邪（尤其是风寒之邪），表现为脉迟、汗出、微微恶寒者，是邪在表，营阴不固，可以用桂枝汤发汗解表。235 条云："阳明病，脉浮，无汗而喘者，发汗则愈，宜麻黄汤。"是指阳明体质的人，感受外邪（尤其是风寒之邪），表现为脉浮、无汗而喘，是邪在表，卫闭营郁，治疗当用麻黄汤发汗散寒，解表散邪。实际上是阳明体质的人感冒后的两种常见表现。而结合现代临床实际来看，阳明体质的人感受风寒之邪，最容易表现为表里俱实的防风通圣散证。阳明体质的人更容易感受风热之邪、温热之邪，从而表现为升降散证、凉膈散证等。

少阳病，《伤寒论》少阳病篇有"少阳中风"之名。264 条云："少阳中风，两耳无所闻，目赤，胸中满而烦者，不可吐下。"实际上是指少阳体质之人感受外邪（尤其是风热、湿热之类的阳邪）后，而出现"两耳无所闻，目赤，胸中满而烦"等症状，治疗当清解郁热、疏风散邪，所以不能妄行吐法、下法治疗。265 条云："伤寒，脉弦细，头痛发热者，属少阳。"此"伤寒"泛指外感病，指少阳体质之人外感，感受外邪而进一步发生少阳系统病变，出现头痛发热症状，多见于感冒发热患者，可用小柴胡汤，清热之中有透表取汗之用。结合现代临床来看，少阳体质的人，感受风寒之邪，常表现为正柴胡饮证。而少阳体质的人，若感受湿热之邪，就容易表现为蒿芩清胆汤证等。

太阴病，《伤寒论》276条云："太阴病，脉浮者，可发汗，宜桂枝汤。"是太阴体质之人感受外邪，早期出现表证，所以脉见浮象。"其在皮者，汗而发之"，所以治当发汗解表，应用桂枝汤治疗。实际上就是虚人感冒。结合现代临床来看，太阴体质的人，素体脾胃虚弱，更容易在暑夏期间感受暑湿之邪或湿热之邪。外受风寒夹湿者，表现为香苏散、藿香正气散证。外受暑湿者，则常表现为李东垣清暑益气汤证等。湿热外犯者，更常表现为藿朴夏苓汤证。

少阴病，《伤寒论》少阴病篇有麻黄附子细辛汤、麻黄附子甘草汤相关条文。古代注家多以"太少两感"释之，不知《黄帝内经》有"两感于寒，不免于死"之说，而麻黄附子细辛汤、麻黄附子甘草汤证不过是虚人外感而已。少阴阳虚体质之人，感受外邪，尤其是风寒之邪，初期见表证者，即是此类。《伤寒论》301条云："少阴病，始得之，反发热，脉沉者，麻黄附子细辛汤主之。"302条云："少阴病，得之二三日，麻黄附子甘草汤，微发汗，以二三日无里证，故微发汗也。"实际是少阴阳虚外感风寒之表证。因其毕竟阳虚在前，所以不可过汗，治疗当助阳解表，微发其汗，是麻黄附子细辛汤、麻黄附子甘草汤的适应证。老年人、虚人感冒，尤当注意。若少阴阴虚体质感受外邪，尤其是感受风热、温热之邪，则常表现为银翘散去荆芥加细生地大青叶玄参方，甘草汤、桔梗甘草汤可以理解为银翘散、桑菊饮、养阴清肺汤的基础方之一。

厥阴病，《伤寒论》厥阴病篇虽然条文过于简略，但还是提到了"厥阴中风"之名。《伤寒论》327条云："厥阴中风，脉微浮，为欲愈，不浮为未愈。"329条云："厥阴病，渴欲饮者，少少与之，愈。"我们认为厥阴体质之人，感受外邪（尤其是感受风热、温热之类的阳邪）所致，早期当然也可表现为表证，治疗可用桑菊饮、翘荷汤之类。假如经治疗之后，脉象由沉细转为微浮，说明阴液渐复或正气有祛邪外出之势，其病向愈。此时，如渴欲饮水，可少少与之饮水，则有望痊愈。

二、关于三阴三阳排序问题

关于三阴三阳排序问题，历来是《伤寒论》注家争论不休的问题。一般认为，太阳主表，阳明主里，少阳主半表半里，太阴、少阴皆主里虚，厥阴阴尽阳生、寒热错杂。“形层论”者认为，伤寒发病，起于太阳之表，继而少阳半表半里，再进一步归阳明，入三阴；“阶段论”者更认为伤寒发病，应该初在太阳、继而少阳，再阳明，再太阴，再少阴，再厥阴，甚至厥阴再由阴出于阳。而现在我们再来看《伤寒论》原书，篇章编次排序却是先太阳、继而阳明，再少阳，再太阴、少阴，最后是厥阴。所以，有的学者认为《伤寒论》编次有问题，主张把少阳病篇置于阳明病篇之先。但古代文献的研究最忌武断，没有版本学依据轻言错简等很不严谨。在此，我们又想到了与《伤寒论》时代相近的《黄帝内经》及其《素问·热论》一篇。《黄帝内经》又是怎么说的呢？“伤寒一日，巨阳受之，故头项痛，腰脊强；二日阳明受之，阳明主肉，其脉夹鼻络于目，故身热目痛而鼻干，不得卧也。三日少阳受之，少阳主胆，其脉循胁络于耳，故胸胁痛而耳聋。三阳经络皆受其病，而未入于脏者，故可汗而已。四日太阴受之……五日少阴受之……六日厥阴受之……三阴三阳五脏六腑皆受病，营卫不行，五脏不通，则死矣。”明确把阳明置于少阳之前，所以说，强说少阳在阳明之前，既有违《伤寒论》本意，与《黄帝内经》也有相悖之处。而且，从《黄帝内经》原文来看，太阳、少阳、阳明以至三阴，也不是层次和阶段的意思。《黄帝内经》说发病第一天，太阳经受邪可出现太阳受病症状；第二天，阳明经受邪可出现阳明受病症状；第三天，少阳经受邪可出现少阳受病症状。第三天是三阳经俱受邪，太阳阳明少阳俱病，并不是说第一天是太阳病阶段而表现为太阳病，第二天就离开太阳经，进入阳明病阶段而表现为阳明病，第三天就离开阳明经，进入少阳病阶段而表现为少阳病。所以《黄帝内经》所论三阴三阳经受邪，与后世注家理解的层次、阶段可以说完全不是一回事。

其实，三阴三阳本来就是人体正常存在的人体生理六大系统，三阴三阳六系统当中，太阳主司卫外，主调和营卫，维持正常汗出，本来也不存在什么表里。但三阴三阳又是人群体质的六大分类。三阴三阳六大类不同体质的人感受外邪，初期当然都可能表现为表证。如果说太阳主表，阳明主里，少阳主半表半里，三阴主里，那《伤寒论》原书为什么呈现出“六经皆有表证”？尤其是主里的阳明、太阴、少阴，又怎么会出现表证呢？注家实在难以理解。而所谓少阳主“半表半里”，更是注家的自我发挥。按照《伤寒论》原文所述小柴胡汤证相关条文主要在太阳病篇，论其病位则强调“半在里半在外也”，实质上就是表里同病！以其病半在里，所以应用黄芩清热，以其半在外，所以用柴胡解表。三阴三阳为生理六系统，病理情况下则可表现为六系统病变。而三阴三阳六系统病变，各自既有不同，一定条件下又可互相转化，并不存在谁先谁后的问题。至此，所谓《伤寒论》三阴三阳排序问题的有关争论，可以休矣。还有所谓“开、枢、合”问题，所谓太阳为开，少阳为枢，阳明为合，更是一个伪命题。“開、枢、阖”出自唐代王冰《黄帝内经素问王冰注》，而隋代杨上善《黄帝内经太素》原作“關、枢、阖”。“關、枢、阖”都是名词，是指门的三个部件，即门插子、门杼、门板。历代注家有关“开、枢、合”的想象，从文字学分析都站不住脚。

三、关于“传经”与“转属”问题

关于《伤寒论》“传经”“转属”等问题，也是《伤寒论》争议最多的问题。许多人认为“传”，也就是“传经”，强调《伤寒论》“传经”，有“循经传”“越经传”“表里传”之分。这些实际上，还是基于“形层论”和“阶段说”的认识。因为一般认为，太阳主表，阳明主里，少阳主半表半里，太阴、少阴皆主里虚，厥阴阴尽阳生。所谓“循经传”，就是指伤寒发病，起于太阳之表，继而传经于少阳半表半里，再进一步传经于阳明，再进而传经至三阴。但《伤寒论》一书中，哪里曾论述到这种“循经传”？临床上，又有谁见过这样的“循经传”的外感病？自古至今，注《伤寒论》者八百余家，号称千家，没有一个人见过六经传变的伤寒，卫气营血传变的温病就经常能够看到。说明了什么问题？因为根本就不存在。一般认为，阳明是实热证，太阴为虚寒证，而“热病变寒，万中无一”，阳明又是如何“循经传”至太阴？况且《伤寒论》

阳明病篇明确说："阳明居中，主土也，万物所归，无所复传。"至于厥阴出表，则更是无稽之谈。为了弥补"循经传"不符合临床实际的缺憾，注家又想出了所谓"越经传""表里传"。如太阳传阳明则为"越经传"，阳明传太阴、少阳传厥阴、太阳传少阴即是"表里传"。其实，《伤寒论》原书并未强调所谓"传经"，从文字上看只有"传"和"转属""转入""转系"等用词。而"经"字在《伤寒论》中也有其特殊含义，乃是时间周期的意思。大约就是六七日的样子，相当于后世医家常说的"伤寒两候"的"候"。

关于"传"，一般认为是源于《黄帝内经》。但参看《素问·热论》所谓"伤寒一日，巨阳受之……二日，阳明受之……三日，少阳受之……四日，太阴受之……五日，少阴受之……六日，厥阴受之"。所论是三阴三阳"受之"，而不是后人理解的所谓"传经"。说伤寒发病第一天，出现太阳受病症状；第二天，出现阳明受病症状，但未离太阳；第三天，出现少阳受病症状，但未离太阳、阳明，所以六日则"三阳经络俱受其病"。看来《黄帝内经》所论不能作为后世医家所谓"循经传"的理论依据。

从《伤寒论》原文看"传"，相关条文不少。如第4条云："伤寒一日，太阳受之，脉若静者，为不传；颇欲吐，若躁烦，脉数急者，为传也。"我们认为"传"即传递，具体应该指病情传变的意思。外感病一天，按照《素问·热论》的说法，太阳当受邪，脉若静者，提示邪气轻微，病情不会传变。如果颇欲吐，加以躁烦，脉象有数急之象，当有发热，病情可能进展，进一步发生传变。第5条云："伤寒二三日，阳明、少阳证不见者，为不传也。"外感病二三天，按照《素问·热论》的说法，阳明、少阳当受邪，所以应出现阳明、少阳症状。但如果未出现阳明、少阳症状，则提示病情不会发生传变，不会进一步进展加重。《伤寒论》271条云："伤寒三日，少阳脉小者，欲已也。"外感病到第二三天，按照《素问·热论》的说法，病邪将归于少阳，如果反见脉小则说明邪气不盛，病情不会传变，所以说病情将趋于痊愈。270条云："伤寒三日，三阳为尽，三阴当受邪，其人反能食而不呕，此为三阴不受邪也。"外感病到第二三天，按照《素问·热论》的说法，为邪入太阴之期，如果患者能食不呕，说明三阴不受邪，病情不会进一步传变。总体说，《伤寒论》传承《黄帝内经》学术，也是论三阴三阳受邪，而非三阴三阳传经。

对于最能支持“传经说”的《伤寒论》第8条，我们认为非常有必要特别进行讨论。所谓“太阳病，头痛至七日以上自愈者，以行其经尽故也。若欲作再经者，针足阳明，使经不传则愈”，一般认为此条是辨太阳病自愈证和预防传经的针刺方法，认为太阳病邪气将传经到阳明，因此刺足阳明，先安未受邪之地，防止传经。所以会产生这种观点，其最主要原因是因为未理解张仲景“经”的特殊含义。综观《伤寒论》全书，几乎所有提到“经”字的地方，都紧接着就提到了“六七日”“二三日”“过经十余日”等时间概念。“经”实际上是时间周期，就如现在我们常说的妇女“月经”也是周期的意思，完全是一个时间的概念。那这一经到底多长时间呢？我们说六七日为一期，就好像现在七天是一个星期的意思。《伤寒论》以六日为一经，为一个时间周期。太阳病，头痛至七日以上，已经过一个完整的时间周期，正气来复所以应当自愈，此即“经尽”之意。但如果未能自愈，病程将进入第2个时间周期，就是所谓“欲作再经”。治疗可以针刺足阳明，使其在第2个周期病情不发生传变，则病当自愈。“传”依然是传变的意思，并不是所谓“传经”，即一经传到另一经的意思。至于针足阳明穴位足三里，被广泛应用于不同表现的感冒，是扶正祛邪的意思，未必是为了防止“传经”。所以，我们有理由认为：所谓“传经”，完全是注家空想出来的东西，既没有文献学根据，也不符合临床实际，更容易让人产生《伤寒论》学说不切实际的误解，所以应予摒弃。

但是我们并不是说，三阴三阳六系统病变之间不存在互相联系与转化。事实上，《伤寒论》所谓“转属”“转系”“转入”等，就是某一系统病变，在一定条件下转化为另一系统病变的情况。这与藏象学说中五脏病变之间的转化，本质上没有什么区别。而从《伤寒论》原文来看，这种转化在太阳系统病变最为多见。如太阳系统病变可转属阳明，181条云：“太阳病，若发汗，若下，若利小便，此亡津液，胃中干燥，因转属阳明。不更衣，内实，大便难者，此名阳明也。”185条云：“本太阳，初得病时，发其汗，汗先出不彻，因转属阳明也。伤寒发热，无汗，呕不能食，而反汗出濈濈然者，是转属阳明也。”此两条均是论太阳病误治转属阳明，从而出现大便难等阳明系统病变的症状。250条云："太阳病，若吐，若下，若发汗后，微烦，小便数，大便因硬者，与小承气汤和之愈。"此条所论是太阳病经误治而转属阳明，临床表现为微烦、小便数、大便因硬，治疗当用小承气汤。248条云："太阳病三日，发汗不解，蒸蒸发热者，属胃也，调胃承气汤主之。"此条也是由太阳体质之人感受外邪后，发汗不当，转属于胃，所以表现为蒸蒸发热，当属仲景"少阳阳明"一类，治疗当用调胃承气汤治疗。

太阳系统病变也可转属少阳。《伤寒论》266条云："本太阳病不解，转入少阳者，胁下硬满，干呕不能食，往来寒热，尚未吐下，脉沉紧者，与小柴胡汤。"就是太阳病转属少阳，以正邪交争于胁下，郁热不解，治疗当用小柴胡汤清解郁热。

太阳系统病变更可转属太阴。《伤寒论》279条云："本太阳病，医反下之，因尔腹满时痛者，属太阴也，桂枝加芍药汤主之；大实痛者，桂枝加大黄汤主之。"是太阳病误用下法，在脾胃阳气受伤的同时，气血瘀滞而转属太阴。所以出现了腹满时痛的桂枝加芍药汤证和"大实痛"的桂枝加大黄汤证。

另外，《伤寒论》还记载了太阴系统病变转属阳明之例。如187条"伤寒脉浮而缓，手足自温者，是为系在太阴。太阴者，身当发黄，若小便自利者，不能发黄。至七八日大便硬者，为阳明病也"，就是太阴系统病变可转属阳明。384条云："伤寒，其脉微涩者，本是霍乱，今是伤寒。却四五日，至阴经上，转入阴必利，本呕下利者，不可治也。欲似大便，而反失气，仍不利者，此属阳明也，便必硬，十三日愈，所以然者，经尽故也。下利后当便硬，硬则能食者愈，今反不能食，到后经中，颇能食，复过一经能食，过之一日当愈。不愈者，不属阳明也。"这也是在论述外感病过程中太阴和阳明的区别、联系和转化。外感病脉微涩，至四五日，到了太阴系统典型证候应该出现的时间会表现为呕吐、腹泻，与一发病就以呕吐、腹泻为突出症状的治疗困难的霍乱不同。似欲大便而反矢气，仍不大便者，属于阳明系统病变。当大便硬，十三日可愈。所谓"经尽"，是指十三日，两个时间周期已尽。先见下利，后转大便硬，病在阳明，能食者为胃气恢复故愈。先见不能食，到后一经（即下一个周期，下一个六日）稍能食，再过一经（一个周期，即六日）转能食，又过一日两个时间周期已尽，所以胃气恢复当愈。在此，我们应该特别注意《伤寒论》“经”本身就是时间周期的特殊含义。

四、关于“合病”与“并病”问题

针对临床上较常见的不能单纯用某一系统病变来解释的情况，《伤寒论》提出了“合病”“并病”的概念。何为“合病”？何为“并病”？历代注家惑于《伤寒论》220条所谓“二阳并病，太阳证罢，但发潮热”的论述，多认为合病是两经同病，即两个或三个系统同时受病；而“并病”则是一经之病未解，又传入另一经。其实，认真分析《伤寒论》原文，这种理解并不是《伤寒论》原文本意。实际情况恰巧相反，“合病”虽然是表现为两个或三个系统症状同见，但病机关键则是一个系统病变为主，是一个系统病变影响到其他系统，从而出现其他系统病变症状。而“并病”才是真正的两经同时发病，多系统同病，所以表现为多系统症状，治疗必须两系统或多系统同治，两系统或多系统并重。

我们先看太阳系统病变与其他系统的“合病”。《伤寒论》32条云：“太阳与阳明合病者，必自下利，葛根汤主之。”33条云：“太阳与阳明合病，不下利但呕者，葛根加半夏汤主之。”此所谓合病即是指两个或多个系统同时发病，两个或多个系统病变的症状同时出现。但此时各系统病变在发病之中的作用并不相同，必以一系统病变为主而影响到其他系统，方称“合病”。所以治疗也以治疗一个系统为主，如32条、33条即是太阳系统病变为主，影响到了阳明胃肠系统功能，所以治疗以治太阳系统为主，用葛根汤解表散邪，逆流挽舟，或更加半夏和胃降逆止呕，多见于胃肠型感冒患者。36条云：“太阳与阳明合病，喘而胸满者，不可下，宜麻黄汤。”也是太阳系统病变为主，影响到阳明，症见喘而胸满，或有大便不通症状，但终因太阳病变为主，不用泄下，而当用麻黄汤解表。至于172条“太阳与少阳合病，自下利者，与黄芩汤；若呕者，黄芩加半夏生姜汤主之”则是相对32条“太阳阳明合病”下利与256条“阳明少阳合病”下利大承气汤证而论，依然是一个系统病变为主，影响到其他系统，所以表现为其他系统病变的症状。治疗应分别选用治疗少阳为主的黄芩汤，治疗太阳为主的葛根汤，治疗阳明为主的大承气汤。

关于太阳系统与其他系统的“并病”,《伤寒论》48条云:“二阳并病，太阳初得病时，发其汗，汗先出不彻，因转属阳明，续自微汗出，不恶寒。若太阳病证不罢者，不可下，下之为逆，如此可小发汗。设面色缘缘正赤者，阳气怫郁在表，当解之熏之。若发汗不彻，不足言，阳气怫郁不得越，当汗不汗，其人躁烦，不知痛处，乍在腹中，乍在四肢，按之不可得，其人短气但坐，以汗出不彻故也，更发汗则愈。何以知汗出不彻？以脉涩故知也。”此“并病”显系两个系统病变症状同见，两系统病变程度和地位相类。具体到本条，则初为太阳系统一个系统病变，治疗失宜，又转属到另一系统，出现阳明系统病变症状，汗出而不恶寒。此时当两系统并治，但因为太阳病证仍在，以仲景先解表后攻里的惯例，当然认为应该解之熏之而不可下。

关于阳明系统与其他系统的“合病”,《伤寒论》256条云:“阳明少阳合病，必下利，其脉不负者，为顺也。负者，失也，互相克贼，名为负也。脉滑而数者，有宿食也，当下之，宜大承气汤。”此条论阳明少阳合病下利，是与太阳阳明合病下利葛根汤证、太阳少阳合病黄芩汤证相对而言，是阳明系统病变为主，兼有少阳系统症状，如阳明与少阳脉象不存在互相克贼的情况则为顺证。有宿食内积脉滑而数者，治当重视阳明，可用大承气汤下之，可见于宿食内积所致的腹泻等。另一条文，219条云:“三阳合病，腹满身重，难以转侧，口不仁，面垢，谵语，遗尿。发汗则谵语，下之则额上生汗，手足逆冷。若自汗出者，白虎汤主之。”此条是三阳合病，热邪充斥一身表里，三阳系统均受累，但仍以阳明系统病变为主，所以治以白虎汤清泄邪热。这在多种感染性疾病和传染性疾病极期非常多见。

至于阳明系统与其他系统的“并病”,《伤寒论》220条的含义有必要认真予以分析。原文云:“二阳并病，太阳证罢，但发潮热，手足漐漐汗出，大便难而谵语者，下之则愈，宜大承气汤。”实际上此条与前文提到的48条是遥相呼应，指出太阳阳明并病，两系统同病，两系统症状同时出现，但随着病情发展，太阳系统病变可以转属阳明，假如太阳系统症状完全消失，仅见潮热汗出，大便难而谵语，则已是典型的阳明系统病变，所以用大承气汤下之则愈，不必在意太阳病。总是“随证治之”之意。

关于少阳系统与其他系统的“合病”，包括合并下利和合并发热两类。《伤寒论》172条云：“太阳与少阳合病，自下利者，与黄芩汤；若呕者，黄芩加半夏生姜汤主之。”此太阳少阳合病下利黄芩汤证，是与太阳阳明合病下利葛根汤证、阳明少阳合病下利大承气汤证相对而言，病变存在少阳郁热或有太阳系统病变的症状，所以用黄芩为主药，清解少阳郁热为主。适用于急性胃肠炎、痢疾初期患者。对于合病发热，268条云：“三阳合病，脉浮大，上关上，但欲眠睡，目合则汗。”此三阳合病，即太阳系统病变典型脉象浮脉和阳明系统病变典型脉象大脉，见于少阳之关位，与三阳合病白虎汤证不同，是以少阳系统病变为主。大脉见于少阳之部关脉上，说明少阳郁热在里，扰动心神，并逼津外出，故见嗜睡、汗出等。选方当用柴胡汤为主，也可适当加用金银花、连翘、薄荷太阳之药和石膏、知母阳明之药物。依然是一个系统病变为主，累及其他系统出现症状。这种情况实际上参考用柴胡汤这一类就行了，重点治少阳就可以了。原来有一个特别漂亮的医案，被收入王永炎院士主编的《中国现代名中医医案精粹》，就是有一个姓苏的60岁老爷子，因肺部感染已经住进重症病房，当时应用最高级的抗生素，高热不能控制，又出现了神志恍惚、大便不通、发热、咳嗽这些症状。当时已报病危，结果投以小柴胡汤为基础上加用石膏、麻黄、杏仁、连翘，应手而瘥。实际上就是三阳合治，当然是治少阳为主这说明中医治发热很有疗效。这个患者就是三阳合病以少阳为主。临床上遇到这种肺部感染，到底是按温病的思路来辨证，还是按伤寒的思路来辨证呢？一切都是从临床表现出发！因为中医最基本的临床思维方式就是“司外揣内”的象思维！我们常说，中医学是中华民族发明的，基于“天人相应”整体观的，以“司外揣内”的基本思维方式，采用天然药物和自然手段对人体的各种疾病进行个体化防治的知识体系。最基本思维方式就是“司外揣内”的象思维。根据临床表现，表现为口苦、咽干、目眩，又有点儿咳嗽又有点儿大便干，有点儿神志恍惚，这就是三阳合病。当然应该按照三阴三阳辨证的思路进行辨证。如果面对一个急性肺炎患者，本身高热，又有神昏惊厥，又出现斑疹了，那就要按卫气营血辨证思路了。总之，就是按具体临床表现，选择到底应该按卫气营血辨证的思路，还是按三阴三阳辨证的思路。临床上，绝不能一看肺部感染就说是温病，一说着凉引起发热就说这是伤寒。所谓的伤寒和温病都是外感病，都属于伤寒的总的范围。当然，临床上还是要根据临床表现选择合适的辨证方法。

关于少阳系统与其他系统的“并病”，《伤寒论》142条云：“太阳与少阳并病，头项强痛，或眩冒，时如结胸，心下痞硬者，当刺大椎第一间、肺俞、肝俞，慎不可发汗。发汗则谵语、脉弦，五日谵语不止，当刺期门。”是论太阳少阳并病，即太阳系统和少阳系统同时受病，所以，头项强痛等太阳系统病变的症状和少阳系统病变的症状兼见，治疗当太阳系统和少阳系统同治，刺太阳系统相关的大椎第一间、肺俞，同时刺少阳系统相关的肝俞。因不同于一般的太阳病，所以不可单行发汗。发汗则病邪离表，入于肝经血分，故当刺期门。而150条所谓：“太阳少阳并病，而反下之，成结胸，心下硬，下利不止，水浆不下，其人心烦。”则是论太阳少阳并病，即太阳系统和少阳系统同时受病，误用下法所导致的严重并发症。171条云：“太阳少阳并病，心下硬，颈项强而眩者，当刺大椎、肺俞、肝俞，慎勿下之。”再一次强调太阳少阳并病，应当太阳少阳并治，而不可误用下法。所以不能用下法，病不在阳明故也。

五、关于厥阴病及其提纲证问题

《伤寒论》之“厥阴病”实质问题，古今学者仁智各见，所以被称为“千古疑案”。有认为属寒者，有认为属热者，有认为阴极阳生、阴阳交争、厥热往来者，有认为阴阳错杂、虚实相兼、上热下寒者，分歧甚大。所以会出现这种情况，主要是因为大家未能把厥阴作为人体生理系统来理解，未能把厥阴病与“厥证”“厥热胜复证”等分别开来。

（一）厥阴系统生理和厥阴病

《伤寒论》三阴三阳是人体生理六大系统，厥阴是其中之一。厥阴系统功能主司控制情绪、潜藏阳气、平衡气机。与肝主气机，主情志的功能密切相关。因为肝体阴而用阳，有关脾胃升降，肝心母子相应，肝肾精血同源，所以厥阴系统功能的维持与肝关系最为密切，也有关于脾胃、心肾功能的正常发挥。生理情况下，人情绪稳定，阴精闭藏，阳气有制，气机平调。病理情况下，人的情绪控制无力、阳气不能潜藏、肝气横逆犯胃，则可表现为性急易怒、口渴、自觉气上撞心、心中疼热等厥阴系统病变典型证候。所谓“厥阴病提纲证”条文，“厥阴之为病，消渴，气上撞心，心中疼热，饥而不欲食，食则吐蛔，下之利不止”描述的就是这种情况。至于其何以首列“消渴”一证，则有强调内热伤阴的意思。我们认为“厥阴病提纲证”与太阳病、阳明病、少阳病、太阴病、少阴病提纲证一样，同样应该是最能体现该系统病变特点的条文，认为厥阴系统与肝有密切关系。因为肝体阴而用阳，如果阴虚，肝阳上亢或者肝气横逆克伐脾胃，就会出现消渴、气上撞心、心中疼热、饥而不欲食、呕吐下利这些症状。实际上，请看这些症状是不是非常常见？既可以见于糖尿病，也可以见于溃疡病、慢性胃炎这些病，还可以见于高血压病。高血压也经常头痛、热气往上顶、面红目赤、口渴。所以我们针对厥阴病提出了一首处方叫百合丹参饮，这个方子已经被一个学生整理后给发表在《中国中医药报》,《中国中医药报》还对我这个方子进行了重点推荐。该方由百合乌药散、芍药甘草汤加味而成，主要适合于厥阴肝旺或阴虚肝旺体质发病后表现为胃脘胀痛、隐痛、灼热疼痛，或兼痞满，干呕、恶心，大便不调，舌暗红少苔，脉细或细弦者。临床用治慢性胃炎、溃疡病甚至胃癌等，常有卓效。夹热，而大便干者，用蒲公英；大便稀者，加黄连；大便不干不稀，可用白花蛇舌草。胃镜病理检查见肠上皮化生或有异型增生者，加薏苡仁、浙贝、莪术等。用之得宜，常有卓效。而厥阴病如果是表现为阴虚阳亢的，当然应该用镇肝熄风汤、天麻钩藤饮、建瓴汤。如果是阴阳俱虚的、虚阳浮越者，则应该用潜阳丸或者用参附龙牡汤。现在扶阳学派特别推崇封髓丹也是这一类型，适合于这种阴阳俱虚、虚阳浮越的情况。如果厥阴体质的人外感风热，感冒，最应该用的则当是桑菊饮、翘荷汤之类。很多人说厥阴病的主方是乌梅丸。实际上，《伤寒论》原书已经明确指出乌梅丸主治蛔厥，当然除了治蛔厥以外，乌梅丸还治久痢。

（二）厥阴体质与发病

应该指出的是，不同的人体内各系统生理功能常常存在着不平衡，每个人的气血阴阳多少自不相同。这种三阴三阳各系统功能的不平衡与气血阴阳多少的不同，就决定了人群体质可划分为三阴三阳六个类型，即太阳体质、阳明体质、少阳体质、太阴体质、少阴体质、厥阴体质。《灵枢·通天》篇是以阴阳学说为指导来划分人群体质类型。其中，厥阴体质之人多阴虚肝旺，肝气盛而肝阳亢，如张飞、程咬金、李逵等就属于这一类人。若具体再分类，则可分为阳亢肝旺、阴虚阳亢、阳虚肝旺等。厥阴阳亢肝旺体质之人，体质壮实，性急易怒，控制情绪能力较差，最典型的代表就是张飞。这种人发病易表现为头晕目眩，头胀头痛，或胃脘灼热疼痛，自觉气上撞心等，相当于后世连梅汤证、百合乌药散证、镇肝熄风汤证。厥阴阴虚阳亢之人，体质较虚，体力相对不足，平素控制情绪能力较差，易怒。为了便于理解，我们也找到一位三国人物作为典型，那就是击鼓骂曹的祢衡，自恃才高，冲撞曹操。这种人发病易表现为咽干口燥、头晕目花、耳鸣、烘热汗出、失眠健忘、腰膝酸软等症，相当于后世杞菊地黄丸证、建瓴汤证等。还有就是厥阴阳虚肝旺之人，体质虚弱，多见于老年人，尤其是老年时期的曹操，体力严重不足，神疲乏力，急躁易怒。这种人发病则表现为头晕眼花，虚烦不宁，头痛耳鸣，腰膝酸冷，甚至出现面红如妆、时时汗出、四肢厥冷等危证，相当于后世潜阳丸证、参附龙牡汤证等。不同体质之人，易感邪气、易受病因不同。发病后，临床表现也各有特点，进一步发展，转归预后也有区别。

（三）厥阴病篇部分条文解析

纵观《伤寒论》全书，三阴三阳诸篇，如太阳病篇中，常常是既有太阳病典型病变的条文，也夹杂着需要与太阳病进行鉴别的条文及坏病、变证、夹杂证等其他条文。对于这一条文编排特点，厥阴病篇条文与其他篇章一样，而且表现得尤其突出。纵观厥阴病全篇，除所谓“厥阴病提纲证”条文（326 条）外，明确指出厥阴病的条文只有 3 条，即 327 条云：“厥阴中风，脉微浮为欲愈，不浮为未愈。”328 条云：“厥阴病欲解时，从丑至卯上。”329 条云：“厥阴病，渴欲饮水者，少少与之愈。”我们认为，研究厥阴病还是应该以《伤寒论》原书中这些明确提及“厥阴病”的条文为主。而在这三条当中，327 条“厥阴中风”类于“太阳中风”，是指厥阴阳亢肝旺或阴虚肝旺之人，感受外邪所致外感病中相对偏阳的证候。治疗可选用后世桑菊饮、翘荷汤等，凉肝清热、疏风散邪。以其阳亢，脉当表现为弦大而浮；以其阴虚，脉象应表现为细脉。如果表现为脉象微浮则提示为阴渐复，或提示阳亢不甚，而无弛张亢盛之势，所以提示其病“欲愈”。如果脉象浮甚，浮而弦大，则提示邪气亢盛，阳气弛张，则未必就是佳兆。而脉沉细“不浮”，则提示阴虚较甚，阴未复，故曰：“未愈。”而 328 条“厥阴病”，当为厥阴阴虚肝旺体质之人为病，以其有阴虚的一面，故而“渴欲饮水”。但其“渴”与阳明病胃热伤津的“口渴喜冷饮”不同，我们应该“少少与之”，饮水最好饮以热水，同时可与后世连梅汤等治疗。因为厥阴肝旺体质之人，肝气横逆有克伐脾胃之势。如果过多饮水，尤其是饮用冷饮，则有可能伤脾气，成积饮，反而可使病情复杂化。至于厥阴病相关原文 4 条中就有两条提到“渴”，实际上就是在强调“厥阴病”阴虚的特点。至于 327 条，是“厥阴病，欲解时”条文，以丑寅卯为肝脏所主的时辰，所以厥阴病当于此时加重或者解除。以上是论厥阴本病，可以大概了解到厥阴病的一些情况。由于历史的原因，《伤寒论》厥阴病篇是否存在脱简很难定论。而由于明确指出“厥阴病”的条文确实太少，这也为我们今天认识“厥阴病”带来了困难。其实，这也正是其成为“千古疑案”的原因之一。

而“厥阴病篇”330 条到 357 条，则为有关“厥证”和“厥热胜复证”的条文。有关“厥证”的条文，包括乌梅丸证蛔厥、白虎汤证热厥、当归四逆汤证血虚寒厥和所谓“厥阴死证”的条文。实际上，论述了各种厥证的临床特点、诊断治疗、预后转归等，与厥阴本病实际上不是一个概念。而有关“厥热胜复证”的条文，时振声教授认为是外感病及其阴阳交争的特殊表现，可见于中毒性菌痢、化脓性扁桃体炎、猩红热等急性传染性感染性疾病继发的感染中毒性休克。休克表现突出者，以四肢厥冷为主，而休克纠正之后，原发感染未愈者，则以发热表现为主，并不存在“阳复太过”的问题。临床所见，确实如此。此证也不同于厥阴病本病。至于“厥阴病篇”358条以后条文，几乎都是有关“呕吐利哕”的论述，在《金匮要略》中也有收载，实际上论述了各种吐利证的临床特点、诊断治疗、预后转归等，当然不同于厥阴本病。

六、关于三阴三阳六系统病变欲解时问题

所谓“六经病”欲解时，自古存在争议，许多《伤寒论》注家提出自己的解释，但注释很难自圆其说。其实，《伤寒论》所谓具体“欲解时”，主要是基于一日之中阳气的进退而言。对此不能机械理解。而且，我们认为“欲解时”往往也是本病病情加重的时段。

“太阳病，欲解时，从巳至未上。”字面意思是太阳病在巳、午、未三个时辰向愈。为什么呢？太阳又称为巨阳，病在肺卫，表现为外邪犯表，卫阳失用。巳、午、未是阳气最盛之时，此时，卫阳得天阳之助，可祛邪外出。所以太阳病于此时向愈。

“阳明病欲解时，从申至戌上。”字面意思是阳明病在申、酉、戌三个时辰向愈。为什么呢？阳明病病在胃肠，典型表现为“胃家实”，阳气有余，临床多见阳热亢盛的证候，申、酉、戌是阳气渐退、阴气渐生之时，《黄帝内经》云：“日西而阳气已虚。”所以阳明病于此时向愈。但《伤寒论》也明确指出阳明病承气汤证“日晡所发潮热”，“日晡”正好就是申、酉时辰，提示这个申、酉时辰也是阳明病病情加重的时段。因此时阴气渐生，人体正气奋起与阳热之邪抗争，所以这个时段会出现潮热。

“少阳病欲解时，从寅至辰上。”字面意思是少阳病在寅、卯、辰三个时辰向愈。为什么呢？少阳病病在肝胆，阳气不得伸展，肝胆疏泄不及，而常表现为阳气郁结为病。寅、卯、辰为阳气升发之时。《素问·生气通天论》云：“平旦人气生。”少阳被郁之少火，随天阳之气升发而得以舒发，肝胆之气得以疏泄，所以少阳病可于此时向愈。

“太阴病欲解时，从亥至丑上。”字面意思是太阴病在亥、子、丑三个时辰向愈。为什么呢？太阴病病在脾胃，号为至阴，常见脾胃阳虚寒盛之证，亥、子、丑是阴极阳生之时，所谓“夜半则阳气还”，所以太阴病可于此时向愈。

“少阴病欲解时，从子至寅上。”字面意思是少阴病在子、丑、寅三个时辰向愈。为什么呢？少阴病在心肾，常见心肾阳虚阴寒之证候，子、丑、寅是阳气始生之时，子时阳生，至寅而渐盛，所以少阴病至此阳气渐进、阴邪渐退之时向愈。

“厥阴病欲解时，从丑至卯上。”字面意思是厥阴病在丑、寅、卯三个时辰向愈。为什么呢？厥阴病病主要在肝，常表现为肝阳不归其位而失用。“一年之计在于春，一日之计在于晨”，丑、寅、卯是肝之主时，如四季之春阳初萌，肝得天时之助，所以厥阴病于此时向愈。但临床所见，肝气疏泄太过的疾病，因此时阳气渐生，肝气得天阳之助，也最容易在此时加重。如梦遗、遗尿等常发生于后半夜；脾肾阳虚腹泻，也常表现为五更泻；妇女更年期综合征，也常在此时出现潮热汗出等症。所有这些都与丑、寅时段，肝气得天阳之助，容易表现为疏泄太过有关。所以，我们临床治疗这类疾病，常用柔肝、敛肝、平肝、镇肝治法，常用药物如白芍、乌梅、龙骨、牡蛎等。

七、关于“寒温融合”问题

“伤寒”一般认为有广义和狭义之分，《难经·五十八难》所谓“伤寒有五，有中风，有伤寒，有湿温，有热病，有温病”，提示广义伤寒是所有外感病的总称，而狭义伤寒则是感受寒邪所致的疾病。而《伤寒论》所论“伤寒”，一般认为是以狭义伤寒为主，温病学家更强调《伤寒论》仅论风寒，或曰“详于寒而略于温”，只有温病学著作所论才是温热。其实，《伤寒论》所论“伤寒”本来就是广义伤寒，即外感疾病的总称。不仅包括外感热病，而且还包括外感所致的不发热的疾病。用现代的话说，实际上就是包括了多种感染性疾病、传染性疾病及部分杂病等。《伤寒论》序曰：“余宗族素多，向余二百，建安纪年以来，犹未十稔，其死亡者三分有二，伤寒十居其七。”提示伤寒确实包括广泛流行的传染性疾病及瘟疫在内。《肘后备急方》就曾指出：“伤寒、时行、瘟疫，三者同一名耳，而源本小异……又贵胜雅言，总名伤寒，云也俗因号为时行。”可见《伤寒论》所论伤寒，应该是包括了瘟疫等所有外感病。我们认为：《伤寒论》原文中凡称“伤寒”者，即为广义伤寒，如“伤寒，脉浮滑……白虎汤主之”。这个“伤寒”就包括了肺炎等感染性疾病和乙型脑炎等传染病。而只有太阳病伤寒麻黄汤证等，才是伤于寒邪感而即发的所谓狭义“伤寒”。

同时应该强调的是，中医病因学的特点是“审证求因”。所谓风寒、风热、温热、湿热、暑热、燥邪，并不是单纯物理因素，实质上仍是生物性病因，如细菌、病毒等病原微生物感染。中医是根据其临床表现判断病因，如恶寒重，发热轻，无汗，头身痛者为伤寒；恶风，发热，汗出者为中风；发热，口渴，咽痛，舌红为温热；头身困重，身热不扬，脘痞，舌苔腻或黄为湿热；头痛，高热不退，烦渴为暑热；口干鼻燥，咽干，干咳为燥热等。而不仅仅根据是否受风、受寒，或天气炎热，或因居处潮湿等诱因做出病因诊断。所以，同样作为外感病的温病与伤寒的关系，绝不是受热和受寒病邪不同的关系。广义伤寒实际上应该包括温病在内。只有狭义伤寒与温病，才是风寒外感与温热外感不同病因所致。临床观察发现，外感风寒，常见于普通感冒，也可以见于流行性感冒、肺部感染等，而温病更多见于肺炎等感染性疾病和多种传染病，如流行性感冒、流行性脑脊髓膜炎、乙型脑炎等。

在这里，我们强调《伤寒论》是讨论广义伤寒，是否就意味着可以低估温病学存在的价值和意义呢？当然不是。其实，温病学与《伤寒论》都是研究外感病（包括外感热病）的著作。《伤寒论》奠定了外感病辨证论治的基础，而温病学作为研究温病发生发展及其诊治规律的一门临床学科，主要阐明温病的病因病机、传变规律，从而揭示温病的本质，并在此基础上，研究温病的诊断、辨证和治疗措施。温病学是对《伤寒论》的继承和发展，而在理论方面多有创新，特别是在感受温热病邪所致的外感病诊治方面，方法更为丰富，辨证论治方案对许多感染性疾病和传染性疾病临床指导作用也更为具体。所以与《伤寒论》一样，非常值得我们认真学习和深入研究。

首先，《伤寒论》奠定了中医临证治病辨证论治的基础，而温病学说继承了《伤寒论》外感病辨证论治的思想，并有所发展。《伤寒论》作为辨证论治之书，其理法方药不仅适合于外感风寒、温热、湿热、燥邪所致的病证，也适合于多种内伤杂病。特别是《伤寒论》创立的三阴三阳辨证方法，即所谓六经辨证方法，实际上也不是专为外感风寒而设。柯韵伯说："六经提纲是六经之为病，不是六经之伤寒，乃六经分司诸病之纲领，非专为伤寒一证立法也。"强调的是三阴三阳辨证方法普遍适用于多种疾病。对此，后世温病学家多有诟病，认为三阴三阳辨证方法拘泥了人们温热病诊治的思路。而叶天士、薛生白、王孟英等高手，非常重视对《伤寒论》理论的继承和创新。许多温病学名著都曾反复强调自己学术思想的形成曾受到《伤寒论》的巨大影响。如传统观点认为《伤寒论》三阴三阳有表里层次的意义，而温病学有卫气营血与三焦的概念，也同样有层次的概念。而且，表现在层次、阶段方面的意思，更被进一步强化。所以能够更具体地指导对感染性疾病和传染性疾病的临床实践。无论叶天士《外感温热篇》中所谓"辨卫气营血虽与伤寒同""和解表里之半""分消上下之势"，还是薛生白《湿热病篇》中所谓"实则随阳化而归阳明，虚则随阴化而归太阴"，所谓白虎加苍术汤、理中汤治湿热，或者温病学家普遍重视的"护胃气，存津液"的治疗精神，都可以说与《伤寒论》理论是一脉相承。

其次，对于外感病的诊查方法，《伤寒论》有关望闻问切四诊的论述虽然很多，但温病学在外感病诊察技术方面又有新进展。《伤寒论》论脉之虚实、浮沉、迟数，其论寸口趺阳、论寸关尺阴阳分部，内容最为详尽，可以说与《黄帝内经》《难经》一样，共同奠定了中医脉学的基础。而《伤寒论》论舌则仅仅限于"舌上白苔""舌燥"等，《伤寒论》论齿仅仅限于"前板齿燥"等。总体来说，内容较少，而不成体系。而温病学家辨舌验齿论述就比较多，而且自成体系。另外，还提出明辨斑疹、白㾦等诊察方法，可以说对《伤寒论》已有了很大发展。即使是对发热症状的描述，温病学在继承《伤寒论》相关论述的基础上，更提出了湿温病"身热不扬"、邪入营分"低热"、热在阴分"夜热早凉"等，也是对外感病辨证论治理论的补充、完善和发展。至于叶天士《外感温热篇》卫气营血辨证方法的建立，吴鞠通《温病条辨》三焦辨证方法的提出，无论能不能"一纵一横""羽翼伤寒"，均可以说是《伤寒论》外感病辨证理论的继承和发展。

再次，《伤寒论》作为中医临床的奠基之作，对《黄帝内经》治则治法理论进行了具体应用和发挥。《伤寒论》论麻黄汤、瓜蒂散、承气汤、柴胡汤、理中汤、白虎汤、四逆散、抵当汤、黄连阿胶汤、四逆汤等名方，体现了发汗、涌吐、泄下、和解、温中、清热、行气、活血、清补、温补等治疗思路，是汗、吐、下、和、温、清、消、补八法的具体应用，而字里行间体现出的“护胃气，存津液”的治疗思想，不仅适合于外感病（包括外感风寒、温热），还广泛适用于多种内伤杂病。有认为《伤寒论》重视“扶阳气”，温病学重视“存津液”者，实际上是对《伤寒论》缺乏深入研究。张仲景所谓“衄家不可发汗”，“小便自利，必自愈”等，无处不在强调津液的重要性。而叶天士《外感温热篇》所谓“在卫汗之可也，入气才可清气，入营犹可透热转气，入血直须凉血散血”，所提到的汗之、清气、透热转气、凉血散血等治法，与《伤寒论》发汗、清热、活血治法相比较，实际上是既有联系，又有发展。《伤寒论》论温病指出：“太阳病，发热而渴，不恶寒者，为温病；若发汗已，身灼热者，名风温。”这里虽然没有明确提出治疗温病的方剂，却提出了“不可发汗”“禁用火攻”“不可强行利小便”等禁忌，提示温病治法应该与外感风寒有别。《伤寒论》发汗多用麻黄汤、桂枝汤辛温发汗，温病学家则主张用银翘散、桑菊饮，或加减正气散、加味香薷饮等，辛凉清解或芳香宣化。《伤寒论》清热多用白虎汤、栀子豉汤、大黄黄连泻心汤等，主要是清气分热，活血多用桃核承气汤、抵当汤，主要是逐瘀泻热。而温病学家除清气分热之外，更强调透热，或投以凉血，或兼以散血，融入了凉膈散、犀角地黄汤等唐、宋、金、元名方治疗热病的思想。再如热病神昏的治疗，在《伤寒论》主要是阳明病用承气汤通腑泄热治疗，少阴病、厥阴病用四逆汤等回阳固脱，而温病学家发明了“逆传心包”“热极生风”导致神昏痉厥病机理论，所以提出了醒脑开窍（如清心泄热开窍、芳香化浊开窍、清热息风止痉）治法。安宫牛黄丸、紫雪丹、至宝丹的应用，羚羊钩藤汤、菖蒲郁金汤等方剂的创立，较之《伤寒论》均有突破性发展，为中医学理论发展贡献巨大。

另外，《伤寒论》收载了大量外感热病的方剂，包括对后世温病、瘟疫有很好疗效的方剂。温病学家基于此，又收集了一系列有效方剂。如《伤寒论》治疗“伤寒，脉浮滑”的白虎汤，治疗“大汗出后，大烦渴不解，脉洪大”的白虎加人参汤，都是治疗温病的有效方剂。温病学家创立的化斑汤、清瘟败毒饮、白虎加苍术汤、三石汤等，则是以此为祖方。当年石家庄郭可明老中医应用白虎汤治疗乙型脑炎所获得的巨大成功，更是世人皆知。再如承气汤是《伤寒论》治疗阳明病的主方，吴鞠通《温病条辨》在此基础上创立了宣白承气汤、陷胸承气汤、导赤承气汤、牛黄承气汤、增液承气汤、桃仁承气汤等一系列方剂，即是对《伤寒论》三承气汤的继承和发展。如《伤寒论》治疗“心动悸，脉结代”的炙甘草汤，又称复脉汤，吴鞠通《温病条辨》以此为基础，创立了一甲复脉汤、二甲复脉汤、三甲复脉汤、大定风珠等，应用于下焦温病真阴虚亏诸证，显然是对张仲景炙甘草汤的重要发展。其他如麻杏石甘汤、栀子豉汤、小柴胡汤、大柴胡汤、茵陈蒿汤、猪苓汤、小陷胸汤、黄连阿胶汤、葛根芩连汤、白头翁汤等，也是后世温病学家临床常用的有效方剂。现代临床治疗感染性疾病和传染性疾病常用的方剂如五虎汤、桑杏汤、清燥救肺汤、柴胡达原饮、蒿芩清胆汤、茵陈五苓散、桂苓甘露饮之类，与《伤寒论》麻杏石甘汤、栀子豉汤、小柴胡汤等，也不能说没有关系。而银翘散、桑菊饮、三仁汤、青蒿鳖甲汤、增液汤等方，则是温病学家之创新，临床上与《伤寒论》所谓“经方”相比，同样疗效显著，实际上是补充《伤寒论》的某些不足，有利于提高中医药治疗多种感染性疾病和传染性疾病的疗效。

总之，《伤寒论》和温病学理论绝不是相对立的，不存在什么本质的不同。《伤寒论》是后世温病学理论形成的基础，而温病学又是对《伤寒论》的重要发展。二者合之则全，分之则偏。临床上全在于我们根据实际情况，根据《伤寒论》和温病学理法，针对性地选用有效方药，以解决临床实际问题，提高临床疗效。

八、关于《伤寒论》总体布局与“证外合三百九十七法”

关于《伤寒论》全书的布局及所谓“证外合三百九十七法”，古今注家很少有人能够说清楚。因许多人心目中的《伤寒论》甚至仅包括三阴三阳的篇章再加上阴阳易瘥后劳复篇及霍乱病篇。实际上，《伤寒论》原书内容很丰富，既有《平脉法》《辨脉法》，除了三阴三阳篇章以外，还有《伤寒例》《辨痉湿暍脉证》，还有可下、不可下、可汗、不可汗诸如此类的篇章。目前存世的这本《伤寒论》实际上是经过王叔和撰次的，即所谓汉·张仲景述，晋·王叔和撰次。至于经过王叔和撰次以后的《伤寒论》，到底哪些内容是张仲景所述，哪些内容是王叔和增补，有的能分析出来，有的也确实辨析甚难。但无论如何，我们现在面对的应该是张仲景述的、王叔和撰次过的22篇本《伤寒论》。当然，三阴三阳篇章确实是《伤寒论》的核心内容，所以大家普遍对所谓的六经辨证印象深刻。但要是再看看别的篇章，就能对《伤寒论》有一个比较全面的认识。我们首先要认识到现在看的宋本《伤寒论》也好，成本《伤寒论》也好，实际上都是以东汉张仲景述，并经过晋太医令王叔和撰次过的《伤寒论》为底本。到宋代以后，又经过林亿等人的校正后的这么一个版本。《伤寒论》全书除了三阴三阳篇章以外，实际上还有《平脉法》《辨脉法》，另外还有《伤寒例》，还有《辨痉湿暍脉证并治》，而且《辨痉湿暍》的篇章在《金匮要略》里面还会重复出现，还有诸可与不可篇章，就是可汗、不可汗，可下、不可下，诸如此类。所以原书的内容非常复杂。许多《伤寒论》注释书，实际上并不是《伤寒论》全书。许多注家都对《伤寒论》的条文进行过重新调整，《伤寒论》原书条文的前后顺序也常被打乱了讲解。所谓太阳经证、太阳腑证、阳明经证、阳明腑证等表述在《伤寒论》原书实际根本没有提到。条文顺序经过调整以后往往已经不能反映《伤寒论》原书的意思。所以，我们一开始就说，要想学习《伤寒论》就必须要看《伤寒论》的原书，就要读白文。因为只有读《伤寒论》原书，才能看见张仲景述、王叔和撰次过的《伤寒论》里面到底讲的是什么意思。所以建议大家要选择一本版本比较好的《伤寒论》原书。在此推荐的《伤寒论》的版本就是钱超尘的版本。钱超尘教授可以说是中医文献研究方面的泰斗，是现在中医界最有学问的学者之一，钱超尘教授曾经跟刘渡舟教授一起校注过《伤寒论》。钱超尘教授校注《伤寒论》所用的底本就是宋朝校正医书局的宋本《伤寒论》。宋本《伤寒论》序里，就曾明确过为什么要校注《伤寒论》，即“以为百病之急，无急于伤寒”。什么意思呀？古代没有抗生素，最厉害的病就是各种感染性疾病和传染病，所以“百病之急”没有比外感病，包括感染性疾病、传染病更严重的情况。可见，“伤寒”应该是一切外感病的总称。“今先校订张仲景《伤寒论》十卷，合二十二篇”，说张仲景《伤寒论》总共十卷，总共是二十二篇。“证外合三百九十七法，除复重，定有一百一十二方”，除了这个论证以外，还有三百九十七法。“除重复”，因为有一些方曾反复讲，如桂枝汤等，多次在《伤寒论》原文里面出现。除去重复以后，并为一百一十二方，明确指出《伤寒论》这个书里面有三百九十七法，有一百一十二方。而这么一句话，却为《伤寒论》学术界留下了一个千古疑案！到底什么叫三百九十七法？这长期困扰历代的注家和研究《伤寒论》的学者。到底三百九十七法是什么意思？古今医家对这个问题的理解，争议很大。一般人就说一条一法，三百九十七条就是三百九十七法！怎么才能凑够三百九十七条呢？就以三阴三阳篇为基础加上“霍乱”“阴阳易瘥后劳复”篇的条文，就可以凑够三百九十七条这个数。每条再编一个号，第一条是什么，第二条是什么，实际这些并不是《伤寒论》原书所固有。为了凑这个三百九十七法，把《伤寒论》条文编成了三百九十七条，这个显然不符合《伤寒论》原书实际。为什么说不合适呢？因为《伤寒论》原书二十二篇，并不是只有三阴三阳篇章，怎么能说是三阴三阳篇章的三百九十七条，就是三百九十七法呢！这三百九十七条虽然是《伤寒论》的主体内容，但毕竟不是《伤寒论》的全部内容。既然不是全部内容，就不能把这三百九十七条说成三百九十七法。关键是宋臣校注《伤寒论》还说“证外合三百九十七法”，“证内”又是什么呢？也没法解释。有人认为有论没有处方的是“证”，有证又有方这个叫“法”。但是关键是数数条文，“法”不够三百九十七条，很难自圆其说。这个问题虽然确实与临床关系不是特别直接。但这在《伤寒论》学术史上却是困扰很多医家的一个重要的疑难问题。我们为什么要谈这个疑难问题？重点还是要强调《伤寒论》全书并不仅是三阴三阳篇，还是要强调读原书的重要性。现在最简单的就是横排本。因为要是看原书，还涉及竖排本，还涉及繁体字，还涉及句读。现在钱超尘教授已经校注过《伤寒论》，就是横排本，阅读非常方便，所以特别向大家推荐。大家看过原书以后，就会看到以前的认识不对。对《伤寒论》的理解一定会有与以前不一样的体悟！

现在我们先说说这个《辨脉法》和《平脉法》。《辨脉法》和《平脉法》在《伤寒论》原书位列于全书最前面。因为《伤寒论》原书，是由东汉张仲景述，晋王叔和撰次。现在的《伤寒论》不能说就是张仲景的《伤寒论》。因为这个《伤寒论》曾经王叔和撰次。大家都知道，张仲景非常重视脉学，王叔和作为《脉经》的作者与脉法的鼻祖，更重视脉学。《伤寒论》三阴三阳分篇，辨太阳病脉证并治篇，辨阳明病脉证并治篇，辨少阳病脉证并治篇，辨太阴病脉证并治篇，辨少阴病脉证并治篇，辨厥阴病脉证并治篇，都是以辨什么病脉证并治名篇。宋朝校正医书局大臣校注的《金匮要略》也是这样，分篇皆为辨胸痹心痛病脉证并治、辨消渴小便不利病脉证并治名篇，都是强调在辨病的基础上再讨论“脉证并治”，把“脉”放在“证”的前面，提示张仲景、王叔和确实比较重视脉。正是由于王叔和非常重视脉，所以到王叔和撰次《伤寒论》的时候，自然就会把“脉”相关内容放在最前面。所以说《辨脉法》《平脉法》里面的内容，未必就是张仲景的原文，很有可能是王叔和的观点，但也不能说是绝对不是张仲景的意思。因为没有任何证据证明这些内容不是张仲景的原文。而且从内容看，《辨脉法》《平脉法》相关论述，与《伤寒论》三阴三阳篇的相关内容基本上一致。总体来讲，都是学宗《黄帝内经》《难经》。《平脉法》《辨脉法》里面的内容，不外乎还是《素问》《难经》里有关脉学的论述。总体说，还是举按寻，浮中沉，三部九候，阴脉阳脉，诸如此类。这些论述与《黄帝内经》《难经》完全是一脉相承。想想《伤寒论》原序所讲的“撰用《素问》《九卷》《八十一难》《胎胪药录》”，提示《伤寒论》成书曾受到《黄帝内经》《难经》等相近时代经典著作的影响。《辨脉法》《平脉法》，实际上和《黄帝内经》《难经》及《伤寒论》三阴三阳篇里面的内容基本上一致。那我们为什么还说很可能是王叔和撰次《伤寒论》的时候加进去的呢？因为《伤寒论》的《辨脉法》《平脉法》内容基本上又重见于《脉经》，就是说这个《辨脉法》《平脉法》的内容和王叔和《脉经》内容基本一致。所以我们说王叔和重视脉，故而在撰次《伤寒论》的时候，就把《辨脉法》《平脉法》放在全书最前面，合情合理。这个《辨脉法》里面，首辨脉之阴阳。什么叫阴脉？什么叫阳脉？何谓也？首先脉分阴阳。这个思想和《伤寒论》里面辨三阴三阳基本理念也是一致的。接着“辨脉法”就把各种脉的特征进行了详细描述，浮脉是什么表现，紧脉是什么表现，弦脉是什么表现？什么叫结脉，什么叫促脉，什么叫代脉？诸如此类。而且，还提出不同的脉象各主什么病。另外，还提出脉证相应的就是顺，脉证不应的就是逆。与《伤寒论》三阴三阳篇章，重视根据脉证相应与否判断顺逆，观点一样。所以说，《平脉法》《辨脉法》的思想和三阴三阳篇的内容实际上完全一致。既可能是王叔和学术思想的展示，我们说也可能是张仲景思想的展示。晋代王叔和离东汉张仲景不远。因为东汉之后就是三国，三国之后就是晋，王叔和距离张仲景不远。所以，《辨脉法》《平脉法》所论，是王叔和的意思，或者说是王叔和所理解的张仲景的意思。所以我们说不能忽视《辨脉法》《平脉法》的学习。而今读《伤寒论》者，了解《平脉法》《辨脉法》却很少，对《平脉法》《辨脉法》有研究的人就更少。关于"平脉"，实际上就是《伤寒论》原序"平脉辨证"的"平脉"。《平脉法》，就是教人怎么平脉辨证，还有影响脉象的诸多因素。比如说脉象与春、夏、秋、冬四季气候的改变，还有脉象与呼吸的关系，脉象与心态、情绪的关系，脉象是真是假，如何判断是诈病还是情绪紧张等，影响脉象的诸多因素，在《平脉法》里面都有展示。而这些内容很多都与《黄帝内经》和《难经》里面的内容重复。所以说，《伤寒论》的《辨脉法》《平脉法》，实际上和《伤寒论》"三阴三阳"篇章的内容，与《黄帝内经》《难经》，尤其是《黄帝内经》里的脉法的思想完全是一脉相承的。有的甚至本身就是《黄帝内经》的原文。所以说我们看过《辨脉法》《平脉法》，就会对张仲景重视脉的思想有更深刻的理解。掌握仲景脉法非常必要。当然认真学习《辨脉法》《平脉法》，不仅仅在整体上有利于理解《伤寒论》，实际上对我们临床具体看病也有指导价值。比如说天气变化、心情变化等，对脉象影响就很大。《黄帝内经》指出："持脉有道，虚静为保。"还说："诊法常以平旦，阴气未动，阳气未散，饮食未进，经脉未盛，络脉调匀，气血未乱。"诸如此类。当然，临床上不可能都在天刚刚亮的时候，没起床的时候就摸脉！但是"虚静为保"这种精神没有错！切脉就是需要环境安静、大夫静心、患者平静。就是说，学习古典经典著作的时候，不能思维狭隘，不能把"常以平旦"，理解为只有平旦的时候才能切脉。学中医要是没学到这个，就是缺少基本的悟性。死板教条到这种程度，学不好中医。常见很多学生，学习很用功，最后却陷入学术泥潭。实际常是因为他们没有正确的世界观和方法论，一开始就迷到里面。读过《黄帝内经》就看今年是什么年，想到五运六气，推算这一年时间是什么阶段，是初之气，还是二之气，是太阳寒水司天，还是厥阴风木在泉，是客运还是主运，并以此决定今天汤药该开什么方子，针灸该选用什么穴。实际上是存在问题的。因为一万个人有一万种病，同样一种病还有不同的体质、不同的病程、不同的病理阶段，还有性别、家庭出身、生长环境都不一样，怎么可能在同一个时间点开出同一首方子，选用同一组穴？没有正确的世界观和方法论，往往就容易陷入了形而上学的泥潭，最后就不会有很好的发展。所以学习经典著作的关键是不能思维狭隘，要重视学习理论体系。正因为如此，我们要讲《伤寒论》的布局和三百九十七法。目的并不是让大家成为一个文献考据的专家。

《伤寒论》原书《辨脉法》《平脉法》之后，紧接着就是《伤寒例》。那么，《伤寒例》又是什么意思？“例”就是“凡例”的意思。古人著书，如《温病条辨》《本草求真》，很多中医书，前面都有一个“凡例”，《伤寒论》也是一样。这个“凡例”就是要明确一下为什么要写这本书，怎么形成的这个观点，这本书有什么特点。就与现代写书，前边要有“内容摘要”“前言”“编写说明”差不多。许多医书都会有“凡例”。请看《温病条辨》的“凡例”，吴鞠通就说了伤寒什么特点，温病什么特点，“《伤寒论》六经，由表入里，由浅入深，须横看，本论论三焦，由上及下，亦由浅入深，须纵看”。还有《温病条辨》篇章如何安排，所载方药剂量如何掌握，如此等等。《伤寒论》也有一个“凡例”，这个“凡例”就是所谓的《伤寒例》。因为这个“凡例”一般都是在一本书的最前边，所以“伤寒例”也列在了三阴三阳诸篇和痉湿暍诸篇的前边。我们说这篇《伤寒例》应该不是张仲景的原文，应该是编次者，也就是王叔和写的一个为什么要编《伤寒论》的“凡例”。《伤寒例》里边的内容应该是王叔和的意思。因为在这个《伤寒例》的内容，许多内容都与三阴三阳篇里边的内容意思不一致。包括伤寒一日，巨阳受之，二日阳明受之，三日少阳受之，完全就是《素问·热论》里边的原文照抄。而实际上我们说王叔和撰次《伤寒论》，在继承《黄帝内经》与张仲景学术的同时，也提出了自己有关“伤寒”的基本观点。《伤寒例》的许多内容实际应该就是撰次者王叔和的观点，比如说《伤寒例》提出伤寒害人最广，就是说伤寒，寒邪害人最广。寒邪最具杀戾之气，感受寒邪的疾病就叫"伤寒"。如果没有感染疾病，就是伏邪。那伏邪以后，至春就会发为温病，至夏就发为暑病。公然把伤寒理解为受了寒邪，包括伤寒伏邪，都是三阴三阳篇里面没有的观点。后世温病学家当中，许多人提出"伏气温病"，或许也受到了《伤寒例》这个篇章的影响。这个理论显然是与三阴三阳篇章内容不一致，所以应该是王叔和的意思。说是王叔和的意思还有什么根据？还得要靠原书内容说话。因为原书《伤寒例》里边，曾经明确地指出："今收集仲景旧论。"明确地说现在要"搜集仲景旧论，录其证候诊脉声色，对病真方有神验者，拟防世急也"，在这里王叔和明确说我王叔和搜集仲景旧论要撰次《伤寒论》一书。"今搜集仲景旧论，录其证候诊脉声色、对病真方有神验者，拟防世急也"，把写书的目的明明白白告诉了大家，是为了防世急！编书以什么为基础？搜集仲景的旧论，都是这些"证候诊脉声色、对病真方有神验者"。王叔和把撰次《伤寒论》的目的就像吴鞠通写《温病条辨》的"凡例"一样，原原本本地告诉大家了。《伤寒例》的观点很显然就是王叔和的观点。所以我们说所谓《伤寒论》原书，现在本身就是王叔和撰次过的《伤寒论》。《伤寒例》这一篇就等于是王叔和论伤寒。所以，我们也就不能用《伤寒例》里边的思想来说三阴三阳里边的内容到底是什么意思。因为《伤寒例》本来就出自王叔和之手。实际上，本人观点倾向于《辨脉法》《平脉法》也是王叔和所写。因为一般写书没有这个在"凡例"前边还设立其他篇章的。为什么要把《辨脉法》《平脉法》放在"凡例"前边，放在《伤寒例》前面？那就是在强调脉学特别重要。谁才会如此强调脉学特别重要？当然只能是脉学宗师王叔和。重视脉学，才会把脉法放到最前边。当然，刚才已经说过，《辨脉法》《平脉法》本身与《黄帝内经》《难经》《伤寒论》一脉相承，观点并没有什么明显的冲突。而"伤寒例"里边的论述是王叔和的理解，与三阴三阳篇里边的理论确实有很多冲突的地方。据此我们可以明确说《伤寒例》就是王叔和论伤寒。就是王叔和对自己撰次《伤寒论》目的及其内容的一个交代。

除了《辨脉法》《平脉法》《伤寒例》及三阴三阳篇章以外，《伤寒论》原书还有所谓可汗、不可汗，可下、不可下等，诸如此类的"可与不可"诸篇。此"可与不可"诸篇与三阴三阳诸篇多有重复。这个实际是王叔和有意为之。大家都说古人都是竹简，纸特别珍贵，用词简捷。而《伤寒论》这个二十篇里面重复很多。这“可与不可”诸篇基本上与三阴三阳篇大多数条文都是重复的。重复了，王叔和为什么还要写？这是王叔和有意为之。王叔和在《伤寒论》原书已经明确，《辨不可发汗病脉证并治》指出：“夫以为疾病至急，仓促寻按，要者难得，故重集诸可与不可方治，比之三阴三阳篇中，此易见也。又时有不只是三阴三阳，出在诸可与不可中也。”明确表达了又重新再设列这个“可与不可”诸篇的目的。王叔和的意思是说，这病这么急，尤其是伤寒这种外感病发病那么快，不是所有的医生都会背《伤寒论》三阴三阳篇条文，怎么办？重新再把可汗的是什么、不可汗的是什么、可下的是什么、不可下的是什么，重新再编辑一下，特列“可与不可”方治诸篇。这“可与不可”诸篇与这个三阴三阳篇相比，王叔和认为“此易见也”，就更容易查看，更容易理解。可见，《伤寒论》三阴三阳诸篇以外，重新列“可与不可”这些篇章是王叔和有意为之。实际上，在“可与不可”篇章里也有少量三阴三阳篇里没有的内容。而且也存在与三阴三阳诸篇观点有出入者。比如《辨可下病脉证并治》篇有一个类似于大承气汤的阳明腑实证，即“阳明病，发热，汗多者，急下之，宜大柴胡汤”。这在三阴三阳篇里就没有出现过。只是这样条文比较少。这些不一样的内容，到底是张仲景的意思，还是王叔和的意思？我们说实在不好辨析。因为这本书本来就不是张仲景的原论。现在我们看到了这个所谓《伤寒论》原书，本来也不是张仲景的原论，而是经过王叔和撰次宋臣校注过的《伤寒论》版本。另外，“可与不可”诸篇中也有一些三阴三阳篇没出现的条文，还很有临床价值。比如《辨不可发汗病脉证并治》篇指出：“少阴病，脉沉细数，病为在里，不可发汗。”“少阴病，脉微，不可发汗，亡阳故也。”这些条文，在“可汗不可汗”里边提到，就很有临床价值。所以我们不能把这些“可与不可”诸篇的价值完全抹杀。

最后，咱们讨论一下什么是《伤寒论》三百九十七法？实际上，还是要强调一个学习《伤寒论》的方法，就是学习、研究经典著作一定要看原书。近来，有人根据《伤寒论》明赵开美的复刻本考证，认为林亿等人校定的《伤寒论》是将条文中没出现方子的叫“证”，有证有方的叫“法”。比如北京中医药大学的钱超尘教授，还有全国名中医、全国教学名师王庆国教授，认为《伤寒论》原书里面，实际上有论有方的叫“法”，有论没有方的叫“证”。所以，“证外合三百九十七法”，那就是说除了有论没方的条文以外，有论有方的条文总共是三百九十七法。但是问题来了，挨个数数吧！结果一数，这些有论有方的这些条文不够三百九十七条，没法合上三百九十七法这个数。怎么说呀？那还是应该从《伤寒论》原书中去找。其中《伤寒论》原书所附《伤寒论》子目，对解决这个问题最有价值。三百九十七法，可以从《伤寒论》子目的《辨太阳病脉症并治》等三阴三阳篇到《辨发汗吐下后脉症并治》篇为止，就是说要从这个《伤寒论》里面，从太阳病开始一直最后找到可下不可下，看整个这些篇章里面所有的有证有方的条文，包括有针灸疗法的这些条文，究竟是不是可合三百九十七法之数。比如说《辨太阳病脉症并治上》篇，有“合一十六法，方一十四首”字样，此一十六法为三百九十七法一部分。而该篇第12条，就是著名的桂枝汤证里面，就有“太阳中风，阳浮而阴弱，发热，汗出，恶风，鼻鸣干呕者，桂枝汤主之”。该条文紧接着下面写着“第一”，这“第一”是什么意思呀？这就是“第一法”，就是三百九十七法的第一法，也就是桂枝汤。而此桂枝汤条文“第一”后面是“五味”，应说桂枝汤由五味药组成，紧接着还有“前太阳病一十一证”。什么意思？就是此桂枝汤条文前面所有的条文，这十一个条文都没有提到方，所以只能称为“证”。而第12条首先开始提到桂枝汤方即可称为“法”，第一次出现“桂枝汤主之”，所以称“第一”，实际上就是第一法。其前面有十一条没有提到方就叫“证”，所以在宋本《伤寒论》原书里面校注者自己就已经对每一个篇章有多少个法，多少个证，进行了统计。钱超尘教授作为一个中医文献专家，确实是非常严谨的一位学者。所以钱老的考证可信。那就从《辨太阳病脉证并治上》篇往后开始查查吧！一直查到《辨发汗吐下后并脉证并治》篇，每篇篇名之下，实际上都标注有若干法，若干方。其中，“太阳病上篇”，“合一十六法，方一十四首”。“太阳病中篇”，“合六十六法，方三十九首，并见太阳阳明合病法”。“太阳病下篇”，“合三十九法，方三十首，并见太阳少阳合病法”。“阳明病篇”，“合四十四法，方十一首，一方附，并见阳明少阳合病法”。“少阳病篇”，“方一首，并见三阳合病法”。“太阴病篇”，“合三法，方一三首”。

"少阴病篇","合二十三法,方一十九首"。"厥阴病篇","厥利呕哕附,合一十九法,方一十六首"。"霍乱篇","合六法,方六首"。"阴阳易差后劳复篇","合六法,方六首"。"不可发汗篇","一法,方本阙"。"可发汗篇","合四十一法,方一十四首"。"发汗后篇","合二十五法,方二十四首"。"不可吐篇","合四证"。"可吐篇","合二法,五证"。"不可下篇","合四法,方六首"。"可下篇","合四十四法,方一十一首"。"发汗吐下后病脉证并治篇","合四十八法,方三十九首"。诸篇合起来是多少呀?实际加起来是三百八十七法。好像与"证外合三百九十七法"这个数对不上。那为什么会对不上?就是还差十法。所以还得从原书里边找。其余十法还是要到各篇的篇首来查。请看少阳病篇没有说有"法",但实际上少阳病篇里边应该有用小柴胡汤一法。就是那个"太阳病不解,转入少阳者,胁下硬满,干呕不能食,往来寒热,尚未吐下,脉沉紧者,与小柴胡汤",条文后紧接着"第一",这个"第一",这不就是一个"法"吗?少阳病篇漏标一法。脱误,就是漏标了一法。然后可发汗篇,桂枝汤"第一"法下面写着"前有四法",在可下篇,第一法下面写着"前别有二法"。所以这二法加四法是几法?是六法。那六法又是什么呀?原论虽然是没有方,也没有针灸取穴,但是这六法是治疗法则。这六法就是所谓的大法。"大法春夏宜发汗","凡发汗,欲令手足俱周","凡服汤发汗,中病即止,不必尽剂也","凡云可发汗,无汤者,丸散亦可用","大法秋宜下","凡可下者,用汤胜丸散,中病便止,不必尽剂也",就是这六条!这六条虽然是没有方,但是属于法,因为不是论病证,而是在论治疗原则。"春夏宜发汗",又说发汗应该取汗手足俱见汗出为宜,秋天应该用下法,又说可下的用汤胜丸散,中病便止,不必尽剂。这些都是很有临床指导意义的,都是治疗原则性的东西,所以属于治法范围。所以,张仲景就把这个称为"法",这加起来一共是六法。就是所谓的别"前有四法""别前有两法"。实际上,可吐篇也有著名的"合二法",就是所谓"大法,春宜吐","凡用吐,汤中病便止,不必尽剂也"。足可为"可发汗篇"之"前有四法""可下篇"之"别前有两法"能够作为"法"提供佐证。但三百八十七法,再加上这六法,还是不足三百九十七法之数。其实,在太阳病下篇里,还有阳明病篇、少阳病篇,每一个篇章的开头,都有"并见太阳阳明合病法",

"并见阳明少阳合病法"，"并见三阳合病法"。如阳明病篇，就明确写着"合四十四法，方十一首，一方附，并见阳明少阳病法"，就是说除了四十四法以外，还并见着阳明少阳合病法。宋臣《伤寒论》校注者认为合病应重复计入于"法"。所以，脱漏一法，别有六法，并见合病三法，加上前述三百八十七法，正好就是三百九十七法。至此，这个千古疑案，从宋朝以后到现在困惑着研究《伤寒论》注家千百年的疑案，经过钱超尘、王庆国教授考证以后，问题终于得以圆满解决。钱超尘教授为什么能解决这个问题？解决这个问题有什么意义呀？实际上，还是提示我们研究经典著作要看原书！古人那么多名家像柯韵伯、尤在泾，都没能圆满解释这三百九十七法的内涵。其实，就是因为未能认真审查原书，没有一条一条地看条文，包括详查宋臣《伤寒论》子目。而今遇到中医文献专家钱超尘，详查原书，一条一条地数过来，《伤寒论》"证外合三百九十七法"问题，自然就迎刃而解了。虽然说不懂三百九十七法，临床照样能够用《伤寒论》的方，但搞清楚三百九十七法内涵还是很有学术价值的。尤其是钱超尘教授、王庆国教授发现三百九十七法的过程，启发我们学经典还是要从原书下手，要重视读白文。如果不看原书，只是去看注家，那就无法看到经典全貌，无法理解到经典精髓。

九、学习张仲景《伤寒论》的四个境界

我们经常说，学习《伤寒论》有四个境界。哪四个境界呀？

第一个境界，就是学会用经方。因为《伤寒论》被称为群方之祖，方书之祖有那么多方，不管是麻黄汤、桂枝汤，还是白虎汤、承气汤，还是理中汤、建中汤，还是四逆汤、乌梅丸，这些处方都非常有疗效的。只要把经适应证搞清楚，把张仲景的原文背好，临床上能够认清方证，抓住主症，明辨腹证，并注意用药剂量，合理煎煮、服用，调护措施到位，就可取得良好疗效。有疗效自然就可得到大家的认可。为什么历代名医都下那么大功夫来学《伤寒论》？那就是因为学了《伤寒论》就能掌握经方的运用技巧。而经方的疗效又特别好！处方药味不多，疗效又特别好，自然会备受推崇！现在一看，日本人已经把《伤寒论》里百分之六七十处方都开发成成药颗粒剂，无论是黄连汤，还是黄芩汤，

无论是泻心汤，还是乌梅丸，都有颗粒剂，我们内心难免会五味杂陈！中药复方丹参滴丸费了多大力气，还在争取通过FDA审批！实际上，日本汉方颗粒剂大柴胡汤与桂枝茯苓丸，早就通过美国FDA审评在市场应用多年。可惜到欧洲，到澳洲，看看开诊所的中医，尤其是白人医生，都很习惯用中药复方颗粒剂，见患者咳嗽喘，呕吐咳吐白稀痰，就选用小青龙汤颗粒，患者一吃就好了，是不是很方便？经方确实有疗效，所以掌握经方的运用技巧，是学习《伤寒论》的第一个境界。因为不管讲的理论对不对，只要学会经方应用思维方法，就会有好的疗效。许多注家虽然对《伤寒论》理解可能存在偏差，但因为有应用经方的经验，所以临床上一样可以取得良好疗效。中医临床，“理错方效”的情况十分常见。

第二个层次，那就是要掌握张仲景《伤寒论》的理法。张仲景《伤寒论》的理法，非常值得我们学习。比如说表里先后。一般说是先解表，后治里。当然也有先治里，后解表者。也有先温中用理中汤、四逆汤，然后再解表用桂枝汤者。比如说张仲景“护胃气，存津液”的理法。什么“小便自利必自愈”，“阴阳自和者，必自愈”，“渴欲饮水者，少少欲饮之”等，都有存津液的精神。至于护胃气的思想，《伤寒论》更是重视。《伤寒论》里几乎所有祛邪的方子，配伍都有甘草、生姜、大枣等，如麻黄汤、麻杏甘石汤、小柴胡汤、调胃承气汤，都有甘草。十枣汤用甘遂、芫花、大戟等，却要求配大枣。为什么？都是“护胃气”的意思。其他如寒热并用、辛开苦降，这些理法都很有临床价值。通脉四逆汤、白通汤，适应证是什么？为什么格阳，戴阳，就用白通加猪胆汁汤？这些理法都非常值得学习。在厥阴病篇里，一边说“厥应下之”，认为治疗四肢厥冷可用下法，紧接着又说“厥不可下之”，那是什么意思呢？这就是理法！假如说虚阳浮越，阳气虚脱，亡阴亡阳的厥证能用下法吗？如果感染性中毒休克，中毒性菌痢引起的厥证，是不是应该赶紧用下法？这种透过现象看本质的理法是不是很值得我们学习呀？实际上，这些理论在《黄帝内经》里面都有，但张仲景《伤寒论》通过具体方证把《黄帝内经》理论落地生根具体化了。所以有人说研究《黄帝内经》最有成就的医家当数张仲景，这个话一点都没有错。另外，还有张仲景这个三阴三阳，到底是什么意思？前面已经给大家讲了，三阴三阳是六个生理系统，同时又是人六种不同的体质，每个人的体质不同，感受不同外邪，就会表现为不同病症，有不同的病证就应该选不同的方药。而三阴三阳辨证则是在辨三阴三阳系统病变基础上，参考患者的体质类型，所进行的方剂辨证，实际上是一种辨病、辨证、辨体质“三位一体”的诊疗思路。张仲景这种重视体质的理法，是不是也很值得我们传承和学习？学好张仲景理法，就可以让医者从“名医”转变为“明医”。所以我们说在学习张仲景，应该重视传承张仲景《伤寒论》的理法。这是学习《伤寒论》第二个层次，只是相对来说难度比较大。掌握了《伤寒论》理法，临床针对复杂疾病，我们就可以用其法不施其方，比单纯用经方，临床上往往会有更好的疗效。曾讲过猪肉炖粉条结冰就能治好痢疾，就可以理解为猪肤汤的理法。掌握张仲景的理法比仅仅会用经方要更高一个层次。

第三个层次，就是学习张仲景的治学方法。那张仲景的治学思路是什么呢？实际上，就是我们经常讲的“熟读经典勤临床，多拜名师悟性强”。这是中医成才的四个要素。中医成才，谁也离不开这四个要素。真正的好医生一定是要具备这四个要素的。医圣张仲景自己，也不例外。张仲景治学思路是什么？《伤寒论》原序里面，实际上已经说得非常清楚。“遂勤求古训，博采众方，撰用《素问》《九卷》《八十一难》《胎胪药录》，并平脉辨证，为《伤寒杂病论集》一十六卷”，张仲景在此原原本本地把自己的成长过程和成功治学经验告诉了大家！第一就是“勤求古训”。“勤求古训”就是全面的继承传统医学的精粹。中医医籍号称是浩如烟海，从《黄帝内经》《难经》《神农本草经》到《伤寒论》到后世各家，那么多书，到底学得怎么样呀？看没看过呀？对《伤寒论》这样的经典著作，是否已经通读过呢？看过《平脉法》《辨脉法》吗？连《伤寒论》原书都没看过，怎么能说对仲景学说有研究呢？没有读过《伤寒论》注家的书，又怎么敢批评注家的观点呢？所以一定要全面传承传统医学的精粹！本人在河北石家庄读大学本科的时候，就要求自己把河北医科大学图书馆里的中医书读完；在天津中医学院读研究生的时候，就要求自己把在天津中医学院图书馆里的中医书读完；在北京中医药大学读博士的时候，就把北中医图书馆里的中医书，当时能看到的中医的书，都会用心浏览。尤其是《伤寒论》古今注释书，包括当时期刊研究《伤寒论》的论文，都认真读过，最少是浏览过以后，才敢纵论古今，评点各家！我们一定要全面传承传统医学的精粹。当然，传统医学精粹，并不能仅仅局限于《伤寒论》。应该融汇古今百家之学。第二是充分学习一切有利于人类健康的知识技术和成果、方法。这在张仲景时代叫“博采众方”。现在我们说“博采众长”，应该学习一切有利于人类健康的知识技术和成果。当然这里面就包括了西医的知识，西医的技术和成果和研究方法。我们经常说要向老师学习，向同事学习，向患者学习，向民间学习，就是要向所有人学习！因为每个人身上都有长处！那没得过某种病，怎么能理解这种病到底是什么情况呢？即使懂的知识很多，也常常没有患者自己理解得更深刻！如那条“气上冲者”，用桂枝汤。没得过桂枝汤证，怎么能够理解什么是“气上冲”的感觉呢？有人说：那个“气上冲”是病邪向外发越的意思，是论桂枝汤证病机，是那个意思吗？感冒一次，感受一次“气上冲”的感觉，就明白了。那“气上冲”本来就是气往上顶的感觉，有些像肺气上逆咳嗽，又与咳嗽不完全一样。这个时候，用桂枝汤即可一汗而解。所以我们医生还要向患者学习。“博采众长”，就是要学习一切有利于人类健康的知识技术和成果。第三，“平脉辨证”，好多人说这个“平脉辨证”与《素问》《九卷》一样，是古书名，但实际上就是在强调扎根临床实践。这个“平脉辨证”就是看病的意思。大家都知道有位国医大师叫李士懋，李士懋教授最突出的学术特点就是强调平脉辨证！这个“平脉辨证”，实际上就是临床实践的意思。如果离开了临床实践，只是去搞科研、搞文献，包括教书，很难彻悟中医学之真谛！脱离了临床实践，怎么积累临床经验呢？上了临床又怎么能有很好的疗效？中医是一门实践性特别强的学科，脱离了临床，必然是啥也学不到！董建华院士倡导“早临床，多临床，反复临床”，王永炎老师强调“读经典，做临床，参名师，悟妙道”，吕仁和老师强调“承古求用，纳新求好”。为什么呀？就是因为临床实践太重要了。学生如果看见老师用茯苓 30g，临床就敢用茯苓 30g。学生如果没看见老师这么用，就会觉得茯苓 30g 用量太大。实际上，白茅根用 100g，又会有什么不好呢？大枣用 15 枚，一次吃 30 枚，那不也是经常的事吗？规定不能超过多少，是不是很有意思？许多东西需要通过临床实践才能逐渐加深理解。当然，中医学作为实践性很强的知识体系，具有科学的内涵，而所有的科学都必然需要不断完善、不断发展、不断进步。实际上，中医学术发展的过程，都是在继承的基础上不断创新发展的过程。国医大师路志正先生常说："继承不泥古，创新不离宗。"非常有道理。这个创新可不能离开原有的内容呀！创新应该是在继承基础上的创新！张仲景《伤寒论》就是典型的继承基础上的创新！《伤寒论》并没有被《黄帝内经》"伤寒一日，巨阳受之……二日阳明受之……三日少阳受之"所束缚，而是创造性地提出了三阴三阳辨证治疗外感病的思路，实际上就是在传承《黄帝内经》基础上的重大创新。所以我们把张仲景的治学思路归纳为"继承、学习、实践、创新"，这叫张仲景治学的"八字方针"。实际上，对比北京中医药大学校训里面的"勤求、博采、厚德、济生"，"勤求、博采"也是同样的意思！所以可以把"继承、学习、实践、创新"，称为张仲景治学的"八字方针"。我们完全可以把此"八字方针"落实到自己的学习和工作之中，这样我们就一定能够"有所发现，有所发明，有所发展"，为中医学做出自己应有的贡献。所以，在此愿与各位同道共勉。

第四个层次，则是学习张仲景悲天悯人，不求名利，唯求博济的高尚情怀。这是最高境界！学习张仲景的最高境界是学习其不慕名利，唯求博济的高尚情怀。张仲景那个时代没有科举，若要当官，都需要推举，张仲景曾经被推举为孝廉。张仲景在老家曾拜同郡张伯祖为师学习医学。据说"识用精微过其师"！因为道德高尚，所以才被推荐去当官。不管是不是曾经当过长沙太守，坐堂行医，给民诊病，张仲景非常热心为民众服务，那是一定的。实际上，《伤寒论》原序，已经把张仲景非常高尚的情怀充分展示过了，已经对当时的知识分子中存在的不良风气进行过批评。所谓"怪当今居世之士，曾不留神医药，上以救君亲之疾，下以救贫贱之厄，中以保生长全以养其生；孜孜汲汲，唯名利是务，企踵权豪"，对当时知识分子追求名利的情况可以说是感慨良多！当时的人，不留神医药！他们不知道要是学医的话上能救君亲之疾，下能救贫贱之厄，中能使自己的身体健康受益。他们只是追求眼前的名利，"皮之不存，毛将安附焉"当时那个时代，是什么样的时代呢？"董卓之后，豪杰并起"，建安纪年，不就是那个时代吗。董卓乱政后，豪杰并起，"跨州连郡者，不可胜数"，曹操、袁绍、刘备、刘表、孙权当时怎么样？那些知识分子当时在干什么？曹操手下，有多少知识分子？再看刘表、刘备手下的知识分子都在干什么？都是“孜孜汲汲，唯名利是务”！跪在人家豪强地主、大军阀的门下，给人家当个门客，“企踵权豪”，踮着脚尖为有钱有权的人服务。而张仲景当时有这样高尚的情怀，能看透世事，参悟人生，“老吾老以及人之老，幼吾幼以及人之幼”，“感往昔之沦丧，伤横夭之莫救”，看见自己家族里面人数“向余二百”，还没满十年，死的人那么多，三分之二，而“伤寒十居其七”，死的人这么多，深感伤寒对人民群众的危害之大！于是，张仲景由自己的家庭进而想到全社会，然后就“勤求古训，博采众方，撰用《素问》《九卷》《八十一难》《胎胪药录》，并平脉辨证，为伤寒杂病论集一十六卷”。张仲景的高尚情怀，一般人能做到吗？当时那个时代，聪明的像孔融，四岁就能让梨，最后是什么结果？不还是在曹操治下“毁巢之下，复无完卵”？最聪明的杨修，曹操在门上写一个活字，就知道丞相说这个门太宽，曹操写一个一合酥，他就知道一人一口酥，这些故事不管这是真是假，都说明杨修这个人非常聪明，最后怎么样？还不是因为“鸡肋”被杀？还有那个过目不忘的张松，张松出使魏国，曹操把《孟德新书》让张松看看，问你蜀中小地方有吗？张松一看，过目不忘，说就你写的这个玩意儿，我们蜀中小儿都能倒背如流，不信给你背背！立刻就能背下来。张松记忆力超群！他们最后都是什么结果？击鼓骂曹的祢衡是不是胆子特别大？敢于藐视权威，即使你贵为丞相，也敢击鼓骂你，是不是特别直率？胆子大，勇敢。最后曹操借助刘表，刘表借助黄祖，最后还是“咔嚓”一声给杀掉。孔融、杨修、张松、祢衡等，还不都是如此？最无聊的就是曹操横槊赋诗，顺江而东的时候，诗曰：“月明星稀、乌鹊南飞、绕树三匝，无枝可依。”当时，有一位文士就说：哎呀，丞相，大战在即，何出此不吉利之言？曹操说：何得败我诗兴？就一槊把他刺死，是不是？这个人的死，简直就是轻如鸿毛，很没价值。为什么？因为曹操写的这个诗不管好不好，完全没有原则性错误。如果因为犯了原则性的错误，可以提意见，袁绍手下的沮授、田丰都是这样的。而曹操写了一首诗，臭不臭，你管他呢！愿意鼓掌就鼓掌，不愿意鼓掌就听听而已，何必提什么意见呢？最后被一槊刺死，所以说死得很没价值。这就是当时的知识分子！举世浮躁，有几个能把冷板凳坐稳的？这不就是所谓孜孜汲汲，企踵权豪，唯名利是务？所以我说，一般人不可能有张仲景的高尚情怀！我们也未必能做到，所以心向往之。可惜的是，那些知识分子都灰飞烟灭了，“企踵权豪”的那些人，包括最聪明的孔融、最胆大的祢衡、记忆力最超群的张松、心理学最好的杨修，最后都被咔嚓杀掉了。而张仲景呢？“仲景著书日月悬”，“祧子万家宗一脉，纷纷井底各言天”。至今张仲景所作的《伤寒论》还在为中国人民服务，还在为全世界人民服务，尤其是复方颗粒剂，如泻心汤、葛根汤、黄连汤、葛根芩连汤等，全世界到处都在卖！这不就是在为人民服务吗？不就是在为全世界人民的健康服务吗？张仲景和同时代的知识分子相比是不是活得更有意义呀？张仲景的一生是不是对人类留下的东西更多也更有价值呢？杨修、张松，甚至包括孔融，是不是只是为大家留下一个笑柄或者是一声感叹呢？所以教育大家，我们应该崇尚张仲景不求虚名、唯求博济的高尚情怀，悲天悯人的高尚情怀！让我们都来向医圣张仲景学习！誓愿献身医学事业，探求生命奥秘，“为天地立心”；救死扶伤，热情服务患者，“为生民立命”；传承经典，促进中医学术进步，“为往圣继绝学”；教书育人，培养中医临床人才，“为万世开太平”！期望大家都能为中医药事业振兴，做出应有贡献！以求无愧于前辈，无愧于时代，无愧于后人！

杏林路漫漫，医海波浪宽；
我们愿为一盏灯，为后学指迷；
我们愿为一条船，把患者送向健康的彼岸……

注：中国中医药出版社编辑为此书出版做了大量工作，并提出了建设性意见。本人遵嘱对原书稿进行认真修改，终于在2021年1月6日（1966年以来最寒冷的冬日），完成修稿工作。河北疫情紧急，首都寒风凛冽！庚子之年，中华民族再一次经受住了严峻考验，中医药也在抗击新冠疫情工作中做出了巨大贡献！辛丑将至，随着气温的回升，疫苗的广泛接种，疫情会被彻底控制，还是会再卷土重来？牵动着每一个人的心！在此，衷心祝愿我们的祖国繁荣昌盛，祈盼全世界民众都能摆脱新冠阴霾！愿医圣张仲景《伤寒论》为全球战疫贡献中华智慧！